Waike
Zhuanke Huli

外科
专科护理

张 红　岳丽青　主编

化学工业出版社

·北京·

内容简介

本书由中南大学湘雅医院护理部组织编写。主要介绍了普通外科疾病、心胸外科疾病、泌尿外科疾病、烧伤整形外科疾病、器官移植方面共 48 种疾病的专科护理知识，以及 11 种外科常用专科护理技术的基本知识、基本技能和健康教育等内容，同时重点介绍了护理要点和并发症的观察和护理。旨在提高护士在专科护理领域的专业技术水平，以满足外科护理学的发展需求。本书图文结合，力求贴合临床、突出重点。

本书适合外科专科护士阅读参考，也适合护理院校学生阅读。

图书在版编目（CIP）数据

外科专科护理 / 张红，岳丽青主编. -- 北京 ：化学工业出版社，2024. 9. -- ISBN 978-7-122-46471-2

Ⅰ . R473.6

中国国家版本馆 CIP 数据核字第 2024PN8705 号

责任编辑：戴小玲
责任校对：张茜越　　　　　　　　装帧设计：史利平

出版发行：化学工业出版社
　　　　　（北京市东城区青年湖南街 13 号　邮政编码 100011）
印　　装：河北延风印务有限公司
710mm×1000mm　1/16　印张 26　字数 525 千字
2025 年 4 月北京第 1 版第 1 次印刷

购书咨询：010-64518888　　　　售后服务：010-64518899
网　　址：http://www.cip.com.cn
凡购买本书，如有缺损质量问题，本社销售中心负责调换。

定　　价：99.80 元

编写人员名单

主　编： 张　红　岳丽青

副主编： 夏　凡　朱岭梅　蒋　英　张小琼　陈佳睿　彭　欢

编　者（以姓氏笔画为序）

万凌燕	石沛琳	朱　晶	朱岭梅	刘　佩	刘　玲	刘　窈
刘海微	刘雪松	刘燕芳	阳建怡	杨　名	肖　攀	张　红
张　芳	张　莹	张小琼	陈　晓	陈佳睿	卓　琳	岳丽青
赵　雯	胡元萍	姚　颖	耿春密	夏　凡	郭　聪	陶迎香
黄　洁	梁　森	彭　欢	彭玲静	彭嘉望	蒋　英	曾颖媛
谢　彪	谢艳会	赖冰玉	谭建文	樊玉花	黎　亚	潘丽莎

秘　书： 陈　晓

前·言

随着医疗技术的快速发展和经济社会的不断进步，人民群众对健康的需求迈入了多层次、多元化时代，护理专科化发展已成为临床护理实践发展的重要策略，专科护士的培养已成为护理事业发展的必然趋势。《全国护理事业发展规划（2021—2025年）》指出，要加强护理学科建设，不断提高专科护理水平。同时，在"十四五"期间，发展专科护士队伍、提高专科护理水平也是一项重要工作。国家卫生健康委员会在《进一步加强医疗机构护理工作的通知》中强调，医疗机构要根据功能定位和任务要求，结合医学技术发展和患者的护理需求，加强护士专科护理能力建设。《中国护理事业发展规划纲要》中也同样明确提出，要全面开展专科护士的培训和培养。因此，加大护士培训力度，提高护士在专科护理领域的专业技术水平，从而满足护理学的发展需求，推动护理工作和临床诊疗技术同步发展。

近年来，中南大学湘雅医院作为专科护士临床教学基地，牵头编写了一系列的相关护理书籍用于护理人才的培训和培养，为各领域专科护理人才的培养做出了重要贡献。但随着医学日新月异的发展，现代外科学在原有的基础上不断拓展新的领域，也不断地引导外科护理进入新的领域。如医学分子生物学和基因研究的不断深入，计算机的广泛应用，外科护理将更加精准、个性化，并注重患者的全面关怀，这对护士的专科知识、技能、能力提出了更高的要求。以往编写的书籍已无法满足当前在职继续教学和专科护士培养的需求，为提供相适应的外科专科护理培训用书，中南大学湘雅医院组织具有临床丰富经验的护理人员，引用最新的医学教材、护理本科生教材，最新临床指南、共识、规范和研究文献撰写了这本书。

全书共七章六十一节。第一章介绍了外科护理的现状、外科护理的范畴和外科护士应具备素质。医学是与时俱进的学科，需要不断更新最新的理念和知识，为推动新医科背景下的护理学科发展，培养出层次高、专业精的复合型护理人才，是护理学科发展改革的必然趋势。第二～六章为外科疾病护理知识，包括普通外科疾病、心胸外科疾病、泌尿外科疾病、烧伤整形外科疾病、器官移植共48种疾病的专科护理知识。先整体地介绍了器官系统的解剖和生理、疾病的病理生理、临床表现和专科检查的基础知识，再遵循疾病的治疗原则、护理评估和护理措施的顺序，整合多学科知识，强调以患者为中心，目的是指引专科护士能够根据患者健康状况、症状和体征、风险评估，提出个性化护理方案，提高患者自我照护能力。本章节集疾病的基础知识和临床专科护理内容于一体，内容严谨，系统精要，便于读者更快地学习其体系框架及核心内容。第七章为外科专科护理技术。系统且详细地介绍了外科常用专科护理技术的基本知识、基本技能和健康教育等内容，同时重点介绍了护理要点和并发症的观察和护理，在规范专科护理技术操作程序，提高专科护士实际操作能力的同时，进一步提高护士风险意识，增强并发症早期预警识别能力和处理能力，进一步保障患者安全。本书以整体护理的基本理论为指导，详细阐述了疾病专科理论和临床实践知识，为培养外科护理领域的专科人才所具备的临床实践能力、专业技能和职业素养提供了可供参考教材。

本书在编写、审核和出版过程中得到了各级领导、同仁及出版社的大力支持。此外，也得到湖南省自然科学基金科卫联合项目（2022JJ70083）、湖南省普惠性政策与创新环境建设计划（2023ZK4058）、湖南省卫生健康委科研计划课题（B2019197）、湖南省科技厅创新型省份建设专项科普专题项目（2022zk4055）、湖南省科技厅创新型省份建设专项科普专题项目（2023ZK4050）、湖南省自然科学基金青年基金项目（2024JJ6649）、国家自然科学基金面上项目（72174209）、湖南省自然科学基金面上项目（2023JJ30983）、湖南省科技厅创新型省份建设专项科普专题项目（20232K4049）的支持，在此一并表示感谢。

为使本书具有科学性、实用性和新颖性，编者们进行了反复的斟酌和仔细的修改。由于时间和水平有限，本书难免有不足之处，恳请同行和读者批评和指正。

编　者

2024 年 6 月 30 日

目·录

第一章 ▶▶ 外科绪论

第一节 · 外科护理概述

一、外科护理的现状

外科学（surgery）是研究外科疾病的演变、预防、诊断及治疗的一门科学。目前，外科专业分科的方式很多。在临床上外科根据人体系统分为骨科、普通外科、泌尿外科、血管外科等，其中普通外科又分为甲状腺外科、乳腺外科、肝胆外科和胃肠外科；按人体部位分为心胸外科、腹部外科；按年龄特点分为小儿外科、老年外科；按手术方式分为整形外科、显微外科、微创外科（腔镜外科）、移植外科等。随着外科学在广度和深度方面的迅速发展，外科医生很难全面掌握外科学的全部知识和技能，同样，对一名外科护士来说也是巨大的挑战。外科护理学（surgical nursing）是基于外科学的发展而形成的，是阐述和研究对外科疾病患者进行整合护理的一门临床护理学科。随着机器人技术、虚拟现实、人工智能等技术的广泛应用，外科护理将更加精准、个性化，并注重患者的全面关怀。一方面，需要医护团队紧密协同合作，为患者提供高效、安全、温暖的医疗服务；另一方面，需要密切关注外科护理领域的新进展、新动态，通过创新教育与培训，培养更多具备先进医疗知识和技能的专业人才，推动外科护理领域不断迈向更加美好的未来。

1. **外科微创技术护理新进展** 1990 年首次报道腹腔镜治疗结直肠疾病，此后微创技术在外科发展速度有所加快。与传统开放手术相比，可以减轻患者疼痛、缩短住院时间和恢复时间。在普通外科领域，已经开展了腹腔镜下结直肠切除、胃切除、胆囊切除、阑尾切除、疝修补等多种手术。在泌尿外科领域，应用输尿管镜、输尿管软镜、经皮肾镜、腹腔镜等技术治疗泌尿系结石、肿瘤等，给患者带来了新的希望。在心胸外科领域，胸腔镜技术无疑是一次伟大的技术革命。医学领域学者应用胸腔镜技术开展了房间隔缺损修补术、室间隔缺损修补术、二尖瓣手术、冠状动脉旁路术、微创射频消融术等，在治疗先天性心脏病、胸部疾病等方面取得了突破性的进展。达·芬奇机器人手术系统是美国食品药品监督管理局批准的第一个可在手术室使用的腔镜手术器械控制系统。2011 年美国 Giulianotti 等在达·芬奇手术机器人系统辅助下完成了世界首例活体右肝移植术。目前，已广泛应用于泌尿外科、心胸外科、普外科、小儿外科等临床领域。达·芬奇机器人具有操作更加精细、图像更加清晰、减轻术者疲劳、安全性更高、术后并发症少等优点。随着微创手术技术的发展，护理人员需要掌握相关的术前准备和术后护理知识，包括伤口的观察和护理、疼痛管理、预防感染等，以促进患者快速恢复。

2. **加速康复外科（enhanced recovery after surgery，ERAS）护理新进展** 加速康复外科护理（ERAS）作为一种创新的护理理念，近年来在医疗、护理领域取得了显著的进展。ERAS 着重强调外科医生、麻醉师、护士、营养师等多学科团队合作，通过优化围手术期管理如术前评估、术中管理、术后康复，共同为患者制订和实施治疗方案。其目的在于减少术后并发症，减轻手术患者的生理和心理应激，缩短住院时间，提高患者满意度，促进患者快速康复。随着医疗技术的不断进步，智能护理机器人、远程监护系统等先进技术逐渐被引入到 ERAS 中，这些技术的应用不仅提高了护理工作的效率和质量，还为患者提供了更为便捷和个性化的服务。在未来，随着人工智能、大数据等技术的不断发展，ERAS 将迎来更多的技术创新。例如，通过利用 AI 技术对患者进行个性化的风险评估和预测，制订更为精准的治疗方案；通过远程监护系统实现对患者病情的实时监控和预警，增强医疗服务的及时性和准确性。此外，随着全球化的深入发展，国际合作与交流将成为推动 ERAS 发展的重要途径。通过与国际先进医疗机构和学术团体的合作与交流，引进国外先进的理念和技术，推动 ERAS 的不断发展和创新。另外，ERAS 还将进一步加强护理质量与安全管理，如建立、健全护理质量和安全管理体系，完善护理风险评估和应对机制，以确保患者安全，规范医疗服务行为，提升医疗服务品质。

总之，加速康复外科护理作为一种创新的护理理念，在医疗领域具有广阔的发展前景。未来，通过持续的技术创新、加强国际合作与交流、完善护理团队的培养和选拔机制以及强化护理质量与安全管理等措施，ERAS 将为更多患者带来更为优质和高效的医疗服务。同时护士运用共享决策的理念，拓宽护理新角色，共享决策式 ERAS 以患者为核心，打破了患者对医生"领导论"的盲从，使患者成为最后的决策主体。这种新型医疗护理服务模式强调患者参与诊疗活动并获得相应的权利和利益。患者作为疾病治疗的第一责任人，对自己的病情永远是最有话语权的。共享决策式 ERAS 是医方和患者基于相互信任、尊重合作的关系，关注患者个体的情感需求，发挥患者的主观能动性。由医护人员站在患者角度对 ERAS 优势进行剖析，对术前、术中、术后不同阶段的配合要点作出说明，列举术后可能出现的不确定因素，告知相应的解决措施，引导患者权衡利弊，最终由患者作出决定。突出患者参与诊疗过程的重要性，使患者承担起更多的责任和义务。患者的参与和感受让医护人员能够实时、动态地了解患者病情和情绪变化，及时给出有针对性的解决办法。而患者在与医护人员的互动与交流中，也能体验更多的人文关怀，提升就医体验，缓解焦虑、抑郁等不良情绪。

3. 外科护理的变革 外科护理学是以外科患者为研究对象，以现代医学模式和现代护理观为指导，根据外科患者的身心健康和社会家庭文化需求，应用现代护理程序，向外科患者提供整体化护理的临床护理学科。外科护理学紧跟外科学的发展步伐，在深度和广度上不断更新发展。其变革趋势如下：

（1）患者关怀 护理行业正逐渐从以疾病为中心的模式转变为以患者为中心的模式。这意味着护士需要更加关注患者的个体需求和心理健康。护理行业注重提供温暖和人性化的护理环境，以增加患者的安全感和舒适感。护士们也需要具备良好的沟通和倾听技巧，能够与患者和家属建立良好的关系，提供心理支持和安慰。例如，一些医院开始提供家庭式的病房，让患者在治疗过程中感受到家庭的温暖。护士运用叙事护理技术对外科手术患者进行健康教育，关注患者的潜力，减少患者对身体的过度关注，通过学习和训练增加患者的治疗动机与希望，重构美好的新故事，从而促进患者态度和行为的改变，并帮助患者缓解焦虑和抑郁的心理。

（2）专业发展 随着护理行业的发展，对专业化护理人才的需求越来越大，护士不再只是执行医生的指示，而是更多地参与到患者的全程管理中。临床护理角色的扩展，使护士可以在疾病预防、健康教育和康复护理等方面发挥更大的作用。此外，护理行业也在鼓励护士进行不断学习和进修，提高自己的专业能力。未来，需要培养更加专业化和高水平的护理人才，帮助护士不断更新知识和技能。以适应新形势下外科护理工作的需要。

（3）技术创新 随着科技的进步，护理行业也在不断引入新的技术来提高工作效率和患者护理质量。其中，信息技术的应用是最为显著的趋势之一。例如，电子病历系统的普及使得医疗信息的共享更加便捷，医护人员可以更快速地获取患者的病历和治疗方案，提高了工作效率和准确性。此外，远程医疗技术的发展也为护理行业带来了新的机遇。通过视频通话和远程监测设备，护士可以远程监护患者的健康状况。此外，护士要熟练掌握各种监护技术和设备的使用方法，制订各种安全预案。面对新的手术方式，要学习其基础知识及操作程序，掌握与医师配合部分的理论知识及操作技能，积极参与患者的诊疗全过程。

（4）智慧护理 移动护理系统通过无线通信的方式将数据实时传回 HIS 系统，具备医嘱执行实时核对、生命体征实时采集、护理文书实时录入、病区工作动态管理四大核心功能，使工作更加便捷。作为责任护士，可以手持 PDA 终端精准实现患者身份识别，床旁录入生命体征，借助移动查房车处理医嘱，引用护理记录模板，提取医嘱信息与检验数据，实现护理记录一键导入。自动获取患者信息，实现电子签名，高效完成护理记录。科学完成分级护理巡视，随时查询新入院、手术等重点患者信息，床旁电子显示屏与电子病例系统无缝隙对接，全面完成床旁交接班，大大节省了护士工作的时间，有效保证了患者安全。

二、外科护理范畴

随着我国的外科技术发展迅速，以及人们对健康需求的日益重视，外科护理社会化的趋势越来越明显，这不仅扩大了外科护士的工作范畴，还使护理的任务由单纯的治病拓展至预防保健，工作场所也由医院向社区、家庭延伸。

此外，对从事外科护理专业相关人员，要求也越来越高，不仅要求他们掌握如何对外科患者进行整体护理，还要求其熟悉社会伦理学、社会经济法规、护理心理学、人际关系学等人文科学知识。外科护士与外科医生在病房、手术室为各类外科患者提供身、心整体护理和个体化的健康教育，充分彰显了以"人的健康"为中心的原则，外科护理的范畴包括各类疾病和专科护理，损伤、肿瘤、畸形、器官移植、梗阻性疾病、血管疾病等患者均需要进行外科治疗。具体来说，外科护理范畴包括向患者提供有关疾病的预防、治疗、护理和康复的咨询；指导并且协助患者接受各种诊断性检查、各项手术和非手术治疗；完成对疾病的护理评估，满足患者的基本需要；协助预防术后并发症，进行康复训练和预防残障。

由于随着外科学的专业细化，外科护理的范畴也在不断调整和重新组合，目的是为更快地推动其发展。为了更加完善外科护理的范畴，外科护士还肩负着促进护理理论和实践共同发展的重任，需要充分理解和掌握外科常见病、多发病及其防治和护理的基本理论、基本知识和基本技能，应用护理程序，去认识、思考、计划、实施和评价患有各种疾病患者的护理。

第二节 · 外科护士应具备的素质

随着现代医学科学的进步，医学模式与护理理念的转变，各种新理论、新技术、新设备不断应用于临床，各学科间的相互渗透和交叉，使护理工作的范畴不断扩大，外科护理学的内涵得到更广阔的延伸和发展。再者外科疾病病情复杂多变，急、危、重症多，麻醉与手术存在潜在并发症的危险。外科疾病的突发性或病情演变的"急、危、重"常使患者承受巨大的痛苦和精神压力。因此，对外科护士的综合素质提出了更高的要求。外科护士必须与时俱进，不断拓展更新知识储备，并在临床护理、护理教学和护理科研、管理等方面具有较好的综合能力，从而助力外科护理学的发展。

一、知识

扎实的基础理论知识，是临床中病情观察、掌握动态变化及综合分析的首要条件。大多病情在变化前都有一定的先兆，如没有良好的理论基础，在工作中会力不从心，使病情得不到及时控制从而失去抢救良机。因此，外科护士除了掌握基本理论、基本知识外，还需掌握一定的外科专科护理，如外科常见病的防治、护理以及外科急、危、重症救治等知识，要学会将所学知识融会贯通，并具备娴熟的操作技能以及敏锐的观察能力和判断能力。

此外，外科护士需要掌握国内外外科领域的最新发展动态，刻苦钻研业务，不断丰富理论知识内涵，实现技术上精益求精，严格遵守无菌操作及消毒隔离技术。在工作中及时发现患者病情变化并立即通知医生，为维护患者的生命而贡献自己的智慧和力量。

二、态度

人的生命是宝贵的，护士的职责是治病救人、维护生命、促进健康。外科护士要有爱心、耐心和同情心，必须身体健康、精力充沛、仪表大方、举止稳重、待人真诚热情，并有良好的个人和集体的卫生习惯。

要自觉树立爱岗敬业的精神，具备高度的责任心和无私的奉献精神，秉持"以人的健康护理为中心"的理念，将患者视为亲人，全心全意地为患者服务。在工作中应做到细致入微，落实岗位职责，坚守工作岗位，强化慎独精神；积极参与医院的全面质量管理，抓好科室的质量控制，杜绝或减少护理不良事件的发生。

与此同时要热爱并保护患者的生命，时常深入病房与患者交流，密切观察病情变化，倾听患者的诉求，了解患者的疑虑，给予心理支持和人文关怀，帮助患者树立战胜疾病的信心。

三、能力

外科护士应具备丰富的临床经验和护理技能，为患者提供全面的医疗护理服务。在医疗团队中，外科护士承担着各种重要的职责，他们的专业知识和技能对患者的康复至关重要。在日常工作中要做到对患者的病情了如指掌。通过专业的护理评估，动态观察患者病情变化，及时发现患者现存的、潜在的健康问题，为患者提供个性化的护理服务。外科护士在临床工作中要善于发现问题和积累经验，学会建立评判性思维方式和应用护理程序为患者提供整体护理，分析并发症发生的可能原因并及时给予对症处理，以保障患者术后快速康复。随着外科学的精细化发展，外科护理也更加体现专科特色，专科护理技能要求更高，如外科伤口护理、造口护理、营养护理、静脉治疗护理、疼痛护理、引流管护理等，这些都要求外科护士努力钻研、不断学习，使自己成长为相应领域的专科护士，更好地为患者解决相应的护理问题。

此外，外科护士要有创造性的思维能力，善于在实践中发现临床问题，运用循证等方法分析问题、解决问题；同时，加强团队合作，积极参与科研讲座、科研项目等，了解专科前沿和最新成果，积极培养科研思维，不断提高自身的科研素质和能力。

第二章

普通外科疾病护理

第一节 · 甲状腺癌

甲状腺癌是一种起源于甲状腺滤泡上皮或滤泡旁上皮细胞的恶性肿瘤，也是内分泌系统和头颈部最常见的恶性肿瘤。据统计，2022 年全球甲状腺癌新发病例约82.1 万例，死亡病例约 4.8 万例，居全球癌症发病谱第 7 位和女性癌症发病谱第 5位。近年来，随着影像学、超声检查以及活检手段广泛应用于甲状腺癌筛查，许多国家的甲状腺癌发病率呈现出迅速增长的态势。该病的死亡率远低于发病率，且女性发病率高于男性。甲状腺癌的发病机制与甲状腺激素合成和分泌障碍、女性生理激素水平、碘代谢异常、生活环境及家族遗传、放射线干扰及自身免疫功能紊乱有关。

一、甲状腺的解剖生理

（1）甲状腺的解剖　甲状腺是人体最大的内分泌腺，呈 H 形红褐色腺体，由左、右侧叶和中间的甲状腺峡组成。成年男性重 26.71g，女性重 25.34g。甲状腺侧叶位于喉下部和气管颈部的前外侧，左、右侧叶分为前后缘、上下端和前外侧面、内侧面，上端达甲状软骨的中部，下端至第 6 气管软骨环。甲状腺侧叶的背面有甲状旁腺，内侧毗邻喉、咽、食管。甲状腺峡位于第 2～4 气管软骨环的前方，连接甲状腺左、右侧叶。甲状腺被气管前筋膜包裹，该筋膜形成甲状腺假被膜，即甲状腺鞘。甲状腺的外膜称为真被膜，即纤维囊，二者之间形成的间隙为囊鞘间隙，内有疏松结缔组织、血管、神经和甲状旁腺。假被膜内侧增厚形成甲状腺悬韧带，使甲状腺两侧叶内侧和峡部连于甲状软骨、环状软骨和气管软骨环，将甲状腺固定于喉和气管壁上。当吞咽时，甲状腺可随喉的活动而上、下移动。甲状腺的血供非常丰富，主要来源于甲状腺上动脉（颈外动脉的分支）、甲状腺下动脉（锁骨下动脉的分支）和少数个体存在的甲状腺最下动脉。甲状腺的静脉在腺体形成网状，而后汇合成甲状腺上静脉、中静脉和下静脉。上、中静脉汇入颈内静脉，下静脉汇入头臂静脉。

（2）甲状腺的生理作用　主要是合成、储存和分泌甲状腺素，以调节机体的代谢。甲状腺素可促进胎儿的形态分化以及神经骨骼系统的生长发育，影响能量代谢与蛋白质、碳水化合物、脂肪等物质代谢，影响药物、维生素和激素的转化。

二、甲状腺癌的病理生理

甲状腺癌常见的组织学类型包括乳头状癌、滤泡状癌、髓样癌、嗜酸性细胞癌、未分化癌和高级别甲状腺滤泡细胞起源的癌。乳头状癌是原发性甲状腺癌中最常见的类型，占甲状腺癌的60%，青少年女性较多见，肿瘤生长缓慢，恶性程度较低，但局部淋巴结转移较早，10年生存率达80%。肿瘤一般呈球形，直径约3cm，无包膜，切面灰白色，质地较硬。滤泡状癌是甲状腺向滤泡分化形成的恶性肿瘤，占甲状腺癌的20%～25%。多发于40岁以上女性，肿瘤生长较快属中度恶性，且较多侵犯血管，可经血运转移到肺、肝和骨及中枢神经系统。肿瘤呈结节状，有包膜。髓样癌占甲状腺癌的5%～10%，是由滤泡旁细胞发生的恶性肿瘤，40～60岁为高发年龄，部分为家族性常染色体显性遗传。肿瘤呈单发或多发，可有假包膜，直径1～11cm，切面灰白或黄褐色，质实而软。早期即侵犯甲状腺的淋巴管，并很快向淋巴结转移，也可通过血运转移至肺、肝、骨和肾上腺髓质等。嗜酸性细胞癌多见于40岁以上，女性较多见，预后较差，5年生存率为20%～40%。肿瘤包膜厚，伴血管和（或）包膜浸润；肿瘤细胞胞质嗜酸性，核圆形，核仁明显；发生远处转移时可转移至肺、骨及肝脏。未分化癌占甲状腺癌的5%～10%，多见于50岁以上，女性较多见。生长快，恶性程度高，预后差，5年存活率仅5%～15%。大部分患者首诊已有颈淋巴结转移，并侵犯气管、食管、喉返神经或血管，常经血运转移到肺、骨等。未分化癌肿块较大、无包膜，广泛浸润、破坏，切面灰白，常有出血、坏死。高级别甲状腺滤泡细胞起源的癌包括高级别分化型甲状腺癌和甲状腺低分化癌两种。高级别分化型甲状腺癌少见，具有广泛侵袭性，但肿瘤核分裂象增加和（或）有肿瘤坏死。甲状腺低分化癌多见于老年人，有岛状、实性和小梁型三种结构；较多核分裂象及坏死；淋巴和血行转移率高，预后差，平均5年生存率为50%。

三、临床表现

大多数甲状腺癌患者没有临床症状。通常在体检时通过甲状腺触诊和颈部超声检查发现。合并甲状腺功能亢进或减退时可出现相应的临床表现。

（1）甲状腺肿大或结节　结节形状不规则、与周围组织粘连固定，并逐渐增大，质地硬，边界不清，初期可随吞咽运动上下移动，且吞咽时移动度减小，后期多不能移动。若伴颈部淋巴结转移，可触诊颈部淋巴结肿大。

（2）压迫症状　晚期癌肿增大压迫气管，使气管移位，可产生不同程度的呼吸障碍；癌肿侵犯气管可导致呼吸困难或咯血；压迫或浸润食管，可引起吞咽困难；

侵犯喉返神经可出现声音嘶哑；交感神经受压，则可出现霍纳（Horner）综合征；颈丛浅支受侵犯时，可有耳、枕、肩等处疼痛。

（3）远处转移症状　滤泡状癌以血行转移多见，远处转移至扁骨和肺时，出现相应的症状。髓样癌除有颈部肿块外，由于癌肿能产生激素样活性物质（5-羟色胺和降钙素等），患者可出现腹泻、心悸、颜面潮红、多汗和血钙降低等类癌综合征。

四、专科检查

1. **血清学检查**　清晨空腹抽血送检。包括甲状腺激素、甲状腺球蛋白（Tg）、血清降钙素等。甲状腺激素检测包括血液中甲状腺素（T_4）、三碘甲状腺原氨酸（T_3）、游离 T_4（FT_4）和游离 T_3（FT_3）以及促甲状腺激素（TSH）的测定。甲状腺激素检测可判断是否伴有甲状腺功能亢进、甲状腺功能减退或桥本甲状腺炎。TSH 检测是明确甲状腺功能的重要初筛试验。Tg 用于甲状腺切除术后和 ^{131}I 治疗后肿瘤标志物的监测，Tg 升高，表明体内可能有甲状腺癌复发或转移。血清降钙素测定可协助诊断髓样癌。

2. **超声检查**　超声检查简便无创，用于甲状腺结节检查特异性和敏感性较高，能清晰地显示结节的边界、形态、大小及内部结构等信息，是甲状腺首选的影像学检查。检查过程中无须特殊注意，放松心情，配合检查即可。甲状腺癌超声表现为甲状腺内实质性结节，边界不清、回声不均、血流信号丰富。

3. **喉镜**　评估双侧声带活动情况。喉镜检查前无须特殊准备，检查结束后禁食禁饮 2h。若出现声带活动减弱甚至固定的征象，应高度怀疑肿瘤压迫或侵犯喉返神经，有助于评估病情和手术风险。

4. **CT**　CT 扫描对评价甲状腺肿瘤的范围、与周围重要结构如气管、食管、颈动脉的关系及有无淋巴结转移有重要价值。可清晰显示各种形态大小的钙化灶，但对于最大径≤5mm 结节及弥漫性病变合并结节的患者观察欠佳。增强 CT 检查前询问患者有无碘过敏史，检查后嘱患者多饮水，以加速造影剂排泄。甲状腺癌平扫时，呈形态不规则、边界不清的不均匀低密度影，其内可见散在小灶性钙化及低密度坏死区，病变与周围组织分界不清，可有颈部淋巴结肿大；增强 CT 示甲状腺癌呈不均匀明显强化，转移淋巴结多呈环状强化。

5. **超声引导下细针吸取细胞学检查**　细针吸取细胞学检查（fine-needle aspiration cytology，FNAC）是术前诊断甲状腺癌最有效和最实用的方法。利用细针对甲状腺结节进行穿刺，获取细胞成分，通过细胞学诊断病灶性质。穿刺过程中患者仰卧，肩部垫枕，颈部过伸，避免说话、吞口水、咳嗽，穿刺结束后穿刺点冰敷 20～30min，可适当镇痛，防止血肿形成。如细胞涂片显示分枝状或乳头状特征，细胞核有包涵体时，可诊断甲状腺乳头状癌。甲状腺肿块伴有颈淋巴结肿大时，考虑甲状腺乳头状癌颈淋巴结转移，可做颈淋巴结 FNAC 细胞涂片，加上穿刺洗脱液测定其甲状腺球蛋白水平。FNAC 对诊断甲状腺滤泡状癌比较困难，可判断为滤泡性肿瘤，但不能鉴别良性或恶性。同时，可开展基因检测辅助 FNAC 诊断。

五、治疗原则

1. **手术治疗** 手术是治疗甲状腺癌的重要手段之一，包括甲状腺本身的切除，以及颈淋巴结清扫。诊断明确的分化型甲状腺癌，有以下任何一条指征者建议行甲状腺全切或近全切术：①有颈部放射史；②已有远处转移；③双侧癌结节；④肉眼可见的甲状腺腺外侵犯；⑤肿瘤直径＞4cm；⑥预后不良的病理亚型，如高细胞型、柱状细胞型等；⑦双侧颈多发淋巴结转移。满足以下所有条件者建议行腺叶（加峡部）切除术：①无颈部放射史；②无远处转移；③无甲状腺腺外侵犯；④无其他不良病理亚型；⑤无明显临床淋巴结转移；⑥肿瘤直径＜1cm。若肿瘤直径在 1～4cm，应充分评估是否具有相对的高危因素并结合患者意愿来确定手术方式。髓样癌多主张采用甲状腺全切或近全切术。

对于所有分化型甲状腺癌患者，术中在有效保护甲状旁腺和喉返神经的情况下，至少行病灶同侧中央区淋巴结清扫术。对术前穿刺病理证实、影像学怀疑或术中冰冻病理证实的侧颈淋巴结转移的患者行治疗性侧颈淋巴结清扫术；没有器官受累时，通常行改良型侧颈淋巴结清扫术（Ⅱ～Ⅴ区），即指保留胸锁乳突肌、颈内静脉及副神经的侧颈淋巴结清扫。

2. **TSH 抑制治疗** 指分化型甲状腺癌术后应用甲状腺激素抑制 TSH 分泌从而抑制癌组织的生长。最佳目标是既能降低肿瘤的复发率、转移率和相关病死率，又能减少外源性亚临床甲亢导致的不良反应。对于不同复发风险的患者，采取不同程度的 TSH 抑制治疗，并结合患者抑制治疗的不良反应风险来调整药物剂量和疗程长短，即双风险评估。

3. **放射性同位素治疗** 甲状腺组织和分化型甲状腺癌细胞均具有摄 ^{131}I 功能，利用 ^{131}I 发射出的 β 射线的电离辐射生物效应可破坏残余甲状腺组织和癌细胞，从而达到治疗目的。^{131}I 治疗的目的包括清甲治疗（清除甲状腺癌术后残留甲状腺组织）、辅助治疗（清除术后影像学无法证实的可能存在的转移或残留病灶）和清灶治疗（治疗术后已证实的、无法手术切除的局部或远处转移灶）。清除残留甲状腺组织可降低复发及转移的可能性，残留甲状腺组织完全清除后，TSH 升高可促使转移灶摄碘能力增强，有利于 ^{131}I 显像发现及治疗转移灶。

4. **外放射治疗** 主要用于甲状腺未分化癌。

六、护理评估

【健康状况评估】

1. **一般情况** 包括年龄、性别、文化程度、婚姻状况、有无长期高碘或缺碘饮食习惯等。

2. **既往史** 有无放射线接触史、雌激素分泌增加等内分泌疾病；有无其他部位的肿块和手术治疗史；有无其他甲状腺病变或颈椎病；有无其他基础疾病，如糖尿病、高血压、心脏病史等。

3. 家族史 家族中有无甲状腺相关疾病遗传病史。

4. 心理社会评估 了解患者对疾病的认知程度。是否存在因害怕手术、担心预后而产生的焦虑、恐惧的情绪变化；担心术后颈部瘢痕影响自我形象等情况。患者的家属和朋友是否理解患者本人，是否能给予生活、心理和经济等方面支持。

【症状与体征评估】

1. 甲状腺评估 评估甲状腺的大小，双侧是否对称，有无增厚；根据甲状腺随吞咽动作而上下移动，判断有无肿大或肿块，评估肿块的大小、性状、质地和活动度；肿块为单发或多发；颈部有无肿大淋巴结。

2. 周围器官的评估 评估气管有无偏移，是否伴有呼吸困难或咯血等症状；评估有无吞咽障碍、声音嘶哑以及耳、枕、肩等处疼痛等器官压迫症状。

3. 全身症状评估 评估有无转移至扁骨和肺的相应症状；有无腹泻、心悸、颜面潮红、多汗和血钙降低等类癌综合征；有无内分泌失调表现。

七、护理措施

【术前护理】

1. 呼吸道准备 戒烟，预防上呼吸道感染；指导患者进行咳嗽训练、腹式呼吸、缩唇呼吸等呼吸训练，每日 3 次，每次 10～20min，以降低术后肺部并发症发生，缩短住院时间。甲状腺癌患者如存在肿物压迫气管致气管狭窄、声带麻痹、肿瘤侵犯气管或合并呼吸道疾患等高危因素时，术前应积极进行评估与干预。

2. 饮食 术前禁酒；进食高蛋白质、富含维生素、清淡易消化的食物。术前禁食 6h，禁饮 2h，以减少胃内容物，防止围手术期发生呕吐窒息和误吸。

3. 体位耐受性训练 ①目的：充分暴露颈部切口部位，提高手术体位的耐受性。颈椎病为禁忌证。②训练方法：餐后 2h，训练前需肩颈肌肉放松；训练时采取"颈过伸位"，平卧，肩胛骨下垫约 10cm 高度软枕，使胸部、颈部、下颌基本在同一水平线。训练过程中可采用呼吸放松、想象放松、音乐放松等方法，减轻不适感。训练后缓慢坐起，无头晕不适再下床活动。每天训练至少 1 次。设定目标时长，从 15min 开始，逐步延长至 30min 以上。③注意事项：较长时间的颈过伸位可能会引起脑循环综合征，如头晕、头痛、恶心、呕吐等，如出现不适时暂停训练。

4. 皮肤准备 做好手术区域的皮肤准备。术前 1 天，全身淋浴清洁的同时再对手术部位进行重点清洗，对于术区毛发浓密者可进行相应剪毛或脱毛。甲状腺癌颈淋巴结清扫术清扫颈部范围较大时可在耳后 3cm 备皮；经胸入路腔镜甲状腺手术需去除胸前区毛发；经腋窝入路腔镜甲状腺手术术前需去除术侧腋毛；经口内镜手术患者需进行严格口腔准备，使用具有杀菌或抑菌功能的漱口液漱口。

5. 心理护理 病室环境安全、安静，保护患者隐私，减轻患者对陌生环境的恐惧感。护理人员用友善、真诚、平等、尊重的态度，建立良好的护患关系。护患沟通交流使用温和的语气、语调、适当的语速，让患者感受到关心和关爱。使用心理量表，评估患者焦虑、抑郁等心理状态。通过倾听、共情、疾病知识健康宣教，调整其对疾病治疗和康复的认知。引导患者进行放松训练，如意向放松、音乐放松、正念呼吸、喝水、运动，让患者心身放松，提升其主观能动性。采用叙事护理外化技术，把疾病与人分开，让医生、护士、家属和生病的人，建立同盟关系，提升患者战胜疾病的勇气。

【术后护理】

1. **病情观察** 术后常规监测生命体征，每小时记录患者心率、呼吸、血压、血氧饱和度的变化，发现异常情况及时汇报给医生并处理。射频消融术后根据结节的大小、数目，局部冰敷2～4h。术后24h观察患者呼吸，颈部情况。

2. **呼吸道管理** 遵医嘱予以氧气吸入。告知患者排痰的重要性，鼓励患者多喝水，进行及时、有效的咳嗽咳痰；指导患者咳嗽时用手按抚切口部位，减少因张力增加所致的切口疼痛；痰液黏稠不易咳出者，给予拍背或机械辅助排痰，必要时行雾化吸入或吸痰。床旁常规备气管切开包。

3. **饮食与营养**

① 全身麻醉术后清醒且生命体征平稳的患者早期可少量饮水，既可缓解其饮水需求，又可减轻咽痛及咽喉黏膜红肿程度。术后6h患者无呛咳及恶心、呕吐等症状时可进食温凉流质食物，然后逐渐过渡到半流质、软食及普食，注意饮食宜营养丰富。

② 术后应根据患者情况使用镇吐药物，预防和处理恶心、呕吐的发生，既避免血管压力升高导致出血，又促进患者术后尽早进食。

③ 口腔入路手术应适当推迟进食时间，术后宜采用吸管进食。

④ 术后低钙血症的患者应进食高钙低磷的食物。

⑤ 进食困难患者，遵医嘱静脉补充营养和水电解质。

4. **体位与活动** 全麻清醒且血压稳定者，可抬高床头或半坐卧位。术后当天进行床上运动，如屈膝抬臀、翻身、踝泵运动等，病情允许可下床、行走等活动。

5. **疼痛护理** 甲状腺术后疼痛最突出的是活动性疼痛，常见患者咽口水、咳嗽、喝水、进食和讲话等活动时引起疼痛。减轻活动性疼痛具体指导方法如下：术前调整患者对活动性疼痛的认知、指导练习正念喝水，活动时减轻张力的保护动作训练，是缓解甲状腺术后活动性疼痛的首要措施。术后进食常温饮食，不食用热饮食，也可缓解食品温度带来的疼痛刺激。床旁指导患者咽口水、咳嗽、讲话等活动方法：首先协助患者手按压切口部位、低头后，待活动时减轻张力的保护动作到位后，患者能较为轻松地完成咽口水、咳嗽、讲话动作。床旁指导患者进饮、进食方法：首先入口食量少许，含在口中，待手按压切口部位、低头后，再缓慢将食物送入食管，患者能较为轻松地克服初次进食害怕疼痛的心理，达到尝试进食的经验，利于患者后续的进食，能促进患者的快速康复。

6. 切口及管道护理

（1）切口护理　密切观察切口敷料是否妥善固定、是否渗湿，伤口及周围是否肿胀、淤青，触诊是否有捻发感。经腋窝入路腔镜甲状腺手术应特别注意腋窝处皮肤创伤包括皮肤红肿、瘀斑、皮下感染积液、脂肪液化等并发症。经口腔入路腔镜甲状腺手术术后应加强口腔内伤口的观察，注意是否存在肿胀、出血、感染等。

（2）管道护理　术后切口侧方常规放置负压引流管，视引流液颜色、性状及引流量情况尽早拔除引流管，若出现乳糜漏等情况将适当延长。留置引流管期间密切观察引流液的量、颜色、性质并记录，如有异常，及时通知医生处理。妥善固定引流管，防止管道受压、扭曲和折叠，做好防管道脱出的警示标识，并做好患者及家属的健康教育。

7. 并发症的护理

（1）出血　术后出血是少见但可危及生命的并发症，发生率 1%～2%，多见于术后 24h 以内。

① 原因：系术中止血不彻底或血管结扎线滑脱所致，高龄、男性、肿瘤直径＞3cm、收缩压＞150mmHg、毒性弥漫性甲状腺肿（Graves 病）、抗血栓药物使用、双侧手术、颈部淋巴结清扫和既往甲状腺手术史也是其危险因素。

② 临床表现：主要表现为引流量增多，呈血性，颈部肿胀，患者自觉呼吸困难。

③ 护理措施：对于引流通畅、出血速度慢、颈部肿胀较轻且无明显不适者，可暂给予局部加压等保守治疗，并密切关注患者呼吸情况、颈前区肿胀程度等；若张力进行性增大，压迫感明显，应立即手术探查；若患者出现严重呼吸困难，应立即在床旁敞开切口，清除气管周围血凝块，缓解气道压迫；若患者仍感到呼吸窘迫，应果断行气管切开，待呼吸困难缓解后转至手术室处理。

（2）喉返神经损伤　喉返神经损伤引起的声带麻痹是甲状腺术后常见并发症之一，发生率约为 0.3%～15.4%。

① 原因：肿瘤粘连或侵犯神经，术中不慎将喉返神经切断、缝扎或钳夹、牵拉造成，少数也可由血肿或瘢痕组织压迫或牵拉而发生。

② 临床表现：一侧喉返神经损伤后导致同侧声带麻痹，表现为声音嘶哑；双侧喉返神经损伤后两侧声带麻痹可立即发生严重的呼吸困难和窒息。

③ 护理措施：术后声音嘶哑多数可在数周内恢复，在术后 2 周至 2 个月内宜进行声音评估，声音异常者宜行喉镜检查。早期证实喉返神经损伤者，可选择合适的喉返神经修复术，如喉返神经探查减压术、颈袢喉返神经吻合术等，能改善患者的嗓音功能。术中神经监测技术可帮助术中定位喉返神经，可在标本取出后检测喉返神经的功能，如有神经损伤还可帮助定位损伤的节段。对二次手术、巨大甲状腺肿物等情况、术前已有一侧神经麻痹等情况，建议在有条件时使用神

经监测。

（3）喉上神经损伤 随着手术精细解剖和术中神经监测仪的使用，喉上神经损伤发生率极低。

① 原因：处理甲状腺上极时损伤喉上神经内支或外支。

② 临床表现：a. 损伤内支使喉黏膜感觉丧失，患者进食水时，丧失喉部的反射性咳嗽，易引起误咽、呛咳。b. 损伤外支可使环甲肌瘫痪，引起声带松弛、声调降低。

③ 护理措施：术中处理甲状腺上动、静脉时应注意紧贴甲状腺腺体精细解剖，可减少喉上神经损伤的概率。对于存在误咽或呛咳风险的患者，可行吞咽功能评估，根据评估结果选择合适性状的食物，并采取合适的吞咽姿势进行吞咽功能训练。一般经康复治疗后可逐渐恢复。

（4）甲状旁腺功能减退 多数甲状旁腺功能减退是暂时性的，少部分为永久性，永久性的发生率约 2%～15%，多见于全甲状腺切除后。

① 原因：手术误伤及甲状旁腺或其血液供给受累引起甲状旁腺功能降低，甲状旁腺素合成和分泌不足，导致患者血钙浓度降低而引起一系列症状。

② 临床表现：a. 神经肌肉症状：轻者面部、口唇、手足麻木感、针刺感或强直感，严重者可僵直性面肌痉挛，手足抽搐为疼痛性肌肉痉挛、强直性痉挛。b. 精神症状：痉挛发作时患者常同时出现精神紧张、恐惧、焦虑、忧郁、失眠、注意力和记忆力减退等症状，部分患者情绪极不稳定。

③ 护理措施：预防的关键在于切除甲状腺时注意保留腺体背面的甲状旁腺。症状轻者可口服钙剂或静脉注射钙剂，并同时服用维生素 D_2 或维生素 D_3，5 万～10 万 U/d；严重低血钙、手足抽搐时，立即遵医嘱予以 10%葡萄糖酸钙或氯化钙注射液 10～20mL 缓慢静脉注射，必要时 4～6h 后重复注射。补钙期间需定期监测血清钙浓度，以调节钙剂的用量。饮食上应适当限制肉类、乳品和蛋类等食品，因其含磷较高，影响钙的吸收。安抚患者情绪，引导放松。

（5）乳糜漏 是颈淋巴结清扫术后的严重并发症，发病率为 1%～3%。

① 原因：与手术损伤颈段胸导管及其分支有关。

② 临床表现：引流量持续较多，每日可达 500～1000mL，甚至更多，多呈乳白色不透明液体，进食后加重。

③ 护理措施：发生乳糜漏时宜先行局部加压包扎（中央区乳糜漏加压包扎往往无效），并给予持续负压引流、低脂饮食等保守治疗，必要时可禁食并给予静脉营养支持，乳糜漏经保守治疗多能自愈。对于保守治疗无效的乳糜漏可考虑手术治疗。

（6）皮下气肿 是腔镜术后可能出现的并发症。

① 原因：腔镜术中，需要采取 CO_2 灌注建立操作空间获得满意的手术视野，当充气压力掌握不当时会出现皮下气肿。

② 临床表现：患者颈胸部出现肿胀，按压可有握雪感和捻发音，部分患者会出现不同程度的胸闷、呼吸困难和心动过速等。

③ 护理措施：a. 密切关注患者皮下气肿情况，有无呼吸困难等症状。b. 症状较轻者无须处理，气肿可自行吸收；若出现广泛皮下气肿、严重的呼吸困难等，应立即进行急救，给予吸氧或建立人工气道等。

8. 心理护理

① 引导患者正念呼吸、正念饮食和正念运动，回归当下，觉察身体局部的疼痛、肿胀和麻木等不舒适感觉，如前颈切口区疼痛、头晕、肩颈僵硬、排痰和发音困难等；觉察头脑灾难化想法的出现，如手术损伤神经、癌症转移、咳嗽会导致切口出血、裂开等；觉察负性情绪的升起，如紧张、害怕、担心等，同时协助患者把觉察的身体感觉、想法和负性情绪等内容区分开来，用言语清晰地表达，达到患者自我共情目的。

② 医护人员采取针对性的措施满足患者身心需求，如进一步疼痛评估，根据评估结果，采取合理镇痛措施；通过对患者专科专业的病情评估，证实患者的想法不等于事实，从而减轻焦虑、恐惧心理；帮助患者接纳负面情绪带来的头晕、肩颈僵硬身体不适，再通过穴位按摩、肩颈肌肉放松等措施，让患者感受到医护和自身的关心关爱，从而不被负面情绪卷入，减轻内耗，达到身心放松。

③ 积极关注患者，如对患者积极配合治疗、护理、自我照顾和自我关怀等行为，使用叙事护理外部见证人技术，在患者周边的其他患者和家属见证下，不断地提升患者积极主动性，促进快速康复。

9. 呼吸困难和窒息的预防和应急处理 呼吸困难和窒息多发生于术后48h内，轻者呼吸困难症状不明显，不易发现，中度者表现为坐立不安、烦躁，重者可有端坐呼吸、吸气性三凹征，甚至口唇、指端发绀和窒息。

（1）预防 术后24～48h内密切观察切口及引流液情况，切口敷料是否渗湿，颈前区有无疼痛、肿胀、瘀斑，引流管引流是否通畅，并记录引流液的量、色、性质；观察有无喉头水肿引起的吸气性哮鸣音、呼吸困难；观察患者排痰情况，鼓励并指导患者及时将痰液咳出，痰液黏稠不易咳出者，给予拍背或机械辅助排痰，必要时行雾化吸入或吸痰。术前甲状腺肿块压迫气管的患者，酌情行气管切开。

（2）应急处理

① 血肿压迫所致呼吸困难：立即配合医生行床旁抢救，剪开缝线，敞开伤口，迅速去除血肿；如患者症状未改善，立即气管插管后送手术室止血。

② 喉头水肿：轻者取半坐卧位，吸氧，雾化吸入，协助患者排痰，必要时吸痰，重者应行气管切开。

③ 气管塌陷：及时行气管切开。

④ 双侧喉返神经损伤：立即行气管切开。

⑤ 气管痉挛：立即面罩给氧，紧急气管切开，遵医嘱给予强力气管扩张喷雾剂

及地塞米松静脉注射，以降低应激反应，缓解气管痉挛。

10. 出院指导

（1）保护切口　保持切口清洁、干燥，保持局部卫生，以防切口感染致瘢痕增生。对颈部美观有需求者，术后遵医嘱使用美容产品，预防和治疗增生性瘢痕；指导患者合理修饰，如利用围巾、高领毛衣等掩饰局部瘢痕，提高患者的自信心。有些患者，特别是中老年女性患者，会出现切口肿胀发硬，这是伤口自然恢复过程，一般术后 2 个月，随着水肿的吸收切口会逐渐恢复平整（瘢痕体质者例外）。如患者非常关注恢复过程的不适感，可以主动寻求伤口美容专家的帮助和专业指导。

（2）饮食指导　甲状腺癌患者可以正常进食含碘饮食，术后宜多食具有增强免疫力的食物，如香菇、木耳、山药等。^{131}I 治疗前等待期内低碘饮食 1～2 周，以保证充分的 ^{131}I 治疗疗效。

（3）功能锻炼　术后感觉说话比较吃力者，应注意休息，少说话，避免感冒，科学发音。吞咽时出现牵拉感和咳嗽，严重者可能引发刺激性咳嗽，必要时，寻求康复科医生行专业肌筋膜放松术，减轻瘢痕粘连引起的不适感。患者术后如无不适症状应早期以循序渐进的方式开始进行头、颈、肩部功能锻炼，具体动作包括放松肩膀和颈部、抬头、低头、头部左右转动、头部左右倾斜、转动肩膀、缓慢抬高及放低双手，每个动作重复 5～10 次，每日 3 次，持续 1 个月。若患者存在颈部肌张力障碍或神经病变，应由医师及康复师对患者进行全面的神经-肌肉-骨骼管理及指导，保障患者安全。

（4）自我监测　口服左甲状腺素（L-T4），以预防肿瘤复发和甲状腺功能减退。L-T4 的服用一般要求清晨、空腹和顿服，避免与影响其吸收的其他药物和食物同时服用，服用后注意有无心悸、心房纤颤、睡眠障碍等不良反应。终身服用甲状腺素制剂者，可服用钙剂和维生素 D，防治骨质疏松；勿擅自停药或更改药物服用剂量；定期监测甲状腺功能，在医师指导下调整 L-T4 剂量。按照药物说明书将药物置于 25℃以下的干燥环境中避光保存。

（5）定期复诊　术后需定期复查甲状腺功能、颈部彩超等。第一年应每 1～3 个月复查一次，第二年可适当延长复诊时间。需行放射治疗者遵医嘱按时来医院行放射治疗。出现手足抽搐、脉率增快、声嘶、疲乏无力、颈部增粗、食欲亢进、胸闷、心悸、怕热、多汗等症状时，及时就诊。

第二节·原发性肝癌

原发性肝癌，简称肝癌（liver cancer），起源于肝细胞和肝内胆管上皮细胞的恶性肿瘤，是全球第六大常见高发癌症，也是癌症相关死亡的第三大原因，仅次于肺癌和结直肠癌。据统计，2022 年全球肝癌新发病例约 86.6 万例，死亡病例约 75.9

万例，分别占全球发病和死亡总数的 4.3%和 7.8%，其标化发病率和标化死亡率顺位分别排在第 8 位（8.6/10 万）和第 4 位（7.4/10 万）。在中国，肝癌标化发病率和标化死亡率居全球 15 位（15.0/10 万）和 16 位（12.6/10 万）。肝癌严重威胁我国人民的生命和健康。东南沿海地区发病率较其他地区高，农村发病率高于城市。肝癌患者的年龄大多为 60～79 岁，男性比女性多见。肝癌的致病因素很多，包括乙型和（或）丙型肝炎病毒感染、食用黄曲霉素污染的食品、肥胖、糖尿病、饮酒过多和吸烟等。

一、肝脏的解剖和生理

（1）肝脏的解剖　肝呈不规则的楔形，是人体内最大的实质性脏器，也是最大的消化腺。肝大部分位于右季肋区和腹上区，小部分位于左季肋区。肝的前面大部分被肋所掩盖，仅在腹上区的左、右肋弓之间，有一小部分露出于剑突之下，直接与腹前壁相接触。当腹上区和右季肋区遭到暴力冲击或肋骨骨折时，肝可能被损伤而破裂。肝上界与膈穹隆一致，肝下界与肝前缘一致，右侧与右肋弓一致；7 岁以后右肋弓下不能触到肝，若能触及，则应考虑为病理性肝大。肝分为上、下两面，前、后、左、右 4 缘。肝包括肝左外叶、左内叶、右前叶、右后叶和尾状叶。肝内有 4 套管道，形成两个系统，即 Glisson 系统和肝静脉系统（图 2-2-1）。肝门静脉、肝固有动脉和肝管的各级分支在肝内的走行、分支和分布基本一致，并有 Glisson 囊包绕，共同组成 Glisson 系统。肝的血液供应 25%～30%来自肝动脉，70%～75%来自门静脉。但由于肝动脉压力大，其血液的含氧量高，所以它供给肝所需氧量的 40%～60%。门静脉汇集来自肠道的血液，供给肝营养。肝的总血流量约占心排出量的 1/4，正常可达到 1500mL/min。

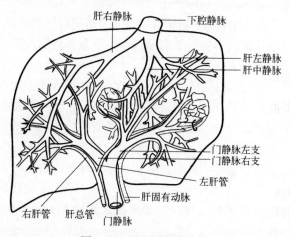

图 2-2-1　肝内管道示意

（2）肝脏的生理功能

① 分泌胆汁：每日分泌胆汁约 800～1000mL，经胆管流入十二指肠，帮助脂

肪消化以及脂溶性维生素 A、维生素 D、维生素 E、维生素 K 的吸收。

② 代谢功能：肝脏参与糖代谢，合成蛋白质；肝功能损害严重时血浆蛋白减少，血氨升高。肝脏调节体内血脂水平，是脂肪运输的枢纽；当脂肪代谢紊乱时，可使脂肪堆积于肝脏内形成脂肪肝。肝脏储存脂溶性维生素，人体 95% 的维生素 A 都储存在肝内，肝脏是维生素 C、维生素 D、维生素 E、维生素 K、维生素 B_1、维生素 B_6、维生素 B_{12}、烟酸、叶酸等多种维生素储存和代谢的场所。肝对雌激素、抗利尿激素具有灭活作用；肾上腺皮质酮和醛固酮的中间代谢大部分在肝内进行。肝硬化时灭活作用减退，体内的雌激素增多引起蜘蛛痣、肝掌及男性乳房发育等现象；抗利尿激素和醛固酮增多，促使体内水和钠潴留，引起水肿和腹水。

③ 凝血功能：肝除合成纤维蛋白原、凝血酶原外，还产生凝血因子 V、凝血因子 Ⅶ、凝血因子 Ⅷ、凝血因子 Ⅸ、凝血因子 X、凝血因子 XI 和凝血因子 XII。此外，储存在肝内的维生素 K 可以促进凝血酶原和部分凝血因子的合成。

④ 解毒作用：代谢过程中产生的毒物或外来的毒物，在肝内主要通过单核-吞噬细胞系统进行吞噬和通过分解、氧化和结合等方式而成为无毒。

⑤ 吞噬或免疫作用：肝通过单核-吞噬细胞系统的库普弗（Kupffer）细胞的吞噬作用，将细菌、抗原抗体复合物、色素和其他碎屑从血液中除去。

⑥ 造血与调节血液循环：肝内有铁、铜、维生素 B_{12}、叶酸等造血因子，故间接参与造血。肝又储藏大量血液，当急性失血时，可调节血液循环。

⑦ 肝功能储备和肝再生：肝的再生能力和潜力很大。将人体正常肝切除 70%～80%，仍可维持正常的生理功能，且能在约一年后修复生长到将近原来的重量。因此，当肝有局限性病变时，可施行肝段、半肝乃至更大范围（如右三叶）肝切除术。肝对缺氧非常敏感，在常温下阻断注入肝的血流超过一定的时限，将可能引起严重的血压下降和不可逆的肝细胞缺氧坏死。因此术中常温下一次阻断入肝血流时间以不超过 15～20min 为宜。

二、原发性肝癌的病理生理

原发性肝癌根据组织学来源和特点分为肝细胞癌、肝内胆管癌和混合细胞型肝癌-胆管癌，其中肝细胞癌占 75%～85%，肝内胆管癌占 10%～20%，混合细胞型肝癌-胆管癌极少见。肝细胞癌肿块大小因病程长短而异，单个或多个，局限性或弥漫性分布。单结节型癌结节呈单个界限较清楚，多呈球形，切面均匀一致，包膜可有或无。米兰（Milan）标准定义单发肿瘤直径≤5cm，或多发病灶数量≤3 个且其中最大径≤3cm 的肝癌为小肝癌。（多）结节型最常见，常合并肝硬化。癌结节可为单个或多个，散在、圆形或椭圆形，大小不等。弥漫型较少见，仅占 1% 左右；癌组织弥散于肝内。结节不明显，常合并肝硬化。巨块型肿瘤体积巨大，直径多＞10cm，圆形，右叶多见。切面中心部常有出血、坏死。瘤体周围常有多少不一的卫星状癌结节。肝内胆管癌多为单个肿块，含丰富纤维结缔组织，色苍白。镜下癌细胞呈腺管状排列，可分泌黏液，癌组织间质较多。易发生肺、骨、脑等肝外转移。

三、临床表现

肝癌早期缺乏典型临床表现，进入中、晚期可有明显的临床症状和体征。

1. 肝区疼痛　是原发性肝癌最常见的症状。常表现为肝区不适或隐痛，随着癌肿的生长，症状进一步加重，出现持续性钝痛、胀痛或刺痛。疼痛是因癌肿迅速生长使肝包膜张力增加所致。疼痛部位与病变位置有密切关系，如位于右半肝顶部的癌肿累及膈肌时，疼痛可牵涉至右肩背部；癌肿破裂，引起腹腔内出血，可出现突发右上腹剧痛及腹膜刺激征。

2. 消化道症状　早期症状不明显，无特异性，主要表现为食欲减退、腹胀、恶心、呕吐或腹泻等，易被忽视。往往随病情发展而逐渐加重，晚期体重呈进行性下降，可伴有贫血、腹水、黄疸及恶病质等。

3. 副肿瘤综合征　癌肿本身代谢异常或肝癌产生的一些物质进入血流并作用于远处组织，产生先于肝癌局部的相关症状，主要有低血糖症、红细胞增多症、高钙血症和高胆固醇血症；也可有男性乳房发育、类癌综合征、高血压和甲状腺功能亢进等特殊表现。

4. 肝大和肝区肿块　为中晚期肝癌最常见的体征。肝呈进行性不对称肿大，质地坚硬，边缘不规则。在右肋缘下或剑突下扪及表面大小不等结节或肿块，可随呼吸上下移动。偶有因患者本人扪及肿块而就医。如肿块靠近右肝顶部，可使膈肌抬高，出现胸腔积液。

5. 黄疸　胆管细胞癌或弥漫型肝癌可出现明显黄疸。如癌肿广泛扩散可引起肝细胞性黄疸，癌肿侵犯肝内主要胆管或肝门外转移淋巴结压迫肝外胆管可引起阻塞性黄疸。

6. 腹水　见于肝癌合并肝硬化、门静脉高压、门静脉或肝静脉内的癌栓形成、肿瘤侵犯腹膜等。一般呈草黄色；癌肿破裂出血，腹水可为血性，可有腹膜刺激征表现。

7. 其他

① 肝癌合并肝硬化者，常有肝掌、蜘蛛痣和腹壁静脉怒张等表现。

② 发热：为持续性低热或中度不规则发热，体温为 37.5～38℃，个别可达 39℃，其特点是不明原因、抗生素治疗无效。

四、专科检查

1. 肿瘤标志物检查　包括甲胎蛋白（alpha-fetoprotein，AFP）、癌胚抗原（carcino embryonic antigen，CEA）或糖链抗原（CA19-9）。①AFP：是目前肝癌诊断和复发监测中最常用的血清肿瘤标志物，具有确立诊断、早期诊断、判断疗效和复发、估计预后等价值，并可广泛用于肝癌的普查。检查前一天尽量避免进食油腻、刺激、重口味食物及饮酒，次日空腹抽血即可。AFP≥200μg/L 持续 2 个月或 AFP

≥400μg/L 持续 1 个月，无活动性肝病的证据，并排除妊娠和生殖腺胚胎癌，即可做出肝癌的诊断。AFP 低度升高者，应做动态观察，并结合肝功能变化及影像学检查综合分析判断。②CEA 或 CA19-9：部分胆管细胞癌患者指标升高。

2. 超声检查　具有良好诊断价值，在短期内可重复检查且系非侵入性的无创检查，因而可作为高发人群普查首选工具。彩色多普勒血流成像可观察病灶内血供状况，辅助判断病灶良恶性，显示病灶与肝内重要血管的毗邻关系，初步判断肝癌局部治疗后的疗效。常规超声检查无特殊要求，需做超声造影的患者，需评估是否处于严重哮喘、荨麻疹等过敏性疾病急性发作期，有无急性冠状动脉综合征或临床不稳定性缺血性心脏病史，有无六氟化硫或磷脂类过敏史，并携带近期 CT、MRI 片子。肝癌超声显示肝实质内呈不均匀低、混合回声单发或多发肿块；肿瘤周围常有完整或不完整的环形低回声带；多数病例合并肝硬化声像图表现；若在扩张的门静脉内或胆管内探及低、中等回声病灶，提示癌栓；若在肝门、腹腔、腹膜后探及多发增大的低回声淋巴结，提示淋巴结转移。

3. CT　分辨率较高，诊断符合率高达 90%以上。CT 动态扫描与动脉造影相结合的计算机体层血管成像（CT angiography，CTA），可提高微小肝癌的检出率。目前多层螺旋 CT 扫描可捕捉肝癌的血液供应，定位准确；三维 CT 成像有强大的三维图像处理能力，可明确肝内癌灶与重要血管和胆管的关系，对手术有重要指导意义。有碘过敏史患者禁做增强 CT，服用二甲双胍的患者，需在使用碘对比剂前 48h 停用，注射碘对比剂后 48h 后检测肾功能，与之前比较无变化可以重新服用二甲双胍。检查前禁食禁水 6h 以上，检查结束后在检查室等候区观察 30min 后再离开。病情允许时，24h 内多饮水，以促进对比剂排泄。CT 平扫结果中，巨块及结节型 HCC 多表现为肝实质内低密度肿块，巨块型 HCC 中央可发生坏死而出现更低密度区，肿瘤破裂出血可见瘤内斑片状高密度；弥漫型 HCC 表现全肝或局部增大，肝实质内见境界不清多发低密度小结节。

4. 磁共振成像（MRI）　肝脏多参数 MRI 具有无辐射影响、组织分辨率高、可以多方位多序列多参数成像等优势，且具有形态结合功能综合成像技术能力，成为肝癌临床检出、诊断、分期和疗效评价的优选影像技术。鉴别血管瘤优于 CT，诊断价值与 CT 相仿。对肝静脉、门静脉、下腔静脉和胆道重建成像时，可显示管腔内癌栓分布的具体情况。检查前禁食禁水 6h 以上，最好排空大便，检查时配合医生的口令控制呼吸，检查结束后在检查室等候区观察 30min 后再离开。病情允许时，24h 内多饮水，以促进对比剂排泄。MRI 平扫肿瘤常表现为 T1WI 低信号，T1WI 高信号提示肿瘤出血或脂肪变性；肿瘤假包膜在 T1WI 上表现为肿瘤周围的环状低信号影。T2WI 及其脂肪抑制序列为均匀或不均稍高信号。

5. 吲哚菁绿（ICG）清除试验　ICG 清除试验能反映肝脏摄取、处理和排泄 ICG 的全过程，具有微创、简便、快速的特点，可有效评价肝储备功能。检查前须禁食禁饮 4h，测量身高、体重，取得静脉血红蛋白值，询问过敏史；检查中患者安静平卧，禁止携带手机等电子产品，ICG 注入静脉后会出现一过性的血氧饱和度和脉搏下降，因此心肺功能异常者慎做此项检查。其中 ICG-R15 是临床最常用来衡量肝损伤程度的指标，ICG-R15＜10%表明肝功能良好，储备功能基本健全；15%＜ICG-R15≤30%提示肝细胞轻到中度损伤；ICG-R15＞30%反映肝细胞受损严重，这时的肝储备功能较差，有效肝细胞数量严重不足。

6. **超声引导下肝穿刺活组织检查** 对诊断困难或不适宜手术者，要获得病理诊断，为下一步治疗提供科学依据，可做此项检查，如不能排除肝血管瘤，应禁止采用。穿刺前应检查血小板和出凝血功能，对于有严重出血倾向的患者，应避免肝病灶穿刺活检。穿刺中患者取仰卧位，身体右侧靠近床沿，将右手置于枕后，保持固定的体位，平静呼吸，并在必要的时候屏气。穿刺后严密监测生命体征，观察腹痛、腹胀等情况，嘱患者卧床休息 6h。肝病灶穿刺活检通常在超声或 CT 引导下进行，获得病灶组织进行病理学诊断。肝病灶穿刺活检阴性结果并不能完全排除肝癌的可能，仍需观察和定期随访。

五、治疗原则

1. 手术治疗

（1）部分肝切除术 是肝癌患者获得长期生存的重要手段，其原则是完整切除肿瘤并且保留足够体积且有功能的肝组织，术前需要完善肝脏储备功能评估与肿瘤学评估。适用于无明显心、肺、肾等重要脏器的器质性病变；肝功能 A 级即肝功能正常或仅有轻度损害；肝功能 B 级者经短期保肝治疗后肝功能恢复到 A 级；肝外无广泛转移性肿瘤。手术方法包括传统开腹手术和腹腔镜手术，腹腔镜肝切除术具有创伤小和术后恢复快等优点，其肿瘤学效果在经过选择的患者中与开腹肝切除术相当。根据肿瘤的大小、数目、位置及全身评估等情况，选择根治性肝切除术和姑息性肝切除术。

（2）肝移植 是肝癌根治性治疗手段之一，适用于肝功能失代偿、不适合手术切除及消融治疗的小肝癌患者。①肝功能 C 级或长期为 B 级，经护肝治疗不能改善者。②单个肿瘤直径≤6.5cm，肿瘤数目≤3 个，其中最大肿瘤直径≤4.5cm，且肿瘤直径总和≤8.0cm。③无血管侵犯和远处转移者。

2. 肿瘤消融
肝癌消融治疗是借助医学影像技术的引导，对肿瘤病灶靶向定位，局部采用物理或化学的方法直接杀灭肿瘤组织的一类治疗手段，适用于不宜手术或不需要手术的肝癌；也可在术中应用或术后用于治疗转移、复发瘤。具有创伤小、安全性高、患者恢复快，部分治疗效果比较满意等特点。常见肿瘤消融方法有射频消融、微波消融、无水乙醇注射治疗等。超声是消融治疗常用的引导方式，具有方便、实时、高效的特点。

3. 放射治疗
适用于术后复发的患者；癌肿较局限、无远处转移，并不伴有严重肝硬化，无黄疸、腹水、脾功能亢进和食管静脉曲张等一般情况较好且不适宜手术切除的患者。

4. 介入治疗　适用于不可切除的肝癌或肝癌切除术后的辅助治疗；有些不能一期手术切除的巨大肝癌，经治疗后肿瘤缩小，部分患者可重新获得手术切除机会。常见方法包括经动脉化疗栓塞、肝动脉灌注化疗。此外，在肝癌的介入治疗中，采用人工智能影像学技术明确病灶的部位和范围，进行精准活检定位，为判定治疗效果提供客观依据。

5. 全身药物治疗　包括生物和分子靶向药物治疗，是治疗中晚期肝癌的主要手段。尽管目前尚无可用于预测靶向药物疗效的明确指标，但仍推荐索拉非尼、仑伐替尼或多纳非尼作为一线治疗药物；此外，还可结合中医中药治疗。

六、护理评估

【健康状况评估】

1. 一般情况　年龄、性别、婚姻、职业、饮食习惯，以及是否居住在肝癌高发区。

2. 既往史　了解有无肝炎、肝硬化和其他系统伴随疾病如其他部位的癌肿和手术治疗史、高血压、糖尿病等。有无用（服）药史、过敏史等。

3. 家族史　了解家族中有无肝癌和其他肿瘤患者。

4. 心理社会评估　了解患者对疾病本身、治疗方案、疾病预后、相关康复知识的了解程度；评估患者有无紧张、焦虑、恐惧、悲伤、烦躁等负性情绪。了解家属对患者的关心、支持程度，家庭的经济承受能力。

【症状与体征评估】

1. 肝脏的评估　评估右肋缘下或剑突下是否可触及肝脏，肝脏大小，有无肝区压痛，发生的诱因、时间、部位、性质和程度，与体位有无关系，是否在夜间或劳累时加重，有无牵涉痛。触诊有无上腹部肿块，评估肿块的大小、部位、质地、表面是否光滑，叩诊无肝浊音界上移、腹水等。

2. 消化系统症状评估　评估患者食欲、大便颜色，了解有无食欲减退、腹胀以及上消化道出血等症状。评估患者皮肤及巩膜是否有黄疸。

为提高肝癌治疗效果，强调早期以手术为主的综合治疗，以下主要介绍部分肝切除术的护理问题、护理目标和护理措施。

七、护理措施

【术前护理】

1. 饮食　①给予高热量、高维生素和清淡、易消化的软质食物，不宜进食辛辣、粗糙及坚硬的食物；腹腔积液明显者，严格控制水、钠盐的摄入量。②增加患者的食欲：选择患者喜好的适合病情的食物；创造良好的进食环境，及时清理呕吐物；进食前、进食时不做引起疼痛和不适的治疗、护理和检查，必要时遵医嘱给予助消化药。③合并肝硬化且肝功能损害的患者，应限制蛋白质摄入；必要时可给予肠内外营养支持，输血浆或白蛋白等，以改善贫血、纠正低蛋白血症，提高机体抵抗力。腹腔积液明显者，记录 24h 出入水量、记录体重及腹围变化。

2. **呼吸道管理** 术前戒烟，积极治疗慢性呼吸道疾病；教会患者正确的腹式呼吸和有效咳嗽排痰的方法。

3. **护肝治疗** 遵医嘱使用护肝药物，动态监测肝功能；有出血倾向、凝血酶原时间延长者，补充维生素 K 和维生素 C，必要时补充血浆和凝血因子，改善凝血功能；遵医嘱使用抗病毒药物；对于因肿瘤迅速增长导致肝包膜张力增加引起的疼痛，根据疼痛评估结果，遵医嘱使用镇痛药，并评估药物镇痛的效果。

4. **心理护理** 建立良好的护患关系，鼓励患者倾诉疾病的痛苦与不适。使用心理量表，评估患者焦虑、抑郁等心理状态。运用正念减压技术、叙事护理技术让患者心身放松，增加其对疾病治疗和康复的认知，提升患者战胜疾病的勇气。

【术后护理】

1. **病情观察** 密切观察并记录患者的生命体征、意识、24h 出入水量；观察全身皮肤黏膜有无出血点及黄疸；观察大便的颜色、性状；观察有无腹痛、腹胀及腹膜刺激征表现。

2. **呼吸道管理** ①全麻清醒后取半坐卧位，严密观察呼吸情况，保持呼吸道通畅。②有效咳嗽排痰：指导患者取侧卧位或半坐卧位，用双手由腹部两侧向中央按压（减轻术后因咳嗽震动手术切口的疼痛感），深吸一口气，提高腹压，再用力连续咳嗽 2～3 声，振动胸腔，将痰液排出；痰液黏稠者，遵医嘱雾化吸入，稀释痰液，使痰液有效排出。③重视宣教：多与患者沟通，帮助其克服因担心咳嗽可引起切口疼痛的心理。

3. **饮食** ①肠蠕动恢复前，鼓励患者在术后 4～6h 饮水，术后 1 天流质或半流质食物。注意观察有无腹胀、阵发性腹痛、腹泻等。②肠蠕动恢复后：从流质逐步过渡至普食。宜选择高热量、高维生素、适量蛋白质、低脂肪饮食。肝功能差的患者严格控制蛋白质的摄入，避免诱发或加重肝性昏迷。

4. **体位与活动** 全麻清醒且血压稳定者，术后返回病房，床旁指导屈膝抬臀、平移运动过床后，可抬高床头或半坐卧位。术后 24h 内床旁指导患者床上运动，床上屈膝抬臀、平移运动、翻身、踝泵运动等；术后 24h 后视病情指导患者下床、行走等活动，以患者不感到劳累为宜。强调术后早期活动可促进胃肠功能恢复、减少肺部并发症发生、防止深静脉血栓形成，但活动应避免过快、过剧，以免局部力量过大，导致肝断面或切口撕裂出血。

5. **伤口及管道护理** 观察伤口渗血和渗液情况；术后放置腹腔引流管，妥善固定、防止管道受压、扭曲和折叠，保持引流通畅，确保有效引流；准确记录腹腔引流液的颜色、性状和量。术后 1～2 天若无明显引流液，无引流管阻塞，应尽早拔除腹腔引流管；若持续引流鲜血色引流液，引流量 24h≥400mL 应及时通知医生给予对症处理。

6. **疼痛管理**　术后常规使用患者自控镇痛泵预防或控制疼痛。采用数字分级评分尺（NRS）评估患者疼痛的程度、部位、性质如钝痛、锐痛等以及疼痛的发生与持续时间、是否影响患者睡眠及功能活动、是否伴有恶心、呕吐、心率加快等。轻度疼痛采取非药物措施缓解疼痛，如深呼吸、按摩、分散注意力、冷/热疗法或放松训练，遵医嘱使用非甾体抗炎药。中重度疼痛遵医嘱使用镇痛药物，并观察药物不良反应，静脉给药后 5～15min，皮下注射和肌内注射后 30min，口服给药或直肠给药后 1h 评估镇痛效果并记录。

7. **并发症的护理**

（1）腹腔内出血　是肝切除术后常见的并发症之一。

① 原因：常由术中止血不彻底、血管处置不当，肝断面部分肝组织坏死、继发感染、引流不畅而使创面积液感染，凝血功能障碍、腹内压力增高及手术缝合不佳等引起。

② 临床表现

a. 出血：腹腔引流管持续引流鲜血色引流液，引流量 24h≥400mL，引流袋内可见血凝块、切口敷料渗湿或腹部膨隆不适。

b. 生命体征的变化：心率或脉搏增快，继而出现脉压差变小，血压下降，伴四肢湿冷等。

③ 护理措施：重在于预防和控制出血。

a. 病情观察：遵医嘱严密监测生命体征，记录 24h 出入水量，严密观察引流液的颜色、性状和量，保持引流管有效引流。

b. 预防出血：术后患者血压平稳，可取半坐卧位；避免剧烈咳嗽和打喷嚏等，以防止术后肝断面出血；遵医嘱监测患者的凝血功能和肝功能，如有异常及时纠正。

c. 控制出血：若明确为凝血机制障碍性出血，可遵医嘱给予凝血酶原复合物、纤维蛋白原，输新鲜血，纠正低蛋白血症。

d. 做好手术准备：一旦确诊为出血，经输血、输液，患者血压、脉搏仍不稳定时，应做好紧急手术准备。

（2）膈下积液及脓肿　是肝切除术后严重的并发症，多发生在术后 1 周左右。

① 原因：术后引流不畅或引流管拔除过早，使残肝旁积液、积血，或肝断面坏死组织及渗漏胆汁积聚造成膈下积液，如继发感染则形成膈下脓肿。

② 临床表现：术后持续发热或术后体温正常后再度升高，并伴有上腹部或右季肋区胀痛、呃逆、咳嗽、气促、胸痛等，白细胞计数增多，中性粒细胞比值明显增高。

③ 护理措施

a. 管道护理：准确记录引流液的颜色、性状和量，如有异常给予对症处理。

b. 高热护理：给予物理降温，必要时予以药物降温，鼓励患者多饮水。

c. 协助医师行定位引流：若已形成膈下脓肿，可采用经皮穿刺置管引流术或根据脓肿情况进行手术切开引流。

d. 用药护理：遵医嘱合理补液，加强营养支持、使用抗生素控制感染。

（3）胆汁漏　是肝切除术后另一个常见的并发症，发生率约 5.5%。

① 原因：多由术中胆管损伤、胆管结扎线脱落或肝断面小胆管渗漏所致。

② 临床表现：腹腔引流管内有胆汁样引流液，术后（≥72h）引流液胆红素高于血清胆红素 3 倍以上。引流不通畅或不完全时，胆汁可以从腹部切口处渗出。如果漏入腹腔的胆汁不能被充分引流出体外，患者可以表现为腹膜炎的征象，进而引发一系列的严重问题。部分胆漏不能及时发现，可继发腹腔的化脓感染，患者心率加快，体温升高，腹部出现压痛、反跳痛等腹膜刺激征。

③ 护理措施

a. 保持引流通畅，记录引流液的颜色、性状与量变化，一旦发生及时告知医师，如发生局部包裹性积液，应尽早行超声引导下穿刺置管引流。

b. 及时更换伤口敷料，必要时使用皮肤保护粉或皮肤保护膜保护伤口周围皮肤。

c. 发生胆汁性腹膜炎，应尽早完善再次手术的准备。

（4）肝性脑病　是肝切除术后最严重的并发症。

① 原因：肝解毒功能降低和（或）手术创伤所致。

② 临床表现：前驱期出现反应迟钝、淡漠少语、情绪改变、行为异常、昼睡夜醒或扑翼样震颤等症状，时隐时现，可持续数日或数周，应警惕肝性脑病继续恶化到昏睡，甚至昏迷，并危及生命。

③ 护理措施

a. 观察患者有无肝性脑病的早期症状，一旦出现及时通知医师。

b. 半肝以上切除者，需间歇吸氧 3～4 天，以提高氧的供给，保护肝功能，促进肝脏的修复与再生。

c. 避免肝性脑病的诱因，如上消化道出血、高蛋白质饮食、感染、便秘、应用麻醉剂、镇静催眠药等。

d. 禁用肥皂水灌肠，可用 0.9%氯化钠注射液（生理盐水）或弱酸性溶液（如食醋 1～2mL 加入生理盐水 100mL），使肠道 pH 值保持酸性。

e. 口服新霉素、益生菌制剂，限制蛋白质摄入，抑制肠道细菌繁殖，减少氨的产生。

f. 使用降血氨药物，如谷氨酸钾或谷氨酸钠静脉滴注。

g. 纠正支链/芳香氨基酸的比例，给予富含支链氨基酸的制剂或溶液。

h. 便秘者可口服乳果糖，促使肠道内氨的排出。

8. 心理护理　采用正念减压技术、叙事护理技术帮助患者及家属缓解焦虑、恐惧的心理，配合医护人员主动参与诊疗护理活动，促进患者快速康复。给予晚期患者精神上的支持和关怀，鼓励患者和家属共同面对疾病，让患者平静、舒适、有尊严地度过生命的最后历程。

9. 肝性昏迷的预防和应急处理

（1）预防　慎用中枢抑制药物，当患者出现躁动、抽搐时禁用阿片类、巴比妥类、苯二氮䓬类镇静剂，遵医嘱使用地西泮、氯苯那敏（扑尔敏）等；防止电解质、酸碱平衡紊乱；预防控制感染；防治便秘；防治上消化道出血；防治低血糖。

（2）应急处理

① 密切观察神志变化：识别患者认知、精神异常症状，如答非所问、计算能力下降、喜怒无常、烦躁不安等。

② 记录24h出入量：对输入脱水剂、利尿药的患者，及时观察尿量。

③ 测量腹围，动态观察腹水的变化。

④ 饮食：禁止食用高蛋白质食物，给予鼻饲饮食，直至患者完全清醒后1周。

⑤ 保持大便通畅：遵医嘱予以保留灌肠，如用1%米醋灌肠，乳果糖口服、鼻饲或灌肠，以降低肠道氨的吸收。

⑥ 保持呼吸道通畅：上消化道出血的患者，头偏向一侧，及时清除口鼻内积血。

⑦ 其他：对于出血、感染、肝肾综合征、脑水肿、脑疝等并发症，配合医生抢救。

10. 出院指导

（1）饮食指导　多吃高热量、富含优质蛋白质、维生素和纤维素的新鲜食物。食物以清淡、易消化为宜。少吃生鱼片、油炸、腌制食物。花生和花生制品易受黄曲霉毒素污染，也应少吃。若有腹水、水肿，严格控制入水量，限制钠盐的摄入。

（2）日常生活　遵守健康生活方式，作息规律、不熬夜、戒烟戒酒、避免劳累；保持积极乐观的心境，需要拥有充足的睡眠、适度的有氧运动、自我放松的方法、良好的人际关系。

（3）用药指导　对合并乙型肝炎者，按时服用抗病毒药物。遵医嘱口服护肝药物，有助于减少复发、延长生存。

（4）自我监测　若患者出现水肿、体重减轻、出血倾向、黄疸和乏力等症状，及时就诊。腹部肿胀、持续性腹痛或背痛可能是并发症的信号，需要及时处理。任何突发的严重不适，如剧烈头痛、视力模糊、意识模糊等，都应及时就医。

（5）定期复诊　定期复查AFP、肝功能、B超、增强CT或MRI等。术后一个月左右复查，2年内间隔3个月常规监测1次，超过2年者间隔6个月常规监测1次。

第三节 · 甲状腺功能亢进症

甲状腺功能亢进症（hyperthyroidism），简称甲亢，是由于各种原因导致甲状腺合成和分泌过多的甲状腺激素（TH）从而引起机体神经、心血管、消化等系统的兴奋性增高和代谢亢进为主要表现的一组内分泌疾病的总称。甲亢是常见的内分泌疾病，可发生在任何年龄，多见于女性。引起甲亢的病因包括：毒性弥漫性甲状腺肿（Graves disease，GD）、多结节性甲状腺肿伴甲亢（毒性多结节性甲状腺肿）、甲状腺自主性高功能腺瘤、碘甲亢、垂体性甲亢、绒毛膜促性腺激素相关性甲亢。其中以毒性弥漫性甲状腺肿最为常见，占所有甲亢的 85% 左右。

一、甲状腺的解剖和生理

详见第二章第一节甲状腺癌的相关内容。

二、甲亢的病理生理

原发性甲亢多由于淋巴细胞产生 2 类 G 类免疫球蛋白，即"长效甲状腺素"（long acting thyroid stimulator，LATS）和"甲状腺刺激免疫球蛋白"（thyroid stimulating immunoglobulin，TSI），抑制垂体前叶分泌 TSH，并与甲状腺滤泡壁细胞膜上的 TSH 受体结合，导致甲状腺分泌大量甲状腺素。继发性甲亢和高功能腺瘤的发病原因也未完全明确，患者血中长效甲状腺刺激激素等浓度不高，可能与结节本身自主性分泌紊乱有关。病理学改变主要表现为甲状腺腺体内血管增多、扩张，淋巴细胞浸润；滤泡壁细胞多呈高柱状增生，并形成乳头状突起伸入滤泡腔内，腔内胶质减少。

三、临床表现

1. **甲状腺素分泌过多综合征** 疲乏无力、怕热多汗；双手颤动，皮肤潮湿。情绪不稳定，性情急躁、易激惹、焦虑、失眠、记忆力减退；淡漠型甲亢患者表现为表情淡漠；食欲亢进但体重减轻，肠蠕动亢进和腹泻等。心悸、脉快有力，静止状态下的脉率为 90～120 次/分，严重者可达 140～160 次/分，脉压增大；合并甲状腺功能亢进性心脏病时，出现心律失常、心脏肥大和心力衰竭。月经失调和阳痿等内分泌症状。

2. **甲状腺肿大** 呈弥漫性、对称性，质地不等，无压痛（图 2-3-1），多无局部压迫症状。扪诊可触及震颤，听诊可闻及血管杂音。

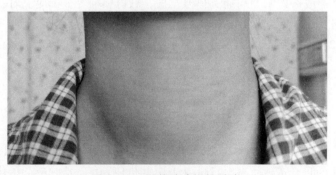

图 2-3-1 甲状腺弥漫性肿大

3. **突眼** 分单纯性突眼（与交感神经兴奋性增高有关）和浸润性突眼（与眶后组织自身免疫炎症有关）。典型患者双侧眼球突出、眼裂增宽，严重者上下眼睑难以闭合，甚至不能盖住角膜，瞬目减少，眼睛向下看时上眼睑不能随眼球下闭，上视时无额纹出现，两眼内聚能力差；甚至伴眼睑肿胀、结膜充血水肿等。

四、专科检查

1. **基础代谢率（basal metabolic rate，BMR）测定** 是指人体在清醒而又极端安静的状态下，不受肌肉活动、环境温度、食物及精神紧张等影响时所测得的能量代谢率。一般在清晨患者完全安静、空腹且无精神紧张的状态时，测量血压、脉率。常见计算公式为：BMR（%）=（脉率+脉压）−111。BMR 正常值为 ±10%；+20%～+30%为轻度甲亢；+30%～+60%为中度甲亢；+60%以上为重度甲亢。

2. **甲状腺实验室指标监测** 包括促甲状腺激素（TSH）、三碘甲状腺原氨酸（T_3）和四碘甲状腺原氨酸（T_4）、甲状腺抗体测定。患者在清晨、空腹、平静状态下抽血即可。TSH 是诊断甲亢的首选指标，可作为单一指标进行甲亢筛查。一般甲亢患者 TSH<0.1mIU/L。但垂体性甲亢 TSH 不降低或升高。甲亢时 T_3 上升较早而快，约高于正常值的 4 倍；T_4 上升则较迟缓，仅高于正常的 2.5 倍，故测定 T_3 对甲亢的诊断具有较高的敏感性。甲状腺抗体包括抗甲状腺球蛋白抗体（antithyroglobulin antibody，TgAb）、甲状腺过氧化物酶抗体（thyroid peroxidase antibody，TPO-Ab）以及抗 TSH 受体抗体（TRAb）等自身免疫性甲状腺疾病指标。TgAb 和 TPO-Ab 与自身免疫性甲状腺疾病相关，TRAb 用于甲亢的诊断与评估。

3. **超声检查** 能准确地测量甲状腺大小和体积，指导甲亢治疗。检查中，患者取颈过伸体位。彩色多普勒超声检查 Graves 病时，提示甲状腺腺体弥漫性肿大、局灶性回声减低，可见典型的"火海征"；甲状腺动脉，特别是上动脉的血流速度明显加快，血管阻力减低。

4. **甲状腺摄 ^{131}I 率的测定** 碘是甲状腺合成甲状腺激素的原料之一，放射性的 ^{131}I 也能被摄取并参与甲状腺激素的合成，其被摄取的量和速度与甲状腺功能密切相关。将 ^{131}I 引入受检者体内，利用体外探测仪器测定甲状腺部位放射性计数的变化，可以了解 ^{131}I 被甲状腺摄取的情况，从而判断甲状腺的功能。检查前注意正常的作息，防止内分泌混乱，停用含碘丰富的食物和药物以及其他影响甲状腺吸碘功能的物质（如海产品、碘制剂、甲状腺激素、抗甲状腺药物等）2～4 周。正常甲状腺 24h 内摄取人体总 ^{131}I 量的 30%～40%。2h 内超过总量的 25%，或 24h 内超过总量的 50%，且碘高峰提前出现，均可诊断为甲亢，但不反映甲亢的严重程度。

五、治疗原则

针对甲亢的治疗方法主要包括抗甲状腺药物（antithyroid drug，ATD）、^{131}I 和手术治疗，旨在降低甲状腺激素水平而非明确地针对病因（如控制 TRAb 和纠正甲状腺自身免疫紊乱）。因此，3 种方法均为对症性治疗而非根治性治疗。总体而言，上述 3 种方法均有效并相对安全，但各有利弊，选择治疗方案时应遵循个体化治疗原则。

1. **抗甲状腺药物** 甲亢治疗的第一种选择一般是抗甲状腺药物，常用药物分为硫脲类和咪唑类两类。其作用机制基本相同，均可抑制甲状腺过氧化物酶，阻断甲状腺素合成。常用药物有丙硫氧嘧啶和甲巯咪唑，需要3～8周的时间重建甲状腺功能。

2. **放射性^{131}I治疗** 目标是通过使患者甲状腺功能减退来控制甲状腺功能亢进，适用于不能采用药物、手术治疗，年龄30岁以上者或复发者，禁用于妊娠哺乳妇女。

3. **手术治疗** 手术是治疗甲亢的有效疗法，长期治愈率达95%以上。常用的手术方式有：双侧甲状腺次全切除术、一侧腺叶切除+对侧次全切除术、双侧甲状腺近全切除术、全甲状腺切除术。手术治疗适用于伴有压迫症状、中度以上的原发甲亢、胸骨后甲状腺肿；经内科规范治疗效果不佳者；对ATD产生严重不良反应者；不宜行^{131}I治疗或^{131}I治疗效果不佳者；合并甲状腺恶性肿瘤者；伴中重度Graves眼病者；患者希望行手术治疗缩短疗程，迅速改善甲亢症状者。全身情况差，如伴有严重心、肝、肾等器质性病变，或合并有恶性疾病终末期等消耗性疾病，不能耐受手术者以及妊娠早、晚期不宜行手术治疗的患者。

六、护理评估

【健康状况评估】

1. **既往史** 评估患者有无雌激素分泌增加的内分泌疾病；有无其他部位的肿块和手术治疗史；有无其他甲状腺病变或颈椎病；有无其他基础疾病，如糖尿病、高血压、心脏病史等。

2. **家族史** 家族中有无甲状腺相关疾病遗传病史。

3. **日常生活形态** 了解患者有无长期高碘或缺碘饮食习惯，有无放射线接触史。

4. **心理社会评估** 了解患者及家属对甲状腺功能亢进的认识、重视度及治疗期望值，帮助患者克服对手术的恐惧心理。

【症状与体征评估】

1. **甲状腺的评估** 观察甲状腺大小及对称性，触诊甲状腺峡部和甲状腺侧叶，判断甲状腺的大小，有无肿大或肿块及病变性质，用钟形听诊器直接放在肿大的甲状腺上，可听到低调的连续性静脉"嗡鸣"音。弥漫性甲状腺肿伴功能亢进者还可听到收缩期动脉杂音。

2. **眼部的评估** 评估患者双侧眼球是否突出、眼睑有无肿胀、眼睑闭合是否正常、结膜有无充血水肿等。

3. **全身症状评估** 评估患者有无高代谢和消化系统、神经系统、心血管系统、内分泌系统受累症状。

七、护理措施

【术前护理】

1. **改善睡眠** ①提供安静、舒适、温湿度适宜、无不良刺激的环境。②进行各种治疗和护理操作尽量避开患者的睡眠时间。③甲状腺肿大压迫气管影响正常呼吸者，遵医嘱吸氧，采取高枕侧卧、颈部微屈位。④睡前热水泡脚或洗热水澡，按摩背部，听轻音乐，喝热牛奶。⑤必要时嘱给予镇静、催眠药并观察药物副作用。

2. **饮食**　给予高热量、高蛋白质、丰富维生素、清淡、易消化的食物，根据病情给予足够的液体摄入；限制调味过浓的食物和刺激性饮料，如浓茶、咖啡、可乐和酒等；避免进食富含粗纤维的食物，以免增加肠蠕动而导致腹泻；每周称体重1～2次，动态监测患者体重变化。

3. **休息与活动**　部分患者合并基础代谢率高，心动过速，在药物治疗的同时，应避免剧烈活动，减少体力过多消耗。

4. **监测基础代谢率**　每日监测基础代谢率，以便调节抗甲状腺素药物及碘剂的剂量。

5. **用药护理**

（1）抗甲状腺药物（ATD）　各种应激、麻醉或手术操作等均有诱发甲状腺危象的可能，术前应使用ATD控制甲状腺功能正常且稳定，可一定程度上预防甲状腺危象的发生。用药过程中需观察抗甲状腺药物的副作用如肝功能损害、白细胞或者粒细胞减少，定期复查肝功能和血常规。

（2）碘剂　术前服用碘剂，如碘化钾溶液、饱和碘化钾溶液或无机碘，可减少甲状腺血供及术中出血。①服用方法：复方碘化钾溶液（Lugol液，含8mg碘/滴），3次/天口服；从3滴（0.05mL/滴）开始，以后逐天每次增加1滴，至每次16滴为止，然后维持此剂量，准备2周；或者Lugol液每次5～10滴（或饱和碘化钾溶液每次1～2滴），3次/天口服，连服10天。碘剂不可直接服用，应兑水或将碘剂吸附在面包、饼干等食品上食用，以降低碘剂对黏膜的刺激性。②碘剂使用与手术时机：由于碘剂不能抑制甲状腺素合成，只是抑制蛋白水解酶，减少甲状腺球蛋白的分解，从而抑制甲状腺素的释放，应用3周以后将进入不应期。即甲亢患者一旦停服碘剂后，储存于甲状腺滤泡的甲状腺球蛋白大量分解，甲亢症状重新出现甚至比原来更加严重，故必须严格掌握手术时机。凡是不准备行手术者，不要服用碘剂。如女性患者，应考虑服用碘剂结束时间是否遇上月经期，经期较长者将影响手术时机。

（3）β受体阻滞剂　普萘洛尔是常用的β受体阻滞剂，能缓解甲亢临床症状，适用于甲状腺功能虽正常但合并心动过速的患者。术前服用普萘洛尔控制心率至90次/分以下，当心率或脉率降为60次/分左右，应遵医嘱停药。由于普萘洛尔半衰期不到8h，故应在术前1～2h再口服一次。术后继续服用4～7天。术前不用阿托品，以免引起心动过速。哮喘患者及心动过缓者禁用。

6. **突眼护理**　突眼型甲亢患者，做好眼部护理，常滴眼药水。外出戴墨镜，以免强光、风沙及灰尘刺激；睡眠时使用抗生素眼膏，戴黑眼罩或以油纱布遮盖，以保护角膜。

7. **术前适应性训练**　指导患者练习头颈过伸位，以适应术中体位变化；学会深呼吸、咳嗽等，改善肺功能。

8. **心理护理** 告知患者突眼、粗脖子等症状是暂时的甲亢伴随症状，术后经过一段时期，症状会逐渐消失，可以改善身体意象。同情、安慰、体贴患者，耐心倾听患者的诉说，生活上给予细心照顾；说明手术的安全性和必要性，以及术前准备的相关检查和治疗的目的；指导患者掌握消除焦虑的方法，如听音乐、看书、散步、与室友交心等；对患者提出的疑问给予明确、有效的答复，以消除其顾虑；对患者主动配合的态度，及时给予肯定和鼓励。

【术后护理】

1. **病情观察** 给予心电监测，严密监测生命体征并做好记录，注意体温和脉搏的变化。

2. **饮食** 低盐、优质的蛋白质；清淡、易消化，多吃新鲜蔬菜、水果；避免食用油腻、刺激性食物，忌烟、酒；不食用腌制、烟熏、烧烤、霉变类食物。尽量少吃海带、虾皮、紫菜之类含碘丰富的食物。

3. **体位** 待血压平稳或全麻清醒后取半坐卧位，以利呼吸和引流。有颈椎病史者宜在颈部垫圆柱形的枕头，减轻颈部不适。无特殊不适鼓励患者尽早下床活动。

4. **呼吸道管理、饮食与营养、体位与活动、疼痛护理、切口及管道护理** 详见第二章第一节甲状腺癌术后护理的相关内容。

5. **用药护理** 继续服用碘剂，由 3 次/天，16 滴/次开始，逐日每次减少 1 滴，7～10 天后停药。

6. **并发症——甲状腺危象的护理** 甲状腺危象是甲亢危及生命的并发症之一，多发生于术后 12～36h。甲状腺危象关键在于预防，术前应充分准备，有效地控制基础代谢率和明显改善甲亢的其他症状。甲亢症状控制的标准是：①患者情绪稳定；②睡眠好转；③体重增加；④脉率<90 次/分；⑤基础代谢率<+20%。

（1）原因 与术前准备不足、甲亢症状未能很好控制及手术应激有关。

（2）临床表现 主要表现为发热和心率增快。病情往往发展很快，体温可迅速升至 39℃，脉率增至 120～140 次/分以上；可出现烦躁不安、谵妄，甚至昏迷，也可表现为意识模糊、嗜睡；还可出现呕吐、水泻以及全身红斑等。

（3）护理措施 术后早期加强巡视和病情观察，一旦发现患者出现甲状腺危象，立即告知医师予以处理。①一般性治疗：镇静药、冬眠药、物理或药物降温等综合方法降温，充分给氧及补充能量，维持水、电解质及酸碱平衡等。②抗甲状腺药物：首选丙硫氧嘧啶 600mg 或甲巯咪唑 60mg 口服，之后给予丙硫氧嘧啶 200mg 或甲巯咪唑 20mg 3 次/天服用，待症状控制后减至一般剂量。③碘剂：口服复方碘化钾溶液 3～5mL，紧急时将 10%碘化钠 5～10mL 加入 10%葡萄糖注射液 500mL 中静脉滴注，以降低血液中甲状腺素水平。④肾上腺素能阻滞药：利血平 1～2mg，肌内注射；或胍乙啶 10～20mg，口服。前者用药 4～8h 后危象可有所减轻，后者在 12h 后起效。还可用普萘洛尔 5mg，加入 5%葡萄糖注射液 100mL 中静脉滴注，以降低周围组织对甲状腺素的反应。⑤心力衰竭者，加用洋地黄制剂及利尿药等。

7. 心理护理　甲亢多发于青春期女性，而这一年龄段的女性本身就具有思维缜密、多疑、敏感，心理活动频繁的特点：如担心容貌的改变，突眼、颈部变粗是否会影响恋爱、婚姻问题；担心甲亢影响其生育后代；担心术后切口瘢痕影响颈部美观。护理人员运用叙事护理技术，对患者实施个性化的护理干预，提升患者战胜疾病的信心。

8. 出院指导

（1）饮食指导　忌食含碘丰富的食物，如海带、紫菜、加碘食盐等，忌食烟酒；少食辛辣等刺激性食物。

（2）其他日常生活　指导患者正确面对疾病，自我控制情绪，保持心情愉快；合理安排休息与饮食，维持机体代谢需求；伤口拆线后，循序渐进地练习颈部动作，如左右摇头、抬头点头等动作，防止瘢痕挛缩。

（3）用药指导　教会患者正确服用碘剂：饭后用冷开水将碘剂稀释后服用，或用餐时将碘剂滴在饼干、馒头等食物上食用，以保证剂量正确，减轻胃肠道不良反应。

（4）自我监测　如出现体重下降、食欲亢进导致肠蠕动加快、大便次数增多、腹泻、持续性心动过速、紧张焦虑、失眠、手抖、多汗等甲亢症状，或出现畏寒、乏力、反应迟钝、情绪低落、记忆力减退，女性月经紊乱或者月经过多、不孕、体重增加等甲减症状及时就诊。

（5）定期复诊　甲亢术后应定期随诊，第一年应每 1～3 个月复查一次，第二年可适当延长复诊时间。复查甲状腺功能，包括 TSH、T_3、T_4、甲状腺抗体，对于术后出现的甲状腺功能减退，可常规给予左甲状腺素替代治疗。

第四节 · 肝内外胆管结石

　　胆管结石是发生在肝内、肝外胆管的结石。左右肝管汇合部以下的肝总管和胆总管结石为肝外胆管结石，汇合部以上的结石为肝内胆管结石。在我国沿海（包括香港、台湾）、西南等地区发病率较高，是我国的常见病。其病因目前还不完全清楚，肝内胆管结石的形成与胆道慢性炎症、细菌感染、胆道寄生虫、胆汁淤滞、营养不良等因素有关。由于其病变复杂、复发率高且常引起严重的并发症，成为我国良性胆道疾病死亡的重要原因。

一、胆管解剖和生理

（1）肝内胆管解剖　正常的肝内胆管很细，起自毛细胆管，继而汇集成小叶间胆管、肝段、肝叶胆管及肝内部分的左、右肝管。肝内胆管和肝固有动脉、门静脉及其各级分支的分布和走行大体一致，三者同为一个结缔组织鞘所包裹，又称为 Glisson 系统。依照 Glisson 系统的分支与分布将肝进一步分为肝叶与肝段，肝静脉走行于肝叶之间与肝段之间。

（2）肝外胆管解剖　包括肝外左、右肝管、肝总管及胆总管。左、右肝管出肝后，在肝门部呈"Y"字形汇合形成肝总管。左肝管较为细长，右肝管较粗短。肝总管直径为 0.4～0.6cm，长 3～4cm，位于肝十二指肠韧带中，其下端与胆囊汇合形成胆总管（图 2-4-1）。胆总管长 7～9cm，直径 0.6～0.8cm。若直径超过 1cm 应视为异常。胆总管在十二指肠壁内段和壶腹部其外层均有平滑肌纤维包绕，包括胰管括约肌，统称 Oddi 括约肌，在控制胆管开口和防止反流方面起重要作用。

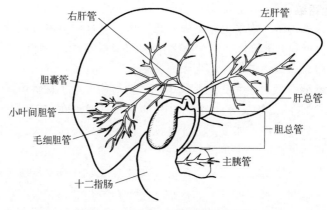

图 2-4-1　肝内、外胆管解剖示意

（3）胆管生理功能　①分泌胆汁：1/4 的胆汁由胆管黏膜上皮的杯状细胞和黏液细胞分泌。②输送胆汁：将肝细胞分泌的胆汁输送到胆囊储存，进食后将胆囊内胆汁输送入十二指肠内。

二、肝内外胆管结石的病理生理

胆管结石所致的病理生理改变与结石的位置、大小及患病时间有关。结石可引起不同程度的胆道梗阻，阻塞近段的可引起胆管扩张、胆汁淤滞、结石积聚。梗阻时间过长可引起胆汁性肝硬化及门静脉高压症。结石会导致胆汁引流不畅，引起胆管内感染，反复感染可加重胆管的炎性狭窄；急性感染可引起化脓性胆管炎、肝脓肿、胆道出血及脓毒症。结石可损伤 Oddi 括约肌或嵌顿于壶腹部，从而引发胰腺炎。肝胆管长期受致癌物质刺激，可诱发癌变。

三、临床表现

1. 肝外胆管结石（extrahepatic lithiasis，EHL）　平时可无症状或仅有上腹部轻度不适或隐痛，当造成胆管梗阻并继发胆管炎时，表现为典型的 Charcot 三联征（腹痛、寒战高热、黄疸）。

（1）腹痛　表现为剑突下或右上腹疼痛，多为绞痛或持续疼痛阵发性加剧，可向右肩部放射，伴恶心、呕吐。多由于结石卡在胆总管下端或壶腹部，引发胆总管平滑肌或括约肌痉挛所致。

（2）寒战高热　由于细菌感染，引起菌血症或毒血症所致。多发生在腹痛之后，体温可高达39～40℃。

（3）黄疸　表现为皮肤发黄和瘙痒、巩膜黄染、尿色加深变黄，大便颜色变浅，是由于胆管梗阻后胆红素入血所致。梗阻的部位和程度、有无继发感染决定了黄疸的严重程度。

2. 肝内胆管结石（intrahepatic lithiasis，IHL）　症状不典型。在病程间歇期，可无症状，或仅表现为上腹部或胸背部不适。出现急性胆管炎时表现为腹痛、寒战高热。双侧肝内胆管结石或合并肝外胆管结石时可出现黄疸；梗阻和感染仅发生在某肝段、肝叶胆管时，患者可不表现黄疸。后期，结石遍布肝内外胆道系统时可出现肝硬化、肝萎缩、肝脓肿等严重并发症。有少数肝内胆管结石因长期炎症可导致癌变。

四、专科检查

1. **超声**　对肝内外胆管结石的诊断有重要价值而且方便快捷，因此一般作为首选筛查手段。超声可明确胆管结石的大小及部位。但超声检查时，由于受肠道气体干扰，难以显示胆管狭窄部位合并的肝外胆管下段结石，因此不能作为外科手术的全部依据。检查前需保持空腹状态，必要时可嘱患者屏气。胆管结石超声显示胆管扩张且沿着扩张管腔可发现后方有高回声团块。

2. **CT**　腹部CT密度分辨率高，可清晰显示出高密度阴影，易检查出高密度结石，但在泥沙样结石、低密度或对等密度结石的诊断中，腹部CT极易出现漏诊，且存在一定辐射，故通常不作为首选检查。检查前保持空腹状态，检查前半小时饮用500mL水。胆管结石腹部CT显示胆管扩张，胆管内有结石阴影。

3. **磁共振胆胰管成像**（magnetic resonance cholangiopancreatography，MRCP）　对胆管结石诊断价值高，尤其对于EHL是更可靠的检查方法。MRCP可以多方位显示肝内胆管树，可准确判断肝内结石分布、胆管系统狭窄与扩张部位和范围及肝实质病变，尤其对≥3mm的结石诊断率高。患者检查前需保持空腹状态，检查时取仰卧位。胆管结石MRCP显示胆管内存在类圆形或不规则形状的低信号阴影，周围呈高信号，且胆道扩张。MRCP检查过程无辐射，无须造影剂，属于无创性检查，但费用较高、扫描时间长，故对于经济状况不好、无法耐受长时间检查的患者不适用。

五、治疗原则

以手术治疗为主，原则是：取净结石、去除病灶、解除狭窄、通畅胆道引流、预防结石复发。

1. **非手术治疗**　对于急性期肝内外胆管结石病，尽可能选择创伤较小的治疗方案挽救生命，如抗感染、经皮肝胆管穿刺引流（percutaneous transhepatic cholangial drainage，PTCD）及鼻胆管引流（endoscopic nasal bile drainage，ENBD）等。肝内胆管结石无症状可不治疗，定期检查、加强随访。出现明显症状且有受累肝管恶变的可能，主张积极手术治疗。

2. **手术治疗**

（1）肝内胆管结石　手术方法包括胆管切开取石术、胆肠吻合术、肝部分切除术等。胆管切开取石术是治疗肝胆管系统术中最基本的手段。胆肠吻合术是胆道重建的经典手术方式。肝部分切除术可以最大限度地清除含有结石、狭窄及扩张胆管的病灶，腹腔镜或机器人辅助腹腔镜肝切除术是微创治疗的主要手段，通过去除结石的再发源地，且可有效防止癌变，是治疗肝内胆管结石最有效手段。因术后约20%～40%的患者会发生结石残留，术后可以通过经引流管窦道胆道镜取石、激光、超声、等离子碎石等清除残留结石。

（2）肝外胆管结石　手术方法包括胆总管切开取石、T管引流术和胆肠吻合术。胆总管切开取石、T管引流术能保留正常的 Oddi 括约肌功能，为首选方法。适用于胆囊结石并发胆总管继发结石，或原发性胆总管结石；原发性肝内外胆管结石，无胆管狭窄，可经胆道镜取石，无须行或胆肠内引流者；胆总管结石并梗阻性黄疸或急性胆管炎；胆总管直径＞1.0cm；胆总管内结石为单枚或几枚；胆总管结石＜1.5cm。胆肠吻合术适用于胆总管下段梗阻无法解除、胰液直接流入胆管者；胆管已切除部分无法再吻合者。常用胆管空肠 Roux-en-Y 吻合，吻合后胆囊已无功能，故可同时切除胆囊。

六、护理评估

【健康状况评估】

1. **一般情况**　包括年龄、性别、婚姻、职业、居住环境、饮食习惯等。
2. **既往史**　有无胆道疾病、蛔虫病史等诱发因素。
3. **家族史**　了解家族中有无肝胆系统疾病患者。
4. **心理社会评估**　了解患者对肝内外胆管结石的认知程度和心理承受能力，家属对患者的关心、支持程度，以及家庭经济承受能力。

【症状与体征评估】

1. **疼痛评估**　结石阻塞胆管后，深压患者右上腹可出现疼痛，有时候疼痛可放射至背部或右肩部；若患者合并了感染，可出现右上腹反跳痛、肌紧张。
2. **皮肤评估**　评估患者是否出现皮肤、巩膜黄染。
3. **肝脏评估**　触诊肝区有无压痛、叩击痛，是否肿大。
4. **全身状况评估**　评估患者是否出现门静脉高压征，如脾大、脾功能亢进、食管胃底静脉曲张和腹水等。

七、护理措施

【术前护理】

1. 病情观察　若患者出现 Charcot 三联征（腹痛、寒战高热、黄疸）等情况，考虑为急性胆管炎，应及时报告医师并配合处理。对于黄疸患者，需观察和记录大便颜色并监测血清胆红素。

2. 高热护理　遵医嘱采取物理降温和（或）药物降温，冰敷时注意防冻伤，禁止在心前区、腹部、足底冰敷；必要时应用抗生素。降温过程中如有出汗及时更换衣服；注意降温后的反应，警惕脱水征象，降温处理 30min 后复测体温。

3. 饮食　给予低脂、高蛋白质、高碳水化合物、高维生素的普通或半流质食物。肝功能不良者进适量蛋白饮食。对于禁食、不能或经口进食不足者可予以肠外营养支持，比如氨基酸、维生素、水、电解质等。留置胃管者，胃管拔除后由无脂流质逐渐过渡至低脂饮食。全麻手术患者术前禁食 6h，禁饮 2h。

4. 疼痛护理　对于诊断明确，疼痛评分≥4 分的患者，治疗以消炎利胆、解痉镇痛为主，常用的药物有：阿片类镇痛药（地佐辛）、M 型胆碱受体阻断剂（阿托品和盐酸山莨菪碱）、33% 硫酸镁、硝酸异戊酯、熊去氧胆酸等。慎用吗啡，以防引起 Oddi 括约肌痉挛。腹痛发生时评估患者疼痛的部位、性质、发生与持续时间，采用数字分级评分尺（NRS）评估疼痛的程度，以及评估疼痛时是否伴有恶心、呕吐等症状，警惕腹膜炎的发生。遵医嘱用药并观察用药后不良反应，及时进行疼痛复评。若患者恶心呕吐严重，遵医嘱建立静脉通路补液，关注电解质变化。

5. 皮肤护理　肝内外胆管结石患者因胆盐的刺激引致皮肤瘙痒，应尽量避免抓挠及化学品刺激，如肥皂等；保持皮肤清洁，可用温水擦洗；着宽松棉质衣裤，以减轻瘙痒；对于瘙痒剧烈者，遵医嘱可使用炉甘石洗剂、抗组胺药或镇静药等。

6. 心理护理　全面评估患者的心理状况，必要时根据患者的具体情况和需求，制订个性化的术前心理护理计划。帮助患者了解手术的必要性、过程和术后可能出现的并发症。鼓励患者表达对疾病和手术的顾虑与担心，与患者建立良好的沟通和信任关系，让患者感到被尊重和理解。教会患者一些放松技巧，如深呼吸、冥想或渐进性肌肉放松等，有助于减少患者的恐惧和焦虑。

【术后护理】

1. 病情观察　术后患者重点观察生命体征，术后 24～72h 定时监测体温、心率、呼吸、血压、血氧饱和度等的变化，尤其关注血压的波动，警惕出血倾向。

2. 饮食　患者术后 6～8h，指导经口少量饮水，通过滴管吸取温水滴入患者口内，约 2mL，无不适予以 20mL 左右温水口服。术后 12～24h 开始经口进流质食物，随后逐步过渡至半流质、普通饮食。

3. 体位与活动　嘱患者术后麻醉清醒后即可开始床上活动，如床上踝泵运动、肢体按摩等，待术后 8～12h 后鼓励患者下床活动。

4．管道护理

（1）T管护理　胆总管切开取石术后常规留置T管，以引流胆汁，减轻胆管内压力。护理措施如下。①妥善固定：用"导管固定贴""工"或"川"字形胶带高举平台法二次固定于腹壁（图2-4-2、图2-4-3）。②标记引流管置入及外露长度。③保持引流管通畅，避免其扭曲、折叠、受压；定时挤捏，防止管道堵塞。④引流液观察：观察并记录引流液的颜色、量、性质。出现异常情况，及时告知医生处理。⑤预防感染：对于长期带管者，应定期更换引流袋。坐位、站立或行走时不能高于管口平面，卧位时引流管的远端低于腋中线水平，以防逆流感染。⑥拔管护理：若引流出的胆汁色泽正常，且量逐渐减少，可先行抬管试验：即术后5天左右开始抬高T管，引流袋置于第二纽扣位置，抬高1周，若无腹痛、腹胀等不适，可试行夹管，具体夹管方法为：每日三餐前2h夹闭，餐后1h放开，若无不适，白天夹闭，睡觉放开，1周后若无不适，则全天夹管。夹管期间若出现腹痛、腹胀、发热等不适，及时放开。拔管前，可经T管行胆道造影，造影后保持引流24h以上。如胆道通畅，无结石或其他病变，再次夹管1～2天，患者无不适可拔管。若造影发现有结石残留，则应保留T管6周以上，再作处理。拔管后一周内，应注意观察患者体温、黄疸及腹痛情况，警惕胆汁性腹膜炎。

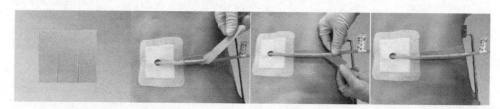

图2-4-2　"川"字形胶带高举平台法

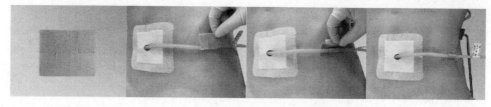

图2-4-3　"工"字形胶带高举平台法

（2）腹腔引流管护理　术后常规留置腹腔引流管3～5天。护理措施：①保持引流通畅，妥善固定。②保持引流袋位置低于引流部位，防止引流液逆流引起感染。③观察引流液的色、质、量并做好记录，如引流出大量鲜红色液体，考虑活动性出血，应嘱患者绝对卧床休息并报告医生，给予补液、止血、抗休克等对症治疗；如引流出胆汁样液体，考虑合并胆瘘，及时告知医生并协助处理。

5．并发症的护理

（1）胆道出血　术后不同时期均可发生，发生率在ERCP为1.13%～2%、PTC

＜4%。

① 原因：多由结石、炎症引起血管壁糜烂、溃疡或手术操作引起。

② 临床表现：主要表现为 T 管引流出血性胆汁或鲜血，粪便呈柏油样，同时伴有心率增快、血压下降等。

③ 护理措施：a. 肝功能受损患者通常会有凝血机制障碍，遵医嘱予以肌注维生素 K_1，改善凝血功能，预防出血。b. 严密观察生命体征、腹部体征及引流管情况，一旦发现出血征兆，及时报告医师。c. 遵医嘱补液、止血、输血治疗、吸氧、心电监测等，防治低血容量性休克，必要时配合做好术前准备。

（2）胆瘘 一旦发生，应及时处理，否则易致感染、水电解质失衡等并发症，严重者病死率可高达 40%～50%。有文献指出，肝叶切除术后胆瘘发生率为 3%～12%，胆总管探查 T 管拔除后胆瘘发生率为 0.78%～10%，胆肠吻合术后胆瘘发生率相对较低，约 0.4%～8%。

① 原因：多由术中胆管损伤、胆总管下端梗阻、T 管脱出所致。

② 临床表现：患者可出现发热、腹胀、腹痛、腹膜刺激征表现，或腹腔引流管引流出黄绿色胆汁样液体。腹腔引流液或腹水中的胆红素浓度高于血清胆红素浓度上限的 3 倍。

③ 护理措施：a. 观察患者腹部体征及引流液情况，如有异常，及时报告医师并协助处理。b. 协助患者取半坐卧位，保持充分引流，将漏出的胆汁充分引流至体外是最关键的措施。c. 维持患者水、电解质平衡。d. 及时更换被胆汁浸湿的敷料，防止胆汁刺激、损伤皮肤，局部可涂抹皮肤保护剂或皮肤保护膜。

6. 心理护理 ①加强巡视，及时发现和处理患者术后出现的病情变化和并发症，缓解患者的恐惧和担忧。②重视患者的主诉，并予以积极的回应，如当术后患者诉疼痛难以入睡时，护士应积极地给予回应，并帮助患者缓解疼痛。③关心患者、鼓励患者表达对疾病和手术的顾虑与担心，积极主动地了解患者心理状况，通过自身的语言、表情、态度和行为，影响或改变患者及家属的心理状态，减轻或消除其焦虑和恐惧心理，促使其达到接受治疗和康复所需的最佳身心状态，从而更好地配合治疗与护理。

7. 出院指导

（1）饮食指导 嘱患者进食低脂、高蛋白质、高纤维素食物，限制淀粉类食物的摄入，减少脂肪的摄入，尤其是动物脂肪，尽可能地以植物油代替。对于与胆固醇含量、代谢相关的胆石症患者，需限制胆固醇含量高的食物，比如：蛋黄、动物的肝、肾、心、脑等。注意饮食卫生，定期驱除肠道蛔虫。

（2）休息与活动指导 注意休息，减少工作时间，避免劳累；保持充足的睡眠，避免熬夜加重肝胆的负担；戒烟戒酒，养成良好的生活习惯；合理锻炼身体，避免久坐久卧，忌中、重度体力活动，以加快身体代谢速度，使肝脏得到良好的修复。

（3）带 T 管出院患者的指导 ①卧床时保持引流袋位置正确，引流袋悬挂于床旁，低于管口平面。②翻身、活动时，要提起引流管，保证引流管长短适宜，避免牵拉导致引流管滑脱。③日常生活中避免提重物或过度活动，以免牵拉而使 T 管脱出。④及时倾倒引流液，防止因重力作用将引流管带出。⑤淋浴时，用保鲜膜或防水敷料覆盖引流管口处，以免增加感染。⑥出现引流异常或管道脱出时，以及腹痛、腹胀，或发热、巩膜黄染时，及时就诊。⑦预防伤口感染：保持伤口敷料干燥，避免抓挠腹部伤口，若有渗湿、脱落，需及时更换。⑧嘱患者按时门诊行 T 管造影，定期复查 B 超等，结合患者检查结果酌情拔出 T 管。

（4）复诊指导　术后 3 个月进行门诊初始随访，此后每半年进行随访，复查血常规、肝功能及肝胆 B 超，必要时复查肝脏 CT 和 MRCP，检查有无结石复发残留、胆管炎发作等情况。

第五节 · 胃癌

胃癌是指源于胃黏膜上皮细胞的恶性肿瘤，是最常见的恶性肿瘤之一。据统计，2022 年全球胃癌新发病例约 96.9 万例，死亡病例约 66 万例，分别占全球发病和死亡总数的 4.9% 和 6.8%。此外，37.0% 的新发病例和 39.4% 的死亡病例发生在中国，且男性胃癌的发病率和死亡率远高于女性。我国胃癌发病率和死亡率在恶性肿瘤分别居第 5 及第3 位。胃癌发病年龄以中老年居多，55～70 岁为高发年龄段。在发病地域方面，我国以青海、宁夏、甘肃等西北地区最多，其次为江苏、浙江、福建、上海等沿海省市。胃癌发病的具体病因尚未完全清楚，目前认为与环境因素、饮食习惯、感染因素（幽门螺杆菌、EB 病毒、乙型肝炎病毒等）、遗传和基因、癌前疾病和癌前病变等因素有关。

一、胃的解剖和生理

（1）胃的解剖　胃位于上腹部，介于食管和十二指肠之间。胃与食管相接处为贲门，与十二指肠相接处为幽门，贲门和幽门均有括约肌控制内容物流向。胃分为贲门胃底区、胃体区、胃窦幽门区三区（图 2-5-1）。胃壁由黏膜层、黏膜下层、肌层和浆膜层组成。黏膜下层是内镜下黏膜剥离术和手术剥离黏膜的操作界面。胃的外分泌腺主要有贲门腺、胃腺、幽门腺。胃腺主要分布在胃底和胃体，主要有 3 种分泌细胞。①壁细胞：主要分泌盐酸和内因子。②主细胞：分泌胃蛋白酶和凝乳酶原。③黏液细胞：主要分泌含碱性因子的黏液，可中和胃酸和保护胃黏膜。胃的动脉血供由腹腔动脉及其分支供应。胃的黏膜下层有丰富的血管网，胃的静脉汇入门静脉系统，与同名动脉伴行。胃黏膜下层淋巴管网丰富，胃周淋巴结分成 16 组，主要有 4 群。①腹腔淋巴结群：主要引流胃小弯上部淋巴液。②幽门上淋巴结群：主要引流胃小弯下部淋巴液。③幽门下淋巴结群：主要引流胃大弯下部淋巴液。④胰脾淋巴结群：主要引流胃大弯上部淋巴液。

（2）胃的生理功能　胃具有
运动和分泌两大功能。胃的运动
包括容纳、研磨和输送功能。食
物进入胃后，通过近端胃容纳性
舒张接纳食物，当近端胃收缩
时，挤压食物进入胃窦与胃液充
分混合并形成食糜后进入十二指
肠。胃排空的速度与食物性质和
量有关，水分排空 2～4h，混合性
食物从胃排空需要 4～6h。正常

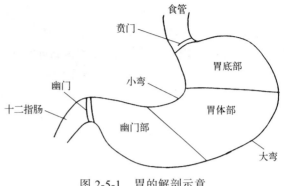

图 2-5-1　胃的解剖示意

成人每日分泌胃液 1500～2500mL。胃液的主要成分是胃酸、酶、黏液、电解质和水。

二、胃癌的病理生理

胃癌好发部位以胃窦部为主，约占一半，其次是胃底贲门部，约占 1/3，胃体较少。根据癌肿侵犯胃壁的程度分为早期胃癌和中晚期胃癌。早期胃癌指病变仅限于黏膜或者黏膜下层，不论病灶大小或有无淋巴结转移。病灶直径 0.6～1.0cm 称为小胃癌，小于 0.5cm 为微小胃癌。早期胃癌大体分为隆起型、表浅性和凹陷型，其中以凹陷型最多见。组织学类型以管状腺癌多见，其次为乳头状腺癌，最少见者为未分化癌。早期胃癌术后 5 年生存率达 90%以上，10 年生存率为 75%，小胃癌及微小胃癌术后 5 年生存率为 100%。中晚期胃癌指癌组织浸润深度超过黏膜下层的胃癌，癌组织侵袭越深，预后越差。根据肉眼形态，可分息肉型、溃疡型、浸润型。组织学类型主要为腺癌，包括管状腺癌、乳头状腺癌、黏液腺癌、低黏附性癌（包括印戒细胞癌）、混合性癌、伴有淋巴样间质的癌、肝样腺癌和胃底腺型腺癌等。其他类型如腺鳞癌、鳞状细胞癌、未分化癌等则较少见。胃癌扩散和转移的途径主要有 4 种。①直接浸润：突破浆膜后扩散至邻近器官。②淋巴转移：是胃癌的主要转移途径。③血行转移：常见的转移器官有肝、肺、胰、骨骼等，以肝转移多见。④腹膜种植转移：癌细胞侵犯至浆膜外后，脱落并种植在腹膜和脏器浆膜上。女性胃癌患者可形成卵巢转移性肿瘤，称 Krukenberg 瘤。

三、临床表现

早期胃癌患者常无特异的症状和明显体征，随着病情进展可出现类似胃炎、溃疡病的症状和腹部体征。

1. 消化道症状　上腹饱胀不适或隐痛，以饭后为重；肿瘤引起梗阻或胃功能紊乱可引起恶心、呕吐；贲门部癌可出现进行性加重的吞咽困难及反流症状；肿瘤侵犯血管，可引起消化道出血，小量出血时仅有大便隐血阳性；当出血量较大时，可表现为呕血及黑便；患者因胃酸缺乏、胃排空加快，可出现腹泻。

2. 疼痛　进展期胃癌出现胃部疼痛，如疼痛持续加重且向腰背放射，则提示可能侵犯胰腺和腹腔神经丛。胃癌一旦穿孔，可出现剧烈腹痛症状。上腹部深压痛，有时伴有轻度肌抵抗感，常是体检可获得的唯一体征。

3. **腹部肿块** 位于幽门窦或胃体的进展期胃癌，有时可扪及上腹部肿块；女性患者于下腹部扪及可推动的肿块，应考虑 Krukenberg 瘤的可能。胃癌晚期可出现脐部肿块。

4. **全身症状** 患者因消化道症状和癌肿消耗能量，导致体重减轻、贫血、乏力，晚期患者可出现严重消瘦、贫血、水肿、发热、黄疸和恶病质。

5. **其他征象** ①胃肠梗阻表现：幽门梗阻时可有胃型及振水音，小肠或系膜转移使肠腔狭窄可导致部分或完全性肠梗阻。②腹水征，有腹膜转移时可出现血性腹水。③锁骨上淋巴结肿大。④直肠前窝肿物。锁骨上窝淋巴结肿大、腹水征、下腹部盆腔包块、脐部肿物、直肠前窝种植结节、肠梗阻表现均为提示胃癌晚期的重要体征。

四、专科检查

1. **电子胃镜检查** 能够直接观察胃黏膜病变的部位和范围，并获得组织标本以进行病理检查，是诊断胃癌的最有效方法。目前也采用超声电子胃镜，可探及肿瘤在胃壁内浸润的深度、胃周淋巴结转移情况，有助于胃癌的术前临床分期，以及决定是否适合进行内镜下切除。检查前要求患者禁食 6～8h，胃排空延迟者应适当延长禁食时间。检查前 5～10min 口服局麻药及消泡剂，取下活动性义齿。早期胃癌在内镜下表现为浅表斑片状改变或凹陷，多颗粒样突出或黏膜小溃疡，进展期胃癌通常表现为大的占位性肿块、深部边缘不规则溃疡灶或局部异常浸润和增厚。胃镜检查后，麻药未消退前，不要吞口水，以免引起呛咳。麻药消退后，可试饮少量水，如无呛咳可进食，饮食以流质、半流质为宜。胃镜下如果行活检的患者应禁食4h，如无腹痛、出血等不适，可进食温凉流质。

2. **X 线气钡双重造影** 是诊断胃癌的常用方法之一，定位诊断优于常规 CT 或 MRI，对临床医师手术方式及胃切除范围的选择有指导意义。通过观察钡剂流经胃黏膜的情况，可以发现胃黏膜的形态和功能变化，如胃黏膜皱襞的形态、胃壁的柔软度和蠕动情况等。然而，由于钡餐造影的分辨率有限，对于微小病灶的检出能力有限，因此对于早期胃癌的诊断价值有限。X 线征象主要有龛影、充盈缺损、胃壁僵硬、胃腔狭窄、黏膜皱襞的改变等。钡餐检查前向患者解释吞食的钡剂对身体没有损害，增加患者的配合度。钡餐检查后嘱患者多喝水，促进钡剂排出。检查后 1～2 天会解白色粪便，不必紧张。

3. **CT 检查** 为临床首选分期手段，特别推荐胸腹盆腔联合扫描。在无 CT 增强造影剂过敏或者禁忌情况下均采用增强扫描，有助于判断肿瘤部位、肿瘤与周围脏器（如肝脏、胰腺、膈肌、结肠等）或血管关系及区分肿瘤与局部淋巴结。胃癌的 CT 图像可以直接显示胃癌组织浸润造成的胃壁增厚，胃腔内、外肿块的大小以及范围。胃癌腹膜转移的典型 CT 征象包括：腹膜不均匀增厚、高强化或伴结节；网膜饼或大网膜多发索条、结节；肠系膜结节状增厚；腹盆腔大量积液。增强 CT

检查详细询问碘造影剂过敏史；检查前禁食 2h，完成检查后观察 30min 后再离开，检查后 24h 内，如无禁忌证要多饮水以促进造影剂排出。

4．MRI　推荐对 CT 造影剂过敏者或其他影像学检查怀疑转移者使用。MRI 有助于判断腹膜转移状态，可酌情使用。增强 MRI 是胃癌肝转移的首选或重要补充检查，特别是注射肝特异性造影剂更有助于诊断和确定转移病灶数目、部位。胃癌 MRI 检查可显示不同大小的原发肿块；胃壁增厚；也能估计肿瘤在胃肠道壁中浸润的深度和肿瘤的腔外侵犯。检查前要去除患者身上一切金属物品、磁卡、电子设备，装有金属植入物的患者禁做磁共振。检查前一般可以正常饮食，三日内禁服含有禁食含金属离子类药物。盆腔磁共振检查前应排空大便，必要时检查前 1h 予以灌肠。

5. 正电子发射计算机体层成像（positron emission tomography-computed tomography，PET-CT）检查　可全面评估胃癌的全身累及情况，帮助临床进行分期。如 CT 怀疑有远处转移可应用 PET-CT 评估患者全身情况，另外 PET-CT 对于放化疗或靶向治疗的疗效评价也有一定价值。PET-CT 在前一天和当天不可进行剧烈运动或体力活动，检查前应禁食 4～6h，可饮少量白开水或矿泉水，但不可饮用糖水或输注葡萄糖溶液。糖尿病的患者需控制空腹血糖<11mmol/L。检查前 7 天内做过钡餐检查或者钡灌肠者，需要待肠道钡剂排空后才能进行检查。两周内禁止使用升白细胞药物，检查前一日避免服用高糖类药物。停用化疗药物 14 天。停用长效降糖药一天，检查当日停口服和短效胰岛素。检查过程中需要保持平静，小幅呼吸，保持体位不移动，避免咳嗽、咽口水以及说话，以防显影模糊。检查完后多饮水，促进造影剂排出，24h 内尽量不接触小孩、孕妇以及年老体弱者。PET-CT 可见病变部位胃壁增厚、凹凸不平或软组织肿块，可伴有僵硬和相应胃腔狭窄，以及相应部位糖代谢增高。PET-CT 还可以显示胃癌病灶的浸润程度、胃周淋巴结的转移情况，以及有无远处转移。

6．肿瘤标志物　广泛应用于临床诊断，而且肿瘤标志物的联合检测为我们提供了动态观察肿瘤发生发展及临床疗效评价和患者预后，从而提高了检出率和鉴别诊断准确度。临床常用的标志物有 CA72-4、CEA 和 CA19-9，肿瘤标志物水平的升高可能提示病情的恶化或复发，反之可能提示治疗有效。

7．粪便隐血试验　部分患者呈持续阳性，有辅助诊断意义。留取粪便隐血试验标本时，患者取脓、血、黏液部分或者粪便表面、深处及粪端多处取材。试验前三天不要食用动物血、肉、肝、含铁丰富的药物（硫酸亚铁等）或者食物（尤其是绿叶蔬菜），可进食牛奶、豆制品、土豆、白菜、米饭、面条、馒头等，第四天开始取粪便隐血试验。粪便隐血试验阳性提示出血量 5～10mL。

五、治疗原则

胃癌的治疗策略是以外科手术为主的综合治疗。即根据肿瘤病理学类型及临床分期，结合患者一般状况和器官功能状态，应用手术、化疗、放疗和生物靶向等治疗手段，达到根治或最大幅度控制肿瘤，延长患者生存期，改善生活质量的目的。

1. 非手术治疗

（1）化学治疗　是最主要的辅助治疗方法，包括新辅助化疗、辅助化疗和姑息化疗。①新辅助化疗：主要适用于无远处转移的局部进展期胃癌，其目的是使不可切除的肿瘤变为可切除的肿瘤，提高 R0 切除率，控制微小转移灶，提高术后生存率。常采用铂类与氟尿嘧啶类联合的两药方案，或在两药方案基础上联合紫杉类组成三药联合的化疗方案。辅助化疗主要是术后的化疗，目的是杀灭残留的亚临床病灶或术中脱落的癌细胞，减少复发的机会。②辅助化疗：推荐氟尿嘧啶类药物联合铂类或紫杉类的两药联合方案。对体力状况差、高龄、不耐受两药联合方案者，考虑采用口服氟尿嘧啶类药物的单药化疗。联合化疗在 6 个月内完成，单药化疗不宜超过 1 年。③姑息化疗：适用于全身状况良好、主要脏器功能基本正常的无法切除、术后复发转移或姑息性切除术后的患者，其目的是缓解肿瘤导致的临床症状，改善生活质量及延长生存期。严重器官功能障碍，不可控制的合并疾病及预计生存期不足 3 个月者不建议予以姑息化疗。

（2）放射治疗　在胃肠道肿瘤的治疗中，单纯放疗已被同步放化疗替代，放疗通常与化疗联合应用。术前放化疗可以对肿瘤降期、提高根治性切除率，这种效果在胃食管结合部癌中更加肯定。术后协助放化疗适用于未达到 D2 淋巴结清扫和切除安全距离不足、切缘没有达到 RO 切除的患者。对于肿瘤负荷较重的局部晚期胃癌，建议多学科讨论后决定是否接受术后辅助放化疗。

（3）靶向治疗　主要适用于晚期转移性胃癌患者，靶向 HER-2 的药物主要有曲妥珠单抗和维迪西妥单抗，抗血管生成通路药物有阿帕替尼和雷莫西尤单抗。

（4）免疫治疗　免疫治疗联合化疗可在全人群中获得生存获益，尤其在程序性死亡蛋白配体-1（PD-L1）表达阳性人群中获益更为显著。以程序性死亡蛋白-1（PD-1）抑制剂为代表的免疫检查点抑制剂在胃癌中显示有良好疗效，可以改善晚期胃癌的治疗。免疫治疗药物如卡度尼利单抗。

（5）中医治疗　主要用于胃癌术后的巩固治疗，提高无病生存期；减轻放化疗的不良反应，提高免疫功能；扶正固本，延长晚期胃癌患者生存期，提高生活质量。胃癌中西医结合临床治疗路径见图 2-5-2。

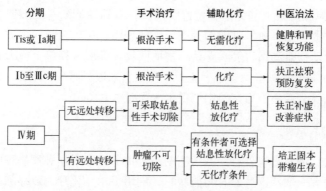

图 2-5-2　胃癌中西医结合临床治疗路径

2. **手术治疗**　是治疗胃癌的主要手段，可分为根治性手术和姑息性手术。根治性手术为彻底切除肿瘤原发病灶以及按照临床分期标准清除胃周围淋巴结，并重建消化道。姑息性手术是指肿瘤原发病灶无法切除，为缓解患者症状，延长生存期而做的手术，如：胃空肠吻合术、姑息性胃切除术、空肠造口术等。

六、护理评估

【健康状况评估】

1. **一般状况**　年龄、性别、婚姻、药物使用情况。胃癌发病率随年龄增加而升高，男性风险比女性高 6～8 倍。是否来自胃癌高发地区人群，我国西北与东部沿海地区胃癌发病率明显高于南方地区。

2. **日常生活习惯**　了解患者的职业、有无抽烟、嗜酒、生活无规律等不良生活习惯，是否长期食用腌制、熏烤食物，食物中缺少新鲜蔬菜、水果者胃癌的发病率高。评估患者的月经史、婚育史等。

3. **既往史**　评估患者既往手术史，既往是否有幽门螺杆菌感染、是否患有慢性萎缩性胃炎、胃溃疡、胃息肉、术后残胃、肥厚性胃炎等癌前疾病或胃黏膜上皮细胞不典型增生等癌前病变。

4. **家族史**　评估患者有无家族性遗传病、胃癌家族史等。胃癌有明显的家族聚集倾向，胃癌患者一级亲属（父母、子女、兄弟姐妹）是胃癌高风险人群。

5. **心理社会评估**　评估患者对胃癌的认知程度，评估有无紧张、焦虑、抑郁、恐惧、自卑等心理状态，对手术的顾虑和心理负担，了解其家庭社会支持程度和经济状况。

【症状与体征评估】

1. **消化道症状评估**　评估患者有无恶心、呕吐、呕血、黑便等情况。

2. **腹部的评估**　评估患者是否腹痛以及腹部疼痛的部位、时间、性质及伴随症状；腹部有无凹陷或膨隆、陈旧性伤口；腹部触诊是否可扪及肿块及其大小、活动度，有无压痛、反跳痛、腹肌紧张等，腹部叩诊有无振水音、腹水等；有无肠鸣音减弱或消失。

3. **全身的评估**　了解患者生命体征、BMI、皮褶厚度、进食情况等，有无消瘦、贫血貌，了解患者的营养状况。体查直肠指诊是否可扪及肿块，Virchow 淋巴结是否肿大。

七、护理措施

【术前护理】

1. **饮食**　①对于不能进食者（如幽门梗阻者，需禁食）或者虽可进食但摄入不足的患者，遵医嘱予以肠外营养，补充足够的能量，必要时输血、补充蛋白质等，改善患者的营养状况，提高手术的耐受性。②入院后由责任护士采用营养风险筛查

2002（nutritional risk screening 2002，NRS 2002）对患者进行营养风险筛查，对 NRS 2002 评分≥3 分的患者，运用 PG-SGA 量表进行营养评估。对于有营养不良风险及营养不良的患者，及时进行干预。营养不良患者，取肠内营养混悬液口服，每次 500mL，2 次/天，开展饮食肠道控制以及术前营养补充。针对有营养风险且经口服补充营养物质后无法满足机体 60%热卡需求的患者，予以补充性肠外营养支持。③全麻手术患者术前禁食 6h，禁饮 2h。

2. 体位与活动 ①术前注意休息与活动，提高抗感染能力。②指导患者进行床上适应性活动，如患者床上解大小便、翻身及卧位的更换。③指导患者进行深呼吸、有效咳嗽，促进术后痰液排出。引导患者进行胸式呼吸训练，避免术后腹式呼吸增加疼痛感等床上适应性训练。

3. 疼痛护理 根据患者的疼痛程度和病情选择合适的镇痛药物。在用药前应向患者详细介绍药物的使用方法和注意事项，并帮助患者掌握正确的服药方法。在药物治疗期间要密切观察药物的不良反应，一旦发现异常情况及时处理。

4. 术前准备 ①协助患者完善术前检查，包括心电图、内镜、CT、超声影像学及实验室等检查，了解患者全身的情况及手术耐受力。②术前 1 天，遵医嘱做好血型鉴定和交叉配血试验，备好一定的浓缩红或者血浆。③皮肤准备，术前 1 天晚上，做好手术区域的皮肤准备，剃除胸腹部毛发，但不常规剃除会阴部毛发。进行全身淋浴清洁。腹部手术特别是腹腔镜手术要加强脐部的清洁，用润肤油软化脐部污垢后再用沐浴露清洁。④进行胃肠道准备，对于幽门梗阻者，在禁食的基础上，术前 3 天起每晚用温生理盐水洗胃，以减轻胃黏膜的水肿，必要时清洁肠道。

5. 心理护理 鼓励患者表达感受，通过沟通交流了解患者心理健康状态。向患者讲解手术的必要性以及手术方式、麻醉方式、配合要点，缓解患者的恐惧心理，提高患者对疾病的认知。同时向患者介绍医院技术水平以及手术成功案例，树立患者战胜疾病的信心。指导患者听音乐、看视频，转移注意力，改善情绪状态。此外，指导患者家属理解胃癌患者的情绪变化，多陪伴患者，并保持良好的沟通交流习惯，减轻患者情绪反应。必要时给予地西泮等镇静药物，缓解患者焦虑、恐惧情绪。

【术后护理】

1. 病情观察 术后 24h 每小时监测患者心率、呼吸、血压、血氧饱和度等的变化，同时观察患者神志、体温、伤口敷料、引流液、尿量等情况。

2. 体位与活动 术后根据患者耐受情况，鼓励患者早期活动，促进患者胃肠功能恢复，预防肠粘连和下肢深静脉血栓、压力性损伤等并发症。术后第 1 天协助患者坐起、站立并搀扶患者慢走，逐渐增加运动量和强度。

3. 营养支持 术后患者首选肠内营养，鼓励患者尽早恢复经口进食。对于能经口进食的患者推荐口服营养支持，对不能早期经口进食的患者，应管饲喂养。

（1）饮食 ①当天可少量多次饮水，无不适术后第 1 天可进食流质，刺激消化道功能恢复。②鼓励患者嚼口香糖，促进唾液分泌，同时激发胃肠蠕动，促进胃肠功能恢复。③患者排气后，开始进食少渣流质饮食，观察胃肠耐受情况，逐渐增加进食量，并过渡至正常饮食。食物宜温、软、易于消化，忌生、冷、硬等刺激性食物，少量多餐。

（2）肠内营养支持　对于手术置入鼻肠营养管者，术后早期给予肠内营养支持并做好肠内营养的护理。早期肠内营养支持可促进肠蠕动和肠道激素的释放，维持肠黏膜屏障的功能，减少细菌移位的发生，改善术后的营养状况和患者的免疫功能。术后24h内给予5%葡萄糖氯化钠注射液或5%葡萄糖注射液250mL，如没有不适，术后2～3天予肠内营养混悬液（TPF）500mL，术后4～7天予以1000mL谷氨酰胺以及肠内营养混悬液。

（3）肠外营养支持　①对于禁食、虽已进食或输注肠内营养但不能满足机体每日需求量的60%的患者，遵医嘱静脉补充患者每日所需的营养素、水分和电解质。②记录24h出入量，了解患者实验室结果，防止水、电解质、酸碱平衡紊乱。必要时补充白蛋白或者输注血液制品，改善患者的营养状况或纠正贫血，促进吻合口和伤口的愈合。

4. 疼痛护理　手术切口相关的疼痛是造成患者术后早期疼痛的最主要原因，以及术后并发症的发生可引起患者腹部疼痛，通过术后有效的镇痛可以缓解患者紧张和焦虑、提高早期进食、早期活动等依从性。为术后患者创造安静、舒适的病室环境，让患者感到轻松、舒适，协助采取半坐卧位，减轻术后切口张力，缓解疼痛。患者翻身、咳嗽等活动时用双手或软枕按于伤口两侧，减轻疼痛。患者主诉疼痛时，需评估患者疼痛的部位、性质、严重程度等。解除引起疼痛的诱因，如对于腹痛、腹胀的患者可以采用四磨汤胃管鼻饲、开塞露或者盐水低压灌肠等促进肠功能恢复，减轻患者腹痛、腹胀不适。对于非药物性镇痛无法缓解者，可报告医生，必要时遵医嘱予以镇痛药镇痛。

5. 引流管的护理　①胃癌术后患者可能留置胃肠营养管、腹腔引流管、导尿管。胃肠营养管常规留置5～7天，术后24h内即可早期开始肠内营养。②术后留置腹腔引流管3～5天，待引流液颜色、性状正常，量少时即可拔除。③导尿管术后第1天即可拔除。④所有留置管道做好标识，妥善固定，翻身、活动时避免牵拉管道，一旦脱出，不可自行插回。保持引流通畅，防止管道扭曲、折叠、受压，并定时挤压管道，防止管道堵塞。定时更换引流袋，观察引流液的颜色、性状、量，如有异常及时通知医生。站立、行走时引流管远端不可高于引流管口平面，以免回流引起感染。胃肠减压接负压引流装置时，避免负压过大损伤胃黏膜。

6. 腹腔热灌注治疗的护理　对于进展期胃癌尤其是晚期胃癌患者热灌注治疗显得尤为重要，不仅能将种植于腹膜和浮游于腹腔内的癌细胞杀灭，还可以把漂浮的癌细胞冲洗出腹腔，减少了癌负荷。而且对腹腔内复发、腹膜种植及肝转移均有明显的治疗作用。在腹腔热灌注治疗前，告知患者及家属治疗的目的、必要性、治疗过程、配合要点及费用。做好心理护理,建立良好的护患关系,缓解和消除患者及家属焦虑、恐惧心理,促进患者以积极的心态配合治疗。由于热灌注治疗使用加热到45℃的灌注液通过热疗机经盆腔导管灌入会使患者产生不同程度的刺激导致患者腹痛。因此在热灌注操作前遵医嘱予以镇痛药并观察药物疗效。治疗时持续心电监测和吸氧,测量并记录血压、脉搏、呼吸,全程由技术员、主管医生及护士陪同。记录24h出入量,观察并记录腹腔引流情况、腹部症状和体征;观察腹部切口敷料有无渗血、渗液,防止发生术后并发症。治疗结束后根据情况确定是否继续吸氧和心电监测。

7. 并发症的护理

(1)出血 包括胃肠道腔内出血和腹腔内出血。胃肠道腔内出血包括胃/十二指肠残端出血、吻合口出血等。

① 原因:发生在术后24h以内的出血,多因术中止血不彻底;术后4～6天发生的出血,常因吻合口黏膜坏死脱落所致;术后10～20天发生的出血,多因吻合口缝线处感染或黏膜下脓肿腐蚀血管所致;腹腔内出血多为胃周围结扎血管或网膜血管结扎线松脱出血。

② 临床表现:短期内从胃管/腹腔引流管内不断引流出鲜红色血性液体,甚至出现呕血和黑便,患者出现血压下降、脉搏增快、躁动、出冷汗等低血容量表现,血常规红细胞和血红蛋白持续性下降,考虑有活动性出血。

③ 护理措施:a. 术后严密观察患者的生命体征、神志、尿量。b. 加强对胃肠减压/腹腔引流液的颜色、性状和量的观察。c. 处理:若术后短期内从胃管/腹腔引流管流出大量鲜红色血性液体,及时通知医生,嘱患者卧床休息,遵医嘱予以止血药并补液,必要时予以输新鲜血浆或浓缩红细胞;给予肾上腺素加冰盐水洗胃。若止血效果不明显或出血量>500mL/h,应积极完善紧急术前准备。

(2)胃排空障碍

① 原因:由于胃周淋巴结清扫损伤了胃小弯区的迷走神经、精神因素、吻合口水肿、围手术期低蛋白血症(ALB<30g/L)、术前幽门梗阻、Billroth Ⅱ式(简称毕Ⅱ式)吻合、围手术期高血糖、术后腹腔并发症、镇痛泵的使用。

② 临床表现:通常发生在术后2～3天,多发生在饮食由禁食改为流质或流质改为半流质时。患者出现恶心、呕吐,呕吐物多为绿色。

③ 护理措施:胃肠减压、禁食、积极维持水电解质与酸碱平衡、加强营养支持、补充维生素、预防感染、做好口腔和呼吸道的相关护理。护理人员应尽可能提高患者的舒适度,在此基础上加强与患者的沟通、耐心解释,鼓励患者尽早下床活动,促进胃肠道蠕动。在内镜下置入空肠营养管予以肠外营养支持;应用甲氧氯普胺和红霉素促进胃肠蠕动,也可用3%温盐水洗胃。一般经过非手术治疗均能治愈。

(3)十二指肠残端破裂 是毕Ⅱ式胃大部切除术后早期严重并发症。

① 原因:十二指肠残端处理不当或毕Ⅱ式输入袢梗阻致十二指肠内张力过高所致。

② 临床表现：多发生于术后 24～48h，患者出现突发上腹剧痛、发热和腹膜刺激征；白细胞计数增加；腹腔穿刺可抽得胆汁样液体。

③ 护理措施：一旦确诊立即手术，协助医师做好术前准备。术后保持引流管引流通畅，用氧化锌或者造口护肤粉保护引流管周围皮肤，纱布敷料如有渗湿，通知医生予以即使更换。给予肠内或肠外营养支持，积极纠正水、电解质和酸碱平衡紊乱，遵医嘱予以抗生素抗感染治疗。

（4）吻合口瘘

① 原因：手术操作不当，血供不足；组织水肿以及营养不良患者易发生。

② 临床表现：体温升高，脉搏增快，血压下降等中毒症状，腹部持续剧烈疼痛，腹部压痛、反跳痛，腹肌紧张。腹腔引流管引流出含肠内容物的浑浊液体，多发生于术后 1 周内。老年人症状多不典型，可能以感染性休克为首发症状。如发生较晚，多形成局部脓肿或外瘘。

③ 护理措施：一旦发生坏死穿孔，出现腹膜炎体征应立即手术，做好术前的准备。无腹膜炎的肠瘘患者，予以禁食、胃肠减压、抗生素治疗、营养支持等常规治疗外，还予以生理盐水冲洗液持续冲洗腹腔，保持有效、充分引流，持引流管通畅，注意观察引流液的颜色、量、性状、气味，便于及时发现并发症情况。形成外瘘时，可在瘘口周围粘贴造口袋，有利于瘘液的收集，从而保护皮肤。如果瘘液较多时，可将吸痰管连接负压吸痰装置置于瘘口周围持续负压吸引，吸引过程中观察负压吸引装置是否通畅，定时冲洗并更换吸痰管，防止瘘液过多，堵塞吸引装置。多数患者经过上述治疗瘘口可自愈，若经久不愈，须再次手术。

（5）术后梗阻　分为输入袢梗阻、输出袢梗阻和吻合口梗阻，输入袢梗阻和输出袢梗阻　多见于毕Ⅱ式吻合。

① 输入袢梗阻可分为急性完全性输入袢梗阻和慢性不完全性输入袢梗阻。

a. 急性完全性输入袢梗阻

原因：继发于肠粘连、输入袢内疝、肿瘤复发或者溃疡引起肠腔狭窄、肠套叠形成。

临床表现：上腹部剧烈疼痛伴呕吐，呕吐频繁、量少，呕吐物不含胆汁，呕吐后症状多不缓解，上腹部常可扪及肿块。如果未及时发现并处理，会出现十二指肠残端破裂的表现。

处理：因为梗阻近端为十二指肠残端，属于闭袢性梗阻，易发生肠绞窄，应紧急手术治疗。

b. 慢性不完全性输入袢梗阻

原因：多由于输入袢过长扭曲或者输入袢过短在吻合口处形成锐角，使输入袢内胆汁、胰液和十二指肠液排空不畅而滞留。

临床表现：进食后出现上腹部胀痛或绞痛，随即突然出现喷射性呕吐，呕吐出大量不含食物的胆汁，呕吐后症状缓解。

处理：禁食、胃肠减压、营养支持等，如症状长时间不缓解，需要手术治疗。

② 输出袢梗阻

a. 原因：输出袢粘连、大网膜水肿、炎性肿块压迫所致。

b. 临床表现：大多数输出袢梗阻表现为不完全肠梗阻，常出现于术后 4～7 天内，表现为餐后上腹饱胀，疼痛不适，伴有恶心、呕吐，呕吐物中含有胆汁和食物，可间歇性发作。完全性肠梗阻者可表现为高位梗阻。

c. 处理：症状轻者可禁食，胃肠减压，补液，胃肠外营养支持等。症状缓解不明显且造影检查有器质性狭窄者可进行手术治疗。

③ 吻合口梗阻

a. 原因：吻合口过小或吻合口胃肠壁内翻过多所致。术后吻合口水肿可导致暂时性的梗阻。

b. 临床表现：主要表现为肠梗阻的症状：恶心、呕吐、腹胀、腹痛，呕吐物含有食物和胆汁。

c. 处理：前两种原因造成的梗阻多为持续性的不能自行缓解，需再次手术扩大吻合口或重新做胃空肠吻合。后一种黏膜炎症水肿造成的梗阻为暂时性的，经过适当的非手术治疗症状可自行消失，非手术治疗同胃排空障碍的处理。

（6）倾倒综合征　胃大部分切除术后，由于失去了幽门的节制功能，导致胃内容物排空过快，产生一系列临床症状，称为倾倒综合征，多见于毕Ⅱ式吻合。根据进食后出现症状的时间分为早期倾倒综合征和晚期倾倒综合征。

① 早期倾倒综合征

a. 原因：高渗性食物快速进入空肠或十二指肠，导致肠道内分泌细胞大量分泌肠源性血管活性物质，加上渗透压作用使细胞外液大量移入肠腔，从而引起一系列血管舒缩功能紊乱和胃肠道症状。

b. 临床表现：多发生于进餐后 1h 内，包括胃肠道症状（腹痛、腹胀、肠鸣音亢进、恶心、呕吐、腹泻）和血管舒缩症状（脸红、心悸、出汗、心动过速、低血压、疲劳、想平躺，以及少见的晕厥）。

c. 处理：调整饮食，减少碳水化合物的含量，增加蛋白质比例，少食多餐，避免过甜、过咸、过浓的食物，用餐时减少汤水的摄入，进食后平卧 20min。严重时可遵医嘱皮下注射生长抑素。对于饮食和药物治疗无效的需手术治疗。

② 晚期倾倒综合征

a. 原因：含糖食物快速进入肠道后刺激胰岛素大量分泌，继而导致反应性低血糖。

b. 临床表现：多发生于进餐后 1～3h 内，主要是头晕、面色苍白、出冷汗、乏力、脉搏细速甚至虚脱等低血糖表现。

c. 处理：减少碳水化合物的含量，增加蛋白质比例，少食多餐，严重时可遵医嘱皮下注射生长抑素。出现症状时稍进食，尤其是糖类，即可缓解。

8. 出院指导

（1）饮食指导 一般术后 2～3 周恢复正常饮食，以高热量、高蛋白质、高维生素、清淡易消化为主，避免摄入腌制、烟熏、油炸、烧烤类的食物，戒烟、酒。进食使用公筷，避免幽门螺杆菌交叉感染。

（2）其他生活指导 一个月内以休息为主，适当参加活动或锻炼，两个月可进行轻体力活动，三个月后恢复正常生活，但注意劳逸结合，避免过度劳累。同时生活规律，保证充足睡眠，增强机体抵抗力。保持乐观态度和良好的心理状态，以积极的心态面对疾病。

（3）用药指导 出院后无特殊，一般无须特殊用药。对于全胃切除术后的患者，应每月肌内注射 1 次维生素 B_{12}，预防巨幼细胞贫血。

（4）自我监测 教会患者自我监测，如果出现腹胀、腹部持续疼痛、恶心、频繁呕吐、肛门停止排气排便、肝区肿胀、锁骨上淋巴结肿大等表现时，应随时就诊。

（5）定期复查 胃癌患者需定期门诊随访，术后三年内每 3～6 个月复查 1 次，3～5 年每半年复查 1 次，5 年后每年 1 次。内镜检查每年 1 次。Ⅱ期及以上胃癌患者术后体力状况基本恢复正常以后要辅以化疗，一般术后 4 周开始，半年内完成。化疗前定时监测肝肾功能、血常规结果，如有异常，对症处理。

第六节 · 结直肠癌

结直肠癌是结肠癌及直肠癌的总称。最新数据显示，2022 年全球结直肠癌新发病例约 192.6 万例，死亡病例约 90.4 万例，分别占全球癌症发病和死亡总数的 9.6% 和 9.3%。许多高收入国家（如美国、加拿大、澳大利亚等）50 岁以下人群的结直肠癌发病率呈逐年上升趋势。在我国，结直肠癌发病率和死亡率在恶性肿瘤中分别排名第 2、第 4 位。男性多于女性，尤其是 40 岁以上男性结直肠癌死亡率、寿命损失年数呈现显著上升趋势。城市发病率多于农村，东部地区发病率较高。结直肠癌的发病机制与社会经济发展、生活方式密切相关；在高收入地区，动物源性食物摄入量增加、肥胖和不健康行为方式（如吸烟、饮酒）增加了结直肠癌的患病风险。

一、大肠的解剖和生理

（1）大肠的解剖 大肠由盲肠、阑尾、结肠、直肠和肛管 5 部分组成，长约 1.5m。大肠始于盲肠，下有阑尾。盲肠与回肠之间有回盲瓣，是小肠和大肠的分界线。回盲瓣具有单向阀门的功能，能控制小肠内容物流入大肠，也可以防止盲肠内容物反流回小肠。结肠由升结肠、横结肠、降结肠、乙状结肠组成，下接直肠（图 2-6-1）。结肠有三个解剖标志：结肠带、结肠袋和肠脂垂。升结肠和横结肠的连接部分为结肠肝曲，横结肠与降结肠的连接部分为结肠脾曲。直肠位于盆腔后方，长约 12～15cm，男性的直肠前壁与膀胱底、精囊、输精管末端、前列腺等为邻，女性的直肠前壁邻子宫和阴道后壁，直肠后方是骶骨、尾骨、梨状肌。上段直肠与前面的腹膜反折形成直肠子宫陷凹或直肠膀胱凹陷，在站姿或仰卧时，该陷凹是腹腔的最低部位，若腹腔内出血、积液或肿瘤种植于此处，直肠指诊可触及。临床常经阴道后穹隆向此处穿刺抽液检查，以判断有无腹腔内出血。肛管上自齿状线，下至肛门缘，长约 1.5～2cm。齿状线是直肠和肛管的交界线。肛管因为被肛管内、外括约肌环绕，平时呈环状收缩封闭肛门。肠系膜上动脉供应盲肠至降结肠的中远端的血液，肠系膜下动脉供应降结肠远端的血液，经过血液交换以后，经肠系膜上静脉和肠系膜下静脉汇入门静脉。

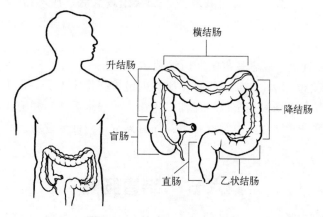

图 2-6-1　结直肠的解剖示意

（2）大肠的生理功能　　大肠具有吸收、分泌、排便功能。小肠下传的食物残渣经过回盲瓣进入大肠，大肠吸收其中多余的水分、葡萄糖、电解质和部分胆汁酸，形成粪便，并经过肛门有节制地排出体外。大肠能分泌碱性黏液润滑肠道黏膜，有利于大便排出。肛管的主要功能是排泄粪便。

二、结直肠癌的病理生理

结直肠癌根据病理分型分为肿块型、溃疡型、浸润型三型。隆起（肿块）型多见，占 50% 以上，肿瘤的主体向肠腔内突出，向周围浸润少，预后好。浸润型癌肿向肠壁各层浸润，使局部肠壁增厚、肠腔狭窄，易发生肠梗阻，表面常无明显的溃疡或隆起。此型一般分化程度低，转移早，预后差。溃疡型肿瘤形成深达或贯穿肌层、中心凹陷、边缘凸起的溃疡，形状为圆形或卵圆形。此型分化程度较低，转移较早。根据组织学分类，分为三类。①腺癌：管状腺癌、乳头状腺癌、黏液腺癌、印戒细胞癌。②腺鳞癌：肿瘤由腺癌细胞和鳞癌细胞组成。③未分化癌：癌细胞较小，形态较一致，预后差。结直肠癌可以在一个肿瘤中出现两种及以上的组织类型，而且分化程度可不完全一致。结直肠癌主要通过淋巴转移，还可通过直接浸润、血行转移和种植转移。发生广泛腹膜种植转移时，患者可出现大量癌性腹水。

三、临床表现

1. 结肠癌　结肠癌早期常无特异性症状，进展后的主要症状如下。

（1）排便习惯与粪便性状改变　常为最早出现的症状，多表现为排便次数增多，腹泻或便秘，排血便、脓性或黏液性粪便。

（2）腹痛或腹部不适　也是常见的早期症状。疼痛部位常不确切，为持续性隐痛或仅为腹部不适或饱胀感，当癌肿并发感染或肠梗阻时腹痛加剧，甚至出现阵发性绞痛。

（3）腹部肿块　多为癌肿本身，也可能是梗阻近侧肠腔内的积粪，位于横结肠或乙状结肠的癌肿可有一定活动度。当癌肿穿透肠壁并发感染，可表现为固定压痛的肿块。

（4）肠梗阻　多为中晚期症状。一般呈慢性、低位、不完全性肠梗阻，表现为便秘、腹胀，可伴有腹部胀痛或阵发性绞痛，进食后症状加重。当完全性梗阻时，症状加剧，部分患者可出现呕吐，呕吐物含粪渣。

（5）全身症状　由于长期慢性失血、癌肿破溃、感染以及毒素吸收等，患者可出现消瘦、乏力、贫血、低热等全身症状。晚期可出现肝大、黄疸、腹水、直肠陷凹肿块、锁骨上淋巴结及恶病质等。

因为癌肿部位和病理类型不同，临床表现也有所不同。若癌肿位于右半结肠，因为肠腔大、粪便稀薄、癌肿类型常为肿块型、易坏死出血和感染，因此以腹痛、贫血、腹部肿块、消瘦乏力为主要表现，肠梗阻症状少见。若癌肿位于左半结肠，因为肠腔小，粪便成形，癌肿类型常为浸润型，主要表现为急慢性肠梗阻、排便习惯与粪便性状改变等症状为主。

2. 直肠癌的临床表现　直肠癌早期无明显症状，癌肿影响排便或破溃出血可出现相应的症状。

（1）直肠刺激症状　癌肿刺激直肠产生频繁便意，引起排便习惯改变，便前有肛门坠胀、里急后重、排便不尽感，晚期可出现下腹痛。

（2）黏液血便　最常见，80%～90%患者可发现便血，癌肿破溃后出现黏液血便，感染时可出现黏液脓血便。

（3）肠管狭窄症状　当癌肿发展增大，导致肠管狭窄时可出现便秘、排便困难、粪便变细，并伴有下腹胀痛不适等慢性梗阻症状，部分患者再此之前可出现腹痛与便秘交替。

（4）当癌肿侵犯前列腺、膀胱可出现尿频、尿痛、血尿等；侵犯骶前神经可出现骶尾、会阴部持续性剧烈疼痛、坠胀感；侵犯阴道可出现阴道异常分泌物；出现肝转移时可有腹水、肝大、黄疸、水肿、消瘦等表现。60%～70%的患者能在直肠指诊时触及肿物，部分累及到齿状线以下的直肠癌患者可扪及肿大的腹股沟淋巴结。

四、专科检查

1. **直肠指诊**　是诊断低位直肠癌最简单和最重要的检查方法，可了解肿块距离肛门的距离、大小、形状、质地、基底部活动度、有无盆底种植等，检查前嘱患者排空大便，取左侧卧位，双髋关节向上屈曲，双手抱住双膝，双膝尽量靠近腹部，充分暴露肛门，检查完成后退出指套，观察指套上是否有染血。直肠指诊常用的体位有左侧卧位、膝胸位、截石位，对于年老体弱及病情重的患者，应慎重采用膝胸位。直肠指诊可触及隆起型、溃疡型或浸润型的质硬肿块。

2. **内镜检查**　可通过肛门镜、结肠镜进行检查，内镜下不仅可观察距肛门的距离、肿物大小及形态、局部浸润的范围等，还可获取活组织行病理学检查，或行内镜下治疗，是诊断结直肠癌最直接、最准确的方法。但对于急性腹膜炎、肠穿孔、腹腔内广泛粘连；肛周或严重肠道感染者；一般状况不佳、难以耐受的患者禁做结肠镜。结肠镜检查前常需要进行肠道准备，检查当天可进无渣流质食物。检查结束后观察患者腹胀、腹痛、排便的情况，若腹部剧烈疼痛、腹胀、面色苍白、心率增快、血压下降、大便呈柏油样便应及时报告医生，并协助处理。若无明显不适且未进行治疗者，普通肠镜后无不适，即可进食流质食物。无痛肠镜检查结束后 2h 后可饮水以及进食流质，第二天可以恢复正常饮食；取活检者可在 2h 后进食温凉流质，术后 1～2 天，应进温凉半流质食物，忌生冷和刺激性食物，禁烟酒、浓茶、咖啡等，以免诱发出血。行息肉切除、止血治疗者，应禁食 48h，卧床休息 3 天，遵医嘱给予抗生素治疗，避免剧烈运动。

3. **粪便隐血试验**　可作为高危人群的普查及初筛方法，阳性者再作进一步检查。具体操作方法同胃癌。一般出血量 5～10mL 可出现粪便隐血试验阳性。

4. **气钡双重造影**　结直肠癌早期筛查中比较普遍和有效的影像学检查方法之一。气钡双重造影通过给患者服用钡剂，使钡剂均匀地附着在肠壁上，同时注入空气，利用体位使空气上升，钡剂下降，分段摄取结肠双重造影片，通过给肠道各部位拍摄 X 线片，使肠道轮廓和黏膜清晰地呈现，进而筛查并定位病变部位。这种方式操作简便，定位成功率较高，易被患者接受，临床应用较为广泛。气钡双重造影的缺点是不能全面地观察肠壁各层，对于肠道深层病变容易因肠道相互折叠和肠内粪便的遮挡而影响检查的准确性和全面性，且不能对病灶进行组织活检，进而影响肿瘤分期和诊断。结直肠癌因其分型不同而 X 线造影表现不同。①增生型：腔内出现不规则的充盈缺损，轮廓不整，病变多发生于肠壁的一侧，表面黏膜皱襞破坏中断或消失，局部肠壁僵硬平直，结肠袋消失，肿瘤较大时可使钡剂通过困难，病变区可触及肿块。②浸润型：病变区肠管狭窄，常累及一小段肠管，狭窄可偏于一侧或形成向心性狭窄，其轮廓可光滑整齐，也可呈不规则状，肠壁僵硬，黏膜破坏消失，病变区界限清晰。本型常可引起梗阻，甚至钡剂止于肿瘤的下界而完全不能通过，病变区亦可触及肿块。③溃疡型：肠腔内较大的龛影，形状多不规则，边界多不整齐，具有一些尖角，龛影周围有不同程度的充盈缺损与狭窄，黏膜破坏中断，肠壁僵硬，结肠袋消失。

5. 腹部 CT 能快速精确地分辨患者结直肠的各层黏膜，立体化反映肠道病变的部位、范围及特点，可对结直肠走形进行动态追踪，是肠癌术前诊断的重要工具，对结肠癌的分期、有无淋巴转移以及肠外侵犯的判断较 MRI 优越。检查时取右侧卧位。结直肠癌 CT 可显示腔内软组织块影、不规则的管壁增厚、肠腔狭窄。肿瘤与周围脂肪界限不清时提示癌肿向腔外侵犯。病灶邻近系膜密度可增高，内可见单发或者多发淋巴结。

6. 腹部 MRI 对患者无辐射损伤，对软组织分辨率高，能检测肠壁肿瘤病变部位的大小和深度，还可以检测出有无淋巴结及远端组织转移，在直肠癌术前分期及术后复发的鉴别诊断方案优于 CT。MRI 上癌肿可表现为肿块、肠壁增厚，T1WI 呈等、稍低信号。T2WI 表现为均匀或者不均匀等或稍高信号，肿瘤内发生坏死时表现为高信号。肿瘤侵袭至肠壁外时，可见局部肠壁表面毛糙。腹部 MRI 扫描前需要排空肠道。

7. 腹部 PET-CT 检查 PET-CT 可推荐为结直肠癌临床分期及评价治疗效果的备选方法，同时有助于发现或确定其他影像学方法漏诊或疑诊的远处转移病灶。检查配合要点参考胃癌 PET-CT 检查。结直肠患者 PET-CT 显像结、直肠部位糖代谢增高。

8. 肿瘤标志物 结直肠癌患者在诊断时、治疗前、评价疗效和随访时，必须检测外周血癌胚抗原（CEA）、糖类抗原（CA）19-9。疑有腹膜、卵巢转移者建议检测 CA125。有肝转移者建议检测甲胎蛋白（AFP）。

五、治疗原则

手术切除是结直肠癌的主要治疗手段，同时配合化疗、放疗、中医治疗可在一定程度上提高疗效。

1. 非手术治疗

（1）化学治疗 利用肿瘤细胞对化学药物的高敏感性，选择性地杀灭肿瘤。术前新辅助化疗有助于缩小原发灶，使其降期，提高手术切除率和降低术后复发率；术后辅助化疗可杀灭残余肿瘤细胞，提高生存率。姑息化疗主要适用于晚期无法行根治的结直肠癌患者，可控制肿瘤进展和延长生存时间。在新辅助治疗前，应完善影像学基线评估和完善相关分子标志物检测。辅助治疗应根据患者原发部位、病理分期、分子指标及术后恢复状况来决定。推荐术后 4 周左右开始辅助化疗，体质差者可适当延长，一般不超过术后 6 周，根据肿瘤的分期化疗时限 3～6 个月。在治疗期间应根据患者体力情况、药物毒性、术后 TNM 分期和患者意愿，酌情调整药物剂量和（或）缩短化疗周期。常用的化疗方法有全身静脉给药、区域动脉灌注、术中和术后腹腔热灌注治疗等。

（2）放疗 通过放射线的聚集杀灭照射野的肿瘤细胞。直肠癌放疗或放化疗的主要模式为新辅助/辅助治疗、根治性治疗、转化性治疗和姑息治疗。新辅助放疗的适应证主要针对Ⅱ～Ⅲ期中低位直肠癌（MRI 评估肿瘤距肛缘＜12cm），术前新辅助放疗可缩小癌肿体积，降低肿瘤分期，提高手术切除率和降低局部复发率。辅助放疗主要推荐用于未行新辅助放疗，术后病理分期为Ⅱ～Ⅲ期且为高危局部复发的直肠癌患者。姑息性放疗主要用于无法根治的晚期或者复发的患者，可以缓解其症状。

（3）其他治疗　①局部治疗：如介入治疗、瘤体内注射、物理治疗。②中医中药治疗：正气亏虚、气滞血瘀、痰浊凝聚、湿热毒蕴结是癌症发生发展过程中的中医病理机制。中医治疗以健脾益气、行气活血、化痰散瘀、清热利湿、清热解毒为主。③近年随着精准治疗概念的提出、分子病理学的发展，不断有新靶点被发现或新药物上市。分子靶向药物（靶向 KRAS、靶向 BRAF、靶向 HER2）为结直肠癌患者带来了更长的生存时间。免疫治疗是近年的热点，抗体单独或联合其他治疗用于晚期癌症取得了良好的疗效，为部分患者提供了希望。

2. **手术治疗**　有内镜手术、传统外科手术和姑息性手术。

（1）内镜治疗　是应用内镜切除结直肠癌病灶并回收切除组织的一种方法，与传统外科手术相比，内镜下切除具有创伤小、并发症少、患者耐受程度高、恢复快、费用低等优点，且疗效相当。内镜治疗包括内镜黏膜切除术（endoscopic mucosal resection，EMR）和内镜黏膜下剥离术（endoscopic submucosal dissection，ESD）。无淋巴结转移的黏膜内癌或黏膜下层轻度浸润癌均是内镜下治疗的适应证。内镜黏膜切除术是治疗早期结直肠癌及癌前病变的有效方法。然而，对于大面积病灶，EMR仅可分块切除，存在病变切除不全、局部易复发等风险，而对于一次性整块切除大面积病灶，ESD 更有优势。

（2）传统外科手术

① 结肠癌根治性手术：完整切除肿块及其两端 10cm 以上的肠管及其所属系膜和区域淋巴结，以达到根除肿瘤的目的。癌肿部位不同，手术方式不同，常用的术式包括以下四种。a. 左半结肠切除术：适用于降结肠和结肠脾曲癌。b. 横结肠切除术：适用于横结肠癌。c. 右半结肠切除术：适用于盲肠、升结肠、结肠肝曲癌。d. 乙状结肠切除术：适用于乙状结肠癌。

② 直肠癌根治性手术：完整切除肿块和足够的切缘、区域淋巴结和伴行血管以及完整的直肠系膜。常用的术式如下。a. 腹会阴切除术（Miles 手术）：主要适用于腹膜反折以下的直肠癌。b. 低位前切除术（Dixon 手术）：直肠癌保肛手术，适用于腹膜反折以上的直肠癌，是目前应用最多的直肠癌根治术。c. 经腹直肠癌切除、近端造口、远端封闭手术：适用于一般情况很差，不能耐受 Miles 手术或急性梗阻不宜行 Dixon 手术的患者。d. 直肠癌局部切除术：包括经肛门切除、经括约肌切除和骶骨旁切除。适用于腹膜反折以下肛门侧的 cTis 癌，轻度浸润的 cT1 癌。

（3）姑息性手术　如果肿瘤局部晚期不能切除或患者经临床评估不能耐受手术，可行姑息性手术，以解除患者痛苦和处理并发症。建议给予姑息性手术治疗，如近端造口术、短路手术、支架植入术或肠梗阻导管置入术等。

六、护理评估

【健康状况评估】

1. **一般状况**　了解患者的年龄、性别、婚姻、药物使用情况。

2. **日常生活习惯**　了解患者的职业、有无抽烟、嗜酒、生活无规律等不良生活习惯，是否长期食用高脂肪、低纤维饮食、红肉和加工肉、油炸和腌制的食物。

3. **既往史**　评估患者既往手术史，既往是否患有大肠腺瘤、溃疡性结肠炎、结直肠息肉、克罗恩病、血吸虫性肉芽肿等癌前病变。

4. **家族史**　评估患者家族成员中有无家族性腺瘤性息肉病遗传病、遗传性非息肉病性结直肠癌的患者。

【症状与体征评估】

1. **消化道症状评估**　评估患者有无排便习惯及性状的改变，是否有腹泻、便秘、大便带血、黏液血便，有无肛门坠胀感、里急后重感。

2. **腹部评估**　体查患者腹部有无凹陷或膨隆、陈旧性伤口；腹部触诊是否可扪及肿块及其大小、活动度及肿大的淋巴结，有无肠梗阻的表现；腹部有无压痛、反跳痛、腹肌紧张等，腹部叩诊有无振水音、腹水等；有无高调肠鸣音。

3. **全身评估**　评估患者有无尿频、尿痛、血尿等泌尿系统等症状。评估患者的生命体征、BMI、皮褶厚度、进食情况等，评估患者有无消瘦、贫血、黄疸、腹水等全身情况。

七、护理措施

【术前护理】

1. **营养支持**　①饮食：无梗阻的患者术前 3 天进食高蛋白质、高热量、丰富维生素、易消化的半流质食物，术前 1 天予以流质食物或者术前 3 天到术前 12h 口服全营养制剂。术前 6h 禁食，2h 禁饮。完全梗阻者遵医嘱禁食、胃肠减压及补液，胃管鼻饲液状石蜡。②肠外营养支持：入院后由责任护士对患者开展营养评估，针对有营养风险且经口服补充营养物质后无法满足机体 60%热量需求的患者，予以补充性肠外营养支持，遵医嘱予以静脉营养，补充足够的能量，必要时予以输血、蛋白等，改善患者的营养状况和提高手术的耐受性。

2. **肠道准备**　无梗阻的患者术前 1 天遵医嘱口服泻药清洁肠道，并观察用药后的反应及肠道清洁效果，直至排出的粪便呈无渣、清水样为止。临床常用的泻药有磷酸钠盐口服溶液和复方聚乙二醇电解质散，对于老年尤其伴有肾功能不全的患者，应慎用口服磷酸钠盐。对于年老体弱无法耐受以及心、肾功能不全或者肠道准备不充分的患者，可遵医嘱予以清洁灌肠。完全梗阻者术日晨予以灌肠。

3. **肠造口定位**

（1）定位时间　术前 1 天在患者沐浴后进行，时间不可过早以免导致定位点模糊。

（2）定位前准备　评估患者手的灵活度、皮肤状况、衣着习惯等生理状况；心理、精神及情感状况；文化背景、教育状况、职业特点及社会支持情况。告知患者造口定位的意义和相关配合事项，定位前排空膀胱。准备用物：透明薄膜、油性笔、棉签、乙醇、碘酒和甲紫等。

（3）定位方法　取去枕平卧位，暴露腹部皮肤，保持身体放松，避开皮肤凹陷、瘢痕、褶皱、骨隆突以及腰带的部位，最好选在腹直肌上。回肠造口一般选择右下腹脐与右髂前的上棘连线中上 1/3 处或脐、髂前上棘、耻骨联合三点形成的三角形的三条中线相交点，乙状结肠造口用前述方法定位在左下腹。在确定造口位置后，用油性笔画一个圆点作为标记，并用造口底盘的模型放置于标记的圆点位置，指导患者分别采取站立、坐位、下蹲和弯腰等不同体位，确定患者是否能看见造口袋以及切口、底盘和周围皮肤的关系。进行反复确定和核实之后，用 3%碘伏和 75%乙醇对局部皮肤消毒，再用甲紫画一个直径 2～3cm 的空心圆，并用 3%碘伏进行固定，将空心圆涂成实心圆后，贴上透明薄膜覆盖以保护造口，同时嘱咐患者不可擦拭标记或者揭开薄膜，洗澡时注意格外保护，如薄膜脱落或标记移位，及时联系医师。

4. **术前准备**　指导患者戒烟；若癌肿侵犯阴道后壁，为减少或避免术中污染或术后感染，术前 3 天每晚行阴道冲洗；术前 1 天晚做好手术区域的皮肤准备，直肠癌和乙状结肠癌患者剃除腹部和会阴部毛发，并进行全身淋浴清洁。

5. **心理护理**　结直肠癌尤其是术后需要造口的患者，因为疾病的原因以及排便方式发生改变，容易出现焦虑、抑郁等不良情绪。应关心患者，与患者建立良好的关系，加强交流沟通，了解患者的心理，并针对性地为患者解决问题。为其耐心讲解肠造口定位的重要性和必要性，让其观看有关肠造口的图片、视频等，提高患者的疾病认知。寻求可能的社会支持，必要时邀请科室心态好、恢复较好的患者介绍相关经验，帮助患者增强治疗疾病的信心，提高治疗依从性。

【术后护理】

1. **病情观察**　术后每 30min 测量血压、脉搏、呼吸 1 次，患者生命体征平稳后改为每小时 1 次，术后 24h 病情平稳后逐步延长间隔时间。

2. **体位与活动**　根据患者耐受情况，鼓励早期活动，术后当天卧床休息为主，术后第 1 天协助患者坐起-站立-行走，逐渐增加运动量和强度。

3. **营养支持**　①饮食：术后当天可少量多次饮水，若无不适，术后第一日遵医嘱进食流质或肠内营养制剂。肠蠕动恢复后，若无不良反应，遵医嘱进食少渣半流质食物，少量多餐，循序渐进，逐渐增加进食量，观察胃肠耐受情况。术后 2 周左右过渡至普食，注意补充高热量、高蛋白质、低脂、维生素丰富的食物。②肠外营养支持，详见第二章第五节胃癌术后饮食护理的营养支持。

4. **引流管护理**　结肠癌术后常规会留置腹腔/盆腔引流管、导尿管。直肠癌术后可能留置腹腔引流管、盆腔引流管、肛管、导尿管。在各管道留置期间需妥善固定引流管，保持各引流管通畅，观察并记录引流液的颜色、性状、量，如有异常，立即报告医生处理。留置管道期间，做好引流管及管道周围皮肤的护理，严格无菌操作，病情允许的情况下应尽早拔除各管道，结肠癌术后导尿管留置 1～2 天后拔除。腹腔/盆腔引流管常规留置 5～7 天，腹腔引流液颜色、性状无异常，引流液量少时，即可拔除。直肠癌导尿管留置时间 3～5 天后拔除。如果直肠癌侵犯膀胱，导尿管一般留置 1 个月以上。男性患者如果术前存在前列腺增生症状，则需要进行膀胱训练后再拔除导尿管，肛管一般留置 3～5 天，待肛门排气、排便，且患者生命体征平稳，无吻合口瘘等临床表现时，即可拔除。

5. **腹腔热灌注治疗** 参见第二章第五节胃癌术后护理的相关内容。

6. **并发症的护理**

（1）**吻合口瘘** 术后吻合口瘘发生率为 3.0%～14.6%。

① 原因：术前肠道准备不充分、患者营养状况差、术中误伤、吻合口吻合不佳等导致。

② 临床表现：引流管引流出浑浊粪性液体，伴或不伴有高热、腹部突发疼痛或腹痛加重、腹膜刺激征等。

③ 护理措施：a. 予以禁食、胃肠减压和补液，维持水电解质酸碱平衡。b. 遵医嘱予以抗生素控制感染、TPN 营养支持、生长抑素抑制肠液的分泌等。c. 经腹腔/盆腔/骶前引流管进行腹腔冲洗，记录瘘出液的色、量、性质，根据漏出部位、大小及周围皮肤的情况粘贴一件式或两件式造口袋，利于瘘液的收集，保护瘘口周围的皮肤。漏出量多或刺激性大时，可予以双套管行持续负压吸引，保持负压引流通畅，压力适宜。

（2）**切口感染** 术后切口感染发生率 4%～12.8%。

① 原因：术前肠道准备不充分、患者营养状况差、术中污染导致。

② 临床表现：切口出现红、肿、热、痛等表现，切口流出脓性液体等局部表现，严重者甚至出现全身感染的症状。

③ 护理措施：a. 保持伤口敷料清洁干燥，渗湿及时更换。b. 观察伤口有无红肿热痛、流脓等感染症状，观察患者体温和血常规变化。遵医嘱予以抗生素抗感染治疗。c. 如有感染予以定期换药，必要时予以清创。留取伤口分泌物做培养，根据培养结果选择合适的抗生素。加强营养，促进伤口愈合。

（3）**尿潴留** 是低位直肠癌或乙状结肠癌术后常见并发症。

① 原因：术中损伤或者切除自主神经、排尿习惯改变、膀胱括约肌痉挛、长时间留置尿管等导致。

② 临床表现：拔除尿管后不能自行排尿，膀胱区叩诊浊音。当尿潴留膀胱极度充盈时，出现腹胀，伴充盈性尿失禁。

③ 护理措施：a. 病情允许的情况下，鼓励患者下床站立或者蹲位排尿，排尿

时用力收缩腹部肌肉或者于耻骨上手法适度加压。b. 可以给予下腹部热敷或者温水坐浴或会阴部温水冲洗等方法，缓解膀胱收缩肌肉的痉挛。c. 通过物理、药物等方法仍不能缓解者，需要重新留置尿管。

（4）直肠前切除综合征　发生率为 4.0%～4.7%。

① 原因：肛门括约肌功能受损、直肠容积和顺应性降低、吻合口狭窄和硬管形成、术前放疗、肠道协调功能障碍以及由于传出神经受损引起的新直肠敏感度降低等。

② 临床表现：可分为两种类型。a. 急迫失禁型：主要表现为排粪次数增多，严重者可超过 10 次/天，控制排粪、排气能力下降，甚至完全失禁，伴有排粪急迫感。b. 排空障碍型：由于吻合口狭窄等原因，患者排粪极度费力，排空不全，如厕时间长而排出粪便少，有时需要数日积累粪便形成足够的压力才能将粪便排出。

③ 护理措施：a. 一般治疗：对于术后短暂的肠道功能性紊乱，可给予对症治疗，如应用抵制肠道蠕动的药物（洛哌丁胺）和解痉药（山莨菪碱）等；饮食调节，多吃富含纤维素的食物，增加运动，补充必要的水分，采取正确的排粪姿势等。b. 改进重建技术。c. 经直肠扩张和灌洗：吻合口狭窄和硬管形成的患者，低位直肠癌患者在术后的 1 周左右尽早开始示指扩肛，以减少吻合口狭窄的发生概率。指导患者家属在家中进行，每周 1 次，以顺利通过示指为宜，动作轻柔，不必强求将直径扩大。对于已经形成硬管的患者，如示指不可通过，可以行内镜下吻合口扩张。d. 练习主动收缩肛门：患者在术后早期开始，有意识主动收缩括约肌，收缩肛门动作和排粪动作交替，每天 2 次，每次 30min。一方面可以预防吻合口硬管形成，另一方面提高肛门括约肌的力量。e. 其他治疗方法：骶神经刺激等可以改善 ARS 失禁症状，提高排粪能力。

7. 肠造口的护理　详见第七章第七节肠造口护理的相关内容。

8. 出院指导

（1）肠造口指导　参见第七章第七节肠造口护理的相关内容。

（2）饮食指导　合理饮食，避免摄入高脂肪、烟熏油炸、辛辣等刺激性食物，戒烟、酒，多食新鲜蔬菜水果。

（3）其他日常生活指导　术后三个月基本恢复正常工作和劳动，但注意劳逸结合，避免过度劳累。同时生活规律，保证充足睡眠，增强机体抵抗力。保持乐观态度和良好的心理状态，以积极的心态面对疾病。

（4）定期复查　结直肠癌术后应定期检查，医生根据病情制订化疗方案，患者需定期化疗。如有不适，随时随诊。术后 2 年内每 3 个月进行病史、体检及 CEA、CA19-9 监测，2 年后每 6 个月 1 次，总共 5 年，5 年后每年 1 次。结肠癌术后 5 年，每年进行胸部、腹部和盆腔 CT 扫描，直肠癌术后患者，选择直肠 MRI 随访。前 2 年，胸腹/盆腔 CT 或 MRI 每半年 1 次，然后每年 1 次，共 5 年。术后 1 年内行肠镜检查，如有异常，1 年内复查；如未见息肉，3 年内复查；随后 5 年 1 次，随诊检查出现的结直肠腺瘤均推荐切除。如术前肠镜未完成全结肠检查，建议术后 3～6 个月行肠镜检查。

第七节 · 急性胰腺炎

急性胰腺炎（acute pancreatitis，AP）是一种胰腺急性炎症和组织学上腺泡细胞破坏为特征的疾病，是常见消化系统急症之一。近年来，急性胰腺炎的发病率呈上升趋势，临床需高度重视。80%～85% 的 AP 患者为轻症，病程呈自限性，病死率小于 1%～3%。约 20% 的 AP 患者常常由局部发展累及全身器官及系统而成为中度重症 AP 或重症急性胰腺炎（severe acute pancreatitis，SAP），常伴有器官功能衰竭，累及呼吸系统、心血管和肾脏，严重者发生休克、弥散性血管内凝血（DIC），病死率可达 13%～35%。急性胰腺炎常见病因包括胆道疾病、大量饮酒、高脂血症、其他因素如暴饮暴食、创伤等，约 20% 的患者病因不明被归类为特发性胰腺炎。

一、胰腺的解剖和生理

（1）胰腺的解剖　胰腺是一个狭长的腺体，质地柔软，呈灰红色，长 17～20cm，宽 3～5cm，厚 1.5～2.5cm，重 82～117g。位于腹上区和左季肋区，横置于第 1～2 腰椎前方，并紧贴于腹后壁。胰腺分头、颈、体、尾四部分，十二指肠曲包绕胰头，颈部为头与体的移行部分，胰尾接近脾门。主胰管横贯胰腺全长，沿途有分支胰管汇入，绝大多数主胰管与胆总管汇合形成一个共同通道，周围有 Oddi 括约肌包裹，末端开口于十二指肠乳头（图 2-7-1）；部分患者虽有共同开口，但两者之间有分隔；少数患者分别开口于十二指肠；共同通道是胰腺和胆道疾病相关联的解剖学基础。

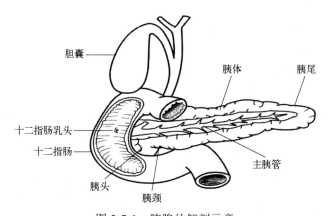

图 2-7-1　胰腺的解剖示意

（2）胰腺的生理功能　　胰腺具有外分泌和内分泌两大功能。外分泌腺由腺泡和腺管组成，腺泡分泌胰液，腺管是胰液排出的通道。胰液中含有碳酸氢钠、胰蛋白酶原、脂肪酶、淀粉酶等。胰液通过胰腺管排入十二指肠，有消化蛋白质、脂肪和糖的作用。内分泌腺由大小不同的细胞团——胰岛所组成，胰岛主要由4种细胞组成：A细胞、B细胞、D细胞、PP细胞。其中：A细胞分泌胰高血糖素，升高血糖；B细胞分泌胰岛素，降低血糖；D细胞分泌生长抑素，以旁分泌的方式抑制A、B细胞的分泌；PP细胞分泌胰多肽，抑制胃肠运动、胰液分泌和胆囊收缩。

二、急性胰腺炎的病理生理

急性胰腺炎病理分型可分为急性水肿性和急性出血坏死性。当胆汁、十二指肠液反流，胰液排出受阻，引起胰管内压力升高导致胰腺导管破裂、上皮受损，大量胰酶被激活进而诱导胰腺实质的自身消化，引起胰腺的充血、水肿及急性炎症反应。腺泡细胞释放炎性细胞因子，如肿瘤坏死因子（TNF-α）、IL-1、IL-2、IL-6和抗炎介质等，可引起炎症的级联反应。这种反应在80%～90%的患者中呈自限性，而过度炎症反应可导致胰腺局部出血和坏死，甚至出现全身炎症反应综合征导致多器官功能衰竭。

三、临床表现

1. **腹痛**　是主要症状。常于饱餐和饮酒后突然发作，呈持续性、刀割样剧烈腹痛。疼痛位于上腹正中偏左，严重时向两侧腰背部放射，以左侧为主。胆源性胰腺炎的腹痛始于右上腹，逐渐向左侧转移，包括左肩、左腰背部放射。腹痛常持续24h以上不缓解，部分患者呈蜷曲体位或前倾位可有所缓解。

2. **腹胀**　与腹痛同时存在，是腹腔神经丛受刺激产生肠麻痹所致。早期为反射性，继发感染后则为腹膜后的炎症刺激的结果。炎症越严重，腹胀越明显。腹腔积液可加重腹胀，腹内压增高可致腹腔间隔室综合征（abdominal compartment syndrome，ACS）。

3. **恶心、呕吐**　早期即可出现，呕吐往往剧烈而频繁，呕吐物为胃十二指肠内容物，偶可呈咖啡色，呕吐后腹痛不能缓解。

4. **发热**　早期可有低热；合并胆道感染时常伴寒战、高热。持续高热为胰腺坏死合并感染时的主要症状之一。

5. **休克和器官功能障碍**　早期以低血容量性休克为主，后期可合并感染性休克。伴急性呼吸功能衰竭时可出现呼吸困难和发绀；有胰性脑病者会引起中枢神经系统症状，如感觉迟钝、意识模糊甚至昏迷；病情严重者甚至有DIC表现。

6. **黄疸**　胆道结石嵌顿或胰头肿大压迫胆总管可引起，程度一般较轻。

7. **腹膜炎体征**　轻型急性胰腺炎压痛多局限于中上腹，常无明显肌紧张；病情严重者压痛明显，伴肌紧张和反跳痛；移动性浊音多为阳性；肠鸣音减弱或消失。

8. Grey-Turner 征、Cullen 征 少数严重患者胰液外溢至皮下组织间隙，溶解皮下脂肪，使毛细血管破裂出血。在腰部、季肋区和下腹部皮肤出现大片青紫色瘀斑，称 Grey-Turner 征（图 2-7-2）；脐周皮肤出现青紫色改变，称 Cullen 征（图 2-7-3）。

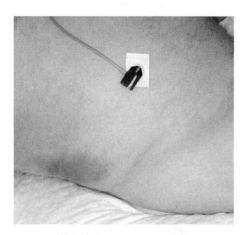

图 2-7-2　Grey-Turner 征

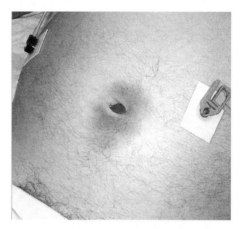

图 2-7-3　Cullen 征

四、专科检查

1. 淀粉酶测定 血清、尿淀粉酶的测定是最常用的诊断方法。静脉血检查无须空腹，但要避免使用避孕药、麻醉药等。尿淀粉酶检查前应注意避免服用阿司匹林肠溶片、布洛芬缓释胶囊等。淀粉酶值越高诊断正确率越大，但淀粉酶升高的幅度和病情严重程度不呈正相关，淀粉酶正常者不能完全排除急性胰腺炎的可能。一般情况下，血清淀粉酶在发病数小时内开始升高，24h 达高峰，持续 4～5 天后逐渐降至正常；尿淀粉酶在发病 24h 后开始升高，48h 达高峰，持续 1～2 周后恢复正常。血清淀粉酶值超过 500U/dL（正常值 40～180U/dL，Somogyi 法），尿淀粉酶明显升高（正常值 80～300U/dL，Somogyi 法），有诊断价值。

2. 脂肪酶测定 脂肪酶是一组脂肪水解酶类，主要来源于胰腺。血清脂肪酶是诊断急性胰腺炎较为敏感的指标，比血清淀粉酶更可靠，主要原因在于其敏感度更高和时间窗更长。尽量在抽血监测前 24h 内不吃高油脂、高蛋白质的食物，不饮酒。血清脂肪酶升高的时间一般在发病后 24～72h，持续 1～2 天，其正常值因不同的测量方法而不同，高于正常值 3 倍以上可辅助诊断。

3. 腹部超声 可检查患者腹水、内部回声、周围腔隙、胰腺大小及轮廓等，还可发现胆道有无结石、胆管有无扩张，以协助胆源性胰腺炎的诊断。检查时，多要求患者禁食 8h 以上。急性胰腺炎患者超声可显示胰腺弥漫性肿大和胰周液体聚集，出现粗大的强回声提示有出血、坏死的可能。

4. 腹部 CT 是最具诊断价值的影像学检查。CT 可检查胰腺的形态、边缘情况、大小、实质密度、胰管、胆管等情况。CT 检查前需禁食 2h，检查后如病情允许可多饮水。急性胰腺炎 CT 征象可表现为存在不同程度的胆管和胰管的扩张，胰腺肿大、边界模糊不清、腹水，胰腺组织出现斑块状，存在不规则低密度影。

5. **腹部 MRI** 可提供与 CT 类似的诊断信息，其检查胰腺水肿的敏感度优于CT，在评估胰腺坏死、炎症范围及有无游离气体等方面具有诊断价值。MRI 检查前指导患者呼气末屏气，使在检查期间保持直线屏气线。急性胰腺炎的 MRI 征象可表现为胰腺组织肿大，存在不同程度胰周积液，胰周与胰腺呈 T1、T2 信号，不同程度的胆管与胰管扩张。

6. **磁共振胆胰管成像（MRCP）** 是一种非介入性胰胆管成像技术，有助于判断胆管及胰管的情况。检查时需要患者空腹，避免患者身上存在金属制品，保持均匀呼吸，避免紧张、焦虑等不良情绪。急性胰腺炎的 MRCP 表现为胆总管胰腺段局限性狭窄或主胰管显示不清，据此可判断有无胆胰管梗阻。

五、治疗原则

1. **非手术治疗** 适用于轻症急性胰腺炎及无外科手术指征的中度重症和重症急性胰腺炎。病情危重者需要进入 ICU 进行器官功能支持治疗。治疗目的是减少胰液的分泌，防止感染和多器官功能障碍综合征（MODS）的发生。治疗措施包括：禁食、胃肠减压；补液、补充电解质、维持酸碱平衡、防治休克；镇痛、解痉；抑制胃酸、胰液分泌；营养支持；抗生素治疗；中药治疗。

2. **手术治疗** 通常采用胰腺和胰周坏死组织清除加引流术。若为胆源性胰腺炎，根据胆道有无梗阻采取不同的处理方法，手术的目的是取出结石、解除梗阻、通畅引流。手术治疗的适应证：①不能排除其他急腹症。②胰腺和胰周坏死组织继发感染。③合并胆总管下段梗阻或胆道感染。④合并肠穿孔、大出血或胰腺假性囊肿。

六、护理评估

【健康状况评估】

1. **一般情况** 包括年龄、性别、婚姻、职业、饮食习惯（暴饮暴食）、营养状况、吸烟史、长期酗酒史等。

2. **既往史** 有无胆道疾病、高脂及高钙血症、胰腺外伤、感染及用药等诱发因素。

3. **家族史** 了解家族中有无急性胰腺炎及其他胰腺疾病患者。

4. **心理社会评估** 了解患者对急性胰腺炎的认知程度，有何顾虑和思想负担；能否获得家庭、朋友和社会的支持。

【症状与体征评估】

1. **全身状况评估** 评估患者有无发热，血压下降、心率增快等休克征兆，呼吸增快、呼吸音减弱、发绀等呼吸衰竭表现；全身皮肤、巩膜有无黄染，是否伴有皮肤瘙痒。

2. **疼痛评估** 评估患者有无腹痛，是否与饮酒或饱餐有关，腹痛的性质及程度，是否呈腰带状向腰背部放射。

3. **消化道症状评估** 评估患者有无恶心、呕吐等消化道症状，评估呕吐的次数、量及性质；评估患者肛门有无排气排便，警惕麻痹性肠梗阻的出现。

4. **腹部评估** 评估患者有无肠鸣音减弱，有无腹膜刺激征、是否出现移动性浊音、腰部皮肤或脐周是否出现 Grey-Turner 征或 Cullen 征。

【失禁性皮炎风险评估】

失禁性皮炎（incontinence associated dermatitis，IAD）是危重症患者较为常见的皮肤问题，发生率约为 35.1%。重症急性胰腺炎患者病情复杂，常累及胃肠功能。临床上采用利胆导泻药物（硫酸镁）及肠内营养过程中，易导致患者出现腹泻，从而增加 IAD 发生率。通过评估患者大便次数、量，是否及时清理及肛周和会阴部皮肤状态等因素，评估患者 IAD 风险并采取相应护理措施。每次大便后及时清理患者排泄物，用温水清洗会阴部及肛周皮肤，避免排泄物残留，清洗后用柔软、吸水性好的毛巾轻轻拍拭，避免传统的"擦洗、擦拭"，必要时酌情使用皮肤保护膜、造口护肤粉、造口护肤袋等，将皮肤与粪便隔开。

七、护理措施

【非手术治疗护理/术前护理】

1. **饮食** 早期禁食、禁饮、胃肠减压，以减少胰液分泌，防止呕吐，减轻腹胀并降低腹内压，减轻疼痛。在胃肠功能耐受的情况下，入院 48～72h 内尽早恢复经口进食。从无脂流质（米汤、菜汁、蛋白粉等）过渡到低脂流质（如少油鱼汤、肉汤、低脂牛奶等），无恶心、呕吐、腹胀、腹痛等胃肠道症状者，可由半流质饮食（如粥、鸡蛋羹、面条等）过渡到低脂饮食；对于不能经口进食的重症急性胰腺炎患者，可通过鼻胃管、鼻肠管或空肠造瘘管进行肠内营养支持，并逐步恢复经口进食，以保护肠黏膜屏障，减少菌群易位。

2. **液体复苏** ①补液的最佳时机：入院后最初的 12～24h。患者入院后立即建立静脉通路，积极液体复苏，补液扩容，尽快恢复患者有效循环血量。②补液种类：液体种类以等张晶体液为主，包括生理盐水、乳酸林格液，乳酸林格液可降低胰酶活性和酸中毒，是液体复苏的首选。由高钙血症引起的胰腺炎，应避免含钙的乳酸林格液。③补液速度及量：补液速度为 250～500mL/h。早期坚持缺多少补多少的原则合理补充，过量的补液易导致体内肺水肿、脑水肿等并发症。④积极评估补液效果：入院 6h 后评估尿素氮（BUN＜7.14mmol/L）、肌酐（CRE 41～111μmol/L）和血细胞比容（HCT 35%～44%），入院后的 24～48h，每隔 8～12h 评估一次。

3. **疼痛护理** AP 疼痛包括：腹痛和 SAP 相关的疾病外疼痛（各种监测、有创性操作、长时间卧床制动等）。禁食、禁饮、持续胃肠减压、使用抑制胰腺分泌的药物可减少其对胰腺及周围组织的刺激缓解疼痛。此外，还可以采用非药物性干预措施如创造安静、舒适的环境，采取舒适的体位、自我放松训练等措施缓解疼痛。对于疼痛剧烈者，遵医嘱口服或静脉使用镇痛药物如非甾体抗炎药，严重疼痛者还可联合中枢性镇痛药物，如肌注曲马多或者地佐辛静滴，并评估药物的不良反应及镇痛效果。

4. **体温管理** 发热患者予以物理降温，如冰敷、温水或乙醇擦浴，必要时给予药物降温。遵医嘱使用抗生素控制感染。病情允许时，鼓励患者多喝温开水；降温过程中如有出汗及时更换衣服，保持皮肤清洁干燥；注意降温后的反应，监测生命体征的变化，避免虚脱，降温处理30min后复测体温；了解患者检验阳性结果，注意水、电解质代谢和酸碱平衡与血常规变化。

5. **血糖调控** 密切监测患者血糖变化，测床旁快速血糖4次/天（空腹及三餐后），血糖不稳定者酌情增加监测频次。理想的血糖控制在6.1~8.3mmol/L。必要时使用胰岛素皮下注射或静脉泵入，及时调整胰岛素用量，防止应激性高血糖或低血糖的发生。

6. **用药护理** 遵医嘱使用抑制胰酶分泌的药物如生长抑素及抑制炎症因子释放的药物如乌司他丁。生长抑素静脉注射后血浆半衰期短，为1.1~3min，因此应尽量以每小时250μg的速度持续输注，特殊原因中断输入不应超过5min，以确保给药的连续性。在输注过程中应注意观察患者有无眩晕、心悸、恶心、呕吐等不良反应。乌司他丁是非肽类蛋白酶抑制药，溶解后应迅速使用，应避免与加贝酯或球蛋白制剂混合，每次滴注1~2h，每日1~2次。注意观察注射部位血管有无疼痛、发红、瘙痒等症状。

7. **功能锻炼及VTE防治** ①患者卧床期间，指导患者床上活动，包括指、腕、肘、肩、髋、膝、踝等关节活动，以刺激肌肉收缩，加速血液循环。如：握球、旋腕、屈伸肘、旋肩、屈膝抬腿、踝泵运动等。同时进行床上适应性练习，如床上解大小便。②患者体力增加后鼓励尽早下床活动，提供助步器和陪护，以保障患者安全。③指导患者深呼吸、有效咳嗽、协助患者翻身拍背。④及时动态行深静脉血栓风险评估，对于高危患者采用间歇充气加压装置或足底泵行机械预防，必要时遵医嘱予以低分子肝素药物预防。

8. **术前检查** 完善术前的常规检查，包括腹部超声、CT增强扫描；血常规、血清淀粉酶、尿淀粉酶、血清脂肪酶、白细胞计数、血糖、血钙、肝肾功能、血气分析等生化检查。感染性胰腺坏死的手术干预时机为急性胰腺炎发病4周后，延迟手术可降低患者的并发症发生率和病死率。

9. **心理护理** 由于急性胰腺炎发病突然、发展迅速、病情凶险，患者常会产生恐惧心理。医护人员应关心患者，鼓励患者表达对疾病和手术的顾虑与担心，向患者讲解非手术治疗的目的与方案，以及手术时机、手术方式、麻醉方式、护理措施及可能出现的并发症，缓解患者的恐惧心理，提高患者对疾病的认知，树立战胜疾病的信心。

【术后护理】

1. 病情观察　术后当晚予以心电监测，每小时监测患者心率、呼吸、血压并记录。监测体温 3 次/天，连续 7 天，发热患者及时降温处理并复测体温。密切观察腹部体征及引流情况，警惕术后腹腔出血、胰瘘、消化道瘘等并发症的发生。

2. 饮食　全麻术后麻醉未清醒前禁食禁饮，麻醉清醒（或局麻）术后进普通饮食。如术前能经口进食者恢复经口进食，不能经口进食者，继续行肠内营养。

3. 体位与活动　术后血压稳定者，取半坐卧位，以利于引流和减少腹腔内压力。病情允许，应逐渐增加活动量，从床上活动开始，逐步过渡到下床行走，以促进肠道功能恢复和预防深静脉血栓形成。注意防止跌倒/坠床。

4. 腹腔引流管的护理　胰腺坏死组织清除术后常留置腹腔引流管直至胰周感染症状好转。为保证充分的引流，护理时应注意：①因临床常需调整管道尖端位置，可能没有缝线固定管道，采用导管固定贴（或胶带）固定于腹壁。护理人员需加强观察，发现胶带卷边、松脱时及时更换，交代患者在翻身、活动时避免牵拉引流管，防止引流管意外拔管。②保持引流通畅，定期挤捏引流管，必要时协助医生进行腹腔冲洗。③观察并记录引流液颜色、性状及量。一般情况下引流出胰周积液或坏死组织，可能含脓性分泌物，呈深浅不一的褐色或暗红色，量依据患者感染灶大小不同而不同，约 200～500mL/d。若发现鲜红色液体自引流管引流出，须警惕腹腔出血。

5. 并发症的护理

（1）出血

① 原因　SAP 并发出血的原因是多样的，包括：应激性溃疡出血、假性动脉瘤破裂、手术创伤引起的活动性渗血；感染的坏死组织侵犯引起的消化道大出血；消化液腐蚀腹腔大血管引起出血等。

② 临床表现　胃管、腹腔引流管或手术切口流出血性液体，患者出现呕血、黑便、血便，甚至血红蛋白下降、血流动力学改变、休克等。

③ 护理措施　a. 密切观察生命体征，特别是血压和脉搏的变化，及时识别休克征兆；b. 观察腹部体征、大便颜色，准确记录引流液的颜色、性状和量；c. 监测凝血功能，纠正凝血功能紊乱；d. 遵医嘱使用止血和抑酸药物；e. 应激性溃疡出血可采用冰盐水加去甲肾上腺素洗胃。f. 胰腺及周围坏死腔大出血时急诊行数字减影血管造影（digital subtraction angiography，DSA）或手术治疗。

（2）胰瘘　是胰腺及胰周外科手术最常见的并发症之一。

① 原因：主要由胰管损伤或破裂所致。

② 临床表现：表现为腹痛、持续腹胀、发热，腹腔引流管或伤口流出无色清亮液体或引流液中的淀粉酶增高。

③ 护理措施：a. 术中精细操作，避免损伤胰管。b. 术后密切观察患者腹部体征及引流情况，保持引流通畅，必要时行腹腔冲洗。c. 定期行腹腔引流液淀粉酶检

测，发生异常，及时告知医生处理。如进行穿刺或开腹手术引流、控制感染、抑制胰腺外分泌、营养支持等；d. 保护引流管口周围皮肤，必要时应用造瘘袋收集漏液，防止胰液腐蚀切口。

（3）消化道瘘　是重症急性胰腺炎的严重并发症，多数发生在 SAP 后期。

① 原因：胰液的消化、感染坏死病灶的腐蚀、手术操作均可使胃肠道壁坏死、穿孔继而发生瘘。

② 临床表现：常见部位是结肠和十二指肠，有时也发生在胃和空肠。主要表现为：a. 引流管或伤口有消化液、食糜或食物残渣引出；b. 口服或经造瘘管注入亚甲蓝从伤口或窦道引出；c. 胃肠道造影显示瘘口部位以及瘘口远端肠道情况；d. 窦道加压造影显示窦道与消化道相通。

③ 护理措施：a. 密切观察切口及引流情况，发现敷料有消化液渗湿、引流液中含粪性液体、或引流量突然减少（怀疑感染坏死组织流入消化道），立即报告医生。注意监测患者 24h 出入量、血电解质、血气分析、尿比重等，防止水、电解质紊乱及代谢性酸中毒。b. 配合医生予以持续腹腔冲洗，低负压吸引，保持引流通畅，防止消化液积聚引起感染和腹膜炎，必要时手术治疗。c. 加强营养支持，越过瘘口实施肠内营养，联合消化液回输或静脉营养。d. 及时伤口换药，保护瘘口周围皮肤，必要时使用造口袋收集漏出的消化液。

6. 心理护理　为充分改善患者胰周感染性坏死症状，可能需要进行多次胰腺坏死组织清除术，患者容易丧失疾病治疗的信心。应向患者充分解释手术方法（常采用微创）、多次手术的原因与目的，使患者理解并积极配合。

7. 出院指导

（1）预防复发　积极治疗胆道疾病、高脂血症、预防感染、正确服药等，预防胰腺炎复发。

（2）饮食指导　养成良好的饮食习惯，规律饮食，少量多餐，进食低脂饮食，忌食辛辣等刺激饮食，禁烟酒。

（3）休息与活动指导　规律作息，体力允许的情况下加强活动，以步行及肢体活动为主。

（4）其他日常生活指导　劳逸结合，保持良好心情，避免劳累和情绪激动。带管出院患者做好管道居家护理，发现引流管堵塞、引流液异常、管道脱落等意外情况，及时就诊。

（5）自我监测　监测血糖、血脂变化，必要时就诊专科门诊，使用药物控制。

（6）定期复查　治疗结束后建议每月复查一次，复查 2~3 次后可将复查时间推迟到 3~6 个月或更长时间。轻症急性胰腺炎复查至出院后 6 个月，重症急性胰腺炎患者至少复查至出院后 18 个月。复查内容包括血常规、血糖、血脂、肝肾功能、CT 等。若出现不明原因腹痛、腹胀、发热、不能规律进食、体重下降等症状及时就诊。

第八节 · 胰腺癌

胰腺癌（pancreatic carcinoma）是指发生在胰腺上皮组织的恶性肿瘤，是消化道常见的恶性肿瘤之一。多发于胰头部，约占75%，其次为胰体尾部，全胰癌较少见，少数可为多中心癌。胰腺癌早期症状不明显，很难在早期被发现，往往容易被忽略，因此早期确诊率不高，而中晚期胰腺癌的手术切除率低，治疗难度大。胰腺癌患者5年生存率约10%，在所有的恶性肿瘤中生存率最差、死亡率最高。胰腺癌的发病原因尚未确定，主要好发于高蛋白质、高脂肪摄入及嗜酒、吸烟者。长期接触某些金属、石棉、N-亚硝基甲烷、β-萘酚胺的人群及糖尿病、慢性胰腺炎患者，其胰腺癌的发病率明显高于一般人群。胰腺癌患者的亲属患胰腺癌的危险性增高，约有10%的胰腺癌患者具有遗传背景。

一、胰腺癌的病理生理

胰腺癌包括胰头癌和胰体尾部癌，85%的胰腺癌为导管腺癌，较少见的类型有腺泡细胞癌、黏液性囊腺癌和腺鳞癌等。导管细胞癌致密而坚硬，浸润性强，且没有明显界限，其切面呈灰白色或灰黄色，常伴有纤维化增生及炎症反应，与周围胰腺组织无明确界限，与慢性炎症性肿块难以区别，易造成误诊。腺泡细胞癌约占胰腺恶性肿瘤的1%，特点为肿瘤常较大，呈分叶状，界限清楚，切面呈黄白色，镜下见癌细胞呈多角形或未分化的小圆细胞，腺泡样结构大小不等，间质少，并有大量酶原颗粒。胰腺癌的转移和扩散途径主要为局部浸润和淋巴转移，也可经血行转移至肝、肺及椎骨等。

二、临床表现

胰腺癌恶性程度较高，进展迅速，但起病隐匿，早期症状不典型，出现临床症状时往往已属于中晚期。早期仅为上腹部不适、饱胀或有消化不良等症状，极易与胃肠、肝胆等疾病相混淆。因此，常被忽视而延误诊断。

1. **上腹痛** 是最早出现的症状。由于胰管梗阻而引起胰管内压力增高，甚至小胰管破裂，胰液外溢至胰腺组织呈慢性炎症，因此出现上腹痛，并向肩背部或腰胁部放射。而胰体尾部癌出现腹痛症状往往已属于晚期，且腹痛在左上腹或脐周。晚期胰腺癌呈持续性腹痛，并出现腰背痛，腹痛多剧烈，致不能平卧，常呈蜷曲坐位以求缓解，严重影响睡眠和饮食，这种疼痛是因为癌肿侵犯腹膜后神经组织所致。

2. **消化道症状** 早期上腹饱胀、食欲减退、消化不良。胰腺外分泌功能损害可能导致腹泻。腹泻后上腹饱胀不适并不消失。后期无食欲，并出现恶心呕吐、呕血或黑便，常系肿瘤浸润或压迫胃十二指肠所致。

3. **黄疸** 黄疸呈进行性加重，是胰腺癌主要的症状，约 80% 的胰腺癌患者在发病过程中出现黄疸，尤其是胰头癌，其接近胆总管，使之浸润或受压迫所致，造成梗阻性黄疸。小便深黄呈浓茶色，大便呈陶土样，出现皮肤瘙痒。约 25% 的胰头癌患者表现为无痛性黄疸。10% 左右的胰体、胰尾部癌患者也可发生黄疸，可能与肝内转移或肝门淋巴结转移压迫肝外胆管有关。肝和胆囊因胆汁淤积而肿大常可触及。无痛性胆囊增大，可能同时并发黄疸，称库瓦西耶征（Courvoisier sign）。

4. **腹部肿块** 属于晚期体征。肿块形态不规则，大小不一，质硬且固定，可伴有压痛。

5. **消瘦乏力** 是胰腺癌患者的主要临床表现之一，患者因饮食减少、消化不良、睡眠不足和癌肿消耗能量密切相关，导致患者消瘦、乏力、体重下降症状越来越严重，同时伴有贫血、低蛋白等营养不良症状。晚期可出现恶病质。

6. **其他** 患者可出现发热、胰腺炎发作、糖尿病、脾功能亢进以及游走性血栓性静脉炎。

三、专科检查

1. **血清生化检查** 包括肝功能、淀粉酶、脂肪酶、血糖等，可间接提示胰腺癌的可能，监测时需空腹进行。血清碱性磷酸酶（serum alkaline phosphatase，AKP）、γ-谷氨酰转移酶（γ-GT）及乳酸脱氢酶（lactate dehydrogenase，LDH）的升高，血清胆红素测定进行性升高，以直接胆红素升高为主，常提示胆道有部分梗阻，需进一步检查肿瘤存在的可能性。另外，血清淀粉酶及脂肪酶的一过性升高也是早期胰腺癌的提示，少数患者空腹或餐后血糖升高，糖耐量试验阳性。

2. **免疫学检查** 血清肿瘤相关抗原的检查对胰腺癌的诊断有一定帮助，一般通过抽取外周血送检化验，通常无须特殊准备。如癌胚抗原（CEA）、胰胚抗原（pancreatic oncofetal antigen，POA）、胰腺癌相关抗原、糖链抗原（CA19-9）以及由人体癌细胞制备的单克隆抗体（Du-PAN-2）等在晚期胰腺癌时有较高的反应，但在其他消化道肿瘤阳性率也较高，特异性差。其中 CA19-9 对胰腺癌的诊断比较敏感、特异性好，目前临床上应用得比较广泛。此外，肿瘤切除后 CA19-9 浓度下降，如再上升，则表示复发可能，因此可作为术后随访的指标。

3. **基因检测** 通过分析胰腺癌患者相关基因的突变情况，可确定患者是否携带致癌基因，进而制订个体化治疗方案。通过抽取外周血进行检测，无须空腹。胰腺癌伴有许多致癌基因和抑癌基因的改变，其中目前比较有实用价值的是 *K-ras*。*K-ras* 在胰腺癌的突变发生率可达 90%～100%，基因突变位点以第 12 位密码子突变最为多见，约占总突变发生率的 76% 以上。检测 *K-ras* 基因对临床上胰腺癌筛选诊断有一定的意义，但特异性相对较差。

4. **腹部 B 超** 可检出直径≥2.0cm 的胰腺癌。内镜超声（EUS）能发现直径≤1.0cm 的小胰腺癌，是胰腺癌患者首选的检查方法。由于胰腺位置较深，前方有胃阻挡，在超声探测胰腺时，最好空腹进行。胰腺癌患者 B 超下表现为胰腺局部呈局限性肿大，密度不均质的低回声或回声增强区，可发现胆管、胰管扩张。

5. **腹部 CT/CTA**　CT 能发现直径＜2.0cm 的小胰腺癌。可以清楚地显示胰管和胆管的扩张情况，真实地显示肿瘤与门静脉、肠系膜血管等的毗邻关系，极大程度地提高了术前胰腺癌可切除性的预测率。CT 血管造影（CTA）是显示胰腺相关血管病变的理想技术。胰腺 CT 检查前需空腹 6h 以上，检查时摘除身上的金属物品，增强 CT 及 CTA 前需要了解患者是否有造影剂过敏史及肾功能情况，检查后多饮水，加速造影剂排泄。胰腺癌 CT 平扫可显示胰腺局部增大，少数肿块内有坏死性低密度灶。增强 CT 显示肿块呈相对低密度，可有一定程度延迟强化。肿块上游胰管常扩张；胰头癌多同时并有胰管和胆总管扩张，可有胰腺体、尾部萎缩及潴留性囊肿，还可并有急性胰腺炎表现；肿瘤向胰外侵犯，可致胰周低密度脂肪层消失；血管被包绕、狭窄甚至中断提示胰周血管受累；胰周、肝门和腹膜后淋巴结转移时，相应部位可见多发软组织密度结节。

6. **腹部 MRI 或 MRCP 或 MRA**　是诊断胰腺疾病常用的影像技术。MRI 对软组织分辨率高，可清晰显示胰腺及周围结构，胰腺疾病鉴别诊断困难时，可作为CT 增强扫描的有益补充，在显示胰腺肿瘤、判断血管受侵犯、准确的临床分期等方面显示出越来越高的价值。磁共振胆胰管成像（MRCP）能显示胰胆管梗阻的部位和胰胆管扩张的程度，且具有无创伤、多维成像、定位准确的特点，故优于单纯MRI。磁共振血管成像（magnetic resonance angiography，MRA）对于判断胰腺癌有无血管侵犯有很高的准确性。一般需要空腹进行。具有带磁性的金属物质严禁带入磁共振机房，包括体内的铁磁性物质，如心脏起搏器、术中金属植入物、胰岛素泵等。

7. **经内镜逆行胆胰管成像（endoscopic retrograde cholangio pancreatography，ERCP）**　不仅对胆道下端和胰管阻塞或有异常改变者有较大价值，还可经内镜收集胰液进行细胞学、生化和酶学检查以及相关肿瘤标志物和基因检测，可提高肿瘤的检出率。对于深度黄疸者，可经内镜放置鼻胆管或内支架引流以减轻胆道压力和减轻黄疸。ERCP 检查前须禁食 6～8h，禁饮 4h，应用控制肠蠕动及镇静药物。检查时摘除金属配饰，取下活动性假牙，保持情绪稳定。检查后禁食、禁饮 24h，观察有无发热、黄疸、腹痛等不适症状，警惕术后并发症的发生。胰腺癌时主胰管造影可显示狭窄、管壁僵硬、中断、移位或不显影；分支胰管阻塞、扩张；主胰管和胆总管呈双管征。

四、治疗原则

1. **手术治疗**　手术切除是胰腺癌最有效的治疗方法。胰头十二指肠切除术是治疗本病的外科手段，经典 whipple 手术切除范围包括胰头（含钩突）、远端胃、十二指肠、上段空肠、胆囊和胆总管，需同时清扫相应区域的淋巴结。切除后再将胰腺、胆总管和胃与空肠进行吻合重建消化道。对于病理诊断明确合并高危因素（CA19-9 水平较高、原发肿瘤较大、广泛淋巴结转移）的可切除胰腺癌患者，可先行新辅助治疗，然后再评估可否手术切除。对于合并胆道或十二指肠梗阻的不可切除胰腺癌可采用介入治疗或胆肠、胃肠吻合解除梗阻。

2. **非手术治疗**　对于不可切除胰腺癌，可采用化疗、放疗和免疫治疗等综合治疗手段，目前常用化疗药物有吉西他滨、氟尿嘧啶类和白蛋白紫杉醇等。对于体能状态较差，不能耐受手术及放化疗的患者，可穿刺活检明确病理后行晚期姑息治疗（经导管动脉输注化疗、射频消融等）和最佳支持治疗（营养支持、控制疼痛等）。

五、护理评估

【健康状况评估】

1. **一般情况**　包括性别、年龄、职业、饮食习惯（长期高脂肪饮食、高蛋白质饮食）、是否肥胖；有无吸烟、酗酒史等。

2. **既往史**　询问患者既往有无糖尿病、慢性胰腺炎、遗传性疾病、肿瘤病史等。

3. **家族史**　了解家族中是否有胰腺肿瘤患者。

4. **心理社会评估**　了解患者对疾病的认知程度、对疾病的治疗期望值、配合治疗护理的态度，帮助患者克服对手术及放、化疗的恐惧。

【症状与体征评估】

1. **消化道症状评估**　评估是否存在食欲缺乏、上腹饱胀不适、消化不良、恶心、呕吐、呕血等消化道症状。

2. **皮肤评估**　评估全身皮肤、巩膜有无黄染，是否伴有皮肤瘙痒。

3. **大小便评估**　评估尿液和大便颜色有无改变，尿液颜色是否为浓茶色，大便颜色是否为陶土色或黑色。

4. **全身症状评估**　评估患者是否存在乏力、睡眠不足、消瘦等症状。

5. **腹部评估**　评估患者上腹部有无肿块，肿块的部位、大小、性质、边界、活动度，淋巴结有无肿大，腹部是否对称。评估有无上腹疼痛，了解腹痛的性质、程度，有无放射痛，有无压痛，疼痛持续时间，有无周期性或规律性。使用药物镇痛后效果如何。是否可触及肝脏或胆囊。

六、护理措施

【术前护理】

1. **疼痛护理**　评估患者腹痛的部位、范围、规律及持续时间，合理使用镇痛药，保证患者良好的睡眠及休息。对于中晚期胰腺癌患者，持续疼痛者可给予神经阻滞、芬太尼透皮贴剂等方法，NRS 评分＜3 分认为镇痛效果良好。

2. **营养支持**　受病情影响，加之经口进食不足，患者在术前多伴贫血、黄疸、凝血功能障碍、低白蛋白血症等，严重影响其对手术的耐受性和术后顺利康复。指导患者进食高蛋白质、低脂和丰富维生素的食物。对血清白蛋白＜30g/L、BMI＜18.50kg/m^2，以及近 6 个月内体重减低超过 10%的患者，应配合营养医师预先行肠内营养支持。必要时输血、输注人血白蛋白，改善患者的营养状态，增加对手术的耐受力。

3. **皮肤护理** 黄疸伴皮肤瘙痒者，指导患者穿宽松棉质衣裤；保持皮肤清洁，温水擦浴，勿使用碱性清洁剂；修剪指甲，避免搔抓皮肤导致皮肤破损；瘙痒剧烈者可给予炉甘石洗剂外用。

4. **肠道准备** 除合并肠道梗阻、肿瘤侵犯肠管者外，术前不需常规灌肠。无胃肠道动力障碍患者术前 6h 禁食固体饮食，术前 2h 禁食清流质。若患者无糖尿病史，推荐手术 2h 前饮用 400mL 含 12.5%碳水化合物的饮料，可减缓饥饿、口渴、焦虑情绪，降低术后胰岛素抵抗和高血糖的发生率。

5. **心理护理** 胰腺癌发病隐匿，无特异症状，常被忽视，因此大多就诊晚，预后差，患者及家属对治疗缺乏信心。应耐心沟通，讲解疾病相关知识及治疗新进展，使患者树立战胜疾病的信心。

【术后护理】

1. **病情观察** 术后 24h 内每小时监测心率、呼吸、血压并记录。准确记录 24h 出入水量。密切观察患者腹部体征及引流情况。

2. **血糖监测** 术后动态监测血糖，若术后胰岛素缺乏或不足，可发生血糖升高，应遵医嘱使用胰岛素，维持血糖在理想范围。

3. **营养支持** 早期恢复经口饮食。手术医生通过对患者胰腺质地、主胰管直径、术中出血量和病例类型等情况，进行胰瘘风险评分（FRS）。低危胰瘘风险评分（FRS）患者，术后第 1 天，可少量饮水（＜20mL/h），术后第 2 天，可进清流质（＜30mL/h），术后第 3 天，可正常饮水并进半流质，术后第 4 天及以后可恢复普通饮食。高危 FRS 患者，术后第 1～3 天禁食，术后第 4 天酌情开始进清流质，并根据临床情况适当调整饮食计划。对于出现消化道瘘、胃排空延迟或十二指肠梗阻的患者，可予以肠内营养、消化液回输，必要时辅以静脉营养。术后因胰腺外分泌功能减退，易发生消化不良、腹泻等，可辅以胰酶制剂口服。

4. **体位与活动** 术后当天指导患者床上活动，有利于呼吸和引流；术后第 2 天鼓励患者下床活动，根据患者病情逐步增加活动耐量，术后第 3 天起每日下床活动时间至少 60min，以预防深静脉血栓的发生。

5. **腹腔引流管护理** ①妥善固定引流管并做好标识。②患者翻身、活动时保护各引流管，防止引流管脱出。③观察引流液颜色、性状、量，并做好记录。腹腔引流液淀粉酶检测升高提示胰瘘，引流液含胆汁样液体提示胆瘘，引流管有鲜红色液体引流出，提示腹腔出血。④每日对引流管进行挤捏，保持引流通畅。⑤定期更换引流袋，注意无菌操作，防止发生感染。

6. 并发症的护理

（1）胰瘘　是胰腺切除术后致命和最常见的并发症。多发生于术后5～7天。

① 原因：术后胰瘘的危险因素包括胰腺质软、胰管直径小、术中出血量多等。胰液引流不畅，胰液积聚在胰肠吻合口造成腐蚀。

② 临床表现、护理措施：详见第二章第七节急性胰腺炎并发症护理。

（2）胆瘘　胰十二指肠切除术后胆瘘多发生于术后5～10天。

① 原因：与胆总管直径小、术后胰瘘、胰腺出血、低蛋白血症等有关。

② 临床表现：发热、腹痛及胆汁性腹膜炎症状，或沿腹腔引流管或腹壁渗出胆汁样液体。

③ 护理措施：a. 术中选择合适的胆肠吻合技术和材料，降低胆瘘发生率。b. 积极处理胰瘘，防止漏出的胰液腐蚀胆管。c. 术后应密切观察患者生命体征、腹部体征、引流情况及伤口有无渗血、渗液，发现异常及时处理。d. 一旦发生胆瘘，协助医生抗感染、控制饮食、建立充分的引流，必要时手术治疗。e. 及时伤口换药，保护切口周围皮肤，必要时使用皮肤保护剂，防止胆汁腐蚀皮肤。

（3）腹腔感染　术后腹腔感染多由胰瘘、胆瘘或腹腔内渗液合并感染所致。

① 原因：因手术创伤、胰瘘及吻合口漏、患者免疫力下降等引起。

② 临床表现：患者出现畏寒、高热、腹胀、肠麻痹等症状，实验室结果显示白细胞计数、降钙素原、超敏C反应蛋白明显升高等。

③ 护理措施：a. 积极预防和治疗胰瘘、胆瘘。b. 术后严密观察患者体温变化、伤口及引流情况，当患者出现高热，甚至寒战、腹部伤口红肿、引流液浑浊现象，应遵医嘱留取血液和引流液标本，做细菌培养和血常规检查明确感染。c. 对患者实施操作期间遵守无菌操作技术原则，防止发生感染。针对进行腹腔冲洗的患者，冲洗管路应按时更换，保持引流管通畅。d. 当患者出现高热等感染症状时应及时予以降温治疗，适当补液，注意营养支持。e. 遵医嘱及时、准确应用抗生素。

（4）胃排空延迟　多见于保留幽门的胰十二指肠切除。

① 原因：手术激活交感神经系统抑制胃动力、手术时间长、围手术期低蛋白血症、电解质紊乱等。

② 临床表现：表现为术后10天仍不能规律进食或需胃肠减压。

③ 护理措施：a. 禁食、持续胃肠减压，每日观察并记录胃液量，观察引流液中是否混有胆汁、血液等。b. 合理补液，监测电解质水平，维持水、电解质平衡。c. 给予肠内营养支持，留置胃肠营养管输注肠内营养液，必要时进行消化液回输，以减少消化液丢失。d. 使用胃动力药物如多潘立酮(吗丁啉)10mg或西沙比利10mg研碎经胃管注入，每日2～3次，促进胃肠功能恢复。e. 遵医嘱合理使用抗生素，去除腹腔内感染，必要时予以针对性引流，促进胃动力恢复。多数患者经保守治疗3～6周可恢复。

7. 心理护理　①胰腺癌患者术后可能面临各种手术并发症，术前术后向患者

及家属解释术后需要注意的问题，使其积极配合治疗与护理，有利于疾病的恢复。②患者因胰腺内、外分泌功能不全等可能影响生活质量，如出现血糖异常、腹泻等，医护人员应向患者解释原因及应对措施，缓解症状，减轻患者顾虑。③胰腺癌患者常需辅以化疗治疗，向患者解释化疗的目的及方案，可能出现的不良反应及应对措施，消除患者不必要的紧张情绪，提高患者依从性。④耐心倾听患者主诉，帮助患者不断调整个人情绪，确保患者保持积极、良好的心理状态。

8. 腹腔出血的预防与处理　腹腔出血是胰腺术后常见并发症。原发性出血发生在术后早期，多为术中止血不彻底或凝血功能障碍所致。继发性出血发生在术后 1~2 周，多由于胰瘘胰液流入腹腔，消化腐蚀周围组织及血管所致。临床表现为鲜红色血性液体自引流管流出，可伴有血压下降、心率增快等休克表现及血红蛋白下降。

（1）腹腔出血的预防　①积极改善患者围手术期营养状况、凝血功能，以降低出血风险。②术中精细操作，严密止血。③积极处理胰瘘、胆瘘。④密切观察患者生命体征、腹部体征，保持引流通畅，准确记录引流液的颜色、性状、量。术后正常引流液为暗红色或淡红色液血性体，且引流量逐日减少。当引流液增多或呈鲜红色，应立即通知医生。

（2）腹腔出血的应急处理　一旦发现鲜红色血性液体自引流管流出，或引流液突然减少含不凝固的血液，患者出现心悸、头晕、脉搏细速、面色苍白、血压下降等低血容量性休克的表现，应高度警惕术后腹腔出血的可能。立即报告主治医生，迅速建立 2 条以上静脉通路，遵医嘱补液、应用止血药物、输血等。严密观察患者生命体征、引流量，如有持续性出血，病情不见好转，应配合再次手术，立即开腹探查。

9. 出院指导

（1）饮食指导　均衡营养，进低脂优质蛋白质、易消化的食物，必要时辅以口服营养补充剂。忌暴饮暴食。

（2）其他日常生活指导　戒烟、戒酒。保持良好的心理状态，调节情绪，注意休息，适当活动，增强体质，提高机体的免疫力。

（3）用药指导　遵医嘱使用胰岛素，按时服用胰酶胶囊等。

（4）自我监测　观察皮肤、巩膜及大小便颜色，监测体温、血糖变化，出现腹痛、发热、黄疸、血糖异常等情况应及时就诊。

（5）带管出院者保持引流通畅，观察引流液情况，定期更换引流袋，防止管道脱出。

（6）定期复诊　胰腺癌术后患者，术后第 1 年，建议分别在第 1、第 3、第 6 个月进行复查，之后每 6 个月复查 1 次。复查项目包括血常规、肝肾功能、CA19-9、CA125、CEA 等血清肿瘤标志物、超声、X 线、增强 CT 等。术后需要化疗者，每月复查血常规，一旦出现骨髓抑制现象应暂停放疗化疗。

第九节 · 腹外疝

腹外疝是指腹腔内的脏器或组织连同腹膜壁层，经腹壁缺损或薄弱区，向体表突出而形成的包块，腹壁外科最常见的疾病之一，发病率约 5%。各种原因如慢性咳嗽、慢性便秘、排尿困难、搬运重物等原因引起腹内压增高；先天性腹壁薄弱、腹白线因发育不全，手术切口愈合不良，腹壁切口感染，腹壁神经损伤、肥胖、老年等所致肌肉萎缩，胶原代谢紊乱等引起腹壁肌肉强度降低，从而导致腹外疝发生。腹外疝包括腹股沟疝、股疝、切口疝、脐疝等。腹股沟疝是发生在腹股沟区域的腹外疝，根据疝发生的解剖部位分类，分为腹股沟斜疝和直疝两种。本节重点介绍腹股沟疝。

一、腹外疝的病理生理与解剖

典型的腹外疝由疝环、疝囊、疝内容物、疝外被盖四部分组成（图 2-9-1）。疝环又称疝门，是缺损的部位、腹壁薄弱点或空隙，疝囊及疝内容物经此处向体表突出。疝囊是腹膜壁层经疝环向外突出的囊袋结构，分为颈、体、底三部分。疝囊颈是疝环所在的部位，是腹壁薄弱区或缺损所在的比较狭窄的部分。各种疝通常以疝门部位作为命名依据。疝内容物是进入疝囊内的腹内脏器或组织，常见肠管、网膜组织。疝外被盖是指疝囊以外的各层组织。根据疝的部位和解剖结构而有所不同，通常为筋膜、肌肉、皮下组织和皮肤。

当腹腔内器官或组织进入疝囊后，由于疝环（颈）存在，可压迫疝内容物，形成嵌顿疝。如为肠管时，可造成肠管的机械性梗阻而产生一系列临床表现和病理生理学变化。随着受压时间延长，肠管出现水肿、渗出和被嵌顿肠管发生血运障碍，如未及时治疗，可导致疝内容物坏死、穿

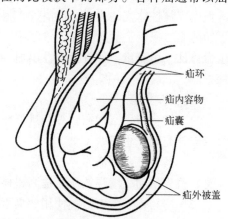

图 2-9-1 腹股沟疝解剖示意

孔，而发生严重的腹膜炎，甚至危及生命。进入阴囊的疝多数病史较长，其疝囊容积逐渐增大，特别是双侧进入阴囊的疝，增大的容积可影响患者的日常生活。对于双侧疝进入阴囊的疝，治疗时要考虑疝容积还纳后对腹腔内压和机体的影响。腹股沟斜疝按疝内容物病理状态和临床特点分类，分为易复性疝、难复性疝、嵌顿性疝、绞窄性疝 4 种类型。嵌顿性疝和绞窄性疝是一个病理过程的两个阶段，当肠管嵌顿或绞窄时，常同时伴有急性机械性肠梗阻。

二、临床表现

1. 腹股沟斜疝

（1）易复性斜疝 除腹股沟区有肿块和偶有胀痛外，并无其他症状。肿块常在站立、行走、咳嗽或劳动时出现，多呈带蒂柄的梨形，并可降至阴囊或大阴唇。平卧休息或用手将肿块向腹腔推送，肿块可向腹腔回纳而消失。

（2）难复性斜疝 在临床表现方面除胀痛稍重外，其主要特点是疝块不能完全回纳。滑动性斜疝除了疝块不能完全回纳外，尚有消化不良和便秘等症状。滑动性疝多于右侧，左右发病率之比约为 1:6。

（3）嵌顿性斜疝 强力劳动或排便等腹内压骤增是其主要原因。临床上表现为疝块突然增大，变硬，不能回纳，并伴有明显疼痛。嵌顿内容物如为大网膜，局部疼痛常较轻微；若嵌顿内容物为肠管时，可伴有腹部绞痛、恶心、呕吐、停止排便排气、腹胀等机械性肠梗阻的临床表现。平卧或用手推送不能使疝块回纳。肿块紧张发硬，且有明显触痛。若嵌顿不能及时解除，可进一步发展为绞窄疝。

（4）绞窄性斜疝 临床症状多较严重。在肠袢坏死穿孔时，疼痛可因疝块压力骤降而暂时有所缓解，而疼痛减轻而肿块仍存在者，不可认为是病情好转。绞窄时间较长者，由于疝内容物发生感染，侵及周围组织，引起疝外被盖组织的急性炎症。严重者可发生脓毒症。

2. 腹股沟直疝

常见于年老体弱者。主要表现为患者站立时，在腹股沟内侧端、耻骨结节上外方出现一半球形肿块，并不伴有疼痛或其他症状。由于直疝疝囊颈宽大，疝内容物又直接由后向前突出，故平卧后疝块多能自行回纳腹腔而消失，直疝很少进入阴囊，极少发生嵌顿。疝内容物常为小肠或大网膜。

三、专科检查

典型的腹股沟疝可依据病史、症状和体格检查确诊；诊断不明或有困难时可辅助 B 超、CT 等影像学检查，以明确诊断。

1. 腹部 B 超检查

超声检查对于诊断腹外疝具有特异性，是一系列影像学检查中的首选检查方法。超声可以通过其影像学特点及解剖关系明确包块的部位、大小及其内容物，并运用彩色多普勒血流显像观察疝块内的血供情况。对腹外疝的分类、部位、大小、有无合并嵌顿及绞窄提供了非常准确的诊断信息。检查时患者取仰卧位，充分暴露触及包块部位。检查腹股沟包块时，大腿需外展，充分暴露腹股沟及可能触及的包块部位。部分患者必要时站立位增加腹压后检查。腹外疝不同的病理类型在超声检查中各有其特异的声像图表现。如易复性斜疝可见包块上方通过腹股沟与腹腔相通，下方达同侧阴囊内，常伴有鞘膜腔积液，包块大小随体位改变而变化，站立或深吸气时包块增大，平卧或减少腹压时包块缩小或消失。疝内容物为肠管时，超声检查时可见肠蠕动；当疝内容物为大网膜时，可表现为无回声或网络样低回声，需与腹股沟囊肿、鞘膜积液相鉴别。

2. **腹部 CT** 能清楚显示疝的部位、疝环及疝囊的形态与大小、疝内容物的来源及走行途径、正确判断疝的类型。受检者取仰卧位，屏气状态完成一次扫描。CT图像，如腹股沟斜疝表现为腹壁下动脉外侧的椭圆或梨形囊实性软组织肿块，上部呈蒂柄状与腹腔相通，向下与阴囊或大阴唇延续或部分留在腹股沟内。

3. **透光试验** 透光试验是在暗室里在阴囊的下面用电筒的光线直射，根据阴囊是否透光进行相应判断。检查时患者取仰卧位，两下肢略外展，暴露阴囊。因疝块不透光，腹股沟斜疝透光试验呈阴性，而鞘膜积液多为液体则透光，呈阳性，可以此鉴别。但因幼儿的疝块组织菲薄，常能透光，勿与鞘膜积液混淆。

四、治疗原则

1. **非手术治疗** 对于 1 岁以下婴儿，因为婴幼儿腹肌可随躯体生长逐渐强壮疝有自行消失的可能，可采用棉线束带或绷带压住腹股沟管深环，防止疝块突出。对于年老体弱或伴有其他严重疾病而禁忌手术者，白天可在回纳疝内容物后，将医用疝带压住疝囊口、阻止腹内容物突出。但长期使用疝带可使疝囊颈经常受摩擦而增厚，增加嵌顿疝的发生率，并可促使疝囊与疝内容物粘连，增加难复性疝的发生率。

2. **手术治疗** 手术修补是治疗腹股沟疝最有效的方法。如有慢性咳嗽、排尿困难、严重便秘、腹水等腹内压力增高情况，或合并糖尿病，术前应先予处理，以避免和减少术后复发。手术方法包括传统疝修补术、无张力疝修补术和腹腔镜疝修补术三种。传统的疝修补术改变了原有组织的解剖结构，无法治疗复发疝。无张力疝修补术是使用人工合成修补材料在无张力的情况下进行疝修补术，手术不改变正常腹股沟区的解剖结构，具有术后疼痛轻、恢复快、复发率低等优点；但人工高分子修补材料毕竟属异物，有潜在的排异和感染的危险，故临床上应根据适应证采用合适的材料。经腹腔镜疝修补术具有创伤小、术后疼痛轻、恢复快、复发率低、无局部牵扯感等优点，目前临床应用越来越多。对于双侧腹股沟疝的修补，尤其是多次复发或隐匿性疝，经腹腔镜疝修补更具优势。

五、护理评估

【健康状况评估】

1. **一般情况评估** 评估患者的年龄、性别、职业，女性患者的生育史。

2. **现病史** 了解疝发生的状况，有无相关导致腹内压增高的因素，如有无咳嗽、用力排便、排尿困难，小儿有无哭闹等，疾病的进展以及诊治过程。

3. **既往史** 既往有无腹部有无外伤、手术、切口感染、腹白线发育不全等导致腹壁强度下降疾病，有无导致腹内压增高的疾病，如前列腺增生、便秘、肝硬化腹水及其他慢性疾病。

4. **心理社会评估** 出现嵌顿性疝或绞窄性疝患者可能因为症状严重对疾病预后的不确定性产生恐惧、焦虑的情绪；对疾病、手术治疗的不了解等容易出现术前紧张、焦虑等负性心理；评估患者对疾病和手术的认知程度，了解患者预防腹内压增高的相关知识，了解患者的社会支持情况，给予针对性心理护理。

【症状与体征评估】

1. **腹部体征评估**　评估腹部有无肿块，以及肿块发生的部位、大小、质地、有无压痛、能否回纳，用手压住深环观察疝块是否突出。评估腹部有无压痛、反跳痛、腹肌紧张等腹膜刺激征。

2. **消化道症状评估**　评估患者有无腹部绞痛、恶心、呕吐、肛门停止排便排气等肠梗阻症状。

3. **全身症状评估**　评估患者有无发热、脉搏细速、血压下降等感染征象；有无水、电解质紊乱的征象。

六、护理措施

【术前护理】

1. **体位与活动**　①对疝内容物较大者，应叮嘱其尽量减少活动，保持卧床休息。下床时应采用疝带将疝环口压住，避免由于腹内容物脱出而导致嵌顿。②对于年老体弱、腹壁肌肉薄弱或复发疝的患者，术前加强腹壁肌肉锻炼。③指导患者进行术后床上适应性锻炼，如指导患者进行咳嗽锻炼及深呼吸训练，以促进术后痰液的咳出；训练床上排便，以便减少术后尿潴留及便秘的可能。

2. **消除引起腹内压增高的因素**　①观察患者有无排尿困难、便秘、咳嗽、腹水、妊娠等增加腹内压因素，若出现上述症状时需积极地治疗原发病，待症状缓解后再予以手术。②指导患者注意保暖、预防呼吸道感染，吸烟者术前戒烟 2 周。③指导患者多吃粗纤维食物，多饮水，养成良好的排便习惯，保持大便通畅，防止腹内压升高。④术前 3 天，可对无营养不良及低蛋白血症患者提倡流质饮食，以减少肠胃压力及恶心、呕吐情况。

3. **嵌顿性/绞窄性疝的护理**　①注意观察病情及局部症状，及时发现疝嵌顿、绞窄及肠梗阻的表现，如出现腹痛明显，疝块脱出后不能回纳且紧张发硬、触痛明显增加等，立即向医生汇报，及时处理。②嵌套疝及绞窄性疝常伴有肠梗阻，术前应禁食、胃肠减压、补液、纠正水电解质及酸碱失衡、抗感染，必要时备血，做好急诊手术。③行手法复位的患者，若疼痛剧烈，可遵医嘱予以注射吗啡或哌替啶，以镇痛、镇静并松弛腹肌。手法复位 24h 内严密观察患者生命体征，尤其是脉搏、血压的变化，并注意观察腹部情况，有无腹膜炎或肠梗阻表现。如有，则配合医生行紧急探查手术。

4. **棉线束带或绷带压深环法的护理**　1 岁以内婴儿使用棉线束带法或绷带压深环法时，注意观察局部血运情况，同时避免长时间哭闹，防止嵌顿疝的形成。

5. **术前准备**　①服用阿司匹林患者术前 7 天停药，抗凝治疗者术前遵医嘱停药，或选用合适的拮抗药。②高龄、糖尿病、肥胖、消瘦、多次复发疝、化学治疗或放射治疗后或其他免疫功能低下者，遵医嘱予以预防性使用抗生素。③协助患者完成血常规、凝血四项、肝肾功能等血液生化检查，以及心电图、胸部 X 线片、超声、CT 等相关检查。④手术前一晚灌肠，清洁肠内积粪，防止术后便秘及腹胀。⑤术前完成阴囊及会阴部皮肤准备，若发现有毛囊炎等炎症表现，应暂停手术。充分清洁患者手术区域皮肤，以软皂液进行腹部、脐部、阴部污垢清除，术前 1 天剃除阴毛，避免划伤患者皮肤，以免造成术后感染问题。小儿可不必剃毛，但须按手术部位清洁皮肤，重点清洁阴囊部。⑥术前需排空膀胱，必要时遵医嘱导尿。⑦术前按照外科快速康复要求禁食 6h，禁饮 2h。

6. 心理护理　①加强与患者的沟通交流，向患者详细讲解疾病、手术的相关知识，使患者认识到手术的重要性和必要性，减轻对手术的恐惧心理，使其以良好的心态接受手术。②向患者列举治疗成功的案例，鼓励患者，以提高其治疗的信心。③鼓励患者表达内心的焦虑、不安等情绪，理解患者的不良情绪，并给予积极的反馈，减轻患者焦虑、不安情绪。④告知患者家属给予患者更多的支持和理解，使患者感受到关爱和尊重，增强应对疾病的信心。

【术后护理】

1. 病情观察　①术后常规监测生命体征 6h，每小时测量脉搏、呼吸、血压等，发现异常及时报告医生处理。②观察手术切口有无渗液、渗血、感染迹象，对于行肠切除、肠吻合术的患者要注意腹部疼痛的变化程度。一旦发现异常情况，及时报告医生进行处理。

2. 饮食　①术后 6h 无恶心、呕吐等不适症状可予以清淡、易消化的流质食物，术后第 2 天开始给予高蛋白质、高纤维素、富含维生素、易消化的软食，多食新鲜的水果蔬菜，多饮水。避免进食可引起产气及腹胀的食物，如牛奶和豆浆等。②行肠切除的患者，术后应禁食、胃肠减压，直到肠功能恢复。若出现假性肠梗阻，行胃肠减压或温肥皂水低压灌肠处理。

3. 体位与活动　①传统修补疝的患者术后取平卧位，膝下垫一软枕，使患者髋关节处于微曲状态，使腹壁及腹股沟部位放松，减轻腹内压力和缝合处压力，减轻患者疼痛及不适感。术后第 2 天改为半坐卧位。②卧床患者，指导床上翻身、肢体活动。③患者一般术后 3～6 天可离床走动，但对复发疝、绞窄性疝、巨大疝以及年老体弱的患者卧床时间延长至术后 10 天为宜。④采用无张力修补疝的患者一般术后当日或次日即可下床活动。

4. 防止腹内压增高　①术后注意保暖，防止受凉引起咳嗽，如有咳嗽，及时给予药物治疗，并嘱患者勿用力咳嗽；指导患者进行深呼吸和有效的咳嗽，以促进痰液咳出，咳嗽时按住伤口，防止引起伤口疼痛和腹压增高；对痰较多者，行雾化吸入缓解呼吸道炎症，每日 2～3 次。②保持大小便通畅，便秘者症状较轻时通过调整饮食缓解情况，当便秘症状严重时按照医嘱使用缓释剂等药物，告知患者勿用力排便增加腹压，以免疝复发。③在耻骨联合上方的膀胱处予以热敷，起到加速膀胱血液循环的作用，避免发生尿潴留，发生尿潴留者，可肌内注射氨甲酰胆碱或针灸，促进膀胱平滑肌收缩，必要时导尿并保持导尿管通畅。④切口疝术后用腹带固定 2 周。

5. 伤口护理 ①术后切口一般不需沙袋压迫,有切口血肿时,可放置 0.5kg 沙袋压迫 12～24h,勿随便移动沙袋位置,防止再出血。②术后应用悬吊绷带或者疝气带使用阴囊托或"丁"字带抬高阴囊,以改善淋巴液及静脉血回流,避免阴囊内积液、积血等导致阴囊水肿、血肿。③观察切口处敷料有无渗血,有无疼痛、红肿等感染迹象,出现异常情况及时告知医生处理。

6. 引流管护理 ①绞窄性疝者,术后留置伤口引流管,妥善固定,翻身、下床活动时避免牵拉,防止引流管脱出。若出现意外拔管,立即固定引流管防止继续脱出,用手捏闭伤口处皮肤,消毒处理后用无菌纱布封闭伤口处,并通知医生,禁止将脱出部分管道插入体腔。②保持引流管通畅,观察引流液的量、颜色及性质。③引流时间不宜过长,尽量不超 3 天,当引流量少于 20～30mL 时应及时拔除,过晚拔除引流管可能会增加导管相关性感染的概率。

7. 并发症 切口感染的护理 术后切口感染是引起疝复发的主要原因之一,一旦发生切口感染征象,应尽早处理。

(1)原因 与术后切口管理、患者自身免疫力以及合并糖尿病、有吸烟史等因素相关。

(2)临床表现 ①切口处红肿、疼痛加重、局部皮温升高,可见白色炎性分泌物。②严重时可出现体温升高、心动过速、呼吸急促等全身炎性表现。

(3)护理措施 ①术前彻底清洁腹股沟处皮肤,手术部位反复消毒。②保持切口敷料清洁干燥,不被粪便、尿液等排泄物污染,若敷料脱落或被粪尿污染,及时予以更换。③绞窄性疝行肠切除、肠吻合术后,手术区域局部组织水肿,渗出液较多,术后应使用足量有效的抗生素,防止伤口感染。

8. 出院指导

(1)饮食指导 养成良好的饮食习惯,食用易消化的食物,适量增加新鲜蔬菜、水果,多饮水,避免食辛辣等刺激性食物。

(2)其他日常生活指导 术后 3 个月内应避免从事过重的体力劳动或者提举重物等。注意休息,保持规律的生活作息习惯,循序渐进增加活动量。避免过度劳累或紧张等,以免疝复发。

(3)避免腹内压增高 积极预防和治疗排尿困难、习惯性便秘、慢性咳嗽以及腹腔积液等导致腹内压增高的因素。

(4)定期复诊 出院后 3 个月要到门诊复查 B 超,如有不适及时返院就诊。

第十节 · 急性阑尾炎

急性阑尾炎(acute appendicitis,AA)是多种原因导致急性阑尾感染,伴随局部和全身症状的疾病,是普通外科最常见的疾病之一,占急腹症的首位。急性阑尾炎在各个年龄段、不同人群中均可发病，个人终身患病率为 7%～8%。以 20～30 岁青壮年的发病率相对较高，男性多于女性（男女比例为 1.4∶1）。急性阑尾炎起病急骤，进展迅速，不及时治疗可发展为重型阑尾炎，出现阑尾坏疽、穿孔，增加患者死亡风险。急性阑尾炎主要发病原因与阑尾腔梗阻和感染有关，淋巴滤泡明显增生、粪石梗阻是阑尾管腔阻塞的主要原因，异物、食物残渣、炎性狭窄、肿瘤、蛔虫等也会导致管腔梗阻。其他因素如遗传、环境和微生物等也可诱发该疾病。

一、阑尾的解剖与生理

（1）阑尾的解剖　阑尾是从盲肠下端后内侧壁向外延伸的一条细管状器官，外形呈蚯蚓状，长度为 1～20cm，一般为 6～7cm，直径 0.5～1.0cm。绝大多数阑尾属腹膜内位器官，其位置多变，由于阑尾根部与盲肠的关系恒定，因此阑尾的位置也随盲肠的位置而变异，一般在右下腹部，但也可高到肝下方，低至盆腔内，甚而越过中线至左侧。阑尾的解剖位置可以其根部为中心，犹如时针在 360°范围内的任何位置。此位置决定了患者临床症状及压痛部位的不同。阑尾远端为盲端，近端开口于盲肠，位于回盲瓣下方 2～3cm 处（图 2-10-1）。阑尾系膜呈三角形或扇形，其内含有血管、淋巴管和神经。阑尾系膜短于阑尾长度，这使阑尾蜷曲。阑尾系膜内的血管，主要由阑尾动、静脉组成，经由回肠末端后方行于阑尾系膜的游离缘。阑尾动脉系回结肠动脉的分支，是一种无侧支的终末动脉，当血运障碍时，易导致阑尾坏死。阑尾静脉与阑尾动脉伴行，最终回流入门静脉。当阑尾发生炎症时，菌栓脱落可引起门静脉炎和细菌性肝脓肿。阑尾的淋巴管与系膜内血管伴行，可以引流到右结肠动脉、十二指肠前和肝曲前的结肠系膜淋巴结及肠系膜上动脉周围淋巴结。阑尾的神经由交感神经纤维经腹腔丛和内脏小神经传入，由于其传入的脊髓节段在第 10、11 胸节，所以当急性阑尾炎发病开始时，常表现为脐周的牵涉痛，属内脏性疼痛。

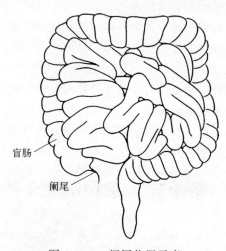

盲肠

阑尾

图 2-10-1　阑尾位置示意

（2）阑尾的生理功能 阑尾是一个淋巴器官，参与 B 淋巴细胞的产生和成熟，具有一定的免疫功能。阑尾壁内有丰富的淋巴组织，与回肠末端 Peyer 淋巴滤泡一起可产生淋巴细胞和抗体，对防止病毒等感染有一定的作用。

二、急性阑尾炎的病理生理

急性阑尾炎的组织学改变包括局部黏膜充血、水肿、炎症细胞浸润等急性炎症表现。炎症可向深部发展，或继之因血管内血栓形成，导致组织坏死、肠壁感染、穿孔。急性阑尾炎根据临床过程和病理解剖学等变化，可分为以下 4 种类型。①急性单纯性阑尾炎：为早期的阑尾炎，属轻型阑尾炎，病变局限在黏膜、黏膜下层。阑尾轻度肿胀、浆膜充血、失去正常光泽，表面有少量纤维素性渗出物。镜下，阑尾各层均有水肿和中性粒细胞浸润，黏膜表面有小溃疡和出血点。②急性化脓性阑尾炎：亦称为急性蜂窝织炎性阑尾炎，常由单纯性阑尾炎发展而来。阑尾显著肿胀，浆膜高度充血，表面覆以纤维素性（脓性）渗出物。镜下，阑尾黏膜的溃疡面加大并深达肌层和浆膜层，管壁各层有小脓肿形成，腔内亦有积脓。阑尾周围的腹腔内有稀薄脓液，形成局限性腹膜炎。③坏疽性及穿孔性阑尾炎：属重型的阑尾炎。阑尾管壁坏死或部分坏死，呈暗紫色或黑色。阑尾腔内积脓，压力升高，阑尾壁出现血液循环障碍。穿孔部位多在阑尾根部和尖端。穿孔如未被包裹，感染继续扩散，则可引起急性弥漫性腹膜炎。④阑尾周围脓肿：急性阑尾炎化脓、坏疽或穿孔，此过程进展较慢，大网膜可移至右下腹部，将阑尾包裹并形成粘连，形成炎性肿块或阑尾周围脓肿。

三、临床表现

1. **腹痛** ①约 70%～80%的患者具有典型的转移性腹痛。即腹痛发作始于上腹，逐渐移向脐部，6～8h 后转移并局限在右下腹。部分病例发病开始即出现右下腹痛。单纯性阑尾炎表现为轻度隐痛；化脓性阑尾炎呈阵发性胀痛和剧痛；坏疽性阑尾炎呈持续性剧烈腹痛；穿孔性阑尾炎因阑尾腔压力骤减，腹痛可暂时减轻，但出现腹膜炎后，腹痛又会持续加剧。②右下腹压痛是急性阑尾炎最常见的重要体征，压痛点通常位于麦氏点（McBurney 点）即在右髂前上棘和脐连线的中、外 1/3 交界处（图 2-10-2）。疼痛可随阑尾位置的变异而变化，但压痛点始终在一个固定位置上。发病早期腹痛尚未转移至右下腹时，右下腹可出现固定压痛。压痛的程度与病变的程度相关，当炎症加重，范围也随之扩大。当阑尾穿孔时，疼痛和压痛的范围可波及全腹。但此时，仍以阑尾所在位置的压痛最明显。③腹膜刺激征象：包括腹肌紧张、压痛、反跳痛（Blumberg 征），这是壁腹膜受炎症刺激出现的防御性反应。提示阑尾炎症加重，出现化脓、坏疽或穿孔等病理改变。腹膜炎范围扩大，说明局部腹腔内有渗出或阑尾穿孔。但是，在小儿、老人、孕妇、肥胖、虚弱者或盲肠后位阑尾炎时，腹膜刺激征象可不明显。

2. **胃肠道症状** 早期患者会有食欲减退、恶心的症状，时而呕吐，呕吐多为反射性、程度较轻。晚期并发弥漫性腹膜炎时，可致麻痹性肠梗阻而出现持续性呕吐、腹胀和排气排便减少。部分患者会出现腹泻情况。如盆位阑尾炎时，炎症刺激直肠和膀胱，引起排便次数增多，里急后重等症状。

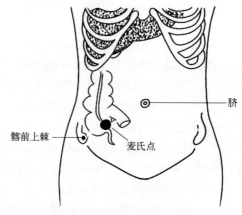

图 2-10-2　麦氏点

3. **全身症状**　早期患者会自感乏力，炎症反应严重时可能会表现出中毒症状，比如心跳加速、体温升高到 38℃左右等。阑尾穿孔形成腹膜炎时，可出现寒战、体温达 39~40℃、反应迟钝或烦躁不安。若急性阑尾炎细菌栓子脱落进入阑尾系膜静脉，发生门静脉炎则可出现寒战、高热及轻度黄疸。

4. **右下腹肿块**　如体检发现右下腹饱满，扪及一压痛性肿块，边界不清，固定，应考虑阑尾周围脓肿的诊断。

四、专科检查

1. **超声检查**　急性阑尾炎影像学检查首选腹部超声检查，尤其是青少年患者以及孕妇。超声检查可观察到病变及周围组织的超声声像，具有无创、便捷、检测速度快的优点。超声检查的患者最好是空腹状态下进行，以免影响结果。检查时积极配合医生，避免乱动。在超声下，急性阑尾炎主要表现为阑尾增粗或粪石堵塞，主要征象有阑尾增粗肿胀、阑尾直径>6mm，与邻近肠壁对比，阑尾壁增厚或血流增加。若超声检查回盲部无回声暗区或阑尾周围存在边界不清、形态不规则的不均匀包块，则提示阑尾周围脓肿。

2. **CT**　若超声诊断模糊或检查阴性的非妊娠期疑似患者可行 CT 检查，CT 检查具有空间分辨率高，成像清晰，可克服肠气干扰的优势，能将阑尾周围的情况全面直观地显示出来。检查前 6h 禁食禁水，入室前取掉手表、项链、眼镜等一切含金属的物品。阑尾出现炎性影像学特点和（或）阑尾口粪石伴周围炎性改变：CT 检查显示阑尾增粗肿大（直径>6mm）、积气、积液或可见粪石等直接征象，或发现盲肠壁水肿增厚、阑尾周围积液、阑尾周围脂肪组织密度升高、阑尾管壁增厚等间接征象时，均可辅助诊断急性阑尾炎。

五、治疗原则

1. **非手术治疗**　急性阑尾炎最有效的治疗方法是阑尾切除术，但对于不愿意手术的无阑尾穿孔、坏死或腹腔感染的非复杂性的急性阑尾炎、急性阑尾炎诊断尚未确定、病程在3天以上或者已经出现阑尾周围脓肿的患者，可选择以抗生素为代表的保守治疗，主要措施包括选择有效的抗生素和补液治疗。常用临床广谱抗生素，包括静脉注射用头孢菌素或头孢菌素加甲硝唑过渡到口服氟喹诺酮类药物加甲硝唑治疗。在非手术治疗期间，若患者病情发展快、血常规高、感染因子成倍升高，保守治疗效果欠佳时，也应尽快实施手术。

2. **手术治疗**　包括传统的开腹阑尾切除术和腹腔镜下阑尾切除术。传统开腹式手术成熟、操作时间短，但手术切口大，术后感染、腹腔脓肿及粘连性肠梗阻等并发症的发生率较高，已被腹腔镜阑尾切除术取代，目前主要应用于具有腹腔镜禁忌证或粘连严重的患者。腹腔镜下阑尾切除术是最常见的阑尾切除术。与开放式阑尾切除术相比，腹腔镜阑尾切除术具有手术切口小，术后疼痛轻、恢复速度快、并发症发生率低，并且住院费用少等优势。

六、护理评估

【健康状况评估】

1. **一般情况**　了解患者年龄、性别、体重，女性患者月经史、生育史。

2. **日常生活状况**　了解患者的饮食习惯，有无吸烟、饮酒史、有无不洁饮食史、有无经常进食高脂肪、高糖、低纤维食物等。

3. **现病史**　询问患者有无腹痛及其伴随症状。评估腹痛的特点、部位、程度、性质、疼痛持续的时间以及腹痛的诱因、有无缓解和加重的因素等，以及疾病发生后就诊及护理过程、所采取的应对措施。

4. **既往史**　了解患者有无急性阑尾炎发作、胃十二指肠溃疡穿孔、右肾与右输尿管结石、蛔虫、急性胆囊炎或妇科病史，有无手术治疗史。老年人需要注意有无心、肺、肾等重要脏器疾病和糖尿病。

5. **家族史**　遗传因素也参与急性阑尾炎的发病，因此，需了解家庭中有无发生过急性阑尾炎。

6. **心理社会评估**　急性阑尾炎起病急骤，进展迅速，疾病发生后，严重者可能伴随穿孔、腹膜炎等并发症，患者承受着身体痛苦，同时由于症状突发以及对疾病知识的缺乏，患者可能出现恐惧、焦虑等不良心理。患者担心手术的安全性、术后恢复的时间、疾病的预后等，出现紧张、焦虑情绪。评估患者的心理状态，对疾病的认知程度，并分析患者性格特点、家庭状况、文化水平等情况。

【症状与体征评估】

1. 腹部疼痛评估 评估腹部有无压痛、反跳痛，压痛的部位、性质、程度。

2. 腹部体征评估 评估右下腹部有无包块、包块的活动度、边界；直肠指诊有无直肠前壁触痛或触及肿块等。评估腰大肌试验、结肠充气试验、闭孔内肌试验的结果。

3. 辅助诊断检查

（1）结肠充气试验（Rovsing 征） 患者仰卧位，用右手压迫左下腹，再用左手挤压近侧结肠，结肠内气体可传至盲肠和阑尾，引起右下腹疼痛者为阳性。

（2）腰大肌试验（psoas 征） 患者左侧卧，使右大腿后伸，引起右下腹疼痛者为阳性，说明阑尾位于腰大肌前方，盲肠后位或腹膜后位。

（3）闭孔内肌试验（obturator 征） 患者仰卧位，使右髋和右大腿屈曲，然后被动向内旋转，引起右下腹疼痛者为阳性。提示阑尾靠近闭孔内肌。

（4）直肠指诊 引起炎症阑尾所在位置压痛。压痛常在直肠右前方。当阑尾穿孔时直肠前壁压痛广泛。当形成阑尾周围脓肿时，有时可触及痛性肿块。

4. 其他症状评估 评估有无恶心、呕吐、腹泻、里急后重等胃肠道症状；评估有无全身乏力、寒战、发热症状；新生儿及小儿有无缺水和（或）呼吸困难的表现；妊娠中后期急性阑尾炎患者评估其腹痛的性质有无改变，有无阴道流血。

七、护理措施

【术前护理】

1. 病情观察 ①严密观察生命体征、腹部症状和体征的情况，如患者体温升高、呼吸、脉搏加快，提示炎症较重，或炎症已有扩散，如腹痛加剧，范围扩大，腹膜刺激征更明显，提示病情加重，及时报告医生处理。②关注患者实验室检查，包括白细胞、中性粒细胞及电解质等，若出现白细胞和中性粒细胞的计数或比值上升，右下腹痛加剧、发热，迅速做好急诊手术工作。

2. 饮食 非手术治疗期间禁食，必要时胃肠减压，减少胃肠压力，同时给予静脉营养支持以保证患者基础营养。术前禁食 6h，禁饮 2h，术前不常规留置胃管，如禁食时间不够，可术前置入胃管，术毕拔除。

3. 体位与活动 嘱患者适当卧床休息，取舒适体位，术后第 1 天鼓励患者下床活动。

4. 疼痛护理 急性阑尾炎腹痛特征可根据不同疾病病程表现为持续性隐痛、阵发性胀痛和剧痛、持续性剧烈腹痛。腹部局部疼痛发展到全腹疼痛，患者可伴随腹泻、恶心呕吐、厌食等表现。除协助患者采取半坐卧位以缓解疼痛外，还应评估患者腹痛的部位、性质、强度、持续时间，引起腹痛的诱因，以及伴随症状，判断患者的病情，采取相应的疼痛护理措施。轻度疼痛者，可采取看电视、听音乐等转移注意力、自我放松的方式缓解疼痛。当患者疼痛程度达中度以上，须遵医嘱给予解痉药物镇痛，并观察药物效果及不良反应。

5. 积极控制感染　①病情观察期间，尽早进行药敏试验，并尽早治疗以控制感染。常选用头孢菌素类与甲硝唑等抗生素，再根据药敏试验结果调整用药。②脓肿形成的患者可配合医生行脓肿穿刺抽液。③对高热的患者予以温水擦拭、冰敷等物理降温处理，效果不明显时应用药物降温。

6. 并发症——腹腔脓肿的护理　在盆腔、膈下及肠间隙等处形成脓肿，其中以阑尾周围脓肿最常见。

（1）原因　阑尾炎未经有效治疗的结果。

（2）临床表现　典型表现为压痛性肿块，麻痹性肠梗阻所致腹胀，也可出现直肠、膀胱症状和全身中毒症状等。

（3）护理措施　①协助患者完善超声和 CT 检查协助定位。②协助医生采取超声引导下穿刺抽脓、冲洗或置管引流，必要时做好急诊准备。

7. 术前准备　①术前做好皮肤准备，剔去腹部毛发，做好脐孔清洁。②拟急诊手术者还应紧急做好术前配血、输液准备。③观察期间避免掩盖病情，禁服导泻药及灌肠，以免阑尾炎穿孔或炎症扩散。

8. 心理护理　急性阑尾炎为突然起病、病情进展快，病因复杂，面对剧烈腹痛及手术治疗，患者没有做好心理准备，极易出现焦虑、抑郁、担忧、急躁、易怒等心理问题。因此，应加强对患者疼痛护理，缓解疼痛症状，同时，积极开展患者的心理疏导与沟通，给予患者关怀与安抚，建立良好的护患关系、提高信任感；讲解急性阑尾炎及手术过程、优点和安全性、预后转归及术后可能出现的并发症与应对措施等，及时解答患者提出的疑问，消除其顾虑，减轻患者心理压力，使其积极配合治疗。

【术后护理】

1. 病情观察　①术后严密监测患者呼吸、心率、血压等生命体征，观察患者有无脉速、血压下降、出冷汗、面色苍白伴腹痛、腹胀症状，警惕出血性休克。②观察患者切口有无渗血、渗液，有无粪便样物溢出情况，定时更换切口敷料，保持敷料清洁。③留置伤口/腹腔引流管者，应妥善固定引流管，保持引流通畅，防止牵拉引起患者不适，防止引流管扭曲、受压，注意无菌，注意观察引流液的颜色、性状及量，如有异常，及时通知医师。

2. 饮食　①患者麻醉清醒后 6h，可适量饮用温水，无腹部不适及恶心呕吐症状时，可进食米汤、菜汤、果汁等富含纤维素及糖类的流质食物，再逐步由流质食物、半流质食物过渡至正常食物（耐受后每隔 12h 过渡 1 次，直至正常饮食）。②术后饮食应少食多餐、保持多样性，可增加蛋白含量高、维生素丰富的食物，避免食用辛辣等刺激性食物以及易产生气体的食物，避免术后肠蠕动不良导致腹胀，影响手术切口的愈合。

3. 体位与活动　生命体征平稳者可抬高床头或取半坐卧位；鼓励患者在床上翻身、屈膝抬臀、自主行踝泵运动；待病情稳定后，尽早下床活动，以防止深静脉血栓的发生。

4. 疼痛护理 急性阑尾炎患者行手术治疗后，刺痛感会明显存在于切口周围皮肤处，术后发生粘连性肠梗阻可导致腹痛。在患者麻醉作用消退后，卧床时可采取半坐卧位，并垫软枕，从而减轻腹壁张力，降低疼痛感。询问患者的疼痛感受，对其疼痛持续时间、性质和位置进行评估，了解疼痛产生原因，积极消除切口包扎过紧、引流管不通畅、咳嗽引起伤口疼痛等外在因素引发的疼痛。轻度疼痛患者，可通过放松疗法、分散注意力等方式缓解疼痛。疼痛感明显患者，应遵医嘱及时予以药物镇痛，首选非甾体类口服药物，如布洛芬、对乙酰氨基酚、吲哚美辛等，并观察药物不良反应并再次评估。当并发症引起的疼痛时，应及时报告医生处理。

5. 并发症——肠梗阻的护理 是阑尾切除术后常见的并发症，其发生率为0.4%～1.3%。

（1）原因 多与局部炎性渗出、手术损伤、切口异物和术后长期卧床等因素有关。

（2）临床表现 腹胀、腹痛、恶心呕吐和停止排气排便症状。

（3）护理措施 ①术后帮助患者调整至半坐卧位，可减轻腹部切口疼痛，防止积液聚集。②协助并鼓励患者经常变换体位、翻身，尽早下床活动，以促进肠蠕动。③嘱患者在未正常排气前禁食奶制品、豆制品等易引起胀气或消化不良的食物。④适当为患者按摩腹部，加快肠蠕动。⑤不完全性肠梗阻者行胃肠减压，完全性肠梗阻者，应协助医师行术前准备。

6. 出院指导

（1）饮食指导 指导患者规律饮食，改变不良的饮食习惯，如戒烟禁酒。避免高脂肪、高糖、低膳食纤维的饮食，避免食用辛辣等刺激性食物，避免暴饮暴食。忌生、冷、硬等难消化食物，以免影响肠道正常功能，引起胃肠功能紊乱。注意饮食卫生，避免不洁饮食引起胃肠道炎症。

（2）休息与活动指导 养成良好的生活习惯，如规律作息，避免熬夜；加强身体锻炼，以增强自身的抵抗力，术后 1 个月内避免剧烈活动。

（3）积极治疗或控制消化性溃疡、慢性结肠炎，治疗蛔虫病，预防和治疗便秘，防止诱发阑尾炎。

（4）自我监测 出现发热、腹痛、腹胀等不适症状及时就诊。

（5）定期复查 阑尾周围脓肿未切除阑尾者，告知患者 3 个月后再行阑尾切除。阑尾炎术后患者需每 3 个月复查 1 次，在复查的过程当中，结合患者的病史，对患者进行血常规、腹部超声或者是腹部 CT 等检查。

第十一节 · 腹主动脉瘤

腹主动脉瘤（abdominal aortic aneurysm，AAA）是腹主动脉呈瘤样扩张，扩张程度超过正常直径的 50%或肾下腹主动脉直径≥3cm 的一种主动脉致死性疾病。一旦发生其结果是进行性增大并最终破裂，导致无法控制的大出血，这类瘤体破裂的患者病死率可达 80%以上，是严重威胁生命的最常见的动脉瘤。在我国，腹主动脉瘤的发病率有逐年增高的趋势，尤其是无症状腹主动脉瘤的发病率明显攀升，部分原因是超声和其他影像诊断设备日益广泛应用。腹主动脉瘤多见于 50 岁以上人群，60 岁以上人群发病率达 2%～5%，男性发病率为女性的 2～6 倍。腹主动脉瘤的危险因素包括高龄、男性、阳性家族史、吸烟、高血压、高胆固醇血症、外周动脉闭塞性疾病和冠状动脉粥样硬化性心脏病（冠心病）等。其中年龄、性别和吸烟史与腹主动脉瘤关系最为密切。

一、腹主动脉的解剖

腹主动脉（图 2-11-1）起于第 12 胸椎上，经膈的主动脉裂孔与胸主动脉相连，下止于第 4 腰椎，下缘分为左、右髂总动脉。其右侧为下腔静脉，其前方由上向下依次为胰、十二指肠水平部和小肠系膜根部。由腹主动脉分出的脏支可分为单支和成对支两种。单支有腹腔干、肠系膜上动脉、肠系膜下动脉；成对的脏支包括肾上腺中动脉、肾动脉、生殖腺动脉。腹主动脉分出的壁支包括膈下动脉、腰动脉、骶正中动脉。腹主动脉主要负责腹腔脏器和腹壁的血液供应。

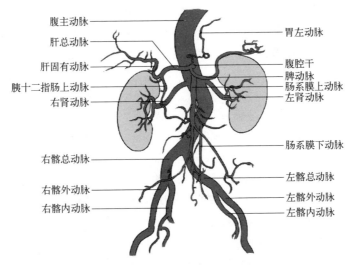

图 2-11-1　腹主动脉前面观

二、腹主动脉瘤的病理生理

血管壁中膜主要由平滑肌细胞及平滑肌细胞合成的细胞外基质组成。细胞外基质主要由大分子物质（如弹性蛋白、胶原蛋白等）构成。血管壁发生慢性炎症时，中性粒细胞、巨噬细胞等炎症细胞显著增多，由炎症细胞和血管壁实质细胞合成的一类能降解基底膜的水解酶类——基质金属蛋白酶大量产生。大量基质金属蛋白酶作用于动脉壁中膜的细胞外基质，促使胶原蛋白和弹性蛋白降解破坏动脉壁结构，弹性蛋白的缺失、胶原的退化将导致血管壁弱化、扩张甚至是破裂，促进 AAA 形成。基质金属蛋白酶的释放，也会产生大量活性氧损伤血管平滑肌细胞。发生了氧化损伤的血管平滑肌细胞异常增殖、凋亡，促使弹性蛋白和胶原合成能力下降，导致动脉壁退化，甚至破裂，促使 AAA 的进展。

三、临床表现

腹主动脉瘤患者在早期常无临床症状，多在体检时腹部触诊或 B 超发现腹部包块，进而经彩超、CT 等检查确诊。腹主动脉瘤增大后可出现下列症状：

（1）腹部搏动性包块　是腹主动脉瘤最常见、最重要的体征。搏动性包块多位于脐周或偏于左上腹，一般无压痛，有时有触痛感并可听到收缩期杂音，肿块上界与肋弓之间可容纳二横指者常提示动脉瘤位于肾动脉以下。

（2）压迫症状　常见的有肠道压迫症状，如腹部不适、饱胀、食欲缺乏等；泌尿系压迫症状，如肾盂积水等；胆道压迫症状，如肝区不适、黄疸等。

（3）疼痛　多数患者无任何自觉症状，有的患者仅感腹部有搏动感、轻度不适，少数患者诉腹痛或胀痛不适。当腹痛明显并涉及腰背部时，提示动脉瘤已压迫或侵蚀邻近组织，如腰椎体或瘤后壁破裂渗血形成血肿。腹部和背部突发剧烈疼痛，并且伴有低血压休克和腹部搏动性包块则高度表明 AAA 破裂。如果 AAA 破入腹腔，疼痛通常难以忍受，通常会出现大量出血导致休克甚至猝死。

四、专科检查

1. **血管多普勒超声**　是确诊和筛查 AAA 时费用最低、无创和常用的检查方法，尤其对于腹主动脉瘤首次诊断和直径＜3.5cm 的小动脉瘤的随访，具有较高的敏感性和特异度。超声检查可显示腹主动脉瘤的直径大小、瘤腔内有无附壁血栓或瘤壁内有无夹层血肿存在。检查前应空腹，检查时根据医生说明取适当体位，腹部全部暴露无遮挡。超声表现为动脉管腔呈梭形、囊状或圆柱扩张状。动脉可有长度增加，使动脉迂曲走形，并多向左侧偏远移，可并发附壁血栓，表现为低或中等回声不均的斑块。彩色多普勒表现为瘤体内血流缓慢，亦可见涡流。但超声检查的限制包括：肥胖或肠道气体干扰；心动周期内主动脉直径变化；不同操作者和操作设备造成差异；难以同时评估肾上腹主动脉和胸主动脉情况等。

2. **CT 血管造影（CTA）**　是腹主动脉瘤形态学诊断的金标准。可以较为精确地判断动脉瘤直径、范围、形态、附壁血栓、钙化、分支血管通畅性和瘤体外组织器官状况。进行该项检查前需注意以下事项：①确定有无药物食物过敏史，尤其是对碘元素是否过敏，包括海带、海藻在内的含碘食物。②确定有无禁忌证，例如严重的肝肾功能不全，严重心律不齐及甲状腺功能异常者应当避免此项检查。③是否有肾毒性药物用药史，尤其在检查前 48h 应该停止肾毒性药物的使用。2018 年《脑血管造影术操作规范中国专家共识》中提到对于肾功能正常的患者，造影前不需要停药二甲双胍，但使用造影剂后应在医生指导下停用二甲双胍 2~3 天，复查肾功能正常后可继续用药；对于肾功能异常的患者，使用造影剂前 2 天暂时停用二甲双胍，之后还需停药 2~3 天。复查肾功能正常后可继续用药。④检查前 24h 应当避免饮用浓茶，咖啡等刺激性食物。检查当日应空腹或清淡饮食。CTA 检查前会留置静脉留置针在粗大的静脉血管内，为注射造影剂做准备，检查结束后注意多饮水，以促进造影剂的排出。

CTA 表现腹主动脉呈瘤样扩张，动脉瘤壁变薄和广泛的附壁血栓形成。炎性 AAA 的 CTA 表现常呈现典型的"灯罩征"，即动脉瘤与增厚主动脉管壁，伴有主动脉周围炎症和纤维化。感染性 AAA 的典型 CTA 表现为瘤体不规则型或分叶型，可伴有明显的钙化灶、感染区富含气泡等。

3. 磁共振血管造影（MRA） 可作为 CTA 检查禁忌证人群的替代检查方法。此外，MRA 在明确动脉瘤与肾动脉关系方面、检测主动脉夹层动脉瘤具有独特的价值。MRA 可显示动脉瘤的大小、形态、范围、瘤腔内血栓和粥样斑块及其与分支血管的关系。检查前，患者取出具有磁性、金属物品。MRA 表现为腹主动脉肾下段呈局限性瘤样扩张，内径增大，局部动脉壁变薄，瘤体偏向主动脉一侧，动脉瘤内呈不均匀性高信号，提示动脉瘤内存在血液涡流现象及血栓形成（图 2-11-2）。由于检查扫描时间较长，MRA 不适用急性破裂或濒临破裂 AAA 患者和体内有金属异物者及有幽闭恐惧症的患者。

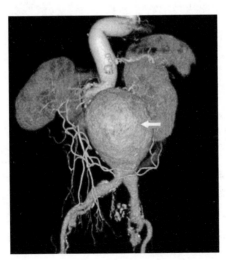

图 2-11-2 MRA 显示腹主动脉呈瘤样扩张

五、治疗原则

手术修复动脉瘤，避免其破裂手术治疗是该病的唯一治疗方式。主要包括腹主动脉瘤切开人工血管置换术和腹主动脉瘤腔内隔绝术。腹主动脉瘤切开人工血管置换术以完整切除动脉瘤为主，用人工血管替换切除掉的血管，是直观有效的治疗方式，但腹部创面大，恢复期相对较长，一般不适用于心肺功能差或基础疾病多的高龄患者。腹主动脉瘤腔内隔绝术，是在全麻或局麻下通过介入的方式进行的支架置入术，具有创伤小、出血少、安全性高、恢复快的特点，是目前临床应用较多的手术方式。

六、护理评估

【健康状况评估】

1. **健康史** 患者的年龄、性别、生命体征等；既往有无吸烟、动脉粥样硬化病、高血压病、冠心病、高脂血症、肺功能不全、肾功能不全、脑血管疾病、糖尿病、外伤及感染史、家族史。

2. **日常生活形态** 了解患者饮食习惯，如有无高油高盐饮食，有无熬夜等习惯，生活工作是否长期处于高强度状态。

3. **心理和社会支持状况** 评估患者对采取的手术方式，疾病预后及术前、后康复知识的了解程度；患者对手术过程、手术可能导致的并发症及疾病预后所产生的恐惧、焦虑程度及心理承受的能力。家属对疾病及其治疗方法、预后的认知程度及心理承受能力；家庭及社会支持系统对患者在心理和经济上的支持帮助能力。

【症状与体征评估】

1. **腹部包块评估** 触诊腹部有无包块及包块的大小，有无触痛及搏动等情况。

2. **压迫情况评估** 评估腹部有无不适，有无食欲缺乏、饱胀感；评估有无肾积水引起的腰胀，有无尿频、尿急症状；评估皮肤有无瘙痒、黄疸等。

3. **疼痛评估** 疼痛程度、性质、部位、持续时间等。

4. **全身情况** 神志、脉搏、血压等生命体征的改变，皮肤有无瘀斑、发绀，有无出血先兆。

【腹主动脉瘤破裂风险评估】

腹主动脉正常直径为 1.5～2cm，动脉瘤体直径越大、瘤体直径增大越快，发生腹主动脉瘤破裂的危险性越高。腹主动脉瘤在破裂前无典型症状，而腹主动脉瘤一旦破裂，死亡率极高。因此，护理过程中要监测患者神志、生命体征及腹部体征，当患者出现剧烈腹痛、心率加快、血压下降，警惕动脉瘤破裂。一旦出现腹主动脉瘤破裂，应保持呼吸道通畅、吸氧，快速输液、输血，遵医嘱应用升压药维持血压，同时，监测患者意识、尿量及四肢血运情况，积极配合做好抗休克和复苏等急救工作。

七、护理措施

【术前护理】

1. **预防腹主动脉破裂** ①严格控制血压，由于腹主动脉管壁局部薄弱、张力减弱，血压增高会导致腹主动脉破裂，应动态监测血压变化，同时告知患者避免情绪激动引起血压增高。对原有高血压的患者，应予以降压处理。一般首选口服抗高血压药，当口服抗高血压药难以控制血压时可给予硝酸甘油、盐酸乌拉地尔、尼群地平等药物静脉泵入。②预防感冒，减少咳嗽，保持大便通畅，以免咳嗽、排便困难等引起腹内压增高增加瘤体破裂的风险。告知患者禁止吸烟，减少对呼吸道和血管的刺激。③绝对卧床休息，更换体位时宜慢，避免突然起身、弯腰等腹压增大的运动。④禁止热敷腹部包块，避免碰撞腹部。⑤观察患者有无腹痛或腰痛等，评估疼痛的性质、程度、持续时间、有无进展、疼痛加重及缓解因素，若患者突然出现腹痛加剧或腰背部疼痛难忍，提示腹主动脉瘤破裂的可能，应做好急救手术准备。

2. 饮食 ①进食高蛋白质食物，多食蔬菜水果杂粮，富含维生素、清淡、易消化的食物，避免进食易产气、辛辣食物，少食动物脂肪及胆固醇含量多的食物，烹饪时选择植物油等含不饱和脂肪酸食物，以改善患者营养状况以增加手术的耐受性。②全麻手术患者，术前禁食 6h，禁饮 2h。行开放手术的患者，做好肠道准备，术前 1 天口服泻药以排空肠道，有利于术中暴露病变部位。

3. 术前准备 ①完善常规检查，包括腹主动脉 CTA、心电图、胸部 X 线片、血常规、凝血功能、血型及输血前检查等检查。②指导患者床上解大小便，有效咳嗽、翻身的方法。③做好手术区域的皮肤准备。开放性手术备皮范围为剑突至大腿 1/3 前、内侧，包括外阴部，两侧至腋后线；介入手术行双侧腹股沟区备皮，剃除阴毛。以防止对手术术野和缝合时异物的干扰。术前 1 天，全身淋浴清洁的同时再对手术部位进行重点清洗。

4. 心理护理 帮助患者及家属正确认识腹主动脉瘤是一种可以治疗并且可能治愈的疾病，避免产生心理恐慌。讲解腹主动脉瘤的相关知识和手术方式、配合要点，以缓解患者的恐惧心理，使之有安全感，积极配合手术。

【术后护理】

1. 病情观察 全麻术后常规监测生命体征，持续心电监测 24h，每小时记录患者心率、呼吸、血压、血氧饱和度的变化，特别是血压，防止血压过高引起动脉瘤再次撕裂或破裂的可能。血压不稳定时，10～15min 测量 1 次，血压平稳后改为 30～60min 测量 1 次。观察患者是否出现胸闷、胸痛等症状，必要时做心电图，监测血钾水平、肌钙蛋白、心肌酶等指标。

2. 饮食 术后先给予少量温开水，再给予流质，并逐渐恢复到正常饮食。开放性手术患者需肠道通气后再逐步从流质饮食开始恢复正常饮食。在禁食期间，准确记录 24h 出入水量。鼓励患者摄入高蛋白质、富含维生素、易消化的食物。少食多餐，不宜过饱。避免刺激性食物，戒烟限酒，以免影响切口愈合。

3. 体位与活动 介入微创手术患者术后取平卧位，卧床 48h，双下肢应水平伸直 6～8h，不可坐立。局部穿刺处给予沙袋压迫 6h，观察穿刺点有无出血或血肿。术后 48h 可适当下床活动。术后 3 周内避免剧烈活动，有利于血管内、外膜的生长。

开放性手术患者待麻醉清醒后取半坐卧位休息，有利于呼吸和引流，嘱咐患者避免突然坐起、强烈扭曲上身、突然弯腰等动作，以减少或避免出血。

4. 观察腹部体征 ①每天做 1～2 次腹部检查，观察患者动脉瘤的体积变化及搏动情况，限制术后过早剧烈活动，若发现仍有搏动，腹部包块无变化甚至增大，可能为修复不全或内漏，由于有些内漏可以自然消失，故可以先行观察，直径＞6cm 的动脉瘤观察时间不能超过 3 个月，必要时需再次手术。②观察有无腹痛、腹胀、腰背部疼痛等不适，告知患者勿用力咳嗽、排便等增加腹内压动作，每班交接患者排气排便情况，降低破裂的风险，若出现疼痛突然加剧，面色苍白、血压下降，则提示有动脉瘤破裂的可能，应立即报告医生，积极抢救。

5. 肾功能监测 由于瘤体累及肾动脉时，术中阻断血流或使用造影剂均可能对肾功能造成不利影响，出现肾功能损伤，术后需密切监测患者的肾脏功能。①术后准确记录出入量，密切观察患者尿液颜色、性质、量以及血肌酐、尿素氮等肾功能相关指标，维持尿量不少于 1000mL/d。②遵医嘱补液，保证充足的血容量，维持血压稳定，保证稳定的肾动脉灌注压，预防急性肾衰竭。③多饮水，1000～2000mL/d 促进造影剂排出，减轻术后肾功能损伤。④避免使用具有肾损害性的药物。

6. 疼痛护理 疼痛是人工血管搭桥术后常见的症状，疼痛导致患者的血压增高和情绪波动，做好疼痛管理可减少继发性血压增高和情绪不稳定。术后协助患者改变体位，指导患者有效咳嗽的方法，减少因咳嗽引起的腹部用力。如为伤口轻度疼痛，采用非药物干预措施，协助患者半坐卧位，正确使用腹带，减轻腹部伤口张力以缓解伤口疼痛；采用听音乐或看手机等方式转移注意力。对于伤口中重度疼痛的患者，或者无法缓解轻度疼痛的患者，遵医嘱给予镇痛药物治疗，评估并记录有无恶心、呕吐等疼痛治疗相关的不良反应。对于除开伤口疼痛，还合并有下肢疼痛或腰痛的患者，及时告知医生，积极排查原因。

7. 并发症的护理

（1）**伤口出血** 是腹主动脉瘤术后常见的并发症。

① 原因：因吻合口渗血、手术缝合不到位、血管壁功能损伤、血小板过少、纤溶系统亢进及微创手术穿刺点为股动脉处，若患者下肢未限制活动，则可导致术后伤口出血。

② 临床表现：表现为局部皮肤青紫、局部血肿、切口或敷料处有渗血。

③ 护理措施：a. 术后定期评估患者出凝血时间、纤维蛋白原、红细胞体积、血红蛋白等指标。b. 介入术后，患肢制动，禁弯曲。c. 每班评估伤口敷料处绷带，松紧度应适宜，若发现绷带松脱，及时告知医生予以加压固定。d. 观察患者有无腹痛、出血情况，若观察到患者有腹痛、伤口出血或局部血肿的情况，及时检查腹痛、出血或血肿的原因，立即通知医生予以处理。

（2）**乙状结肠缺血** 常见于开放性手术。

① 原因：由于术中肠系膜下动脉被结扎或肠系膜动脉内血栓形成所致。

② 临床表现：患者出现腹痛、腹胀、腹泻及便血。重者引起肠坏死、穿孔。

③ 护理措施：协助患者处于合适卧位，禁饮禁食，遵医嘱予以静脉营养支持，观察患者腹部体征，有无腹痛、腹胀、便血、肠道排气等情况；若有留置胃管或肛管，应妥善固定，注意防管道脱出，观察引流液量、色、性质；指导患者腹式呼吸，密切观察肠蠕动情况；指导患者循序渐进地活动，防止肠粘连。发现异常，及时通知医师予以对症处理。遵医嘱予以抽血，完善相关检查，积极做术前准备。

（3）多器官功能衰竭　腹主动脉瘤患者多为老年人，往往合并心、肺、肝、肾等系统性疾病，容易引起多器官功能衰竭，合并心、脑、肺、肾等重要脏器疾患的高龄患者围手术期的死亡率可高达 40%。

① 原因：患者多为高龄患者，多伴有不同程度的心、肺、肾功能异常，手术创伤大，易引起多器官功能衰竭。

② 临床表现：两个或两个以上器官功能障碍，如呼吸衰竭、心力衰竭、肾衰竭、肝性脑病、代谢性酸中毒或碱中毒、内出血等并存。

③ 护理措施：术后予以心电监测，密切观察患者生命体征的变化，特别是心率和血压；保持静脉通道通畅，积极补液，维持机体所需营养、水电解质平衡；术后加强气道管理，保持呼吸道通畅，遵医嘱予以雾化拍背，促进痰液排出，防止肺部感染；予以留置导尿，监测尿量指标，妥善固定管道，防止管道脱出，记录尿量，监测肾功能指标；密切监视患者各器官的功能状态，遵医嘱予以药物及生命支持。

（4）下肢动脉栓塞　是开放术后常见的并发症。

① 原因：因术中长时间阻断腹主动脉上段血流，易导致新血栓形成，待血流恢复后，血栓可随血流方向流向至远端动脉导致下肢动脉栓塞。

② 临床表现：患肢出现剧烈疼痛、麻木、苍白、皮温降低、动脉搏动减弱或消失。

③ 护理措施：a. 术前协助患者超声评估下肢动脉是否通畅，了解股动脉、腘动脉和足背动脉有无搏动。b. 术后遵医嘱酌情使用抗凝或抗血小板治疗，注意观察出血等药物不良反应。c. 术后给患肢保温，促进血液循环。d. 术后密切观察患肢血运情况，皮温皮色及动脉搏动情况，若出现动脉栓塞缺血情况，应及时报告医生，避免进一步的肢体缺血坏死，协助完善相关检查。e. 必要时再次手术取栓，为再次手术做术前准备。

8. **心理护理**　加强术后巡视，及时发现和处理患者术后出现的不适和并发症；动态评估患者的心理状况，对于心理状况较差的患者，应提供专业的心理咨询和支持，鼓励家属多与患者沟通，正确面对腹主动脉瘤，帮助患者树立信心，顺利度过围手术期。

9. **出院指导**

（1）饮食指导　食用高蛋白质、富有营养的食物，多食新鲜蔬菜及水果，以保持大便通畅；少食动物脂肪及胆固醇含量高的食物。

（2）休息与活动指导　注意休息，劳逸结合。鼓励患者逐渐恢复活动，可从室内走动逐渐过渡到室外散步，避免腹压增大的运动，以不感觉到疲惫为佳。

（3）其他日常生活指导　戒烟、酒。控制体重，保持心情舒畅，避免情绪波动。避免穿着过紧的衣服和鞋子，避免肢体过冷或过热。

（4）用药指导　控制高血压、糖尿病等基础疾病，遵医嘱按时服药。指导患者按时服用抗凝药、降压药，定期监测血压、血常规、凝血常规等项目。

（5）定期复诊　术后1周至1个月需要进行1次腹部超声或CT扫描以检查是否发生内漏，术后6个月再次复查，此后每6～12个月检查1次支架移植物的状态以及动脉瘤腔的大小。如有切口周围红肿、伤口引流液量增加或性质改变、伤口疼痛加剧或者切口部位皮温高、发热不退、腰背部或腿部疼痛异常或疼痛加剧等特殊情况随时就诊。开放性术后3个月至1年行超声检查，复查动脉瘤内人工血管置入后效果。

第十二节 · 下肢深静脉血栓形成

深静脉血栓形成（deep venous thrombosis，DVT）是血液在深静脉内不正常凝结、阻塞管腔从而导致静脉回流障碍，是常见的血栓类疾病。全身主干静脉均可发病，尤其多见于下肢。急性期，当血栓脱离腿部静脉，游走到肺脏，阻塞肺部血管，可形成致命性的肺栓塞。此外，当血栓严重时，可造成慢性深静脉功能不全，影响患者的生活质量。我国的DVT的发病率为1.8%～2.9%。形成深静脉血栓的危险因素有遗传性因素，如无明显诱因反复发生或呈家族性发病倾向的易栓症，和后天获得性危险因素，如手术、创伤、恶性肿瘤、急性内科疾病（如心力衰竭、心肌梗死、呼吸衰竭、感染等）、某些慢性疾病（如抗磷脂综合征、肾病综合征、骨髓增殖性疾病等），以及动脉性疾病的共同危险因素，如吸烟、肥胖、高胆固醇血症、高血压病和糖尿病等。

一、下肢静脉的解剖和生理

1. **下肢静脉解剖**　下肢静脉分为深、浅两组。浅静脉最终汇入深静脉。下肢浅静脉有大隐静脉、小隐静脉及其属支。足和小腿的深静脉与同名动脉伴行，均为两条。胫前静脉和胫后静脉汇合成腘静脉，腘静脉穿收肌腱裂孔移行为股静脉。股静脉伴股动脉上行，经腹股沟韧带后方续为髂外静脉。股静脉接受大隐静脉和股动脉分支伴行的静脉。股静脉在腹股沟韧带的稍下方，位于股动脉内侧，临床上常在此处做静脉穿刺插管。

2. **下肢深静脉的生理功能**　静脉系统是血液从毛细血管床向心回流的通道，起着血液向心回流的通路、储存血量、调节心脏流出道及调节皮肤温度等重要生理功能。下肢静脉血流依靠骨骼肌和静脉瓣膜产生的"泵"作用、体位改变、心脏收缩力量、呼吸运动、静脉阻力等调节机制的作用，对抗重力作用向心回流，使静脉血流始终保持向心方向。

二、深静脉血栓形成的病理生理

根据血栓发生的部位，下肢 DVT 分为周围型，发生在腘静脉和小腿 DVT；中央型，发生在髂股静脉 DVT；混合型，全下肢 DVT。根据血栓发生的时间，将下肢 DVT 进行临床分期：急性期（起病 14 天以内）；亚急性期（起病 15～30 天）；慢性期（起病 30 天以后）；后遗症期（出现血栓形成后综合征症状）；慢性期或后遗症期急性发作（在慢性期或后遗症期基础上再次急性发作）。静脉血栓形成初期，血栓与管壁一般仅有轻度粘连，容易脱落，可引起肺栓塞。激发炎症反应后，血栓与血管壁粘连也可较紧密。按照血栓的组成，静脉血栓有红血栓、白血栓、混合血栓 3 种类型，典型的血栓头部为白血栓，颈部为混合血栓，尾部为红血栓。静脉血栓形成引起静脉回流障碍，其程度取决于受累血管的大小和部位，以及血栓的范围和性质。阻塞远端静脉压升高，毛细血管淤血，内皮细胞缺氧，使毛细血管渗透性增加，阻塞远端肢体出现肿胀。深静脉压升高及静脉回流障碍，使交通支静脉扩张开放，远端血流经交通支而入浅静脉，出现浅静脉扩张，使血栓向远端伸延。另一方面血栓可以机化、再管化和再内膜化，使静脉管腔能恢复一定程度的通畅。因管腔受纤维组织收缩作用影响以及瓣膜本身的破坏，可致静脉瓣膜功能不全。

三、临床表现

下肢 DVT 常无明显症状。当血栓导致血管壁及其周围组织发生炎症反应和血栓堵塞静脉管腔造成静脉血液回流障碍后，依据病变部位不同，可有不同的临床表现。

1. **疼痛**　是最早出现的症状，主要由血栓激发静脉壁炎症反应和血栓远段静脉急剧扩张，刺激血管壁内末梢神经感受器引起。疼痛感多出现在小腿腓肠肌、大腿或腹股沟等区域，通常不会表现为足或趾的疼痛。疼痛的程度依血栓形成的范围、炎症反应的轻重，以及个体对疼痛的敏感度不同而存在差异。疼痛感通常在活动后加剧，卧床休息或抬高患肢后减轻。当血栓位于小腿肌肉静脉丛时，体查 Homans 征和 Neuhof 征呈阳性，Homans 征：患肢伸直，足被动背屈时，引起小腿后侧肌群疼痛，为阳性；Neuhof 征：压迫小腿后侧肌群，引起局部疼痛，为阳性。

2. **肿胀**　下肢肿胀是主要或唯一的症状，通常为单侧下肢肿胀。肿胀的程度依静脉闭塞的程度和范围而定。当血栓位于深部小静脉时，肿胀常不明显，位于下肢主干静脉时，可迅速引起静脉血液回流障碍，出现明显肿胀。膝关节以下的肿胀提示血栓累及腘静脉或股浅静脉，整个下肢肿胀则表明有髂-股静脉血栓形成。双下肢周长的测量可帮助判断肿胀的程度。通常情况下，双侧肢体周径在同一平面应小于 1cm。

3. 浅静脉曲张　是深静脉血栓形成后的继发性代偿反应。如果血栓累及深静脉主干，特别是髂-股静脉段，即可酿成明显的下腹部和腹股沟的浅静脉曲张。

4. 全身反应　静脉血栓形成后，可引起体温升高、脉率增快、白细胞计数增多等程度不同的全身反应。静脉血栓不断滋长、蔓延，累及下肢整个深静脉、浅静脉及其属支，引起强烈的动脉痉挛的情况为股青肿，是下肢 DVT 中最严重的情况。股青肿起病急促，临床表现为下肢极度肿胀、剧痛、皮肤发亮呈青紫色、皮温低伴有水泡，足背动脉搏动消失，体温升高。如不及时处理，可发生休克和静脉性坏疽，严重时甚至需要截肢。

5. 血栓形成后综合征（PTS）　急性下肢 DVT 可在 3～6 个月后进入后遗症期，形成 PTS，出现一系列静脉功能不全的临床表现，包括患肢的沉重、胀痛、静脉曲张、皮肤瘙痒、色素沉着、湿疹、经久不愈的溃疡等。

四、专科检查

1. 血浆 D-二聚体测定　D-二聚体是纤维蛋白复合物溶解时产生的降解产物。下肢 DVT 时，血液中 D-二聚体的浓度会升高，但临床的其他一些情况如术后、孕妇、危重及恶性肿瘤时，D-二聚体也会升高，因此 D-二聚体检查的敏感性较高、特异性差，可用于急性 DVT 的筛查。采集血标本测定 D-二聚体时一般不需要空腹状态。

2. 彩色多普勒超声检查　是 DVT 诊断的首选方法。超声检查可以清晰地呈现血管结构，分析血流方向与速度，鉴定血栓大小与部位。检查方法：患者先行仰卧位，向外旋展患者大腿、屈曲膝关节，依次检查大隐静脉、股静脉、股总静脉，以及腘静脉、小隐静脉、胫后静脉，而后更换为俯卧位，探查下肢静脉、髂静脉。超声图像显示，急性期血管壁低回声，静脉壁增厚，血流量减少；亚急性期血管壁回声增强，厚度变薄，血流速度减缓；慢性期血管壁回声增强，栓塞部位呈点状或细条状血流信号。

3. 静脉造影　不仅可以有效判断有无血栓、血栓部位、范围、形成时间和侧支循环情况，而且常被用来评估其他方法的诊断价值，是诊断下肢 DVT 的金标准。患者检查前需禁食＞4h，需进行造影剂过敏试验时，观察有无恶心呕吐、咳嗽、胸闷气短、心悸、荨麻疹等过敏反应。造影时从足背浅静脉针推造影剂，患者取 30°斜立位，检查侧肢体完全处于不负重的松弛状态。摄片时配合医生转动体位、吸气屏气等，使检查顺利完成。检查后留观 15～30min，观察有无造影剂并发症。急性期表现为横轴位的静脉腔内周围环状造影剂充盈而中心为低密度的血栓"靶征"，及静脉管腔两边线状高密度造影剂充盈而中心为低密度血栓带的"双轨征"充盈缺损，静脉腔的中断或闭塞；亚急性期表现为持久的类圆形、长柱状充盈缺损；慢性期表现为管腔内不规则、节段性分布的充盈缺损，侧支循环开放以及再通。

五、治疗原则

1. 非手术治疗

（1）抗凝治疗　是 DVT 的基本治疗，可抑制血栓蔓延、利于血栓自溶和管腔再通，降低 PTE 发生率和病死率。所有 DVT 患者应至少接受 3 个月的抗凝治疗，抗凝药物有普通肝素、低分子肝素、维生素 K 拮抗剂和新型口服抗凝剂等。高度怀疑 DVT 时，如无禁忌，在等待检查结果期间可先抗凝治疗，再根据确诊结果决定是否继续抗凝。

（2）溶栓治疗　常用药物有尿激酶、重组链激酶、巴曲酶等，常见的不良反应为出血。溶栓方法包括系统溶栓和导管接触性溶栓。系统溶栓为非手术溶栓治疗，是经外周静脉全身应用溶栓药物。而导管接触性溶栓（catheter directed thrombolysis，CDT）为血管腔内治疗，为手术治疗方式。

（3）其他药物治疗　①静脉活性药：包括黄酮类（如地奥司明）、七叶皂苷类等。黄酮类（如地奥司明）具有抗炎、促进静脉血液回流，减轻患肢肿胀和疼痛作用。七叶皂苷类具有抗炎、减少渗出、增加静脉血管张力、改善血液循环、保护血管壁等作用。②类肝素抗栓药物：如舒洛地特等，在抗血栓的同时具有保护内皮、抗血小板和抗炎作用。

（4）压力治疗　主要作用机制是通过降低下肢远端的静脉高压，减少毛细血管渗漏和水肿的发展，从而改善皮肤的微循环，预防 PTS 或减轻 PTS 症状。推荐存在 PTS 风险的 DVT 患者或首次发生 DVT，且经治疗 1 个月后仍然存在明显的肢体肿胀等症状的患者在继续抗凝治疗的同时穿着逐级加压袜（graduated compression stocking，GCS）。对于已经存在肢体沉重及肿胀症状的确诊 PTS 患者，可以使用 GCS 或医用弹力绷带进行压力治疗以减轻症状，若症状控制不良，还可以尝试使用间歇充气加压装置（intermittent pneumatic compression device，IPCD）进行压力治疗。

2. 手术治疗

手术取栓是清除血栓的有效治疗方法，可迅速解除静脉梗阻。传统的开放性手术的创伤大，移植物通畅率低，因此目前仅作为腔内支架成形术失败患者最后的治疗选择。腔内治疗早期清除下肢深静脉血栓有助于静脉血流复通和保护静脉瓣膜功能，防止静脉高压的发生发展，降低 PTS 的发生率。同时，腔内治疗可以减少治疗后的残留血栓，降低 DVT 复发的风险。腔内治疗手术方式有：导管接触性溶栓（CDT），是在影像技术导引下，将溶栓导管置入静脉血栓内，经导管将溶栓药物直接作用于血栓的溶栓方法，是临床首选的溶栓方法。经皮机械性血栓清除术（percutaneous mechanical thrombectomy，PMT），是采用器械打碎或抽吸血栓，迅速清除或减少血栓负荷、解除静脉阻塞来缓解患肢症状，是血栓清除的首选外科治疗方法。经皮腔内血管成形术（percutaneous transluminal angioplasty，PTA）及支架植入术，是一种用球囊、导管对狭窄/闭塞血管进行扩张，扩大狭窄/闭塞处血管腔，恢复其原先管腔形状的介入手术方法。大腔导管抽吸术是在下腔静脉置入滤器，在滤器的保护下进行血栓抽吸。

六、护理评估

【健康状况评估】

1. **一般情况** 评估患者年龄、有无吸烟，评估既往史，有无外伤史、手术史、女性患者妊娠分娩史、感染史，有无长期卧床、输液史等，评估患者有无肥胖、高胆固醇血症、高血压病和糖尿病等疾病，有无出血性疾病等，评估患者用药史，是否曾应用抗凝/溶栓药物。

2. **家族史** 评估患者有无家族性发病倾向。

3. **心理和社会支持状况** 包括突发的下肢剧烈疼痛和肿胀有无引起患者的焦虑与恐惧，患者及家属对预防本病发生的有关知识的了解程度。了解患者家庭社会支持情况。

【症状与体征评估】

1. **患肢评估** 评估肢体疼痛部位、性质、强度、持续时间、缓解方式，是否采取镇痛措施及镇痛效果；评估肢体肿胀程度（采用下肢周径测量方法，详见第七章第十节逐级加压袜操作流程的相关内容）；观察肢体体表皮肤温度、颜色、感觉的异常变化及足背动脉搏动情况；有无浅静脉曲张、肢体有无溃疡和（或）感染等。

2. **凝血功能评估** 评估皮肤黏膜是否出现瘀斑、牙龈出血、血尿、血便、头痛等症状。

3. **PTE 症状评估** 评估患者体温、脉搏、呼吸、血压、血氧饱和度等变化；评估有无心慌、胸闷、气喘、胸痛、咳嗽、咯血、发绀等 PTE 症状。

七、护理措施

【术前护理】

1. **病情观察** ①监测患者体温、脉搏、呼吸、血压、血氧饱和度等变化，观察患者有无胸痛、心悸呼吸困难及咯血等症状，警惕 PTE 的发生。②使用抗凝或溶栓药物期间，遵医嘱监测凝血功能，观察患者有无牙龈出血、鼻出血、皮肤紫斑及血尿、血便等出血情况，发现有出血表现时立即停止药物使用并报告医生处理。

2. **DVT 患肢护理** ①嘱患者卧床休息并行肢体制动，若无禁忌予以抬高患肢20°～30°或使用下肢静脉疾病专用腿垫，促进下肢静脉血液回流，减轻患肢肿胀和疼痛。②保持患肢处于功能位，避免因患肢受压或长时间弯曲而引起静脉回流不畅。③避免膝下腘窝处垫枕，以免阻滞深静脉回流。④观察患者双下肢皮肤温度、颜色、感觉、运动、肿胀情况、疼痛程度、末梢循环等。⑤下肢明显肿胀的患者可采用50%硫酸镁溶液湿敷患肢，改善患者血液循环，促进肢体消肿。⑥定时测量肢体周径，严密观察肢体有无股青肿、股白肿出现，一旦发生及时报告医生。⑦严禁热敷、挤压、按摩患肢，防止血栓脱落造成 PTE；避免用力排便、剧烈咳嗽等引起静脉压升高的因素，防止影响下肢静脉血液回流和造成血栓脱落。

3. **饮食** 指导患者进食低盐、低脂、高维生素、富含纤维素食物，多饮水，保持大便通畅。局麻手术患者，术前不必强调禁食。需全麻手术患者，术前禁食 6h，禁饮 2h。

4. **术前准备** 协助患者完善术前各项检查，重点了解患者凝血酶原时间，有无手术禁忌证，为患者讲解手术注意事项，备皮，必要时备血。肺动脉高压、心肾功能不全等特殊患者，遵医嘱宣教。

5. **心理护理** ①术前主动与患者进行沟通，掌握患者的动态心理变化，通过指导患者深呼吸、全身肌肉放松、转移注意力等方式，缓解患者不良情绪。②介绍疾病发生的病因病机、危害和治疗方案及转归，并介绍介入治疗的优势和效果，纠正患者对病情和治疗的错误认知，提高对治疗的依从性。③争取患者家属参与到心理疏导中，对患者予以情感支持，使患者感受到家庭的理解和支持。④介绍成功治疗案例，增强患者战胜疾病的信心。

【术后护理】

1. **病情观察** 术后常规监测生命体征 6h，每小时测量脉搏、呼吸、血压等，关注患者血氧饱和度，及时询问是否伴有呼吸困难、胸闷、心慌、气促等症状，警惕 PTE 的发生或加重，出现 PTE 症状时，应立即平卧，避免搬动。建立静脉通路等对症处理，严密观察病情变化，配合医生做好循环呼吸支持，积极抢救。

2. **饮食** 术后 6h 予以清淡、易消化流质食物，再逐渐过渡为半流食、普食。口服华法林片者，应避免食用富含维生素 K 的食物，如动物肝脏、各种烹调油、菠菜、韭菜、甘蓝、莴苣、洋葱、豆奶等。

3. **体位与活动** ①留置溶栓导管/鞘管患者宜取仰卧位或低半坡卧位，避免端坐位，防止管道打折或穿刺部位渗血。②经股静脉穿刺者术侧肢体伸直制动 6h，卧床休息 24h，病情允许及早下床活动；患侧小腿置管溶栓时，需延长患侧肢体伸直制动时间至拔管后 6～12h。③若经健侧股静脉"翻山"至患侧逆行溶栓，则双下肢需伸直制动；颈静脉穿刺者头部不可大幅活动，活动范围双向不宜超过 30°，以防局部出血，血肿压迫气管。卧床休息 24h，病情允许及早下床活动。④卧床期间继续抬高患肢 20°～30° 或使用下肢静脉疾病专用腿垫。⑤协助患者定时翻身，防止下肢屈曲引起管道移位、滑脱。⑥指导患者床上进行踝泵运动，以利于静脉回流，减轻患肢肿胀。⑦导管/鞘管拔出后，在药物抗凝、经评估患者耐受且无禁忌情况下，可穿 GCS 下床活动。⑧鼓励恢复期患者逐渐增加行走距离和下肢肌肉的活动量，以促进下肢深静脉再通和侧支循环的建立。

4. **观察患肢与术侧肢体** 患肢的观察同术前。经下肢穿刺的患者，应同时观察术侧肢体的皮肤温度、颜色、感觉、运动、足背动脉搏动、肿胀等情况。患肢消肿程度计算：测量治疗前和治疗结束时患肢与健肢腿围周径，并计算患肢与健肢周径差。

肢体消肿率＝（溶栓前腿围周径差－溶栓后腿围周径差）/溶栓前腿围周径差×100%。

5. 溶栓护理 ①尿激酶等溶栓药物应现配现用。尿激酶是最常用的溶栓药物，对急性期的治疗具有起效快，效果好，过敏反应少。常见的不良反应是出血。溶栓剂量无统一标准，一般首剂 4000U/kg，30min 内静脉注射，继以 60 万～120 万 U/d，维持 72～96h，必要时延长至 5～7 天。②根据医嘱应用输液泵输注溶栓药物。③观察患者穿刺处、皮肤、黏膜、消化道、泌尿系统、神经系统等有无出血和全身出血现象（早期多为穿刺部位瘀斑、血肿等，最严重为颅内出血，表现为头痛、呕吐、意识障碍、视物模糊等）。④定时监测凝血功能。

6. 疼痛护理 术后常见疼痛护理：①穿刺处皮肤扩张性疼痛，因血管鞘扩张皮肤所致，疼痛程度一般较轻，疼痛持续时间短（＜1 天），偶有剧烈疼痛者，可遵医嘱用镇痛药。②腰背部疼痛，多因下腔静脉置入滤器所致，疼痛程度常较轻，无须特殊处理，剧烈疼痛应警惕有无腰大肌血肿、下腔静脉滤器致腹膜后血肿、肾脏出血等可能，观察患者尿液有无血尿等异常。③腹部疼痛，应警惕是否出现腹腔脏器出血，观察患者腹部体征，有无压痛、反跳痛及肌紧张，出现异常情况及时告知处理。

7. 管道护理 导管定向溶栓术（catheter-directed thrombolysis，CDT）后，留置溶栓导管。留置导管期间做好管道护理：①管道标识清晰，便于正确识别导管。②经导管/鞘管输入药物时，需选用带螺旋口输液器，以防止接口处管道滑脱；造影复查时，更换连接正压接头。③留置管道期间每 3 天更换 1 次三通。④置管溶栓期间，在床头或床位放置警示标识。⑤防止下肢屈曲导致导管移位，定时检查导管通畅情况，避免导管成角弯曲和阻塞。⑥CDT 术后，溶栓导管保留一般不超过 7 天。

8. 并发症的预防及护理

（1）出血和周围局部血肿 为手术创伤常见的并发症。

① 原因：凝血功能障碍、伤口压迫止血时间短、敷料松脱等原因。

② 临床表现：可有皮下淤血、口腔黏膜出血、便血、局部皮肤青紫、局部血肿、切口或敷料处有渗血等表现。

③ 护理措施：a. 术前了解患者凝血功能，在手术允许情况下尽量采用直径较小鞘管，术中细致、轻柔操作，减少穿刺次数。b. 规范、有效按压穿刺部位，按压时间以穿刺部位不出血为宜。c. 指导患者取正确体位，过床时注意术侧肢体保持伸直位，过床后取平卧位，术肢伸直制动 6～12h 或根据医嘱实施。d. 术后观察局部有无渗血和血肿，溶栓过程密切观察有无出血征象。e. 遵医嘱定时监测患者凝血功能，动态调整药物输注速度。f. 告知患者术侧肢体伸直制动目的和重要性；教会家属正确观察有无穿刺部位出血现象，嘱患者翻身、咳嗽时先用手压住股静脉穿刺点上方敷料，再轻轻咳嗽或缓慢翻身，避免腹内压升高引起出血；指导患者用软毛牙刷，穿棉质宽松衣服，禁止抠鼻、剔牙。

（2）血红蛋白尿 经大腔导管抽吸术操作中可因反复抽吸血栓破坏正常红细胞，从而释放血红蛋白、钾离子、肌苷等物质。血浆游离血红蛋白量超过结合珠蛋白能力及近端肾小管重吸收能力时，可引起血红蛋白尿。

① 原因：手术创伤。

② 临床表现：根据血红蛋白的水平，尿液颜色呈浓茶色、深褐色、葡萄酒色，甚至酱油色。

③ 护理措施：a. 术后观察患者的尿量、尿液性状、颜色变化，必要时留置导尿管。b. 正确留取血液和尿液标本，监测肾功能、肌酐及血红蛋白变化。c. 术后一般遵医嘱给予患者水化治疗。d. 根据患者血气分析和肾功能指标，确定给予短程碳酸氢钠碱化尿液，减少肾脏损害。

（3）感染

① 原因：机体免疫力下降、无菌技术操作不当等原因可致一系列感染症状。

② 临床表现：a. 手术切开或穿刺部位红肿热痛，切口/穿刺处肿胀、疼痛加重、局部皮温升高，发生感染时可出现白色炎性分泌物。b. 严重时可导致全身炎性表现，如畏寒、体温升高、心动过速、呼吸急促等症状。

③ 护理措施：保持穿刺部位敷料清洁、干燥。溶栓导管保留时间不超过 7 天；若体温连续 3 天持续升高，可在严格消毒后更换导管或拔管。

9. 出院指导

（1）用药指导　皮腔内血管成形术（PTA）及支架植入术后需规范抗凝治疗至少持续 6 个月。服用抗凝药物除前文提及的需要观察出血表现外，还有以下注意事项：坚持固定时间用药、如需加用其他药物或进行侵入性检查时告知医师、不随意更换药品品种和调整剂量。

① 利伐沙班片：10mg 片剂，可与食物同服，也可以单独服用；15mg 片剂和 20mg 片剂，应与食物同服；育龄妇女在接受本品治疗期间应避孕；乳母若决定服用本品后，必须停止哺乳；用药期间，不宜驾车或操作机械。如果发生漏服，对于两次口服 15mg 的患者：应立即服用利伐沙班，可以一次服用两片 15mg 片剂。对于一次口服 20mg、15mg 或 10mg 的患者：应立即服用利伐沙班，并于次日继续接受一次给药。不应为了弥补漏服的剂量而在一天之内将剂量加倍。

② 华法林片：按医嘱定时吃药，如固定下午或晚上服用。若忘记吃药，则 4h 内可补吃，超过 4h 不用补，第 2 天正常吃药；服用华法林期间需要定期复查凝血酶原时间（PT）和国际标准化比值（INR），根据结果调整华法林剂量。如果复查结果连续 2 次在抗凝目标范围（抗凝目标为 INR 在 2.0～3.0）内，可以逐渐延长复查时间间隔，最长时间间隔不应大于一个月；华法林与多种药物存在相互作用，如同时服用其他药物应告知医生。

（2）自我监测　指导患者自我观察有无出血倾向：皮下淤血、口腔黏膜出血、便血，严重者颅内出血，表现为头痛、呕吐、意识障碍、视物模糊等。出现异常情况及时入院就诊。

（3）定期复诊　下腔静脉滤器置入（IVCF）者可由于腹内压增高导致 IVCF 变

形、移位、支撑条损伤血管内膜。因此，IVCF 置入体内期间避免负重劳动和一切腹内压增高的因素，如剧烈咳嗽、过度弯腰、用力排便、剧烈运动等。临时性 IVCF 或者可取出 IVCF 置入患者应遵医嘱在推荐回收时间内回医院取出。IVCF 如未取出，应在术后第 1、3、6 个月时各随访 1 次，并在第 6 个月行下腔静脉造影和（或）CTA 检查，之后每年做 1 次 CTA 随访。

第十三节 · 下肢动脉硬化闭塞症

下肢动脉硬化闭塞症（arteriosclerosis obliterans，ASO）是指由于动脉硬化造成的下肢供血动脉内膜增厚、管腔狭窄或闭塞，病变肢体血液供应不足，引起下肢间歇性跛行、皮温降低、疼痛，甚至发生溃疡或坏死等临床表现的慢性进展性疾病。是动脉粥样硬化的第三大常见临床表现，仅次于冠心病和卒中。下肢动脉硬化闭塞症的发病机制与高血压、高血脂、高血糖、吸烟、感染、遗传因素等密切相关，以及血栓生成，动脉疾病，肥胖、维生素缺乏、微量元素平衡失调等因素，都与动脉粥样硬化有一定的关系。

一、下肢动脉硬化闭塞症的病理生理

动脉硬化闭塞症是全身动脉粥样硬化在肢体动脉的局部表现，是动脉硬化的进一步发展的结果。

（1）人体血管由三层组成　内膜为动脉壁结构中最薄的一层，由内皮和内皮下层组成，内含内皮细胞、胶原纤维、弹性纤维；中膜为动脉壁结构中最厚的一层，由平滑肌及弹性纤维构成；外膜由结缔组织构成，内含小血管、淋巴管和神经。正常动脉和异常动脉的区别见图 2-13-1。

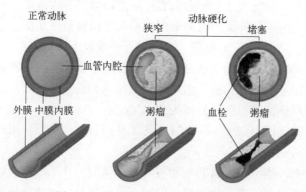

图 2-13-1　正常动脉和异常动脉区别

（2）下肢动脉硬化　是内膜层下组织的动脉粥样硬化斑块形成及过量的纤维物

质（特别是无血管的胶原纤维）沉积，使内膜结构增厚。动脉粥样硬块呈黄色肿块，突入管腔。组织学所见为内皮细胞、成纤维细胞、泡沫细胞增生和大量脂质浸润，后期可见钙质沉积，内膜这样改变有利于血栓形成，几经反复使管腔发生阻塞和粥瘤样改变。

（3）动脉硬化性闭塞症　常累及肢体大、中动脉，发生肢体动脉高位狭窄和闭塞，动脉粥样硬化病变广泛，常引起肢体严重的血供不足和发生坏疽。本病的发展常呈进行性，粥样硬化的内膜可发生溃疡和出血，继发血栓形成，造成管腔狭窄或完全闭塞.使该动脉所供应的组织发生缺血。闭塞的部位高，累及的范围亦较广。发生的速度较快，机体侧支循环未能及时代偿，则缺血较重，受累组织的范围也较广。

二、临床表现

下肢动脉闭塞性病变根据其临床症状的严重程度分为不同等级。按 Fontaine 分期一般分为四期。

（1）Ⅰ期（无症状或症状轻微期）　轻微主诉期或无症状期。患者仅感觉到患肢远端皮温降低，怕冷，轻度麻木，活动后易疲劳，患肢皮温较低，颜色苍白，脚趾有针刺样感；足背和（或）胫后动脉搏动减弱；踝/肱指数＜0.9。

（2）Ⅱ期（间歇性跛行期）　间歇性跛行是此期的特征性表现，主要表现为随着动脉狭窄范围与程度的加重，出现行走一段路程后，患肢足部或小腿肌痉挛、疼痛及疲乏无力，无法行走，休息片刻后即可缓解，症状反复出现。随着病情进展，行走距离逐渐缩短，止步休息时间增长。临床上常以跛行距离 200m 作为间歇性跛行期的分界。因此Ⅱ期常被划分为Ⅱa 期（绝对跛行距离＞200m）和Ⅱb 期（绝对跛行距离≤200m）。小腿的间歇性跛行是下肢缺血性病变最常见的症状。

（3）Ⅲ期（静息痛期）　随着病情继续发展，患肢无法得到最基本的血液供应，常因组织缺血或缺血性神经炎将出现持续剧烈疼痛，夜间更甚，疼痛时迫使患者屈膝护足而坐，使患者无法入睡，即使肢体处于休息状态时疼痛仍不止，麻木和感觉异常，称为静息痛，可在肢体抬高时加重，肢体下垂时减轻。此期患肢常有营养性改变，表现为皮肤菲薄呈蜡纸样，患足下地时潮红，上抬时苍白，小腿肌肉萎缩等。静息痛是患肢趋于坏疽的前兆。

（4）Ⅳ期（溃疡和坏死期）　脚趾颜色开始变成暗红色，脚趾发黑、干瘪、溃疡和坏死。当干性坏疽变成湿性坏疽时，就会继发感染表现，可逐渐向上发展至足部、踝部或小腿，严重者可出现全身中毒症状。病变动脉完全闭塞，踝/肱指数＜0.4，侧支循环提供的血流已经不能维持组织存活。这种情况通常是需要尽快外科干预的指征。

三、辅助检查

1. 特殊检查　包括肢体抬高试验（Buerger 试验）、下肢节段性测压和测压运动实验。

（1）Buerger 实验即肢体抬高试验　患者平卧，下肢抬高 45°，1min 后观察患者趾皮肤颜色变化，试验阳性者，足部皮肤呈苍白或蜡黄色，特别是足趾和足掌部分，指压时愈加明显，自觉麻木和疼痛，然后让患者坐起来，下肢自然下垂于床边，正常人可在 10s 内恢复正常皮肤色泽，如超过 45s 仍未恢复者，提示患肢有严重供血不足。

（2）踝/肱指数（ankle/brachial index，ABI）　即踝部动脉与同侧肱动脉压比值，通过测量踝部胫后动脉或胫前动脉以及肱动脉的收缩压，得到踝部动脉压与肱动脉压之间的比值，正常值为 0.9～1.3。若 ABI＜0.9 提示动脉缺血，患者可出现间歇性跛行；ABI＜0.4 提示严重缺血，患者可出现静息痛。踝部动脉收缩压在 30mmHg 以下时，患者会很快出现静息痛、溃疡或坏疽。

2. 多普勒超声检查　目前在临床上作为筛查首选的检查方法。通过二维超声图像可以测量内中膜厚度、斑块大小、明确斑块性质，结合彩色多普勒成像及频谱多普勒可以诊断动脉狭窄或闭塞的部位和程度。检查时患者取卧位，充分暴露左侧或者右侧下肢，上至腹股沟区下至足背皮肤。下肢动脉硬化闭塞症二维超声图像可显示动脉内膜血管粗糙，无连续性，回声强劲，斑块回声大小不一，内中膜厚度增厚，管腔狭窄且不规则，部分可见扩张。彩色多普勒声像图特征：狭窄管腔内可见镶嵌色彩，血流束变细，或血流信号消失。频谱多普勒声像图特征：动脉的狭窄部位收缩峰值增快明显，正常波形逐渐消失，频带明显增宽，且呈高速湍流状频谱，舒张期的逆向血流逐渐消失，出现低速单向波。在动脉闭塞部位或明显狭窄部位的四周形成侧支循环血管，且肉眼可见，可监测到较弱的血流信号。

3. CTA 或 MRA　均为无创血管显像技术。CT 血管成像技术能较好地显示管壁钙化、管腔狭窄、阻塞及程度，还能通过侧支循环了解远段动脉供血情况。CTA 检查者时患者取仰卧位，踝后垫海绵块以使下肢与躯干保持同一水平。由于造影剂对肾的损伤，检查后 24h 加强水化，一般喝 1000～2000mL，或 100～200mL/h 进水量为宜，以促进造影剂排泄。CTA 检查显示狭窄段管腔呈虫蚀样或细线样改变，管壁毛糙，部分伴有管壁钙化，闭塞段管腔局部中断，范围因病变而异，部分周围有侧支血管形成。MRA 检查无辐射、无创伤、无须对比剂成像。对造影剂过敏者，可选择 MRA，但有放大效应。行 MRA 检查前需取出有铁磁性金属物。

4. 数字减影血管造影（DSA）　可以准确地显示病变部位、性质、范围和程度，对细小血管分辨率高，目前仍是诊断动脉硬化性闭塞症的金标准。但 DSA 为有创检查，检查后可能出现穿刺部位血肿、血管栓塞、假性动脉瘤、感染、动静脉瘘及造影剂过敏等并发症。发热、休克、极度衰弱、月经期、出凝血时间异常者不宜行 DSA 检查。检查前完善凝血系统、心、肺、肝和肾功能的检查，停用抗凝、抗血小板聚集药物；穿刺部位需备皮；若 DSA 检查需行全麻者，需禁食 6h。DSA 检查可表现为受累血管钙化，血管伸长、扭曲，管腔弥漫性不规则"虫蚀状"狭窄或阶段性闭塞。

四、治疗原则

1. **药物治疗**　适用于早、中期患者，术后患者和无法耐受手术的患者，可使用血管扩张剂和抑制血小板聚集的药物。①阿司匹林：主要为抗血小板的作用；用量为：每日1次，每次0.1g，口服。阿司匹林常见副作用为恶心呕吐、腹痛、长期或大剂量给药后胃肠道出血或溃疡；耳鸣、听力丧失；过敏反应，如皮疹，哮喘发作，血管神经水肿等；长期服用可能出现肝肾功能损伤。②氯吡格雷：主要为抑制血小板聚集作用，可作为阿司匹林过敏或不耐受患者的替代治疗。通常推荐成人75mg，1天1次口服给药。氯吡格雷常见的副作用为消化道出血、颅内出血、眼内出血等出血症状等。

2. **手术治疗**　目的在于通过手术或血管腔内治疗方法，重建动脉通路。动脉旁路术具有重建病变部位血供的作用，是通过使用人造血管或大隐静脉在闭塞血管的近端和远端正常血管之间建立旁路，并分解内部和外部旁路，进行动脉旁路手术。动脉内膜剥脱术通常用作动脉旁路术的辅助术式，以构建良好的吻合口，随着血管内治疗技术的发展，目前很少使用。血管腔内治疗，目前血管腔内介入治疗已成为外周动脉疾病的一线治疗方式，包括血管支架置入、斑块旋切术、切割球囊、药物涂层球囊扩张术（drug coated balloons，DCB）以及药物溶栓治疗或血栓切除。其中斑块旋切术联合 DCB 是一种替代传统经皮腔内血管成形术的治疗方式，通过斑块切除装置切除阻塞管腔的斑块并在病变处行 DCB，可以清除阻塞性动脉粥样硬化斑块或内膜增生性病变，且不需要置入动脉内支架等。

五、护理评估

【健康状况评估】

1. **一般情况**　评估患者年龄、性别、身高、体重、营养状况、生活习惯等。

2. **既往史**　了解患者有无糖尿病、高血压、高血脂、心脏病及吸烟史，有无感染、外伤史等。

3. **家族史**　家族中有无下肢动脉硬化闭塞及肥胖史者。

4. **日常生活形态**　包括饮食生活习惯，如：是否禁烟禁酒，严格控制糖的摄入，是否常喝含糖饮料。因为含糖量高的食物会导致血管的通透性增加，导致血管壁变薄，除了引起动脉硬化闭塞以外，还会引起血管破裂。是否注意肢体保暖，尤其是在户外运动时。因为外界不良刺激，如寒冷潮湿环境会导致血管的收缩，加重疼痛缺血的病情。

5. **心理和社会支持状况**　动脉硬化闭塞的患者多为老年人，往往合并糖尿病、高血压、卒中等慢性疾病，其心理创伤和心理压力更加具有复杂性、特殊性。评估患者的心理反应，有无抑郁、焦虑、悲观心理及程度；评估患者对预防本病发生的有关知识的了解程度；评估患者的家庭及社会支持系统对患者的支持帮助能力。

【症状体征评估】

1. 双下肢评估

（1）疼痛评估 评估下肢有无疼痛，疼痛的部位、性质、严重程度、疼痛持续时间，有无引起疼痛的诱发因素，和采取相应的镇痛措施及镇痛效果。

（2）皮肤评估 评估足部/小腿皮肤温度、颜色、感觉，足背动脉搏动情况，有无肌肉萎缩；评估脚趾、足部、踝部或小腿有无溃疡、坏死，红、肿、热、痛等感染征象。

2. 全身症状评估 评估有无寒战、高热、头痛、头晕、恶心、呕吐、出冷汗、呼吸急促、脉搏细速等全身中毒症状。

六、护理措施

【非手术治疗护理/术前护理】

1. 饮食 ①指导患者进食低脂、低盐、低胆固醇食物，多进食新鲜蔬菜、水果等富含纤维素食物，降低血脂水平。②戒烟，消除烟碱对血管的收缩作用。③全麻手术的患者，术前禁食 6h，禁饮 2h。

2. 疼痛护理 ①睡觉或休息时取头高脚低位，避免久站、久坐或双膝交叉，防止影响血液循环导致疼痛。②轻症患者可遵医嘱应用血管扩张剂，解除血管痉挛，改善肢体血供减轻疼痛。③疼痛剧烈者，根据疼痛三阶梯用药原则，遵医嘱用药。a. 第一阶梯：针对轻度疼痛，可以使用非处方的非甾体类抗炎药（如布洛芬、对乙酰氨基酚等）来缓解疼痛。b. 第二阶梯：弱阿片类药物，针对中度疼痛，可以使用弱阿片类药物（如可待因、曲马多、氢可酮等）来控制疼痛。c. 第三阶梯：强阿片类药物，针对重度疼痛，可以使用强阿片类药物（如吗啡、芬太尼等）来缓解疼痛。同时评估并记录有无恶心、呕吐等疼痛治疗相关的不良反应。

3. 患肢护理 ①指导患者对风险因素识别并主动规避：如戒烟，对并存的糖尿病高血压等健康问题进行管理，进行膳食咨询，做好脂肪管理和体重的控制。②注意保暖，避免因寒冷刺激引起血管收缩，加重局部缺血、缺氧；避免局部热疗，以防止烫伤者或因局部组织温度骤然升高而加重缺血缺氧。③保持足部的清洁、干燥，每日用温水洗脚，勤剪指甲，皮肤瘙痒时要避免用手抓痒而使皮肤受伤。④足部溃疡或湿性坏疽应每天换药，局部用消毒液湿敷，对于湿性坏疽用碘伏消毒，无菌敷料加以保护。⑤如发现伤口/创面处出现红肿、皮温增高、疼痛加重等感染迹象，严重时出现体温升高、心动过速、呼吸急促等全身炎性表现时，及时报告医生进行处理。

4. 功能锻炼 鼓励患者每日适当步行，指导患者进行 Buerger 运动，促进侧支循环的建立，以疼痛的出现作为活动量的指标。若腿部发生溃疡及坏死，有动脉或静脉血栓形成时，不宜做此运动，否则将加重组织缺血、缺氧，或导致血栓脱落造成栓塞。活动时可借助扶手、助行器等工具，量力而行，预防跌倒。

5. **心理护理**　①关心体贴患者，给予情感支持，减轻患者的焦虑、恐惧心理，帮助其更好地配合治疗、树立战胜疾病的信心。②向患者介绍手术的整个程序，让患者尽可能地做好手术的思想准备。

【术后护理】

1. **病情观察**　密切观察患者意识、血压、脉搏、血氧饱和度以及尿量变化。

2. **饮食**　根据患者手术种类、麻醉方式及病情确定。通常意识清醒、一般情况好的患者，术后6h无恶心、呕吐等胃肠道不适，需大量饮水，约2000mL以上，以加速造影剂排出，同时予以清淡、易消化的流质食物，并逐渐过渡到半流质、普通饮食。

3. **体位与活动**　①行传统手术者，术后取平卧位，患肢安置于水平位，避免关节过屈从而挤压、扭曲血管；卧床制动患肢1周，自体血管移植者若愈合良好，制动时间可适当缩短；行介入手术者，术后腹股沟穿刺处需加压包扎弹力绷带，髋关节禁屈曲，穿刺侧肢体自然伸直制动24h后才能下床活动，防止伤口裂开。②卧床期间患肢制动不影响翻身、改变体位，应协助患者每2h翻身1次，变换体位以预防压力性损伤，避免拖、拉、推以防擦破皮肤；指导患者下肢被动或主动运动，以促进下肢血液循环，预防深静脉血栓，指导患者家属自上而下按压患者腓肠肌进行被动运动，或指导患者自主行踝泵运动，尽最大的努力背伸、跖屈及旋转踝关节；下床活动根据患者的肌力、活动耐受性，逐渐增加活动量。

4. **维持下肢血流灌注**　①避免在膝下垫硬枕或过度屈髋，防止血液循环不畅。②指导患者避免交叉腿，尽量减少局部长期着力。③患肢保暖，避免患肢长时间暴露在寒冷中，防止血管收缩。④避免患肢或移植物区域穿着紧身的衣物。⑤保护肢体不受伤害。⑥及时清除坏死组织，为细胞生长繁殖提供湿润的创面环境。

5. **并发症的护理**

（1）血肿/出血　是术后常见的并发症，发生率为2.3%～30.3%。

① 原因：导致血肿或术后出血的原因可能为手术反复多次穿刺、血管壁损伤严重、患者凝血机制差、血小板严重减少或术中肝素用量过大、压迫止血手法不当、压迫止血时间短、伤口敷料松脱、下肢活动过早、术后活动大等。

② 临床表现：表现为穿刺部位周围局部皮下淤血，切口敷料渗血。患者出现面色苍白、血压下降、脉搏增快、口干、肢体发冷等表现时，则提示有活动性出血。

③ 护理措施：a. 术前协助患者积极配合医生完善术前检查，除去因术前出凝血机制原因导致的出血。b. 局部用1kg沙袋有效加压止血6～8h。c. 穿刺侧肢体有效制动24h，勿过早下床活动。d. 遵医嘱使用抗凝药物，在用抗凝药物时观察患者牙龈有无出血、皮肤出血点、血尿。e. 若出现巨大血肿时可采用局部穿刺抽吸和局部理疗的方法促进吸收消散。f. 若术后血压急剧下降，敷料大量渗血，应警惕吻合口大出血，立即报告医师，并做好再次手术准备。

（2）急性动脉血栓栓塞　好发于老年患者。

① 原因：球囊扩张或支架置入后部分斑块或血栓脱落，导致远端急性血栓形成，如并发趾端急性缺血；腘动脉以下动脉管径较细，经过侵袭性操作后部分急性血栓形成；腔内治疗后局部斑块残留、管腔狭窄、血流不畅，导致急性血栓形成；围手术期抗凝祛聚药物用量不足。

② 临床表现：下肢皮温降低、肤色苍白、感觉麻木，疼痛加重，足背动脉搏动再次减弱。

③ 护理措施：a. 术后遵医嘱及时给予抗凝药物肝素钠或低分子肝素。b. 观察肢体血液循环情况，注意观察患者皮肤颜色、温度、感觉及股动脉、腘动脉、足背动脉搏动和肢体疼痛、压痛、肿胀情况，告知患者下肢动脉栓塞的不适症状并认真听取患者主诉，及时发现病情变化。c. 放置支架的患者，如果支架经过关节，嘱患者避免关节过度屈曲，预防支架断裂。d. 根据医嘱协助患者离床活动，促进血液循环。e. 告知患者禁烟，并说明吸烟对血管性疾病的危害。f. 发生急性动脉血栓，勿再等待或观察，及时报告医生，配合医生进行血管造影、取栓或留管溶栓处理。溶栓处理：遵医嘱肝素钠 6250U，每 8h 静脉注射 1 次，等渗盐水 100mL 加尿激酶 25 万 U，经溶栓导管 10mL/h 微泵注射，2 次/d。g. 发生急性动脉栓塞时，患肢禁止冷热敷。

（3）假性动脉瘤　医源性假性动脉瘤是指医疗操作导致动脉壁撕裂或穿破，血流从破口流出，在动脉周围组织包裹下形成血肿。若不及时正确处理，可能出现瘤体进行性增大，瘤体破裂、失血性休克等症状。

① 原因：a. 较粗的动脉鞘。b. 压迫部位不准确。c. 压迫时间不够。d. 术后 48h 内患者高血压不能有效控制。e. 术后给予持续抗凝。f. 患者术后不能耐受长时间平卧。

② 临床表现：表现为局部疼痛，位置表浅者可触及动脉性搏动，造影显示动脉侧壁局限性突出于血管腔外的囊状瘤腔。

③ 护理措施：a. 患者血管鞘在 7F 以上、穿刺点在腹股沟上方、患者术中血压偏高没有及时控制，术后需要标准肝素静脉泵入持续抗凝，则应引起高度重视。b. 术毕协助医生压迫穿刺点 20～30min，用弹力绷带加压包扎。返回病房后予以 1kg 沙袋压迫穿刺点，嘱患者避免髋关节屈曲，避免沙袋滑落。c. 重点观察穿刺点情况，如出现穿刺点局部肿胀或大片淤血，患者反映穿刺点局部疼痛，查体扪及搏动性肿块及震颤等高度怀疑假性动脉瘤，及时告知医生处理。

（4）下肢过度灌注综合征　为血管闭塞性病变介入开通术后少见但严重的并发症。

① 原因：与术前手术适应证的选择有关。如下肢（小腿部肌肉及足趾）已明显坏死者，为血管内介入治疗的禁忌证。

② 临床表现：闭塞动脉血流通畅，局部皮肤呈现紫红色，皮温高，局部肿胀，以小腿和足部为明显，患肢较术前更为疼痛。

③ 护理措施：a. 术前充分评估患者的病情和患肢的情况，严格掌握介入治疗的适应证和禁忌证。b. 术后密切观察开通动脉的肢体血运情况，特别是小腿有无疼痛、压痛、肿胀情况。c. 术后密切观察患者精神状态、尿量，准确记录 24h 出入液量，并监测电解质及肾功能变化，确保水电解质及酸碱平衡。d. 及时发现病情变化，若出现缺血后过度灌注综合征，应及时报告医生，并观察小腿或足部有无坏死征象，肿胀部位给予硫酸镁每日 3 次湿敷。配合医生予以切开肢体筋膜处理，减轻组织水肿对血管压迫，避免肢体缺血坏死。

（5）术后动脉再狭窄或闭塞　血管再狭窄或闭塞是影响血管成形术远期疗效的主要因素。多数再狭窄或闭塞主要发生在血管腔内介入治疗后 3～6 个月。发生率为 5%～32.4%。

① 原因：常见原因有内膜过度增生、动脉管腔残留狭窄、动脉继发血栓、支架贴壁不良或扩张欠佳、管壁弹性回缩、血糖控制差、未规律服用抗凝祛聚药物、吸烟等不良生活习惯。

② 临床表现：肢体出现发凉、发绀、苍白、疼痛等。

③ 护理措施：a. 告知患者出院后严格按照医嘱口服抗血小板聚集药，在服药期间注意出血情况和血管狭窄情况，如有皮肤黏膜出血，肢体出现发凉、发绀、苍白、疼痛等均应及时就诊。b. 加强术后随访，尽早发现患者术后再狭窄并给予及时告知医生处理，复发病例可再次施行腔内治疗。

6. 心理护理　术后及时告知患者的手术效果，减轻患者的焦虑，重视患者的主诉并积极回应，鼓励患者以积极的态度面对疾病，更好地配合治疗。

7. 出院指导

（1）保护患肢　①保护肢体，选择宽松的棉质鞋袜并勤更换，切勿赤足行走，避免外伤。②日常注意患肢保暖。③旁路术后 6 个月内避免吻合口附近关节的过屈、过伸和扭曲，以防止移植物再闭塞或吻合口撕裂。④介入术后不可用热水泡脚，避免缺血症状加重。

（2）饮食指导　①以低糖、低胆固醇及低脂食物为主，预防动脉病变。②多摄取维生素，以维持血管平滑肌弹性。③忌辛辣等刺激性食物，严格戒烟；④体态肥胖者需减肥，控制血压、血糖、血脂。

（3）用药指导　①旁路术后患者应遵医嘱服用抗血小板聚集、抗凝、降血脂及抗高血压药，每 1～2 周复查凝血功能。②做好药物管理：告知患者用药的目的、剂量和副作用。定期监测凝血时间，在医生的指导下服用药物，注意观察有无皮肤、黏膜出血倾向，如皮下淤血、牙龈出血、血尿、血便等。

（4）运动指导

① 有氧运动：a. 步行锻炼是指由低强度步行开始行走，当行走引起间歇性跛行中度至重度疼痛（疼痛无法忍受的程度）后休息，直到疼痛消失后再进行步行锻炼，如此重复这个循环，即步行→休息→步行的循环。每次间隔休息 12min 以内，

每次 30~60min（不包括间隔休息时间），每周至少 3 次，每周至少 150min，步行速度不低于 3.2km/h，至少持续 24 周。b. 骑自行车运动不仅能锻炼患者下肢肌肉群、增强心肺功能、身体协调性和平衡性，还能预防大脑老化和延缓关节老化，提高神经系统敏捷性。每次至少 30min，每周至少 3 次，每周至少 150min。

② 抗阻运动：等长抗阻力运动是指以增加肌肉张力来对抗一个固定的阻力的运动。协助患者采取仰卧位，抬高下肢 30° 并伸直，双腿交替运动，一组 5~10s，一天训练 5 组。脚踏车康复运动训练，可适于不能下地行走的患者，该运动可以有效增强下肢肌力，改善下肢动脉血流，能延缓下肢肌肉萎缩，提高生活质量。50 圈为一组，每天 2~3 组，每周至少 3 次。

（5）定期复诊　术后第 1、3、6、12 个月分别到门诊复查 ABI 和彩超或 CTA，以了解血管通畅情况。若出现皮温发凉、感觉异常、间歇性跛行、疼痛加重、原有症状加重或全身出现感染症状，应及时到医院就诊。

第十四节 · 乳腺纤维腺瘤

乳腺纤维腺瘤是最常见的乳腺良性肿瘤，其发生率占乳腺肿瘤的 32.78%。乳腺纤维腺瘤（fibroadenoma，FA）也称为腺纤维腺瘤，是发生于乳腺小叶和腺上皮的混合型肿瘤。纤维腺瘤多见于青春期至绝经前女性，高发年龄为 20~25 岁，绝经后女性较少新发纤维腺瘤。妊娠或哺乳期时纤维腺瘤可急骤增长。乳腺纤维腺瘤具体病因尚未完全清楚，可能与体内雌激素水平升高、局部组织对雌激素的敏感性增强、基因改变、某些药物、病毒感染等因素有关。

一、乳房的解剖和生理

（1）乳房的解剖　成年女性乳房是两个半球形的性征器官，位于胸大肌浅面，约在第 2~6 肋间的浅筋膜浅、深层之间，内侧缘达胸骨旁，外侧缘至腋前线（图 2-14-1）。外上方形成乳腺腋尾部伸向腋窝。乳头位于乳房中心，周围的色素沉着区称为乳晕。乳房包括皮肤、皮下组织和乳腺组织。乳腺组织包括由乳腺小叶导管系统组成的实质和纤维结缔组织组成的间质。乳腺有 15~20 个腺叶，每一腺叶分为很多腺小叶，腺小叶由小乳管和腺泡组成。腺叶和乳管均以乳头为中心呈放射状排列。乳管开口于乳头，乳管靠近开口的 1/3 段略为膨大，称为"壶腹部"。腺叶间有许多与皮肤垂直的纤维束，上连浅筋膜层，下连浅筋膜深层，称为乳房悬韧带（Cooper 韧带），起固定、支撑乳房的作用。乳房的皮肤很薄，包含毛囊、皮脂腺和汗腺。纤维结缔组织和皮下组织包含脂肪、结缔组织、血管、神经和淋巴管。

（2）乳房的生理功能　乳腺是许多内分泌腺的靶器官，其生理活动受腺垂体、卵巢及肾上腺皮质等分泌的激素影响。妊娠及哺乳的乳腺明显增生，腺管延长，腺泡分泌乳汁。哺乳期后，乳腺又处于相对静止状态。一般情况下，育龄期妇女在月经周期的不同阶段，乳腺的生理状态在各激素的影响下，呈现周期性变化。绝经后腺体逐渐萎缩，为脂肪组织替代。

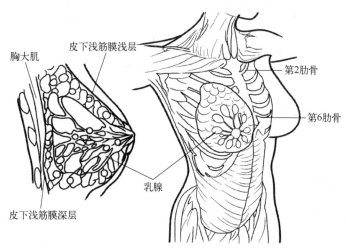

图 2-14-1　乳房解剖示意

二、乳腺纤维腺瘤的病理生理

乳腺纤维腺瘤大体标本呈结节状，表面光滑、质韧、边界清楚，有完整的包膜。切面灰白色，半透明状，部分呈编织状结构。70%～90% 为常见纤维腺瘤，通常腺上皮细胞及间质细胞增生不明显，间质常见黏液样特化的间质。多见于年龄＜30 岁的女性。特殊类型的纤维腺瘤有复杂型纤维腺瘤和巨纤维腺瘤。复杂型纤维腺瘤具备以下特征之一：①上皮钙化；②乳头状大汗腺化生；③硬化性腺病；④伴有直径＞3mm 的囊肿，其中位发病年龄约为 47 岁。当纤维腺瘤直径＞5cm 或重量超过 500g 时，称为巨纤维腺瘤。其纤维组织和上皮细胞均呈增生性改变，但细胞异型性不明显。此型多发生于 15～18 岁青春期女性，亦可见于绝经前期女性。

三、临床表现

主要表现为乳房肿块，患者常无明显自觉症状，多为偶然扪及或体检时发现。乳房肿块好发于乳房外上象限（图 2-14-2），肿块多为单侧单发，但在有些女性可多发于一侧或双侧乳房。肿块呈圆形或卵圆形、表面光滑、边界清楚、活动度大，质地一般较韧，与月经周期无明显关系，偶伴有疼痛。单纯和复杂型纤维腺瘤生长缓慢，巨纤维腺瘤肿块生长迅速，直径常超过 5cm，最大直径可达 20cm。多伴有乳房形态改变和双侧乳房不对称畸形，部分患者可见肿块表面皮肤紧张变薄、出现静脉怒张或乳头内陷，甚至溃疡形成，临床症状及体征酷似恶性肿瘤征象。

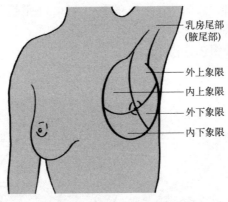

乳房尾部
(腋尾部)

外上象限
内上象限
外下象限
内下象限

图 2-14-2　乳房象限分布示意

四、专科检查

1. 乳腺超声检查　是乳腺纤维腺瘤的首选诊断方法。检查要求患者在月经干净 3～7 天进行检查，检查时患者呈平卧位，充分暴露乳房。乳腺纤维腺瘤超声表现多为卵圆形或分叶状、边界清楚、有包膜的低回声区，纵横比<1，血流显像多数无血流或少血流型。腋窝淋巴结无肿大。生长迅速的纤维腺瘤中心可能出现梗死液化，彩色超声表现为肿物内部的无回声区。

2. 乳腺 X 线摄影检查　主要用于不可排除恶性可能性的乳腺纤维腺瘤患者。青春期前未发育完全的女性、孕妇、6 个月内准备妊娠的妇女及哺乳期女性禁止做该检查。检查时患者取站立位，去除身上金属器物，脱掉外衣，暴露上身，靠近 X 线摄片机器。乳腺纤维腺瘤 X 线摄影可示肿块呈圆形、卵圆形或分叶状、边缘清晰、规则的同等密度或稍高密度影，其内常可见粗大钙化，肿块的周围可见有薄层晕环。

3. 乳腺空芯针穿刺活检　是在超声引导下，借助穿刺针和活检枪取适当的肿块组织行病理检查，来明确肿块性质的一种技术。对于影像学报告（BI-RADS）3 类以上的可疑纤维腺瘤，以及年龄超过 23 岁且有离散肿块的患者推荐采用空芯针穿刺活检术（core needle biopsy，CNB）进行病理学诊断。穿刺活检前需完善血常规和凝血功能、心电图检查；穿刺活检时，患者取平卧位或侧卧位，双手自然上举，充分暴露患侧乳腺的穿刺术野；穿刺活检后，穿刺局部予以绷带包扎至少 24h，同时患侧手臂不做大幅度动作，防止血肿或出血。病理学诊断结果可示：纤维腺瘤伴导管上皮增生活跃。

五、治疗原则

1. 随访观察　乳腺纤维腺瘤发生癌变的风险很低，大多数可暂不手术，采取定期随访的方式密切观察纤维腺瘤的变化。定期随访患者可每 6 个月进行 1 次，对于病变稳定、定期随访 2 年的患者，随访间隔可延长至每 12 个月一次。对年龄于＞

35 岁的患者，建议增加乳腺 X 线摄影检查。在随访过程中，当肿瘤生长迅速，建议结束随访，采取手术治疗。

2. **手术治疗**　主要包括切开法肿瘤切除术和真空辅助微创旋切术两种。切开法肿瘤切除术适用于较大的纤维腺瘤或依据医生判断适合选择切开法的患者。手术以完整切除肿物为主，尽量保留正常腺体组织及乳头乳晕复合体。是直观有效的治疗方式。真空辅助微创旋切术又称麦默通手术，是在局麻下应用超声引导利用旋转刀在真空抽吸泵的辅助下进行乳腺病灶活检或切除的方法，具有创伤小、并发症少、外形美观的特点。当病理组织确诊为纤维腺瘤，病灶直径≤3cm 且在超声下可见时，可选择真空辅助微创旋切术。

六、护理评估

【健康状况评估】

1. **年龄**　年龄在评估纤维腺瘤时非常重要。纤维腺瘤好发于青年女性，高发年龄为 20～25 岁。当巨纤维腺瘤的临床症状及体征酷似恶性肿瘤征象时，年龄是纤维腺瘤的重要参考因素，巨纤维腺瘤的发病年龄一般为 15～18 岁青春期女性或围绝经期女性。

2. **一般情况**　了解患者的职业、有无吸烟、嗜酒、生活无规律等不良生活习惯，评估患者的月经史、婚育史等。

3. **既往史**　评估患者既往有无乳腺和（或）其他部位的肿瘤及手术病史。

4. **家族史**　评估患者有无家族性遗传病、乳腺癌家族史等。

5. **心理社会评估**　对于年龄偏小且迅速增大的肿瘤使乳房外观发生改变或因担心疾病的预后和复发，可使患者出现自卑、恐惧的心理。评估患者对手术的顾虑和心理负担，了解其家庭社会支持程度。

【症状与体征评估】

1. **疼痛评估**　评估患者乳房及周围组织有无疼痛，包括疼痛部位、性质，如胀痛、针刺痛等；疼痛强度，疼痛持续时间；有无周期性或规律性。

2. **双侧乳房评估**　评估患者双侧乳房是否对称，肿块的部位、大小、性质、边界、活动度，双侧腋窝淋巴结有无肿大。乳房有无压痛，乳头有无溢液；局部皮肤有无改变。

七、护理措施

【术前护理】

1. **手术时机**　避开妊娠期、哺乳期和月经期。一般月经干净 3～5 天，以便进行准确的超声定位，充分暴露手术视野，尽可能将瘤体切除干净，降低复发的可能性。

2. **饮食**　进食高蛋白质、富含维生素、清淡、易消化的食物，全麻手术患者术前禁食 6h，禁饮 2h。

3. **皮肤准备**　做好手术区域的皮肤准备。术前 1 天，全身淋浴清洁的同时再对手术部位进行重点清洗。剔除患侧腋毛，以防止对手术术野和缝合时异物的干扰。

4. **心理护理**　向患者介绍乳腺纤维腺瘤疾病的病因及预后、治疗方法、护理措施及可能出现的并发症，缓解患者的恐惧心理，提高患者对疾病的认知，树立战胜疾病的信心。

【术后护理】

1. **病情观察**　①全麻术后常规心电监测 6h，待患者生命体征平稳方可停心电监测。②全麻术后保持患者呼吸道通畅，观察患者有恶心、呕吐等情况，嘱去枕平卧位，头偏向一侧，防止呕吐引起误吸。③射频或微波消融手术的患者注意观察术后有无出现局部皮肤烫伤，若出现局部皮肤烫伤，可予以局部生理盐水冲洗，涂湿润烧伤膏，若出现严重烫伤可进行植皮。

2. **饮食**　①局麻术后患者可正常饮食。全麻术后患者待完全苏醒后先给予少量、温热的白开水，再给予流质，并逐渐恢复到正常饮食。②术后饮食以恢复体质为主，给予高蛋白质、高维生素饮食，避免刺激性食物，戒烟限酒，以免影响切口愈合。

3. **体位与活动**　术后肩关节活动避免过大，减少患侧上肢运动和深度胸式呼吸（应以腹式呼吸为主），改变体位时避免压迫患侧伤口，以减轻切口张力，减少出血。

4. **疼痛护理**

（1）疼痛评估　采用数字分级评分尺（NRS）评估疼痛部位、性质与持续时间，以及是否伴有恶心、呕吐、心率加快等伴随症状。

（2）非药物性干预措施　①创造安静、舒适的病室环境，保持适宜的环境温度 18～22℃，湿度 56% 左右，尽量集中进行治疗、护理，尽可能减少噪声，让患者感到轻松、舒适，有利于休息，减轻疼痛。②协助采取舒适的体位，通常采取半坐卧位，减轻术后切口张力，缓解疼痛。患者翻身、咳嗽等活动时用手捂住伤口处，减轻疼痛。③解除引起疼痛的诱发因素，如由于绷带包扎过紧时，及时告知医生予以适当的松解。④在不影响其他人休息的情况下，指导患者采取分散注意力的方法，如看电视、听音乐等方法来缓解疼痛。指导患者进行自我放松训练如深呼吸、慢节律呼吸辅以轻音乐等来缓解疼痛。

（3）药物治疗　对于 NRS 评分≥4 分的患者，遵医嘱使用镇痛药，口服给药的患者，药物使用后 1h，注射给药的患者，药物使用后 5～15min 评估药物镇痛的效果，同时评估并记录有无恶心、呕吐等疼痛治疗相关的不良反应，NRS 评分＜3 分认为镇痛效果良好。对于疼痛未稳定控制的患者，需反复评估药物治疗或非药物干预的效果。

5. **伤口护理**

（1）有效包扎　术后常规给予束胸绷带包扎，真空辅助微创旋切术至少包扎固定 3～5 天，切开法肿瘤切除术常规固定 1 周，对于携带伤口引流管的患者，在拔除引流管后继续固定包扎 5～7 天。术后密切观察患者的呼吸及检查手术部位弹性绷带松紧度及固定情况，使皮瓣紧贴胸壁，防止积液积气。包扎的松紧度以容纳 1 示指为宜，维持正常血运，不影响呼吸，包扎期间告知患者不能自行松解绷带，出现绷带松脱时应及时重新加压包扎。

（2）观察患侧肢体远端血运，若手指发麻、皮肤发绀、皮温下降、动脉搏动不能扪及，提示腋窝血管受压，肢端血液循环受损，应及时调整绷带的松紧度。

6. 并发症的护理

（1）**伤口出血**　是乳腺纤维腺瘤术后常见的并发症。

① 原因：过敏性紫癜、特发性血小板较少或增多症等严重出血倾向的疾病、瘤体体积大、压迫止血时间短、胸带或绷带松脱、术后活动大致绷带移位等均可导致术后伤口出血。

② 临床表现：表现为切口或敷料处有渗血；伤口局部有积液、皮瓣不能紧贴胸壁，且有波动感；伤口引流液突然增多，如 1～2h 内引流出 200mL 以上的血性液体，呈鲜红色，有血凝块。

③ 护理措施：a. 术前重视处理伴有可能引起术后出血的合并疾病，降低术中、术后出血风险。b. 术后检查胸带或绷带的松紧度，若发现胸带或绷带松脱，及时告知医生予以加压固定。c. 嘱患者术后多卧床休息，禁止用力抬举患侧肢体，以免用力牵拉伤口或绷带移位导致伤口出血。同时，可采取半坐卧位，减轻伤口表面张力，减少出血。

（2）**术后切口感染**　是影响伤口愈合的重要原因。

① 原因：伤口引流不畅、血液积聚、术区潮湿、无菌技术操作不严等。

② 临床表现：切口处红肿、疼痛、局部皮温升高。

③ 护理措施：a. 嘱患者进食高热量、高蛋白质、高维生素、易消化食物，以提高机体免疫力。b. 及时换药并注意无菌操作，术后间隔 2～3 天按时给患者换药；术后 7～10 天，伤口愈合后及时拆线；放置引流条的患者，视引流的情况在 48～72h 后及时拔出。操作期间遵守无菌原则，防止发生感染。c. 保持切口处敷料清洁、干燥，告知患者拆线 3d 后才可以洗澡。d. 如发现切口处有红肿、疼痛等感染迹象，遵医嘱使用抗生素治疗。

7. 心理护理　告知患者术后注意事项，采取有效的护理措施预防并发症的发生，避免并发症的发生给患者造成身体和心理痛苦。重视患者的主诉，如术后患者诉绷带包扎过紧导致憋闷、心慌、难以入睡时，护士应积极地给予回应，适当松解绷带等处理缓解患者身体不适。积极主动地了解患者心理状况，及时给予心理疏导和解释，以此消除患者的顾虑。

8. 出院指导

（1）**保护患侧伤口**　患侧上肢在 1 个月内不宜提重物，避免打羽毛球、扩胸运动等肩关节活动幅度过大的动作影响伤口愈合。

（2）饮食指导　指导患者食用富含 B 族维生素的粗粮和杂粮、戒烟禁酒、少食油炸、熏烤等不健康的食物，慎用含雌激素类药品和保健品，以免体内雌激素水平异常升高，导致纤维腺瘤复发或再发。

（3）其他日常生活指导　①指导患者正确佩戴胸罩：选用柔软、透气、吸水性强的棉制文胸，术后 3 个月内佩戴向上托起的运动胸罩，居家时尽量不戴文胸睡觉。②保持良好的心理状态，规律作息，避免熬夜，减轻抑郁与焦虑情绪。③性生活规律，以促进乳房的血液循环、刺激性激素分泌，有利于女性乳房的健康。④不可按摩乳房，以免刺激刺激肿瘤生长，造成良性肿瘤恶变。

（4）乳房自检　指导患者每月在月经周期的第 7～10 天或月经结束后 2～3 天进行乳房自检，发现异常及时就诊。①视诊：站在镜前取各种姿势（两臂放松垂于身体两侧、向前弯腰或双手上举置于头后），观察双侧乳房的大小和外形是否对称；有局限性隆起、凹陷或皮肤橘皮样改变；有无乳头回缩或抬高等。②触诊：患者平卧或侧卧，肩下垫软薄枕或将手臂置于头下触诊。一侧手的示指、中指和环指并拢，用指腹在对侧乳房上进行环形触摸，要有一定的压力。从乳房外上象限开始检查，依次为外上、外下、内下、内上象限，然后检查乳头、乳晕，最后检查腋窝有无肿块，乳头有无溢液。若发现异常及时到医院做进一步检查。

（5）定期复诊　术后患者每 3～6 个月进行乳腺超声检查，必要时进行乳腺钼靶检查。

第十五节 · 乳腺导管内乳头状瘤

乳腺导管内乳头状瘤，是发生在乳腺导管上皮的良性肿瘤，其发生率约占乳腺良性肿瘤的 20%。多见于经产妇，以 40～50 岁中青年女性居多。乳腺导管内乳头状瘤可发生于乳腺导管系统内的任何部位，从乳头到终末导管的小叶单位，根据发生部位分为中央型（单发）和周围型（多发）。75% 的乳腺导管内乳头状瘤为中央型，常为单发，一般发生在乳晕下大导管（距乳头 5cm 以内的），不累及终末导管小叶单位。中央型乳腺导管内乳头状瘤一般认为其不增加乳腺癌的风险。周围型乳腺导管内乳头状瘤则起源于终末导管小叶单位，常为多发，且常与纤维腺瘤、腺病、不典型增生等病变合存在。周围型乳腺导管内乳头状瘤一般认为是癌前期病变，癌变率为 5%～12%，主要是乳腺导管内原位癌。以及伴有非典型性病变的乳腺导管内乳头状瘤其继发乳腺癌的风险增高。乳腺导管内乳头状瘤病因尚不明确，多数学者认为主要与雌激素水平增高或相对增高有关，由于雌激素的过度刺激，引起乳管扩张，上皮细胞增生，形成导管内乳头肿瘤。口服避孕药物、雌激素替代治疗、终身雌激素暴露及乳腺癌的家族史等增加其发病风险。

一、乳腺导管内乳头状瘤的病理生理

大体上，肿瘤境界清楚，肿块呈圆形、半球形或葡萄状，可见菜花状物以 1 个或多个蒂附着在扩张的管壁，肿瘤较小可引起肿瘤蒂扭曲坏死，引起导管内充满浆液性或血性液体。中央型乳头状瘤一般发生在乳管开口到壶腹以下的大导管，其直径一般小于 1cm，但也可达 4～5cm，较大的乳头状瘤可以填充整个导管，较少发生肿瘤蒂扭转，但可引起肿瘤的部分缺血，使其与乳头状癌在肉眼上难以鉴别。周围型乳头状瘤大体上往往无明显异常。组织病理学：其病变特点是肿瘤上皮和间质纤维组织形成具有纤维脉管束的乳头结构，乳头表面被覆双层上皮，表层为立方形或柱状上皮，上皮成分由单层立方、柱状细胞构成，可伴有普通型导管增生灶。其下为肌上皮层，乳头较宽大，细胞无异型性，排列整齐，极性尚在。肌上皮细胞通常不明显，使用肌上皮细胞标志物进行免疫组化染色，如平滑肌肌球蛋白重链、钙调蛋白等，均有助于证实其存在。有的乳头可反复分支，迂曲，相互吻合成腺样结构。

二、临床表现

一般无自觉症状，乳头溢液是乳腺导管内乳头状瘤最常见的临床症状，占 71.35%，其次为乳腺肿物，占 23.82%，乳头溢液合并肿物最少见，占 4.82%。

1. 乳头溢液　患者常以不明原因的乳头异常溢液为首发症状，以血性溢液为主，也可出现浆液性溢液或两者交替出现。溢液可为持续性或间断性，有些挤压乳头时流出，也有些患者是无意中发现自己内衣或乳罩上有溢液污迹。中央型导管乳头状瘤多以单侧单孔乳头溢液为主要表现，周围型乳腺导管内乳头状瘤，首发症状不明显，很少伴乳头溢液，有时可有血性或浆液性溢液。

2. 乳腺肿块　由于乳腺导管内乳头状瘤瘤体小，多数情况下不能触及肿块。有些中央型乳头状瘤可在乳晕附近触及结节或肿块，质地较软，肿块直径很少超过 3cm，轻压肿块时可出现溢液。周围型乳头状瘤，无明显临床症状，肿块较大时可触及，肿块较小时无症状，常在体检中发现。乳管内出现较大的肿块堵塞乳管时，可出现疼痛。

三、专科检查

1. 纤维乳管镜检查　乳头溢液患者，可首选纤维乳管镜检查。纤维乳管镜检查能直观地观察到乳管内隆起性病变的存在及位置，并根据病变的特点进行诊断，使乳腺导管内的微小病变得到早期发现，纤维乳管镜还能直视镜下活检和镜下治疗，对病变的性质进行较为准确的判断。配合要点：患者处于非哺乳期，月经期后 1 周为最佳检查时机。检查前 1 天清洁患者乳房及乳头，如乳头有痂皮，可用热毛巾湿敷表面，再冲水洗掉，禁止挤捏患侧乳房。术后检查完毕排尽乳管内的冲洗液，乳头涂红霉素软膏并覆盖无菌纱布。24h 内禁止淋浴，3 天内勿做患侧乳房按摩，以免发生感染。检查后乳头长时间出现血性溢液需来院就诊。乳腺导管内乳头状瘤的镜下常见表现为乳腺导管内红色、淡红色、红白黄相间的实质性占位，新生物可为球形、葡萄状、长条状或不规则形，可突出于乳腺导管壁或堵塞乳腺导管，触之易出血，部分新生物带有细蒂，或在管腔内小范围前后移动，周围管壁光滑有弹性。

2. 乳腺超声检查　是无乳头溢液的乳腺导管内乳头状瘤患者的首选检查方法。超声对于导管扩张的程度、位置及导管内肿物的大小、形态、内部回声能够清晰显示，还能够良好地显示肿瘤血管的彩色血流和多普勒频谱特征。配合要点：在检查前尽量不要多次、重复地挤压乳晕区，以避免导管内液体流失。乳腺超声检查的典型表现为界限清楚的呈平坦回声的结节或是小叶状呈平坦回声的囊性病变伴实性成分，常见导管扩张形成的实性腔内回声。

3. 乳腺 MRI 检查　无乳头溢液的患者可选择 MRI 检查。MRI 检查不受乳腺致密程度影响，有较好的软组织分辨率能很好地显示病灶位置、大小、形态、信号及增强扫描强化特点以及是否伴有导管扩张。配合要点：患者取俯卧位，双侧乳腺自然悬垂于乳腺线圈内，胸壁紧贴线圈，扫描时身体保持不动。乳腺导管内乳头状瘤表现为边界清晰的高信号影像，较大的病变可呈现不规则的边界，并且快速对比增强。

4. 脱落细胞学或针吸细胞学检查　细胞学检查是将脱落细胞进行涂片、固定、染色，在显微镜下观察细胞形态与结构以明确细胞性质，是术前病理诊断较为可靠的方法。乳头溢液脱落细胞学检查是对溢液中的脱落细胞进行细胞学检查。

针吸细胞学检查是利用注射器经皮肤刺入乳腺肿块内抽吸，将吸出物进行细胞学检查。对于可触及肿块的患者，可采取针吸细胞学检查。对于乳头溢液伴可触及肿块的乳腺导管内乳头状瘤患者，可联合应用脱落细胞学与针吸细胞学检查以提高诊断准确率。乳管镜检下溢液导管冲洗液细胞学检查及冲洗液液基细胞学检查，进一步提高细胞学诊断的灵敏度。乳腺导管内乳头状瘤脱落细胞形态特点：①呈大片分布，排列呈乳头状，细胞间黏着性好；②核圆形或卵圆形，形态一致；③核大小相差 2 倍以内；④染色质细颗粒状、均匀；⑤伴有大汗腺样细胞、两型细胞。以上只符合一项视为可疑瘤细胞。

5. 乳腺导管造影术　是将造影剂经乳头注入管腔，以观察乳腺管解剖学改变，从而推断疾病性质的一种检查技术。导管造影检查能够很好地显示扩张的导管和导管内的肿瘤，以及导管有无迂曲、变形、僵直和钡剂中断现象，同时根据造影剂充盈缺损的特征和管壁的改变可以进行良恶性肿瘤的鉴别。能发现分支导管内数量多、体积更小的周围型乳腺导管内乳头状瘤。患者导管造影前均经乳腺 X 线常规检查。导管造影主要征象为主导管或各级分支导管内单发或多发的圆形、类圆形充盈缺损，边缘呈杯口状，部分导管扩张，管壁光滑，导管分支走形自然。

四、治疗原则

所有诊断为乳腺导管内乳头状瘤的病变，均应行外科手术治疗，包括开放手术切除术、麦默通微创旋切术、乳管镜辅助下行开放性手术直接切除乳腺导管内乳头状瘤。外科手术治疗乳腺导管内乳头状瘤原则是切除彻底，尽可能保留正常腺体。对切除的标本送快速病理检查。麦默通微创旋切术、乳管镜辅助下乳腺导管内乳头状瘤切除术后，若病理学检查结果为导管不典型增生，需行开放手术并扩大切除范围。

1. **开放手术切除术**　是传统外科手术，能彻底切除病灶组织，且切除后的乳头状瘤极少复发。对于周围型乳腺导管内乳头状瘤和伴有血性溢液的乳腺导管内乳头状瘤，常规行包括病变导管在内的区段切除术、象限切除或者半乳切除术的开放手术切除术。广泛、多发乳腺导管内乳头状瘤者可行象限切除术或皮下腺体切除术。对于年龄较大、乳管上皮增生活跃或间变者，可行单纯乳房切除术。术前可行乳管镜检查明确瘤体位置及方向，术中沿确定溢液的乳管口，插入钝头细针注射亚甲蓝，沿亚甲蓝显色部位做放射状切口，切除该乳管及周围的乳腺组织。

2. **麦默通微创旋切术**　对于单发、不伴有乳头溢液且肿瘤直径<3cm，（但不建议用于切除直径<3mm肿瘤）的良性乳头状瘤，可以选择行麦默通微创旋切术。麦默通微创旋切术具有定位准确、损伤小、术后并发症低的优点。超声引导麦默通微创旋切系统能够显示直径0.3～0.5cm，临床不能触及的微小病变，并进行精确切除，达到同时活检和治疗作用。

3. **乳管镜介入手术**　对于乳头溢液的良性乳头状瘤患者可在乳管镜辅助下行开放性手术或直接切除乳腺导管内乳头状瘤。乳管镜是一种微型内镜设备，利用乳管镜能够对病变部位进行准确定位和诊断，对手术定位具有指导作用。在乳管镜辅助下行乳腺导管内乳头状瘤切除术，使手术的目的性和针对性大大增强，减少了病灶漏切，同时具有创伤小、恢复快、疗效确切等优点。

五、护理评估

【健康状况评估】

1. **一般情况**　评估患者的年龄、性别、职业、服避孕药史及饮食结构、有无抽烟、喝酒等不良生活习惯，评估患者的月经史、婚育史、哺乳史等。

2. **现病史**　了解患者乳腺导管内乳头状瘤发病以来疾病病程，健康问题的发生、发展过程，以及采取的相应措施。

3. **既往史**　雌激素替代治疗、终身雌激素暴露等因素是乳腺导管内乳头状瘤的发病因素。乳腺导管内乳头状瘤可为术后复发，因此需评估患者乳腺导管内乳头状瘤手术史、雌激素用药史等。

4. **家族史**　一般认为周围型乳腺导管内乳头状瘤为乳腺癌的癌前病变，需了解患者有无乳腺癌家族史。

5. **心理社会评估**　乳腺导管内乳头状瘤患者大多数以乳头溢液为首发症状，患者往往不了解乳头溢液发生的原因，尤其当出现血性溢液时，患者往往会出现紧张、恐慌心理；在检查中若发现占位性病变，对疾病的不确定性也会引起患者的焦虑、紧张情绪。评估患者是否存在焦虑、紧张、恐惧等不良情绪，同时了解患者对疾病、手术的顾虑和担忧，以及了解其家庭社会支持情况。

【症状与体征评估】

详见第二章第十四节乳腺纤维腺瘤护理评估的相关内容。

六、护理措施

【术前护理】

1. **手术时机** 避开妊娠期、哺乳期和月经期。月经期后 1 周为最佳时间，以便进行准确的定位，充分暴露手术视野，尽可能将瘤体切除干净，降低复发的可能性。

2. **乳头溢液护理** ①保持皮肤清洁，及时清除乳头溢液、溢血，用无菌干棉棒擦干后清洁乳头以防止感染。②禁止挤捏溢液乳房，对于因乳头溢液发生结痂的，可用温热纱布或毛巾敷 10min 左右待其软化后，用棉棒轻轻将其揭下。③术前叮嘱患者避免排出过多积液，以防止乳房内积液过少而影响病变乳管的术中定位，术前勿自行挤压病变乳管。

3. **饮食护理** 术前戒烟、禁酒；以清淡饮食为主，进食高蛋白质、低脂、富含维生素的食物，如鸡蛋、牛奶、瘦肉、水果等，以加强机体营养，增加手术耐受性；需行全麻手术患者，术前禁食 6h，禁饮 2h，避免术中呕吐、呛咳引起窒息。

4. **术前准备** 术前 1 天沐浴，尤其对手术侧乳房皮肤清洗干净；术前剔除患侧腋毛，避免对手术术野和缝合时异物的干扰；乳头溢液患者，着重对乳头清洁。

5. **心理护理** ①术前加强与患者交流、了解患者的心理需求，倾听患者诉说，通过解释、鼓励、安慰患者；借助图文并茂、通俗易懂的宣教手册进行乳腺导管内乳头状瘤的知识宣教，提高患者对疾病的认知。②详细告知手术的目的、过程及配合事项，对患者提出的疑问予以及时解答。③对于行传统的开放手术切除术，尤其行单纯乳腺切除术患者，手术对乳腺组织损伤大、伤口大且瘢痕明显影响乳房外观，对部分患者造成心理负担，告知可行乳房重建术或疾病康复后佩戴义乳减轻术后造成的心理不适。

【术后护理】

1. **病情观察、饮食、体位与活动、疼痛护理、伤口护理、心理护理** 详见第二章第十四节乳腺纤维腺瘤术后护理第 1～5 点和第 7 点。

2. **并发症的护理**

复发病例多见周围型乳腺导管内乳头状瘤,而中央型乳腺导管内乳头状瘤少见。乳腺导管内乳头状瘤复发率为 4.5%～16.1%。

① 原因：患者年龄≥45 岁、合并非典型增生、肿瘤直径＞1cm、周围型乳头状瘤是术后复发的危险因素，与周围型乳头状瘤手术方式有关，相比较腺叶切除术，

肿块切除术和区段切除术的复发风险高。

② 临床表现：同一位置再发病变，且有相应临床表现，如乳头溢液、乳房肿块，影像学支持高度怀疑乳头状瘤的复发，再次行手术病理证实乳腺导管内乳头状瘤。

③ 护理措施：a. 避开可能导致乳腺导管内乳头状瘤发生的高危因素，如避免引起体内雌激素增高的食物，如含雌激素的保健品、避孕药等；保持良好的生活习惯，规律的生活作息，避免熬夜，规律运动。b. 术后并发症的观察，加强对患者的术后随访，出现乳头溢液等怀疑复发的情况，及时就医处理。

3. 出院指导

（1）饮食指导及其他日常生活指导　详见第二章第十四节乳腺纤维腺瘤出院指导。

（2）缓解疼痛　去除加压包扎后可穿具有支托作用的内衣以减少活动后带来的疼痛。

（3）保护创面　微创术后 1 周内保持切口干燥，尽量减少患侧上肢剧烈活动及按摩、挤压、碰撞乳房，以防止创面出血、积血形成。

（4）乳房自检　详见第二章第十四节乳腺纤维腺瘤的出院指导。

（5）定期复诊　每月随访 1 次，3 个月后每 3 个月随访 1 次。微创手术建议术后 3 个月即应开始行乳腺超声检查。指导患者每月进行乳房自查，发现异常及时就诊。

第十六节 · 乳腺癌

乳腺癌（breast cancer）是来自乳腺终末导管小叶单位的上皮性恶性肿瘤。据统计，2022 年全球女性乳腺癌新发病例约 229.7 万例，死亡病例约 66.6 万例，分别占全球女性癌症发病和死亡总数的 23.8% 和 15.4%。在中国，乳腺癌在女性癌症发病谱和死因谱中分别居第 2 位、第 5 位。乳腺癌常发生于 40～60 岁女性，<35 岁女性较少发病。男性乳腺癌罕见，约占全部乳腺癌的 1%。其病因尚不清楚，高龄、超重或肥胖、烟草暴露、缺乏运动、高脂肪饮食、月经初潮早、首次足月妊娠晚、母乳喂养时间短、围绝经期使用激素治疗或口服避孕药、乳房密度高和乳腺癌家族史是其主要风险因素。

一、乳房的血液供应和淋巴引流

主要来源于胸廓内动脉和胸外侧动脉。内侧动脉有乳内动脉，发自锁骨下动脉，同时有乳内静脉伴行，外侧由腋动脉的分支供给。女性乳房的淋巴管丰富，淋巴液主要引流至腋淋巴结，部分回流至胸骨旁淋巴结、胸肌间淋巴结和膈淋巴结等。引流方向主要有以下 5 条途径:①外侧部和中央部的淋巴管汇集成 2～3 条较粗的淋巴管，沿胸大肌下缘，经腋尾注入腋淋巴结前群(胸肌淋巴结)，是乳房淋巴回流的主要途径，乳腺癌淋巴转移较早侵犯此群。②上部的淋巴管注入腋淋巴结尖群和锁骨上淋巴结。③内侧部的淋巴管穿经第 1～5 肋间隙，经肋间淋巴管注入沿胸廓内血管排列的胸骨旁淋巴结，胸骨旁淋巴结发出的淋巴管可经胸骨柄后淋巴结与对侧吻合。④内下部的淋巴管注入膈上淋巴结前组并与腹前壁上部及膈下的淋巴管相吻合，从而间接地与肝上面的淋巴管交通。⑤乳房深部的淋巴管经乳房后间隙注入分布于胸大肌和胸小肌之间的胸肌间淋巴结，或汇集成 2～3 条较粗的淋巴管，穿过胸大肌和胸小肌，直接注入腋淋巴结尖群。

二、乳腺癌的病理生理

乳腺癌分为非浸润性癌和浸润性癌两大类。

（1）非浸润性癌（noninvasive carcinoma） 分为导管原位癌和小叶原位癌。①导管原位癌：导管明显扩张，癌细胞局限于扩张的导管内，导管基膜完整。采用以核分级为基础，兼顾坏死、核分裂象，将导管原位癌分为 3 级，即低级别、中级别和高级别。高级别导管原位癌往往由较大的多形性细胞构成，核仁明显、核分裂象常见，管腔内常出现伴有大量坏死碎屑的粉刺样坏死。低级别导管原位癌，病变范围超过 2mm，由小的、单形性细胞组成，细胞形态、大小一致，核仁不明显，核分裂象少见；中级别导管原位癌结构表现多样，细胞异型性介于高级别和低级别导管原位癌之间。②小叶原位癌：扩张的乳腺小叶末梢导管和腺泡内充满呈实体排列的肿瘤细胞，小叶结构尚存；细胞体积较导管内癌的细胞小，大小形状较为一致，核圆形或卵圆形，核分裂象罕见。

（2）浸润性癌 ①浸润性导管癌：由导管内癌发展而来，癌细胞突破导管基膜向间质浸润，组织学形态多种多样，癌细胞排列成巢状、团索状，或伴有少量腺样结构。癌细胞大小形态各异，多形性常较明显，核分裂象多见，常见局部肿瘤细胞坏死。肿瘤间质有致密的纤维组织增生，癌细胞在纤维间质内浸润生长，二者比例各不相同。肉眼观，肿瘤呈灰白色，质硬，切面有砂粒感，无包膜，与周围组织分界不清，活动度差。②浸润性小叶癌：由小叶原位癌穿透基膜向间质浸润所致。癌细胞呈单行串珠状或细条索状浸润于纤维间质之间，或环形排列在正常导管周围。癌细胞小，大小一致，核分裂象少见，细胞形态和小叶原位癌的瘤细胞相似。③特殊类型浸润性癌：预后差异大。患者预后较好的类型包括：髓样癌、小管癌、黏液癌、分泌性癌、实性乳头状癌等。患者预后较差的类型包括：浸润性微乳头状癌、化生性癌、炎性乳癌、富于脂质性癌等相应的乳腺腺泡。或沿导管周围组织间隙向周围扩散到脂肪组织。随着癌组织不断扩大，甚至可侵及胸大肌和胸壁。

三、临床表现

1. **乳房肿块** 早期表现为患侧乳房出现无痛性、单发小肿块，患者常在无意中发现。肿块多位于乳房外上象限，质硬、表面不光滑，与周围组织分界不清，在乳房内不易被推动。乳腺癌发展至晚期，侵入胸筋膜和胸肌时，肿瘤固定于胸壁不易推动。若癌细胞侵入大片皮肤，可出现多个小结节，甚至彼此融合，弥漫成片。当癌组织穿破皮肤，可形成溃疡，常有恶臭，容易出血。

2. 乳房外观改变 随着肿块增大，可引起乳房局部隆起，当癌组织侵入邻近组织时，乳房外观可发生改变。如当癌肿累及 Cooper 韧带，可使其缩短而致肿瘤表面皮肤凹陷，出现"酒窝征"。当癌肿侵入及乳头又伴有大量纤维组织增生时，由于癌周增生的纤维组织收缩，可导致乳头扁平、下陷、回缩。当癌组织阻塞真皮内淋巴管，可致皮肤水肿，而毛囊汗腺处皮肤相对下陷，乳房呈"橘皮样"外观。

3. 转移征象 ①乳腺淋巴转移最初多见于腋窝，肿大淋巴结质硬、无痛、可推动，随着转移淋巴结数目增多可融合成团，甚至与皮肤或深部组织粘连。②乳腺癌转移至肺、骨、肝时，可出现相应症状。如肺转移可出现胸痛、气急，骨转移可出现局部骨疼痛，肝转移可出现肝大或黄疸等。

四、专科检查

1. 乳腺超声检查 包括病灶的位置、大小或范围的测定，边界、边缘、形状、内部及后方回声、钙化和周围组织包括皮肤、胸肌及韧带等结构的变化等。主要用来鉴别囊或实性病灶。结合彩色多普勒超声检查观察血液供应情况，可提高判断的敏感性，为肿瘤的定性诊断提供依据。检查前有乳头溢液者最好不要将液体挤出，患者取仰卧或侧卧位，充分暴露乳房及腋下。如果患者自觉特殊体位有肿块的感觉，可以让患者采取特殊体位进行超声检查，如直立或坐位等。

2. 乳腺钼钯 X 线摄影检查 可有效显示病变范围内的微小钙化灶，这是相对于其他影像学检查方式最为突出的优点。乳腺癌的钼靶 X 线诊断标准如下。①直接征象：可见肿块或结节影、分叶征、微小钙化灶、边缘毛刺、边缘模糊。②间接征象：皮肤改变、结构紊乱、导管征、血管改变。符合直接征象中任意 2 项或符合 1 项直接征象与 2 项间接征象即可确诊。如表现为密度增高的肿块影，边界不规则，或呈毛刺状，或见细小钙化灶。

3. 乳腺磁共振成像（MRI） 当乳腺 X 线摄影或超声检查发现病变但不能确定其性质时，可以考虑采用 MRI 进一步检查。MRI 能三维立体观察病变，不仅能够提供病灶形态学特征，而且运用动态增强还能提供病灶的血流动力学情况。配合要点：MRI 最佳检查时间，对绝经前女性推荐 MRI 检查尽量安排在月经周期第 2 周（第 7～14 天）进行。检查前必须取掉手表、项链、眼镜等一切含金属或电子、磁性物品。检查时患者俯卧位，双侧乳房自然悬垂于乳腺线圈中央。

4. 活组织病理检查 是诊断乳腺良恶性疾病的金标准。常用方法有空芯针穿刺活检术、麦默通旋切术活检和细针吸取细胞学检查。前两者病理诊断准确率可达90%～97%，细针吸取细胞学检查确诊率为 70%～90%。疑为乳腺癌者，若这些方法无法确诊，可将肿块连同周围乳腺组织一并切除，做冰冻活检或快速病理检查。

乳头糜烂为湿疹样乳腺癌时，可做乳头糜烂部刮片或印片细胞学检查。

（1）空芯针穿刺活检术（coreneedlebiopsy，CNB） 详见第二章第十四节乳腺纤维腺瘤的相关内容。

（2）麦默通旋切术（Mammotome）活检 麦默通旋切术可在多种影像学引导下（乳腺超声、MRI、X线）利用麦默通微创旋切系统对乳腺病灶进行切除活检。术前患者需完善血常规和凝血功能检查，术后弹力绷带加压包扎伤口 48～72h，同时避免手臂做大幅度活动，防止伤口出血。

（3）细针吸取细胞学检查 是利用穿刺针（注射器）对乳腺肿块进行穿刺，负压吸取肿块细胞进行病理学检查。其与空芯针穿刺活检术的不同主要在于采用穿刺针的差异。

五、治疗原则

乳腺癌采用以手术治疗为主的综合治疗策略，主要方法如下：

1. 手术治疗

（1）乳腺癌根治术和乳腺癌改良根治术 乳腺癌根治术的切除范围包括整个乳房、胸大肌、胸小肌及腋窝Ⅰ、Ⅱ、Ⅲ组淋巴结的整块切除，在肿瘤侵犯胸大、小肌时采用此术式。改良根治术保留胸大、小肌，术后外观效果较好，是目前常用的手术方式。

（2）保留乳房的乳腺癌切除术 适用于临床Ⅰ期、Ⅱ期，且乳房有适当体积，术后能保持乳房外观效果者。无法获得阴性切缘者禁忌施行该手术。原发灶切除范围应包括肿瘤及周围 1～2cm 的组织。确保标本的边缘无肿瘤细胞。术后必须辅以放疗等。

（3）前哨淋巴结活检术及腋淋巴结清扫术 临床腋淋巴结阳性者，常规行腋淋巴结清扫术，范围包括Ⅰ、Ⅱ组腋淋巴结；临床腋淋巴结阴性者，可先行前哨淋巴结活检术。前哨淋巴结是指接受乳腺癌病灶引流的第一站淋巴结，可采用示踪剂显示后切除活检。根据前哨淋巴结的病理结果判断腋淋巴结是否有肿瘤转移，对前哨淋巴结阴性者，可不常规做腋淋巴结清扫。

（4）腔镜手术 乳腺腔镜手术具备切口隐蔽且微小的优点，手术方式包括皮下部分或全部乳房切除术，腋淋巴结活检或清扫术，内乳淋巴结链切除术，假体植入物和自体组织乳房重建等。

（5）乳房整形修复与重建手术 近年来，乳腺癌手术治疗逐渐从保命发展到保功能，进一步朝着保美容(整形修复和重建术)的方向发展。按乳房重建的时机可分为即刻重建和后期重建。即刻重建是在一次术中完成乳房切除和重建。后期重建是指在术后数月或数年后选择适当的时机二次重建。乳房重建的方法很多，主要是假体植入物重建和自体组织乳房重建两类。

2. 化学治疗 ①术后辅助化疗适用于腋淋巴结阴性而有高危复发因素者，如

原发肿瘤直径大于 2cm，组织学分级差，雌、孕激素受体阴性，癌基因人表皮生长因子受体 2（human epidermal growth factor receptor 2，HER2）有过度表达者。②术前化疗即新辅助化疗，适用于肿瘤较大的三阴性和 HER2 阳性的乳腺癌病例，目的在于缩小肿瘤和（或）区域淋巴结转移的大小，提高手术成功率，以及检测肿瘤对药物的敏感性。

3. 内分泌治疗 适用于激素受体阳性者。内分泌治疗的关键是减少乳腺癌细胞表面雌激素和雌激素受体的结合，目前常用的药物包括雌激素受体调节剂如枸橼酸他莫昔芬，抑制雄激素向雌激素转化的芳香化酶抑制剂，以及抑制卵巢功能的垂体促黄体激素释放激素激动剂等。

4. 放射治疗 是乳腺癌局部治疗的手段之一。原则上早期乳腺癌在保乳术后应给予适当剂量全乳放疗，以降低局部复发率。乳房切除术后，对原发肿瘤直径≥5cm，或腋淋巴结转移≥4 个，或 1～3 个淋巴结转移伴有高危因素者需应用放疗。

5. 靶向治疗 目前乳腺癌的靶向治疗主要针对 HER2 受体及其下游的信号通路。常用药物有大分子单抗类药物曲妥珠单抗、帕妥珠单抗，小分子酪氨酸激酶抑制剂以及抗体偶联药物等。

6. 免疫治疗 肿瘤免疫治疗不仅可以单独发挥抗肿瘤效果，还可以与传统的放化疗或靶向治疗相结合，获得更显著的疗效。目前，肿瘤免疫治疗主要包括免疫检查点抑制剂、细胞免疫治疗和肿瘤疫苗三类。

六、护理评估

【健康状况评估】

1. 一般情况 评估患者的年龄、性别、婚姻、职业、饮食习惯、有无不良生活方式等；评估患者月经史、生育史、哺乳史。

2. 现病史 评估乳腺癌发病的病因、疾病的病程以及诊疗过程。

3. 既往史 既往乳腺小叶上皮高度增生或不典型增生与乳腺癌的发生有关，评估既往是否患有乳房良性肿瘤。

4. 家族史 了解家族中有无乳腺癌或其他肿瘤患者。具有乳腺癌家族史的发病危险性比一般人群高。

5. 心理护理评估 乳腺癌患者面对恶性肿瘤对生命的威胁、疾病预后的不确定性容易产生紧张、焦虑、恐惧等心理；面对手术、放疗、化疗等各种治疗可能对身体造成的痛苦使患者出现焦虑、恐惧、抑郁等负性心理；同时术前对手术方式、麻醉方式、配合要点等缺乏了解，产生顾虑和担忧；术后乳房缺失造成形体改变、术后发生上肢功能障碍等使患者出现病耻感；以及乳腺癌治疗产生的费用给患者造成经济负担，从而加重患者的思想负担。因此，了解患者对疾病的认知程度，对手术的顾虑和思想负担；了解朋友及家属，尤其是配偶，对患者的关心、支持程度；了解家庭对手术的经济承受能力。

【症状与体征评估】

1. **乳房评估** 评估患者双侧乳房是否对称；评估乳房肿块的部位、大小、性质、边界、活动度；评估乳房有无疼痛以及疼痛部位、性质、强度等情况；评估乳房局部皮肤有无改变，如乳头凹陷、酒窝征、橘皮征、破溃，乳头有无溢液等。

2. **全身症状评估** 评估腋窝有无淋巴结肿大，有无胸闷气促、骨痛、肝大、黄疸等转移表现。

七、护理措施

【术前护理】

1. **饮食** ①术前改善患者营养状况，鼓励患者进食高蛋白质、低脂、富含维生素的食物，如鸡蛋、牛奶、瘦肉、新鲜的水果蔬菜等，戒烟、禁酒。②全麻术前做好胃肠道准备，术前禁食 6h、禁饮 2h。

2. **终止哺乳或妊娠** 哺乳期及妊娠初期发生乳腺癌者应立即停止哺乳或妊娠，以减轻激素的作用。

3. **术前准备** ①乳房皮肤溃疡者，术前每天换药至创面好转。②术前备皮：手术前一天清洗手术区域的皮肤，去除油脂和污垢。去除胸部和相应腋窝侧毛发。需行乳房再造手术者，备皮范围应根据手术的具体要求来确定，通常包括胸部、乳房区域以及可能作为供区的身体其他部位（如腹部、背部等）。

4. **心理护理** ①主动关心患者、取得患者的信任，建立良好的护患关系，鼓励患者表达内心恐惧、焦虑、紧张等情绪。②向患者及家属讲解疾病相关知识、手术的必要性和重要性、手术方式、注意事项等，宣传治疗效果理想的案例，提高患者对疾病的认识、使患者掌握手术信息，消除患者恐惧和焦虑心理。③耐心地解答患者的疑惑，消除患者的担心和忧虑，告诉患者行乳房重建的可能，鼓励其树立战胜疾病的信心。④鼓励家属积极主动地参与患者的疾病护理，为患者提供情感、信息等全方位支持，使患者感受关爱和支持。⑤采用非药物干预如音乐疗法、心理干预、催眠疗法、引导性想象法、针灸等，或遵医嘱给予药物干预，如苯二氮䓬类药物、普瑞巴林、褪黑素等减轻焦虑。⑥有心理障碍者，应请心理医师协助处理。

【术后护理】

1. **病情观察** ①全麻术后每 15～30min 严密监测患者脉搏、呼吸、血压、瞳孔、神志的变化，待生命体征平稳后，改为 1h 测量 1 次，并做好记录，维持生命体征平稳。②乳腺癌扩大根治术有损伤胸膜可能，患者若感到胸闷、呼吸困难，应及时报告医师，以便早期发现和协助处理肺部并发症，如气胸等。

2. **饮食** ①全麻术后患者待麻醉清醒后可饮水，对于无恶心、呕吐患者可少量饮食，饮食以富含蛋白质、维生素、易消化的流质为主，逐渐过渡到普食。②术后鼓励患者进食高蛋白质、高维生素、高热量、低脂肪的食物，如鱼、蛋、瘦肉、新鲜的水果以及蔬菜等，以增强机体抵抗力，促进伤口愈合。尽量少吃辛辣等刺激性食物，戒烟酒，禁服含雌激素保健品，以免影响治疗效果。

3. 体位与活动　术后24h内保持肩关节制动，以防术后出血、皮下积液，24h后肩关节活动避免过大，减少患侧上肢运动，以免牵拉伤口、皮瓣影响愈合。改变体位时避免压迫患侧伤口，以减轻切口张力，减少出血。

4. 伤口及皮瓣护理　①观察切口处敷料有无渗血、渗液，伤口及周围皮肤有无发红及伤口愈合情况，及时发现伤口感染、伤口裂开等异常情况，并报告医生处理。②保持切口处敷料清洁、干燥，并定期伤口换药。③观察皮瓣颜色及创面愈合情况，正常皮瓣的温度较健侧略低，颜色红润，并与胸壁紧贴；若皮瓣颜色暗红，提示血液循环欠佳，有坏死可能，应报告医师及时处理。

5. 伤口负压引流管护理　①标识清晰、妥善固定，卧床时将导管固定于床旁，起床时固定于上衣。在翻身、下床活动时避免牵拉引流管，防止导管脱出。②保持引流通畅：观察引流液的颜色、性状和量，术后1～2天，每天引流血性液体约50～200mL，以后颜色逐渐变淡、减少。③拔管：留置时间一般为10～15天，若引流液转为淡黄色、连续3天每天小于10～15mL，创面与皮肤紧贴，手指按压伤口周围皮肤无空虚可考虑拔管。

6. 并发症的护理

（1）上肢淋巴水肿　患肢淋巴水肿是乳腺癌术后常见的并发症。

① 原因：患侧腋窝淋巴结清除、放疗、术后伤口感染、肿瘤的复发及转移、过早进行上肢康复锻炼或使患肢过重负荷等原因使上肢淋巴回流障碍，从而导致上肢肿胀。

② 临床表现：肢体肿胀、麻木、沉重感、手功能活动度和灵活性受限等症状。

③ 护理措施：a. 患肢保护及皮肤护理：避免在患侧上肢测血压、抽血、注射、输液等医疗操作，避免负重、过度活动和外伤，如术后2～4周患肢避免负重超过0.5kg，4周后应避免负重超过2.5kg、睡觉时勿压迫患肢、反复推拉、擦洗，避免刀割伤、烫伤等。发生皮肤破损时及时处理，防止感染，发生皮疹、疼痛、皮温增高或发热时，及时就医处理。b. 抬高患肢：平卧时患肢下方垫枕抬高10°～15°关节轻屈曲；半坐卧位时屈肘90°放于胸腹部；下床活动时用吊带托或用健侧手将患肢抬高于胸前，需要他人扶持时只能扶健侧，避免用患肢撑床，以防腋窝皮瓣滑动而影响愈合；避免患肢下垂过久，必要时可穿戴弹力袖套。c. 发生淋巴水肿的处理：轻度淋巴水肿者在专业人的指导下向心性按摩上肢，或进行握拳、屈肘、伸肘、旋腕运动，以促进淋巴回流；进行深呼吸运动以改变胸膜腔内压，并引起膈肌和肋间肌的运动，从而持续增加胸腹腔内的淋巴回流；在专业人员的指导下进行弹力绷带包扎或戴弹力袖促进淋巴回流；肿胀严重时，在专业人员的指导下进行淋巴水肿治疗；局部感染者，及时应用抗生素治疗。

（2）上肢功能障碍　患侧上肢功能障碍是乳腺癌术后远期并发症，进行正确、有效的上肢功能锻炼可以最大限度地恢复上肢功能，减少术后上肢残疾的发生。

① 原因：手术造成部分肌肉及神经损伤及缺如、不适当的上肢功能锻炼、伤口

愈合不良、术后放疗等因素造成。

② 临床表现：肩关节活动受限、肌力障碍、精细运动功能障碍等。

③ 护理措施：进行术后上肢功能锻炼可增强肌肉力量，松解和预防粘连，并充分调动三角肌、肩胛深部肌肉、背阔肌等，恢复上肢功能。a. 术后 24h 即可开始早期康复训练。进行手、腕、肘的任意主动运动及上臂的等长收缩：包括指关节屈伸运动、交替屈指运动，腕关节及肘关节屈伸运动。b. 拔除引流管至拆线前主要进行肩关节活动度练习。可开始肩关节前屈、后伸、内收、外展及内、外旋等各运动轴的主动运动，肩关节可抬高、伸直、屈曲 90°，防止腋下皮肤愈合面过紧。之后可由肩部逐渐过渡到上臂全范围关节活动：如手指爬墙运动、梳头运动、压臂运动等，通过这些练习，增加关节活动度及肌肉力量。鼓励并指导患者用术侧上肢进食、刷牙、穿衣等。c. 拆线后，可适量进行大范围上肢及肩关节活动，可进行耸肩运动、上臂上举、手指爬墙运动、护枕展翅运动。针对肩关节内收肌群的训练可选用等速肌力训练，也可进行一系列渐进式阻力训练。功能性锻炼对预防长期关节制动所引起的关节内粘连、促进疏松结缔组织的形成、减轻术野瘢痕组织强度意义重大。d. 出院后可继续爬墙及渐进式抗阻训练，并增加适当有氧运动（术后康复体操、散步、快走、瑜伽、太极、骑车、有氧舞蹈等），为保证其安全性，功能锻炼应在医务人员的指导下进行。

7. 心理护理　术后与患者进行积极的交流，了解其内心的想法，以便为患者提供个性化的心理护理。当患者出现疼痛等不适症状时，及时采取有效的护理措施减轻患者的不适，从而缓解患者焦虑、紧张等情绪。为患者提供有关乳腺癌的相关信息和健康教育，使患者更全面、细致地了解疾病，减轻不必要的焦虑和恐惧。因乳房切除造成乳房缺失，患者担心身体形象时，告知患者可通过乳房重建术或佩戴义乳等方式维持乳房外观，改善自身形象。同时，可教导患者学习深呼吸、放松练习、冥想和正念等情绪管理技巧，帮助患者平衡情绪、减轻紧张感，增强内心的平静和稳定感。

8. 出院指导

（1）预防复发　按要求完成既定方案的化学治疗、放射治疗或内分泌治疗。化学治疗期间定期检查肝、肾功能，每次化学治疗前 1 天或当天查血白细胞计数，化学治疗后 5～7 天复查，若白细胞计数小于 $3 \times 10^9/L$，应及时就诊。放射治疗期间注意保护患侧胸壁皮肤，如出现放射性肺炎、皮炎及放射性水肿时，应及时就诊。内分泌治疗持续时间长，长期服药可导致胃肠道反应、月经失调、闭经、潮热、阴道干燥、骨质疏松和关节疼痛等不良反应。告诉患者坚持服药的重要性，不得随意停药或减量，并积极预防和处理不良反应。

（2）功能锻炼　①告知患者乳腺癌术后功能锻炼的重要性，功能锻炼持续时间应在 6 个月以上，特别是前 3 个月尤为重要。②术后指导患者做患肢功能锻炼时应根据患者的实际情况而定，一般以每天 3～4 次、每次 20～30min 为宜，循序渐进，逐渐增加功能锻炼的强度。后期全身运动可调整到每周 2～3 次，全身运动的强度应达到年龄调整最大心率的 40%～80%，根据个体适应度进行调整。③伤口引流管拔除一周后，可进行阶梯式爬墙训练及渐进式抗阻训练，并适当增加康复体操、散步、快走、瑜伽、太极、骑车等有氧运动。

（3）饮食指导　详见第二章第十四节乳腺纤维腺瘤的出院指导。

（4）其他日常生活指导　①采取健康的生活方式，规律作息和良好的睡眠，维持身心健康的平衡，增强抵抗力和康复能力。②单侧乳房切除术后患者因身体失衡容易造成脊柱侧弯、斜肩、颈椎弯曲，佩戴义乳具有维持躯干平衡、改善躯体姿势、维持乳房形状和自我形象的功能。选择棉质舒适、透气性好的义乳文胸。③术后 5 年内避免妊娠，防止乳腺癌复发。

（5）乳房自检　每月进行乳房自查，检查时间最好选在月经周期的第 7～10 天，或月经结束后 2～3 天,已经绝经的女性选择每个月固定的 1 天检查。乳房自检方法，详见第二章第十四节乳腺纤维腺瘤的出院指导。

（6）定期复诊　术后 2 年内，每 3 个月随访 1 次；术后 3～5 年，每 6 个月随访 1 次；术后 5 年以上，每年随访 1 次，直至终身。如有异常情况，应当及时就诊而不拘泥于固定时间。复查内容包括乳腺超声、CT、血常规、肿瘤标志物测定。

第三章 ▶▶ 心胸外科疾病护理

第一节 · 肺癌

肺癌（lung cancer，LC）又称原发性支气管肺癌。指源于支气管黏膜上皮或肺泡上皮的恶性肿瘤，按组织病理学分类通常可分为小细胞肺癌及非小细胞肺癌两大类，按解剖学部位分类分为周围型肺癌和中央型肺癌。肺癌是世界范围内最常见的恶性肿瘤，据统计，2022 年全球肺癌新发病例约 248.1 万例，死亡病例约 181.7 万例，分别占全球癌症发病和死亡总数的 12.4%和 18.6%。肺癌发病率和死亡率在男性中居第 1 位，在女性中居第 2 位。在我国，肺癌发病谱和死因谱居第 1 位，分别占我国癌症发病和死亡总数的 22.0%和 28.5%，占全球肺癌发病和死亡总数的 42.8%和 40.3%。肺癌的病因尚不完全明确，危险因素包括吸烟、环境污染、职业暴露（石棉、砷、镉等）、饮食因素、既往慢性肺部疾病、既往恶性肿瘤病史、肺癌家族史、遗传易感性和基因突变等，其中吸烟是公认的最重要的肺癌致病因素，开始吸烟年龄越小、每天吸烟量越大、持续时间越长，肺癌的患病风险越高。

一、肺的解剖和生理

（1）肺的解剖　肺位于人体胸腔内，纵隔的两侧，分左肺和右肺，两肺外形不同，左肺狭而长，右肺宽而短。肺似圆锥体，上为肺尖突入颈根部，位于锁骨内侧 1/3 上方 2～3cm 处，下为肺底，平静呼吸时，肺下界在锁骨中线与第 6 肋相交，在腋中线越过第 8 肋，在肩胛线与第 10 肋相交，近后正中线处平第 10 胸椎棘突。小儿肺下缘比成人约高一肋。右肺被斜裂和水平裂分为上、中、下三个肺叶，右肺斜裂从肺尖下方 6cm 左右的肺后界，斜向前下方，穿过中线旁开 7.5cm 左右的肺下界，右肺的水平裂从腋中线上的斜裂开始，水平向前延伸至肺前缘。左肺斜裂从肺尖下方 6cm 左右的肺后缘开始，斜向前下方，穿过肺下缘最高点，将左肺分成上叶和下叶。肺组织由肺小叶组成，肺小叶间有结缔组织分隔，大小不等，在肺表面者为锥体形，尖端朝向肺门，椎底多朝向肺表面，不达肺表面的呈不规则形。从肺表面来看，肺小叶的直径为 0.5～2cm（图 3-1-1）。

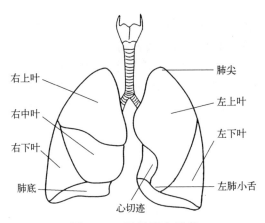

图 3-1-1　肺的形态示意

（2）肺的生理功能　肺是呼吸系统的主要器官，也是人体进行气体交换的场所。通过呼吸运动将氧气转移至血液中，同时将二氧化碳排出体外，以维持身体的酸碱平衡。另外肺的血气屏障还具有防御功能，通过自身结构以及巨噬细胞的吞噬作用来阻止吸入空气中的有害物质以及细菌、病毒损伤侵入人体血液循环系统；气管、支气管内膜分泌的黏液能够黏附气体中的灰尘和一些病原微生物，通过纤毛的摆动作用，形成痰液排出体外。

二、肺癌的病理生理

肺癌起源于支气管黏膜上皮或肺泡上皮，可向支气管腔内和（或）邻近的肺组织生长，并通过血液、淋巴或支气管转移扩散，以右肺及上叶居多。从肺癌的起源及位置，可分为中央型肺癌及周围型肺癌（图 3-1-2），中央型肺癌指癌肿位置靠近肺门，起源于主支气管、肺叶支气管，常直接侵犯纵隔、心包及周围血管，或沿支气管向同侧甚至对侧肺组织蔓延。周围型肺癌指癌肿位置在肺的周围部分，起源于肺段或远端支气管。癌细胞可进入胸膜下淋巴丛，形成胸膜下转移灶并引起胸腔血性积液。血行转移常见于脑、肾上腺、骨等器官和组织，也可转移至肝、胰腺和胃肠道。

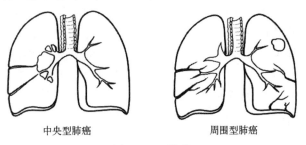

中央型肺癌　　　　　　　　周围型肺癌

图 3-1-2　肺癌

肺癌的组织学类型主要分为腺癌、鳞状细胞癌、神经内分泌癌等。腺癌 65% 为周围型肺癌，常发生于较小支气管上皮，是女性肺癌最常见的类型，多为非吸烟者。

组织学类型主要分为原位腺癌、微浸润性腺癌和浸润性腺癌。腺癌一般生长较慢，但有时在早期即发生血行转移，淋巴转移相对较晚。鳞状细胞癌多为中央型肺癌，与吸烟关系密切，中老年男性占多数。多发生于肺段以上大支气管，鳞癌的分化程度不一，生长速度较缓慢，病程较长，肿块较大时可以发生中心坏死，形成厚壁空洞；通常先经淋巴转移，血行转移发生相对较晚。神经内分泌癌包括类癌、非典型类癌、小细胞癌、大细胞神经内分泌癌等。小细胞癌占全部肺癌的 15%～20%，是肺癌中分化最低、恶性度最高的一种。生长迅速、转移早，5 年生存率仅 1%～2%。多为中央型，常发生于大支气管，向肺实质浸润生长，形成巨块；多为男性，与吸烟密切相关；手术切除效果差，但对放疗及化疗较为敏感。大细胞癌半数发生于大支气管，肿块常较大，恶性程度高，生长迅速，转移早而广泛，生存期大多在 1 年之内。腺鳞癌较少见，癌组织内含有腺癌和鳞癌两种成分，且两种成分各占 10%以上。

三、临床表现

肺癌早期可无明显症状，常在体检或因其他疾病行胸部影像学检查时发现。癌肿增大后症状逐渐明显，常表现为咳嗽、咯血、胸痛、胸闷及发热。

1. **呼吸系统症状**　咳嗽是最常见的临床表现，表现为刺激性干咳或少量黏液痰，经抗感染治疗常无好转。当癌肿继续长大引起支气管狭窄时，咳嗽加重，呈高调金属音。若继发肺部感染，可有脓痰，痰量增多。大咯血较少见，常表现为痰中带血点或血丝。此外患者还可出现胸部不规则的隐痛或钝痛，并随呼吸、咳嗽加重。

2. **全身症状**　肺癌晚期可出现发热、食欲减退、体重减轻、乏力、杵状指、骨关节痛、骨膜增生等骨关节病综合征，皮质醇增多症［库欣（Cushing）综合征］、重症肌无力等全身症状。

3. **压迫症状**　癌肿压迫、侵犯邻近器官组织或发生远处转移时，还可出现相应的压迫症状。①压迫或侵犯膈神经常表现为同侧膈肌麻痹。②压迫或侵犯喉返神经常表现为声带麻痹、声音嘶哑。③压迫上腔静脉时可引起上腔静脉压迫综合征，表现为上腔静脉回流受阻，面部、颈部、上肢和上胸部静脉怒张，皮下组织水肿，上肢静脉压升高，可出现头痛、头昏或晕厥。④如出现气促伴持续、剧烈的胸痛和胸腔积液，常因癌肿侵犯胸膜及胸壁所致，可引起血性胸腔积液；如出现尖锐刺痛且呼吸及咳嗽时加重，常因癌肿侵犯了胸膜；如疼痛累及肋间神经分布区，常因癌肿压迫肋间神经；若侵犯肋骨或胸椎，则相应部位出现压痛。⑤如出现吞咽困难和支气管-食管瘘，常由癌肿侵入纵隔、压迫食管所致。⑥肺上沟瘤：可侵入纵隔和压迫位于胸廓上口的器官或组织，出现同侧上眼睑下垂、瞳孔缩小、眼球内陷、面部无汗等压迫颈交感神经症状，称为颈交感神经综合征（cervicosympathetic syndrome），又称 Horner 综合征（Horner syndrome）。

4. **肿瘤远处转移征象**　转移至头部时，以头痛最常见，可出现呕吐、视觉障碍、性格改变、眩晕、颅内压增高、脑疝等；骨转移可引起骨痛、病理性骨折、压痛等；转移至肝，最常表现为肝区疼痛，可出现黄疸、腹水、食欲缺乏等症状；转移至淋巴结可引起淋巴结肿大。

四、专科检查

1. **实验室检查** 主要包括血常规、肝肾功能、凝血功能等一般检查及癌胚抗原（CEA）、神经元特异性烯醇化酶（neuron specific enolase，NSE）、细胞角蛋白片段 19（cytokeratinfragment，CYFRA21-1）、胃泌素释放肽前体（pro-gastrin-releasing peptide，Pro-GRP）、鳞状上皮细胞癌抗原（squamous cell carcinoma antigen，SCC）等血清学肿瘤标志物检测，其中 NSE 和 Pro-GRP 是辅助诊断小细胞肺癌的理想指标。

2. **痰细胞学检查** 敏感性＜70%，但特异性高。痰细胞学检查检测到癌细胞，可以明确诊断肺癌。指导患者进行自然咳痰法，即咳痰前采用清水反复漱口 3 次，避免食物残渣混入痰液标本中，再用力将痰液从肺部咳出至痰杯中（痰液不宜过少），盖紧痰杯的盖子，在 1h 内送检。对于疑似早期肺癌的患者，可连续送检痰液 3 次或 3 次以上行细胞学检查。

3. **X 线** 由于空间分辨率高、操作简单、费用低廉、辐射较小，X 线检查是临床常用的检查方式，胸部正侧位片可发现较典型的肺内病灶。中央型肺癌早期常无异常表现，偶尔可有局限性肺气肿或阻塞性肺炎表现；中晚期主要表现为肺门区肿块，呈分叶状或边缘不规则形，常可伴有阻塞性肺炎或肺不张。周围型肺癌早期表现为肺内结节影，形态可不规则，常见分叶征、毛刺征或胸膜凹陷征；中晚期大多表现为肺内球形肿块影，可见分叶、短细毛刺及胸膜凹陷征；当肿瘤坏死经支气管引流后，可形成厚壁偏心空洞；肿块内钙化较少见。

4. **CT** 推荐应用胸部低剂量 CT 进行肺癌高危人群筛查。对于复诊或疑似早期肺癌的肺结节，推荐胸部薄层 CT+结节三维重建，可使用定量 CT 分析与计算机辅助、人工智能辅助评估肺结节诊断。增强 CT 可清楚显示中央型肺癌是否侵犯纵隔结构（或）是否伴有肺门、纵隔淋巴结转移，也可清楚显示周围型肺癌肿块形态、边缘、内部空洞、瘤周征象等改变。中央型肺癌早期表现为支气管壁的不规则增厚、管腔狭窄或腔内结节等改变；中晚期表现为支气管腔内或壁内外肿块、管壁不规则和管腔呈"鼠尾状"狭窄或"锥形""杯口状"截断。周围型肺癌早期表现为磨玻璃或实性结节；中晚期增强扫描时，肿块可呈较明显的均匀或不均匀强化。

5. **PET-CT** 是诊断肺癌、分期与再分期、手术评估、放疗靶区勾画（尤其合并肺不张或有静脉 CT 造影禁忌证时）、疗效和预后评估的最佳方法之一。PET-CT 对于脑和脑膜转移诊断的敏感度相对较差，必要时需与脑部增强 MRI 联合诊断以提高检出率。检查前应禁食 4~6h，可适量饮水；糖尿病患者应提前控制好血糖；检查前 2 周应停止服用升白细胞药物，检查前 1 天避免服用高糖类药物，如止咳糖浆，暂停服用中药。肺癌 PET-CT 显像常表现为点状、结节状、圆形或类圆形的局限性 FDG 放射性浓聚，结节边界多呈不规则形或分叶状。

6. 支气管镜检查和超声支气管镜穿刺活检技术　支气管镜检查是目前最常用的肺癌诊断方法与分期方法。对于肿瘤的定位诊断和获取组织学诊断具有重要价值。研究发现，使用径向探头的超声支气管镜诊断外周病变的敏感性为73%，特异性100%。对于中央型肺癌，支气管镜检查可以直接窥及病变，95%以上可以通过细胞学检查和组织学活检获得明确病理诊断。通过超声支气管镜还可以对邻近支气管的肺门和纵隔淋巴结进行穿刺活检，用于肺癌的定性诊断和纵隔淋巴结分期诊断。目前已经有多种导航技术对于周围型肺癌进行穿刺活检术。患者检查前禁食4h，检查时取下假牙，检查前半小时遵医嘱肌注阿托品，以减少呼吸道黏液的分泌。肺癌支气管镜下可见支气管腔内新生物（肿瘤）、管腔狭窄、管腔堵塞、黏膜有纵行皱襞伴增厚、黏膜中断或支气管黏膜局部隆起等。

7. 肺功能检查　指通过监测患者吸入及呼出气体的容积、流量、压力、成分，以及通过血气分析检测患者的氧分压、二氧化碳分压，以了解其呼吸功能状况、肺部受损情况及病情严重程度，并以此判断患者是否有手术的机会。检查前24h应停止吸烟，前2h应避免大量进食，前30min应禁止剧烈活动，前10min应停止吸氧，检查时脱下活动性假牙，积极配合医师进行最大努力吸气、呼气，机器自动计算出呼出的气体总容量。欧洲胸科医师协会指南推荐第1秒用力呼气容积（forced expiratory volume in one second，FEV_1）绝对值及一氧化碳弥散量（diffusion capacity of carbon monoxide in the lung，DLCO），作为初步评估的指标。但考虑到患者体格差异，用FEV1绝对值进行筛查有一定局限性，目前我国《肺切除手术患者术前肺功能评估肺科共识（2020年）》推荐检测患者的FEV_1及DLCO后，计算和评估患者的预测术后第1秒用力呼气容积（predicted postoperative forced expiratory volume in one second，PPO-FEV_1）以及预测术后肺-氧化碳弥散量（predicted postoperative diffusion capacity of carbon monoxide in the lung，PPO-DLCO），PPO-FEV_1和PPO-DLCO均＞60%的患者，无须进一步评估。

五、治疗原则

1. 非手术治疗　包括放射治疗、化学治疗及免疫治疗。①放射治疗包括根治性放疗、姑息放疗、辅助放疗和预防性放疗。将肺癌病灶从局部消除，主要用于术后残留病灶的处理和配合化疗；为减轻症状，晚期患者常采用姑息性放射疗法；也可在术前进行放射治疗，以提高手术成功率及病灶切除率。一般于术后1个月左右，待患者健康状况改善，开始进行放射疗法，剂量为40～60Gy，疗程约6周。在各种类型的肺癌中，对放射疗法敏感性较高的为小细胞癌；其次是鳞癌，敏感性最低的是腺癌和细支气管肺泡癌。若放射疗法引起疲乏、食欲减退、低热、骨髓造血功能抑制、放射性肺炎、肺纤维化和癌肿坏死液化空洞形成等放射反应和并发症时，应立即给予相应的处理。②化学治疗主要用于小细胞癌等分化程度低的肺癌，也可单独用于晚期肺癌患者，以缓解患者症状，或联合应用手术、放射疗法，以防止癌肿转移复发，提高治愈率。③免疫治疗包括特异性免疫疗法及非特异性免疫疗法。特异性免疫疗法包括使用单克隆抗体减轻程序性细胞死亡分子受体对T细胞的抑制，或皮下注射经过处理或加入佐剂后的自体肿瘤细胞；非特异性免疫疗法包括使用卡介苗、短小棒状杆菌、转移因子、干扰素、胸腺素等生物制品，或左旋咪唑等药物激发和增强人体免疫功能。

2. 手术治疗 是早期肺癌的最佳治疗手段，目的是切除肺部原发病灶和局部及纵隔淋巴结，尽可能保留健康的肺组织。手术治疗可根据肿瘤切除的完整程度分为完全性切除、不完全性切除和不确定切除；根据切除肺组织的多少分为楔形切除术、肺叶切除术、全肺切除术、气管和（或）肺血管成形术以及合并切除肿瘤受侵器官组织的肺癌扩大切除术；根据手术切口大小分为常规手术、小切口手术及胸腔镜手术。国内自2009年起，开始开展机器人辅助胸外科肺切除术，手术不撑开、牵拉或切除任何胸壁组织，由镜头及显示器提供手术的视野，手术由术者操作计算机系统以控制可模拟人手部精细动作的机械臂完成。

根据病变的部位和大小，采取针对性的肺组织切除范围。对于周围型肺癌，一般施行肺叶切除加淋巴结切除术，而研究发现，对于直径≤2cm的周围型Ⅰ期非小细胞肺癌，尤其是纯毛玻璃样结节，可能更适合采用肺段切除或楔形切除；对于中央型肺癌，施行肺叶或一侧全肺切除加淋巴结切除术。若癌肿位于一个肺叶内，但已侵犯局部主支气管或中间支气管，可行支气管袖状肺叶切除术，切除病变的肺叶及一段受累的支气管，再吻合支气管上下断端，保留正常的邻近肺叶；如果累及相伴的局部肺动脉，可行支气管袖状肺动脉袖状肺叶切除术，可同时部分切除肺动脉，再端端吻合。

六、护理评估

【健康状况评估】

1. 一般情况 年龄、性别、婚姻、职业和家庭主要照顾者等。

2. 既往史 评估患者有无其他部位肿瘤病史或手术治疗史，有无其他伴随疾病，如糖尿病、冠心病、高血压、慢性支气管炎、慢性阻塞性肺气肿等。

3. 吸烟史 评估患者是否吸烟，开始吸烟年龄，每天吸烟的数量和时间，可采用尼古丁依赖量表评估患者尼古丁依赖情况，以合理制订戒烟计划。评估患者生活、工作周围环境。

4. 家族史 家族中有无肺部疾病、肺癌或者其他肿瘤患者。

5. 心理社会评估 评估患者对肺癌的认知程度，对手术是否有顾虑、有何思想负担；评估亲属对患者的关心程度、支持力度；评估家庭对手术的经济承受能力。

【症状与体征评估】

1. 咳嗽、咯血的评估 评估患者有无咳嗽，是否为刺激性咳嗽；有无咳痰，痰量、颜色及性质；痰中有无带血点、血丝，有无咯血以及咯血的量、次数。

2. 疼痛的评估 评估患者有无胸痛，疼痛的性质，如放射痛、牵扯痛等；疼痛强度及持续时间，有无周期性或规律性。肿瘤侵犯胸壁、胸膜、神经肌肉或骨组织时，胸部可出现不规则隐痛或钝痛，呼吸、咳嗽时可加重。

3. **呼吸困难的评估**　评估患者有无呼吸困难以及出现呼吸困难的时机，有无发绀，有无杵状指（趾）。

七、护理措施

【术前护理】

1. **呼吸道护理**　①鼓励患者戒烟，避免被动吸烟。吸烟会刺激患者肺、气管及支气管，使气管、支气管分泌物增加，阻碍纤毛的清洁功能，减少支气管上皮活动，导致患者肺部感染。应根据患者的尼古丁依赖情况，针对性指导并劝告患者停止吸烟。②改善生活环境，避免接触与肺癌发生有关的因素。③如患者合并有肺部感染、慢性支气管炎或慢性阻塞性肺疾病，应及时做细菌培养，给予雾化吸入或抗生素治疗以控制感染。④指导患者练习腹式呼吸、有效咳嗽和翻身，可促进肺的复张，利于术后康复。

2. **饮食**　鼓励患者进食高蛋白质、富含维生素、清淡易消化的食物，如患者出现咯血，可协助患者使用生理盐水漱口，以保持口腔清洁、卫生。对于术前合并营养不良者，术后及时采用 NRS 2002 评估表评估患者营养情况，必要时予以肠内或肠外营养，改善患者营养状况，增强机体抵抗力，有助于术后的快速康复。

3. **疼痛的护理**　咳嗽剧烈的患者，遵医嘱使用镇咳药，以减轻伤口疼痛的发生。

4. **术前检查**　协助医师完善术前检查，包括心电图、胸 X 线片、CT 或 PET-CT、肺功能检查和痰细胞学检查等，以及血常规、凝血功能、肝肾功能、血清电解质、血型及输血前检查、动脉血气分析、肝炎全套等生化检查。必要时行支气管镜检查、纵隔镜、放射性同位素扫描、经胸壁穿刺活组织检查、转移病灶活组织检查、胸腔积液检查等。

5. **术前准备**　①皮肤准备：术前 1 天，嘱患者全身淋浴清洁的同时再对手术部位进行重点清洗。协助患者剔除患侧胸毛、腋毛，以防止对手术术野和缝合时异物的干扰。②胃肠道准备：术前禁食 6h，禁饮 2h。③指导患者进行床上大小便训练。

6. **心理护理**　主动认真倾听患者及其家属的疑问及需求，向患者及其家属介绍手术方式、麻醉方式，告知患者术后可能留置的引流管，以及留置的目的及注意事项，缓解其焦虑、恐惧心理，树立其战胜疾病的信心。

【术后护理】

1. **病情观察**　①术后实时监测生命体征变化，观察有无呼吸窘迫的现象，若有异常，立即通知医生。②术后 24～36h，血压常会有波动，需严密观察。若血压持续下降，应考虑是否为心脏疾病、出血、疼痛、组织缺氧或循环不足所致。

2. **营养支持**　①进食高蛋白质、富含维生素、清淡易消化的食物，对于食欲不佳者，可指导其少食多餐。②对于营养不良者，经肠内或肠外途径补充营养，以改善其营养状况。③术后维持体液平衡，严格控制输液量和速度，防止前负荷过重，致肺水肿的发生。对于全肺切除术后者，应控制钠盐的摄入，24h 补液量应控制在 2000mL 内，速度以 20～30 滴/min 为宜，准确记录出入水量，维持体液平衡。

3. 体位与活动 ①肺叶切除者，协助患者取平卧或左右侧卧位；肺段切除术或楔形切除术患者尽量取健侧卧位；全肺切除术患者，为防止纵隔移位和压迫健侧肺，致呼吸循环功能障碍，应采取 1/4 侧卧位；有血痰或支气管瘘者，应采取患侧卧位；避免采用头低足高仰卧位，以防因横膈上升而妨碍通气。②协助患者床上活动，如踝泵运动、抬臀及间歇翻身等。生命体征平稳后，鼓励并协助患者术后早期下床活动，预防肺不张，改善患者的呼吸循环功能。

4. 气道管理

（1）氧气吸入 术后拔除气管插管后，予以双鼻导管给氧，氧流量 2～4L/min，以缓解患者术后缺氧情况，遵医嘱查动脉血气分析，并根据血气分析结果调整氧流量。

（2）雾化吸入 遵医嘱使用乙酰半胱氨酸、倍氯米松、异丙托溴铵、糜蛋白酶、地塞米松、氨茶碱等药物行雾化治疗，以改善患者呼吸道分泌物黏稠的情况，达到稀释痰液、解痉、抗感染等目的。

（3）有效咳痰 鼓励并协助患者进行深呼吸及有效咳嗽，每 1～2h 1 次。定时给患者叩背理疗（痰液黏稠者，可于雾化吸入后进行），叩背前使用听诊器听诊呼吸音，叩背时将手并拢手指屈曲 120° 作空杯状，由下向上、由外向内轻叩震荡，120～480 次/分，高频率优于低频率，使存在肺叶、肺段处的分泌物松动流至支气管中并咳出，患者咳嗽时，可协助患者固定胸部伤口，以减轻疼痛。具体有两种方法：①护士站于患者术侧，一手置于术侧肩膀上并向下压，另一手置于伤口下支托胸部协助。患者咳嗽时，护士头可转向患者身后，避免被咳出的分泌物溅到。②护士站在患者健侧，手掌张开，手指并拢，双手紧托伤口部位以固定胸部伤口。

5. 胸腔闭式引流管的护理

（1）一般护理 为保持引流管通畅，应密切观察患者管腔内水柱波动情况，防止引流管打折及堵塞，并观察、记录引流液颜色、性状和量，一般术后 24h 内，可引流出因手术创伤引起的渗血、渗液及术中冲洗胸腔残余的液体。患者病情平稳，引流液由暗红色血性液体逐渐变淡，引流液的量每天＜300mL（非乳糜性、血性或脓性），且无气体逸出，胸部 X 线片提示肺复张良好，可拔除胸腔引流管。

（2）持续负压吸引的护理 当术后，肺的创面及缝针处出现漏气，胸腔引流管可见气体逸出时，为促进排气排液，可采用持续负压吸引，在胸腔引流瓶的短管处接低负压吸引器。如有 2 根胸腔引流管，负压吸引器接上侧引流管，以利于早期肺复张。负压吸引大小从低负压水平开始，再根据患者情况缓慢微调，嘱患者及家属不可随意调节吸引大小，并保持管道的通畅，防止脱出或中断，导致复张的肺泡再次发生萎陷。使用负压吸引时，每班应听诊患者双侧呼吸音是否对称，观察气管是否居中，应密切观察患者病情变化，是否有胸闷、气短、发绀、血性引流液增多的情况发生。为防止过早使用负压吸引造成胸腔内渗血。负压吸引一般应在术后 24h 以后开始使用。当不再需要负压吸引时，应及时将负压与引流装置断开。

（3）全肺切除术后胸腔引流管的护理　为维持双侧胸腔内压力平衡，应确保术后患侧胸膜腔内有一定的胸液，以防止纵隔过度摆动，常将胸腔引流管全钳闭或半钳闭。全钳闭时，可根据气管位置调整引流管开放的时间及次数。如患者无肺不张发生，但气管明显向健侧移位时，可适当放出适量的气体或引流液，注意放液速度不宜过快，且每次放液量＜100mL，以免快速放液过多，引起纵隔突然移位，导致心搏骤停。引流管处于半钳闭状态时,应保持引流管内水柱随呼吸波动的幅度为 4～6cm。

6．**疼痛护理**　每天评估患者有无疼痛，主诉疼痛时，及时评估其疼痛部位、强度、性质、发生频率、持续时间及伴随症状，可采用休息、舒适的体位、音乐疗法、转移注意力等非药物干预措施，对于 NRS 评分≥4 分的患者，可合理使用镇痛药。拔除引流管者，可采用胸带固定手术切口以减轻疼痛。

7．**伤口护理**　注意观察伤口敷料是否固定妥善、干燥、清洁，有无渗血、渗液，发现异常及时处理。

8．**并发症的护理**

（1）胸腔内出血　肺切除术后的出血发生率取决于手术的类型、患者的状况及手术过程中医师的操作技巧。

① 原因：手术时胸膜粘连紧密、止血不彻底或血管结扎线脱落、胸腔内大量毛细血管充血及胸腔内负压等因素均可导致胸腔内出血。

② 临床表现：胸腔引流液量多（每小时＞100mL），呈鲜红色伴有血凝块，患者出现烦躁不安、血压下降、脉搏增快、尿少等血容量不足的表现时，应考虑有活动性出血。

③ 护理措施：a. 密切观察患者的生命体征，定时检查伤口敷料及引流管口的渗血情况，注意胸腔引流液的颜色、性状和量。b. 一旦出现胸腔内出血，立即通知医师，加快输血、补液速度，注意保温，遵医嘱给予止血药，保持胸腔引流管的通畅，确保胸腔内积血及时排出。必要时监测中心静脉压，协助医师做好开胸探查止血的术前准备。

（2）肺部感染和肺不张　肺癌术后的常见并发症之一。

① 原因：患者因疼痛、咳痰无力等原因，不能有效地咳嗽排痰，导致分泌物堵塞支气管，引起肺部感染、肺不张。

② 临床表现：患者出现体温升高、心动过速、哮鸣音、发绀、呼吸困难等症状，血气分析显示为低氧、高碳酸血症。

③ 护理措施：术前全面评估，指导患者戒烟，并进行正确的呼吸锻炼。术后协助患者早期下床活动，促进肺康复。指导并协助患者进行有效咳嗽、咳痰，痰液黏稠者可予以雾化吸入，必要时行鼻导管吸痰或协助医师行纤维支气管镜下吸痰，病

情严重时可行气管切开，以确保呼吸道通畅。

（3）心律失常　常发生于术后 3 天，发生率约为 3.87%～20%。

① 原因：缺氧、出血、水电解质酸碱失衡，尤其是术前合并糖尿病及心血管疾病者易发生心律失常。

② 临床表现：当患者出现窦性心动过速、室上性心动过速、心房颤动等常见心律失常时，可出现胸闷、胸痛、心悸、呼吸困难、低血压等临床症状，严重者可能出现晕厥、余肺急性肺水肿、心源性休克等严重并发症。

③ 护理措施：术前完善心电图等相关检查，术后严密观察患者生命体征变化，观察患者是否出现呼吸困难、胸闷、胸痛、低血压等心律失常表现。患者发生心律失常时，立即报告医生，遵医嘱使用抗心律失常药物，并密切观察患者病情变化。

（4）支气管胸膜瘘　是肺切除术后严重的并发症之一，常发生于术后 1 周内。

① 原因：与支气管缝合不严密、支气管残端血运不良或支气管缝合处感染、破裂有关。

② 临床表现：患者出现发热、刺激性咳嗽、痰中带血或咯血、呼吸困难、呼吸音减低等症状，胸腔引流管可见大量气体持续引出。通过胸腔引流管往胸膜腔注入亚甲蓝，患者咳蓝色痰液时可确诊。

③ 护理措施：为预防支气管胸膜瘘的发生，术前应进行营养状况评估，如有低蛋白血症者，积极纠正。术后保持引流管通畅，监测患者体温，如出现发热、刺激性咳嗽、痰中带血或咯血、呼吸困难、呼吸音减低等症状，应立即报告医师，并置患者于患侧卧位，遵医嘱使用抗生素以预防感染，继续留置胸腔引流管，小瘘口常可自行愈合，必要时再次开胸手术修补。

（5）肺水肿　肺切除术后肺水肿的总发生率 2%～5%，且右肺切除术发生率是左肺切除术的 3 倍。

① 原因：与原有心脏疾病、输血输液过多过快、病肺切除或余肺膨胀不全使肺泡毛细血管床容积减少有关，以全肺切除患者更为明显。

② 临床表现：呼吸困难、发绀、心动过速、咳粉红色泡沫痰等。

③ 护理措施：应立即减慢输液速度，报告医生，遵医嘱予以 50%乙醇湿化水湿化给氧，严密监测患者生命体征变化。

（6）肺栓塞　是肺癌术后严重的并发症之一，恶性肿瘤是肺栓塞的一个高危因素，肺癌患者肺栓塞发生率是正常人的 20 倍。

① 原因：恶性肿瘤、血液高凝、手术创伤及术后长时间卧床等是肺栓塞的危险因素。

② 临床表现：轻症患者可能没有症状，较重者出现面色苍白、大汗、血氧饱和度急剧下降、呼吸困难、气促、胸痛或呼吸衰竭等。

③ 护理措施：a. 高龄、合并有糖尿病、心脏病或术前评估为中高危的患者，

术后建议适当饮水，早期下床活动，使用血栓弹力袜，合理使用抗凝药物，预防血栓形成。b. 密切观察患者有无呼吸困难、胸痛等症状，一旦发生立即卧床休息，给予高浓度吸氧、抗凝、抗休克治疗，必要时溶栓治疗。

9. 心理护理 对患者真诚相待，采取合理的社交距离，不要过远、过近，交谈时要自然、耐心，了解患者及家属所需，详细解释其病情及所需配合方法，以消除患者的顾虑、焦虑、恐惧、抑郁情绪，激发患者的信心，使其能积极地应对疾病。

10. 呼吸衰竭的预防和应急处理 肺癌术后发生呼吸衰竭的死亡率较高。年龄≥60 岁、吸烟、全肺切除、术中出血量多、术中液体输入量多、肺功能低下均是肺癌术后发生呼吸衰竭的独立危险因素。主要表现为胸闷、气促、呼吸困难、端坐呼吸、患者烦躁不安等。

（1）预防 ①术前指导患者戒烟，加强呼吸道准备。②术中尽可能保留肺正常组织，合理控制液体输入量。③术后严密监测患者的呼吸功能、动脉血气分析结果、血氧情况，确保并维护患者呼吸道通畅。④协助患者咳出痰液，并予以充分氧疗。

（2）应急处理 ①遵医嘱给氧，必要时予以经鼻高流量湿化氧疗、无创呼吸机辅助通气或气管插管，以维持患者的氧合在正常水平。②如患者异常分泌物过多或出现呕吐物，应及时协助患者清理，必要时予以吸痰以保持呼吸道通畅。③呼吸衰竭可由感染引起，因此应遵医嘱予以抗感染治疗。④严密监测患者的生命体征变化。

11. 出院指导

（1）饮食指导 指导患者进食肉、蛋、奶等富含蛋白质、易消化的食物，适量补充新鲜的蔬菜和水果，特别是如梨子等有润肺止咳作用的水果，提供丰富的矿物质、维生素、水分，提高患者机体免疫力，促进疾病的恢复。避免进食高盐、辛辣、凉的食物，以免加重咳嗽、咳痰等症状。

（2）用药指导 出院后遵医嘱用药，规律随访，常于术后 2～4 周根据要求按时、全疗程完成放射治疗或化学药物治疗，以提高疗效。

（3）生活方式指导 适当休息与活动，出院后半年不得进行重体力劳动及扩胸运动。嘱患者戒烟、减少接触油烟及二手烟，保持生活环境干净清洁。

（4）康复指导 指导患者每天进行呼吸功能锻炼，如缩唇呼吸、腹式呼吸和有效咳嗽，促进肺膨胀；指导患者逐步练习抬肩、抬臂、手达对侧肩部、举手过头等动作，以预防术侧肩关节僵直。

（5）自我监测 出院后，如出现痰中带血、咯血、胸闷、气短、呼吸困难、呼吸道或气管出现异物感、阻塞感等不适症状，应及时就医检查。

（6）定期复诊 出院后应根据肺癌临床分期以及是否进行化学药物治疗，选择复查项目的内容，如血常规、胸部 CT、肿瘤标志物检查等，不同临床分期者复查时间也不相同：Ⅰ～Ⅲ期术后，前 2 年每 6 个月复查，第 3 年起每年复查；Ⅳ期系统性治疗后每 6～8 周复查一次，一旦原有症状加重或出现新发症状，则应及时就诊。

第二节 · 食管癌

食管癌（esophageal carcinoma）是指从下咽到食管胃结合部（esopha-gogastric junction，EGJ）之间食管上皮来源的癌，是一种常见的上消化道恶性肿瘤。据统计，2022 年全球约有 51.1 万例食管癌新发病例和 44.5 万例死亡病例，分别位居全球癌症发病谱和死因谱的第 11 位和第 7 位。食管癌在我国癌症发病谱和死因谱分别居第 7 位和第 5 位，新发病例数和死亡数分别占全球总发病例数和死亡例数的 43.8% 和 42.0%。男性发病率和死亡率是女性的 2～3 倍。食管癌发病病因尚不明确，可能与饮食生活习惯密切相关，包括烫食、热茶、饮酒、吸烟、咀嚼槟榔等，此外还包括食品霉变、炭烤或烟熏食品、饮用水、土壤成分或环境微生物菌群等因素。

一、食管的解剖和生理

（1）食管的解剖　食管是前后扁平的肌性管状器官，由两圈肌肉层组成：里层的圆形层和外层的纵向层，食管上 1/3，外层由横纹肌组成，受自主控制，而下 1/3 由平滑肌组成，不受自主控制，中间 1/3 是由两种肌肉混合组成的过渡段。食管是消化管各部中最狭窄的部分，长约 25cm，起于咽部与上食管括约肌或环咽的延续，终于胃底部与下食管括约肌交界。解剖上食管分为颈部、胸部、腹部食管：①颈部食管自食管入口（环状软骨水平）至胸骨切迹，距中切牙约 20cm。②胸部食管又可分为上段、中段及下段，从胸骨切迹至食管裂孔上缘，约 25cm，距中切牙约 40cm。胸上段从胸骨切迹至奇静脉弓下缘，距中切牙约 25cm；胸中段从奇静脉弓下缘至下肺静脉下缘，距中切牙约 30cm；胸下段从下肺静脉下缘至食管裂孔上缘，距中切牙约 40cm。③腹部食管为食管裂孔上缘至胃食管交界处，距中切牙约 42cm。食管有三处生理性狭窄，第 1 狭窄为食管的起始处，相当于第 6 颈椎体下缘水平，距中切牙约 15cm；第 2 狭窄为食管在左主支气管的后方与其交叉处，相当于第 4、5 胸椎体之间的水平，距中切牙约 25cm；第 3 狭窄为食管通过膈的食管裂孔处，相当于第 10 胸椎水平，距中切牙约 40cm，这三处狭窄也是食管异物嵌顿和食管癌好发部位。

（2）食管的生理功能　食管是上接咽部下通胃部，通过蠕动将食物和液体运送至胃内。未进食时，食管入口呈闭合状态。进食时，咽缩肌收缩，将食物送至食管入口处，食物的刺激引起咽下反射，环咽肌松弛，食物进入食管，刺激黏膜内感受器，引起管壁内平滑肌收缩，使食管产生蠕动，食物被推向贲门。由于括约肌作用，贲门平时闭合，以避免食物及胃内容物反流。贲门受食物刺激张开，食团入胃。此外，食管有分泌功能，黏液腺分泌黏液，对黏膜起润滑保护作用。食管下段黏膜下层的黏液腺较上段丰富，黏液分泌多，以保护食管下段黏膜免受反流胃液的刺激。

二、食管癌的病理生理

食管癌以中段最多见，其次为下段，上段最少。镜下食管癌组织学类型分为鳞状细胞癌、腺癌、腺鳞癌、神经内分泌癌、黏液表皮样癌等。我国90%以上为鳞状细胞癌，腺癌次之。早期病变局限，多为原位癌或黏膜内癌，未侵犯肌层，癌变处黏膜轻度糜烂或表面呈颗粒状、微小的乳头状。中晚期根据肉眼形态特点分为髓质型、蕈伞型、溃疡型、缩窄型四型。髓质型最多见，癌组织在食管壁内浸润性生长累及食管全周或大部分，管壁增厚、管腔变小，表面常有溃疡。切面癌组织质地较软，似脑髓，色灰白。蕈伞型表现为扁圆形肿块，突向食管腔，表面有浅溃疡，边缘外翻。肿瘤组织侵犯食管管周的部分或大部。溃疡型肿瘤表面有较深溃疡，深达肌层，底部凹凸不平，多浸润食管管周的一部分。缩窄型癌组织质硬，有明显的结缔组织增生并浸润食管全周，因而使局部食管壁呈环形狭窄。狭窄上端食管腔则明显扩张。食管癌主要通过淋巴转移，晚期可发生血行转移，常转移至肝、肺。

三、临床表现

1. 吞咽功能障碍　早期常无明显症状，可在吞咽粗硬食物时偶感到哽噎感、胸骨后灼烧感等不适症状，症状时轻时重。中晚期临床表现较典型，为进行性吞咽困难，进食后哽噎感、异物感、烧灼感、停滞感或饱胀感等加重，伴或不伴有胸骨后疼痛、反酸、胃灼热、嗳气，起初为进普通饮食困难，随后逐渐恶化为仅可进半流质食物或流质食物，可伴或不伴有进食后随即出现食糜或黏液反流、咳黄脓痰、发热、胸闷、喘憋、呕吐、呕血、黑便、胸背部疼痛、声音嘶哑或饮水呛咳等。

2. 营养失调　由于进食困难导致营养摄入不足风险升高，累积数月后可能消瘦、乏力、倦怠、体力减弱等，最终可表现为恶病质。

3. 压迫症状　随着病情发展，不断扩大的癌肿侵犯到相邻气管或出现转移后可出现相应的晚期症状。如癌肿侵犯气管、支气管时，可形成食管-气管瘘或食管-支气管瘘，导致患者进食吞咽时出现剧烈呛咳；癌肿侵犯喉返神经时，可出现声音嘶哑等。

四、专科检查

1. 内镜学检查及内镜下穿刺活检　是食管癌诊断的首选方法，可直接观察病灶形态，并取活检以确诊。①食管白光内镜：是食管早期病变检查的基础技术，食管癌临床诊断的必要检查项目之一，兼顾食管癌原发病灶大体分型与活检病理学以确诊。②食管色素内镜：对于在白光内镜下表现不明显的早期食管癌及癌前病变，原则上应进行色素内镜检查，通过喷洒色素对比正常黏膜显示上皮不典型增生或多原发早癌区域，提高T分期准确性。常用染剂包括碘液、甲苯胺蓝等，可单一染色，也可联合使用，其中1.2%～1.5%的碘液染色最为常用。③特殊内镜技术：包括放大内镜、激光共聚焦显微内镜等，用于鉴别病变良恶性及食管病变可能的浸润深度。④食管超声内镜：可进行食管癌原发病灶侵及层次的诊断，而在超声内镜引导下的穿刺活检技术是诊断食管癌的金标准，可获得病灶细胞、组织学诊断，明确病变性质。食管癌早期可见黏膜发红等颜色改变，且局部粗糙、糜烂。中、晚期食管癌内镜下主要表现为结节状或菜花样肿物，食管黏膜充血水肿、糜烂或苍白发僵，触之易出血，还可见溃疡，部分有不同程度的管腔狭窄。进行色素内镜检查时，使用甲苯胺蓝染色，食管癌食管黏膜呈蓝色，使用 Lugol 碘液染色，食管癌食管黏膜不被碘染色而呈现黄色。对于严重心肺功能不全、处于休克等危重状态、完全不能配合、内镜插入途径有严重急性炎症和内脏穿孔者禁做内镜。检查前一天予以清淡饮食，检查前须停用抗凝药物（超声内镜下穿刺活检技术前应停止服用氯吡格雷、替格瑞洛等 P2Y12 受体拮抗剂及华法林 5 天，停止服用利伐沙班、达比加群等 DOCAs 48h 以上），检查凝血功能无异常，防止消化道大出血。检查前禁食 6h，禁饮 2h。检查后可能会出现消化道灼热感，可自行缓解。检查后 2h 进食温凉流质食物，避免进食刺激性、过硬、过烫的食物。

2. 食管吞钡双重对比造影　当患者不宜行胃镜检查时，可选用此方法。用于评估食管原发肿瘤的位置和长度，但不能评估原发灶侵犯深度或区域淋巴结转移情况。检查前 3 天不服用铋剂、钙剂等药物，食管出血者出血停止 2 周后再行检查；检查时不佩戴金属饰品，穿病服。食管癌早期可见：食管皱襞紊乱、粗糙或有中断现象；小的充盈缺损；局限性管壁僵硬，蠕动中断小龛影。中、晚期有明显的不规则狭窄和充盈缺损，病变段管壁僵硬。严重狭窄者近端食管扩张。

3. 胸部 CT　进行食管癌分期最常用的影像学手段，主要用于判断食管癌位置、肿瘤浸润深度、肿瘤与周围结构及器官的相对关系、区域淋巴结转移以及周围血管侵犯。检查时不佩戴金属饰品，穿病服；根据机器语音提示，配合做好吸气与屏气；避免检查时咳嗽。食管癌的 CT 表现为食管局部管壁不规则增厚或呈肿块样，还可显示纵隔淋巴结有无增大及肺内有无转移灶。

4. 胸部 MRI　用于判断 CT 无法判别的食管癌原发灶与周围气管及支气管膜部、主动脉外膜临界关系，以及诊断是否存在肝脏、颅脑、骨骼等远隔转移灶。检查前 4～6h 禁食禁饮，严禁患者将有铁磁性及电子产品带入检查室；体内安装心脏起搏器等置入体内的任何电子装置都不得进入检查室；有固定假牙、节育器、留存体内的钛合金物体，根据具体情况进行检查。食管癌会导致食管壁水平厚度上升，MRI 显示胃壁狭窄或异常扩张；食管癌晚期，食管壁内部的肿瘤物扩散，食管壁中会出现海绵状回声。

5. 正电子发射计算机体层成像（PET-CT）　用于辅助诊断、治疗前/后分期、疗效评估，辅助重要临床决策。检查前 2 周停止服用升白细胞药物，检查前 1 天及检查当天应避免剧烈运动；检查前应禁食 4～6h，可适量饮水；检查前 1 天避免服用高糖类药物，如止咳糖浆，暂停服用中药；糖尿病患者应提前控制好血糖；食管癌 PET-CT 表现为食管壁环形或不规则样增厚、腔内或管壁的软组织肿块影，相应管腔狭窄，伴有 18F 标记的氟化脱氧葡萄糖（18F-FDG）代谢增高，以及病变食管的周围脂肪间隙模糊、包绕邻近血管、食管-支气管瘘等；如有局部淋巴结转移灶或远处转移灶，可显示相应部位的病变并伴有 18F-FDG 代谢增高。

6. **超声检查** 用于食管癌患者双侧颈区、锁骨上区淋巴结评估及肝脏转移灶评估诊断。超声引导下可穿刺活检获得病理学诊断证据。指导患者着宽松服饰，住院患者应着病服。食管癌患者超声表现为腹段食管和贲门管径增宽；长轴及短轴切面见管壁不规则增厚，黏膜回声杂乱，连续性中断，中心强回声呈偏心、多心改变；若发生转移，可见周围脏器转移征象，以及周围及腹主动脉旁淋巴结肿大等相应改变。

五、治疗原则

1. **手术治疗** 是治疗食管癌的首选方法。若全身情况和心肺功能储备良好、无明显远处转移征象，可考虑手术治疗。对于癌前病变及 cT1N0M0 期食管癌可采用内镜下治疗，包括射频消融、冷冻治疗、光动力疗法、内镜黏膜切除术或内镜黏膜下剥离术治疗。术后 5 年生存率可达 86%～100%。对于 SM2 期及浸润更深者、术前检查高度怀疑有淋巴结转移者、不适宜采用内镜下切除的浅表食管癌患者，均推荐行手术切除。手术方式分为非开胸及开胸食管癌切除术。对中段以上的食管癌多主张采用颈-胸-腹三切口方法，并同时行淋巴结清扫。食管癌切除术后常采用胃或结肠重建食管，以胃最为常用。对估计切除可能性小的较大鳞癌而全身情况良好者，可先行放射治疗和化学治疗，待瘤体缩小后再进行手术。对晚期食管癌、不能根治或放射治疗、进食有困难者，为改善患者营养情况、尽量延长患者生命，可行胃或空肠造瘘术、食管腔内置管术、食管分流术等姑息性减状手术。

2. **非手术治疗** 包括放射治疗、化学治疗、中医中药治疗、靶向治疗及免疫治疗等。其中放射治疗应用更为广泛。对于颈段、胸上段食管癌以及有手术禁忌证而尚可耐受放射治疗者，可行单纯放射治疗。放射治疗也可与手术治疗综合应用，术前放射治疗后，间隔 2～3 周再做手术；对术中切除不完全的残留癌组织处做金属标记，一般在术后 3～6 周开始术后放射治疗。采用化学治疗者，应注重化学治疗方案个体化、规范化。食管癌对化学治疗药物敏感性差，可与其他方法联合应用，有时可提高疗效。

六、护理评估

【健康状况评估】

1. **一般情况** 包括年龄、性别、婚姻和职业、有无吸烟和饮酒史、居住地和饮食习惯等。

2. **既往史** 评估有无其他部位的肿瘤和手术治疗史；有无传染病史，如肺结核等；有无其他伴随疾病，如糖尿病、冠状动脉粥样硬化性心脏病（冠心病）、高血压、慢性支气管炎等。

3. **家族史**　家族中有无食管癌和其他食管疾病、其他肿瘤患者。

【症状与体征评估】

1. **吞咽功能的评估**　评估患者有无吞咽困难、进食后是否有哽噎感、异物感、烧灼感等。评估患者食欲，是否有恶心、呕吐、饱胀感等。

2. **疼痛的评估**　评估患者有无疼痛，疼痛的部位、性质；疼痛强度及持续时间；是否因疼痛而影响睡眠。

3. **胸部体征评估**　评估患者呼吸频率、节律、形式；胸廓是否对称，是否有肋间隙丰满，气管向健侧移位、患侧语音震颤减弱或消失等恶性胸腔积液表现。

4. **腹部体征评估**　评估有无腹壁紧张度增加、腹式呼吸运动减弱、叩诊移动性浊音等恶性腹水及腹部转移体征；评估有无黄疸、触诊肝肿大或肝区压痛等肝转移的表现。

5. **其他体征**　①评估患者颈部或锁骨上区有无包块，如有包块，且包块活动度较差，按压时疼痛，常提示出现淋巴结转移。②评估患者近期有无体重明显减轻、皮褶厚度变薄、舟状腹等营养不良或恶病质的表现。

七、护理措施

【术前护理】

1. **营养支持**　食管癌患者因不同程度的吞咽困难，常伴有营养不良及水、电解质紊乱，机体对手术的耐受力下降，影响术后康复。术前应根据患者情况，合理制订营养方案，提供充足的营养。可经口进食者，给予高热量、高蛋白质、富含维生素、易消化的流质或半流质食物，避免给予刺激性食物；营养摄入不足时，予以肠内营养液补充。不能经口进食或重度营养不良的患者，可遵医嘱静脉补充水、电解质及肠内、肠外营养。术前 2 天应指导患者进食无渣流质食物。

2. **疼痛的护理**　及时评估患者有无疼痛，疼痛的部位、性质、程度及持续时间，指导患者采用合适的方式缓解疼痛，必要时遵医嘱予以镇痛药物。

3. **呼吸道准备**　吸烟者，术前应指导患者戒烟 4 周，并指导患者进行缩唇呼吸、腹式呼吸等呼吸功能锻炼及有效咳嗽，以预防术后感染以及肺不张的发生。

4. **胃肠道准备**　①饮食：术前 4 周戒酒。无胃肠道动力障碍者，术前禁食 6h，禁饮 2h，有吞咽困难或梗阻的患者应延长禁食禁饮时间，避免因进食导致麻醉中误吸等意外发生。②对于食管癌出现梗阻和炎症者，为局部预防感染，术前 1 周遵医嘱给予患者分次口服抗生素（如链霉素）溶液。③对于进食后有滞留或反流者，为减轻局部充血水肿、减少术中污染以及预防吻合口瘘的发生，在术前 1 天晚上应遵医嘱予以生理盐水 100mL 加抗生素经鼻胃管冲洗食管及胃。④对于拟行结肠代食管手术者，术前 3～5 天口服甲硝唑、庆大霉素或新霉素等肠道不吸收的抗生素；术前晚行清洁灌肠或全肠道灌洗后禁饮禁食。⑤手术当天常规留置胃管，留置胃管时，若难以通过梗阻部位，为避免穿破食管，可将胃管暂置于梗阻部位上端，待术中直视下再置于胃内。

5. 心理护理 食管癌患者对疾病相关知识缺乏，常存在紧张、恐惧心理，而进行性的吞咽困难，又加重了患者的焦虑情绪，医务人员应积极了解患者及其家属心理状况，讲解食管癌的病因、手术以及各项护理操作的方法、目的、过程以及注意事项，尽可能减轻其焦虑、恐惧心理。

【术后护理】

1. 病情观察 术后 24h 应严密监测患者心率、血压、呼吸频率及节律等生命体征的变化，每小时监测一次，维持生命体征稳定。

2. 饮食 ①术后早期吻合口处于充血水肿期，患者需禁饮禁食 3～4 天，应常规留置肠内营养管，如鼻十二指肠管、胃造瘘管或空肠造瘘管，遵医嘱予以肠内和肠外营养支持，肠内营养液温度以 38～40℃为宜，输入营养液前、后均应使用温开水冲管。②停止胃肠减压 24h 后，若无呼吸困难、胸内剧痛、患侧呼吸音减弱及高热等吻合口瘘的症状时，可先试饮少量温开水，无不适，可每 2h 给予 100mL 全清流质，每天 6 次。术后 3 周患者若无特殊不适可进普食，但仍应注意少食多餐，细嚼慢咽，且每次进食量不宜过多、速度不宜过快。③为防止吻合口瘘的发生，术后应避免进食质硬的药片和带骨刺的鱼肉类、花生、豆类等生、冷、硬的食物。④患者术后可出现反酸、呕吐等胃-食管反流症状，且平卧时加重，为防止胃液反流至食管，嘱患者进食后 2h 内勿平卧，睡眠时可将床头抬高。⑤行食管胃吻合术后，胃被拉入胸腔，患者可出现胸闷、呼吸困难等症状，尤其是进食以后，症状更为明显，可指导患者少食多餐以减轻症状，1～2 个月后，症状多可缓解。

3. 体位与活动 术后将患者取半坐卧位，摇高床头，以利于呼吸和引流。每 1～2h 协助患者翻身一次，翻身时注意勿压迫患侧伤口，嘱患者勿做扩胸动作，且避免肩关节活动过度，以减少出血。鼓励患者早期下床活动，但首次下床时，床上坐起、床边坐、床旁站立三步应注意动作缓慢，每一步至少保持 30s，以防患者出现体位性低血压，增加跌倒或坠床风险。

4. 呼吸道护理 由于手术破坏了食管癌患者胸廓的完整性，手术切开肋间肌和膈肌严重损害了肺的通气泵作用，且术后伤口疼痛等原因，食管癌术后患者易发生呼吸困难、缺氧、肺不张、肺部感染，甚至呼吸衰竭，护士应严密监测患者呼吸频率和幅度，听诊患者双肺呼吸音是否清晰及对称，指导并鼓励患者呼吸训练及有效咳嗽，可吹气球或使用呼吸训练器锻炼，促进肺膨胀。应协助患者咳出痰液，咳嗽时可运用枕头或洗净后的手捂住伤口，以减轻疼痛，必要时协助医师行纤维支气管吸痰，以保持呼吸道通畅。

5. 胃肠道护理

（1）胃肠减压的护理 为减轻胸胃扩张导致的切缘缺血、吻合口张力增加以及对肺的压迫，吻合口瘘风险小者，术后 2 天持续胃肠减压，吻合口瘘风险较大者，胃肠减压时间延长至术后第 3～4 天。行胃肠减压时，应妥善固定胃管，密切观察胃管引流液颜色、性质、量，并经常挤压胃管，避免管腔堵塞，胃液引流不畅使胃扩张，导致吻合口张力增加和胃液反流而并发吻合口瘘，引流液颜色由暗红色或咖啡色血性液体，逐步变浅，如引流出鲜红色液体，尤其是患者出现烦躁、血压下降、脉搏增快、尿量减少等状况时，应及时处理。如发生胃管意外脱出，应严密观察病情变化，不应盲目插入，以免戳穿吻合口，造成吻合口瘘。

（2）结肠代食管（食管重建）术后护理　①保持置于结肠袢内的减压管通畅，妥善固定，勿压迫、反折，一旦从减压管内吸出大量血性液或呕吐大量咖啡样液伴全身中毒症状，应考虑代食管的结肠袢坏死，应立即通知医师，并积极配合医师进行抢救。②注意观察腹部体征，如发生吻合口瘘、腹腔内出血或感染等，应及时通知医师处理。③结肠代食管后，因结肠逆蠕动，患者可嗅到粪便气味，常于半年后症状较前缓解，向患者详细解释发生原因，并指导患者注意口腔卫生、做好口腔护理。

6. **胸腔闭式引流管的护理**　妥善固定胸腔闭式引流管，保持管道密闭，定时挤压引流管，以保持引流管通畅，操作时应严格无菌操作，减少感染风险。密切观察引流情况，记录引流液的颜色、性质、量。向患者宣教引流管相关注意事项，预防引流管意外脱出。

7. **疼痛的管理**　术前麻醉医生根据患者情况个体化制订术后镇痛泵使用方案。术后动态评估患者疼痛情况，包括疼痛的部位、性质、持续时间、是否影响睡眠等，轻度疼痛可采用音乐疗法、放松疗法等方式转移注意力或冷敷等减轻疼痛，重度疼痛可采用多种方法缓解患者疼痛，必要时使用镇痛药。

8. **并发症的护理**

（1）出血　食管癌术后最常见的并发症。

① 原因：与结痂脱落或血管结扎的丝线脱落等情况有关，也可能是由于吻合口处小血管未完全止血。

② 临床表现：引流管引流量持续 2h 超过 4mL /（kg·h），伴血压下降、脉搏增快、躁动、出冷汗等低血容量表现，或表现为消化道出血如呕血，应考虑活动性出血。

③ 护理措施：术后严密观察并记录引流液的颜色、性质、量，如引流液过多或患者出现低血容量表现、呕血或黑便，应立即报告医师，并积极协助医师做好再次开胸的准备。

（2）乳糜胸　多发生于术后 2～10 天，也可见于术后 2～3 周后，是食管癌、术后较严重的并发症。

① 原因：与术中伤及胸导管有关。

② 临床表现：一般呈乳白色液体渗漏，但食管癌术后患者需禁食 3～4 天，乳糜液含脂肪量少，胸腔引流管引流液常为淡红色或淡黄色液体，恢复进食后，乳糜液漏出量增多，并积聚在胸腔内，使肺及纵隔受压向健侧移位，患者可出现胸闷、

气促、心悸、血压下降，甚至全身消耗、衰竭而死亡。

③ 护理措施：术前12h可口服牛奶等高脂饮食使胸导管充盈，以便医师术中识别、避免损伤胸导管。术后严密观察患者胸腔引流管引流液的颜色、性质、量，一旦胸腔引流管内出现乳糜液渗漏，立即嘱患者禁食，遵医嘱予以肠外营养支持，协助医师行胸腔闭式引流术，引流胸腔内乳糜液，使肺膨胀，必要时可予以负压持续吸引。如患者需行胸导管结扎术，应积极配合医师完善二次手术术前准备。

（3）吻合口瘘　可发生于颈部以及胸内，颈部吻合口瘘经引流多能自行愈合，胸内吻合口瘘多发生在术后 5～10 天，死亡率高达 50%，是术后较为严重的并发症之一。

① 原因：a. 食管具有无浆膜覆盖、肌纤维呈纵形走向等解剖学特点，易发生撕裂。b. 食管为节段性供血，易造成吻合口缺血。c. 吻合口张力太大。d. 感染、营养不良、贫血、低蛋白血症、高龄、肥胖、吸烟史、1 型糖尿病等。

② 临床表现：患者出现体温上升、呼吸困难、胸痛、胸腔积液和休克等。

③ 护理措施：a. 术后保持胃肠减压管通畅，予以营养支持，保证高蛋白质摄入。b. 若患者出现寒战、高热、呼吸困难、胸痛等吻合口瘘表现，应立即告知医师，嘱患者禁食，予以肠内营养进行营养支持。c. 协助医师行胸腔闭式引流术，并确保引流管通畅，以充分引流吻合口渗漏。d. 密切观察病情变化，遵医嘱积极予抗感染、抗胆碱能药物、抗酸药和促动力药。必要时配合医师完善二次手术术前准备。

（4）吻合口狭窄　是食管癌术后的常见并发症，5%～44%的患者需要进行吻合口扩张。

① 原因：a. 吻合口瘘致吻合口处于炎性反应。b. 吻合瘢痕形成。c. 吻合口位置较高，颈部吻合口供血较差，更易造成吻合口狭窄。d. 吻合口技术有差异。

② 临床表现：患者可表现为进食哽咽感，甚至吞咽困难、呕吐、食欲缺乏等。

③ 护理措施：术后出现吞咽困难时，协助患者进行 X 线等检查，医师常予以吻合口扩张术、内镜下切开术、食管支架置入术等方式治疗吻合狭窄。由于患者进食障碍，需及时评估患者营养状况，提供肠内、肠外营养。

9. 心理护理　积极向患者及家属讲解术后注意事项，如禁食原因、可进食的时间（根据不同术式）与种类、引流管的作用、防脱出的措施、床上活动及床边活动的注意事项等，防止并发症的发生，并主动了解患者的心理状况，及时予以疏导，消除或缓解患者的焦虑、恐惧心理。

10. 脓毒血症的预防和应急处理　由于术后吻合口瘘的发生，细菌由瘘口进入胸腔及血液中，大量繁殖，可发生胸腔感染及脓毒血症。其中，脓毒血症临床表现为高热、寒战、心率增快、呼吸急促，甚至出现感染性休克及多器官功能障碍综合征。

（1）预防　①术前戒烟戒酒，及时纠正营养不良、低蛋白血症和贫血等，在身体状况允许的条件下进行合理的体能训练，改善皮肤和黏膜的微循环。②术中选择合适的手术方式，使用升压药维持患者收缩压始终＞90mmHg，持续性地给予吸入气氧浓度为 80%的氧气，尽量缩短手术时长、减少出血。③术后密切观察患者的生命体征，出现高热、寒战、心率增快、呼吸急促等，应警惕脓毒血症的发生。

（2）应急处理　①密切监测患者体温、血压、呼吸等生命体征情况及神志、尿量、甲床再充盈速度、血氧饱和度、血乳酸等组织灌注情况。②遵医嘱立即留取血培养，并在采血完成后 1h 内使用抗生素，积极抗感染治疗。③对于出现感染性休克的患者，立即予以抬高床头与床尾，建立静脉通道，遵医嘱使用去甲肾上腺素、多巴胺等血管活性药物维持血压，使用晶体液进行严重脓毒血症患者的液体复苏，最初 4～6h 输液速度≥30mL/kg。④必要时协助医师进行二次手术术前准备。

11. 出院指导

（1）坚持放疗和（或）化疗　遵医嘱进行放疗、化疗等后续治疗，以巩固疗效。

（2）饮食指导　避免进食过烫、过硬食物，食物温度以不超过 38～40℃为宜。如需行放射治疗，可多服用滋阴生津的甘凉食物，如藕汁、胡萝汁、绿豆汁、冬瓜汤，多食用新鲜蔬菜、水果等丰富维生素食物及鱼、肉、蛋、奶等高蛋白质食物。

（3）其他日常生活指导　保持心情舒畅，规律作息，保证充分睡眠。为预防肌肉粘连，防止术侧肩关节僵直及肌肉失用性萎缩，术后应适当运动，加强术侧功能锻炼，增加活动量应循序渐进，以患者不感觉到疲劳为宜。

（4）自我监测　①监测体重，了解是否有体重下降。大部分患者在术后 1 年仍会出现体重下降的情况，可以暂时观察，但需及时予以营养支持。②定期检测营养状况，按需补给。③如出现吞咽困难、黑便、呕血、头晕、头痛等症状，应及时就诊。

（5）定期复诊　术后 2 年内每 3～6 个月复查 1 次，术后 2～5 年每 6 个月复查1 次，5 年后每年复查 1 次。复查内容包括胸部 CT、血生化、血常规、肿瘤标志物测定、腹部 B 超、上消化道钡餐、食管镜或胃镜等。

第三节 · 动脉导管未闭

动脉导管未闭（patent ductus arteriosus，PDA）指由于各种原因造成婴儿时期动脉导管未能正常闭合，是常见的儿童先天性心脏病之一。早产儿发病率明显升高，当体重＜1kg 时，发病率可高达 80%。PDA 可以与多种心脏畸形同时出现，但在成人中，它通常是一个独立的疾病，女性的发病率约为男性的 2 倍。根据未闭动脉导管的粗细、长短和形态可分为管型、漏斗型和窗型。中等直径（4mm≤直径＜10mm）PDA 存在左心室容量负荷升高或者肺动脉高压的趋势，大直径（直径≥10mm）PDA可发展为艾森门格综合征（Eisenmenger syndrome，ES）。PDA 与遗传缺陷和环境危险因素等有关。

一、动脉导管的解剖和生理

（1）动脉导管的解剖　动脉导管起自肺动脉，于气管左侧与主动脉呈"V"形汇入降主动脉，是连接肺循环和体循环的肌性通道，胎儿时期，动脉导管内径与降主动脉相近，肺动脉血液80%经动脉导管流入降主动脉，供应躯干、内脏、下肢。

（2）动脉导管的生理功能　动脉导管是胎儿期连接主动脉峡和左肺动脉根部间的先天性通道，是胎儿期赖以生存的生理性血流通道。在胎儿发育期间，由于肺部尚未发育完全，胎儿的血液中含有大量未经氧合的血红蛋白。为保证胎儿的身体器官和组织获得充足的氧气和营养物质，心脏主动脉中含氧血液流经动脉导管，直接注入到胎儿的体循环中。正常状态下，在婴儿出生后，随着肺部的逐渐发育，肺循环建立，血液不需要再通过动脉导管直接注入体循环，约85%婴儿在出生后2个月动脉导管闭合，成为动脉韧带，若1岁后仍持续不闭合，即为动脉导管未闭（图3-3-1）。

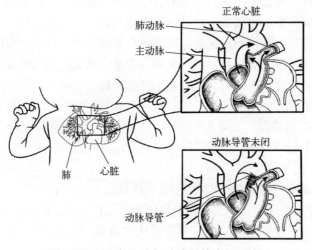

图 3-3-1　正常心脏与动脉导管未闭示意

二、动脉导管未闭的病理生理

（1）动脉导管未闭的患者，出生后血流持续由压力高的主动脉流向压力下降的肺动脉，根据主动脉和肺动脉之间的压力阶差和动脉导管直径的不同，形成了不同程度的左向右分流，增加了肺循环血量，可引发肺小动脉反应性痉挛，增加了肺动脉压力，加重右心阻力负荷，造成右心室肥大。为维持全身血液循环，心排量常增加2~4倍，左心负荷增加，导致左心室肥大，甚至左心衰竭。随着肺循环阻力持续升高，若肺动脉压接近或超过主动脉压力，呈左向右与右向左同时存在的双向分流，甚至逆转为右向左分流，出现发绀、艾森门格综合征，最终可致右心衰竭而死亡。

（2）根据未闭动脉导管的粗细、长短和形态，可将动脉导管未闭分为三种类型：①漏斗型（type A）：动脉导管一端内径明显大于另一端，多数为主动脉端宽而肺动脉端窄。②窗型（type B）：最少见，降主动脉与主肺动脉紧贴呈窗式沟通，类似于主肺动脉间隔缺损。③管型（type C）：最常见，动脉导管较长且两端内径相仿。

三、临床表现

1. **气促** 动脉导管细、分流量小者，症状较轻，甚至可无明显症状，常于体检时发现。动脉导管粗、分流量大者，症状明显，常表现为心悸、气促、咳嗽、乏力和多汗等。

2. **生长迟缓** 婴儿期常反复出现咳嗽、咳痰、呼吸窘迫等呼吸道感染症状，可出现喂养困难，影响患者发育，表现为生长发育迟缓，甚至出现心力衰竭。

3. **心脏杂音** 听诊胸骨左缘第 2 肋间于收缩期及舒张期可闻及连续性机器样杂音，杂音向颈部和背部传导，局部可触及震颤；存在肺动脉高压的患者，肺动脉瓣区可闻及第二心音亢进；左向右分流量大者，心尖部舒张中期可闻及隆隆样杂音。

4. **周围血管征** 表现为颈动脉搏动加强、甲床毛细血管搏动、水冲脉和股动脉枪击音等。

四、专科检查

1. **心电图** 可反映心脏的节律、频率以及供血情况。检查需在安静、放松状态下进行，避免干扰，小儿检查时可酌情使用镇静剂。如果有相关病史或正在服用抗心律失常药物，应提前与医师说明。动脉导管未闭的患者可出现正常心电图或左心室肥大；肺动脉高压者表现为左、右心室肥大。

2. **胸部正位 X 线片** 能显示心脏大血管的大小、形态、位置和轮廓，能观察心脏与毗邻器官的关系和肺内血管的变化，可用于心脏及其径线的测量。拍胸部 X 线片时患者不可携带任何金属物品，女士勿穿带钢圈的内衣，以免拍摄后出现伪影，影响检查结果。动脉导管未闭的患者心影随分流量增加而增大，左心缘向左下延长；主动脉结凸出，降主动脉呈漏斗状；肺动脉圆锥平直或隆出；肺血管影增粗。

3. **超声心动图** 诊断 PDA 准确性高，通过二维超声及多普勒超声可测量动脉导管的直径、分流速度，判定动脉导管分流方向，进一步估测分流量。二维超声心动图可显示主肺动脉远端、左右肺动脉分叉处，与降主动脉之间有一异常通道；其他二维超声及 M 型超声表现：内径细、分流量小的 PDA 可不引起心脏的改变，但大部分 PDA 可导致左心房、左心室增大，左心室肥厚、肺动脉增宽、左心室容量负荷增加、肺动脉压升高等相关改变。检查前避免剧烈运动，检查时保持静息状态。对于不能配合的婴幼儿，必要时可给予镇静剂。

4. **右心导管检查（right heart catheterization，RHC）** 是将导管经外周静脉送入右心及肺动脉，并进行血流动力学及氧动力学检测的技术。可测量血流动力学指标，评估体-肺循环分流量、计算肺循环血流量、肺循环血管阻力、体循环血管阻力、肺小动脉阻力及肺动脉压力、判断有无异常的动脉导管。如肺动脉血氧含量比右心室血氧含量高出 0.5vol%，右心导管经动脉导管进入降主动脉，或升主动脉造影显示动脉导管及肺动脉，可明确诊断。此外，根据心导管血管造影术的结果对PDA形态进行分型，可根据测量的直径和长度选择合适的封堵器。

成人可采用局麻，儿童或不能配合手术者采用全麻。检查时，患者不能随意改变体位或挪动身体位置，以免造成检查失败或对患者身体、内脏造成损伤。检查后，静脉穿刺者术侧肢体制动 4~6h，动脉穿刺者压迫止血 30min 后加压包扎，可以沙袋压迫伤口 6~8h，穿刺侧肢体制动 24h。并注意穿刺部位有无出血、血肿，检查足背动脉搏动是否减弱或消失，观察肢体皮肤颜色、温度、感觉与运动功能有无异常，若有异常及时报告医生。

五、治疗原则

以手术治疗为主。早产儿、婴幼儿反复发生肺炎、呼吸窘迫、心力衰竭、喂养困难或发育不良，应及时手术。早产儿可应用吲哚美辛等合成的前列腺素抑制剂促进动脉导管闭合。无明显症状者，建议学龄前行择期手术。艾森门格综合征是手术的禁忌证，对于艾森门格综合征患者唯一有效的治疗方法是进行心肺联合移植或行肺移植并同时修补心脏缺损。

具体手术方法有以下 4 种。①导管封堵术：是目前疗效最好、技术最成熟的介入治疗手段之一；应用心导管放置一适当的封堵器材达到闭塞动脉导管的目的，适合大部分患者。②动脉导管结扎术：导管直径<1cm、导管壁弹性好且无中度以上肺动脉高压的婴幼儿，可经胸部外侧切口或胸腔镜技术进入左侧胸腔进行手术。③动脉导管切断缝合术：术中使用 2 把导管钳夹闭动脉导管后，在两钳之间边切边连续缝合主动脉和肺动脉边缘。④体外循环下导管闭合术：适合并发严重肺动脉高压、年龄较大的患者，术中经肺动脉切口显露并直接缝闭动脉导管内口。

六、护理评估

【健康状况评估】

1. **一般情况** 询问患者的年龄、性别、身高、体重、BMI 值、婚姻、职业和家庭主要照顾者等。

2. **既往史** 评估患者是否反复发生呼吸道感染，发生频率。评估患者有无其他伴随疾病，如糖尿病、冠心病、高血压、慢性支气管炎等。

3. **家族史** 了解家族中有无心脏疾病患者。

4. **自理能力** 采用日常生活能力评定评估患者自理能力。

【症状与体征评估】

1. **咳嗽、咳痰的评估** 评估患者有无咳嗽、咳痰症状，有无呼吸道反复感染的症状。

2. 心脏评估 触诊桡动脉评估脉搏的变化，若脉搏骤起骤落，犹如潮水涨落，提示存在血液分流、反流。触诊胸骨左缘第2肋间评估有无震颤；听诊心率、心律、心音的变化，了解有无杂音。评估第二心音强度的改变，评估有无肺循环阻力增高或血流量增多时肺动脉压力增高的表现。

3. 心功能评估 ①目前通用的是美国纽约心脏病学会（NYHA）1928年提出的分级方法，主要根据心脏病患者自觉的活动能力划分为4级。Ⅰ级：患者有心脏病但日常活动不受限制，平时一般活动不引起疲乏、心悸、呼吸困难或心绞痛。Ⅱ级：心脏病患者的体力活动受到轻度的限制，休息时无自觉症状，但平时一般活动下可出现疲乏、心悸、呼吸困难或心绞痛。Ⅲ级：心脏病患者的体力活动明显受限，小于平时一般活动即可引起上述症状。Ⅳ级：心脏病患者不能从事任何体力活动，休息状态下也可出现心力衰竭的症状，体力活动后加重。②6min步行试验：要求患者在平直走廊里尽可能快地行走，测定6min步行距离。6min步行距离＜150m，提示重度心功能不全；150～450m，提示中度心功能不全；＞450m，提示轻度心功能不全。

七、护理措施

【术前护理】

1. 饮食 给予高蛋白质、高热量、富含维生素的食物，均衡饮食，以提高机体抵抗力。

2. 体位与活动 指导患者术前可适当活动，尽量减少活动量，注意休息，养成良好的生活习惯。

3. 预防感染 PDA患者肺血流增加，抵抗力差，易发生呼吸道感染，应指导患者注意保暖，预防感冒，在院尽量佩戴好口罩，并保持室内温、湿度适宜。如发生呼吸道感染时，遵医嘱使用抗生素。

4. 术前检查 完善术前的常规检查及检验，每天测量体温。

5. 心理护理 医护人员应告知患者及其家属疾病相关知识、手术过程、方式及费用、麻醉室及ICU环境，取得患者及其家属的信任和配合，消除其恐惧、焦虑心理。

【术后护理】

1. 病情观察 ①术后严密监测患者心率、血压、呼吸、血氧饱和度、体温的变化。②监测CVP、尿量，维持有效的循环血量。③监测动脉血气分析，维持水、电解质、酸碱平衡。

2. 饮食 指导患者进食高蛋白质、高膳食纤维、易消化的食物；如食欲不佳者，可丰富食谱，少量多餐。

3. 体位与活动 ①行动脉导管封堵术后应平卧24h，穿刺部位沙袋压迫6～8h，并观察穿刺部位有无渗血，以及足背搏动情况。②体外循环下导管闭合术的患者，全麻清醒及循环稳定后，将床头抬高35°～45°，以利于静脉回流，改善循环，促进氧合，利于心包、纵隔引流管引流。

4. 预防感染 ①注意保暖，出汗后应及时擦干并更换衣物，预防感冒。②注意观察伤口敷料是否干燥、清洁，如渗血、渗液，应及时换药。③各项护理操作应严格执行无菌操作技术。④监测患者体温，遵医嘱合理使用抗生素，预防感染。⑤检测血常规，观察患者白细胞计数的变化。

5. 呼吸道管理 ①密切观察患者呼吸频率、节律、幅度和双肺呼吸音，发现异常及时通知医师。②指导患者行腹式呼吸、有效咳嗽，及时清理气道分泌物，预防肺不张。③不会咳嗽的婴幼儿可按压胸骨上凹气管刺激咳嗽，并协助胸背部叩击。清理呼吸道应在餐前或餐后 2h 为宜，以免引起患儿呕吐误吸。

6. 伤口及心包、纵隔引流管的护理 保持伤口敷料干燥、清洁，如有渗血、渗液时应及时更换敷料。正确安装心包、纵隔引流装置，衔接紧密，保持管道密闭，固定妥善，防止引流管脱出；保持引流管通畅，患者采取半坐卧位或需要经常更改体位，鼓励患者咳嗽、咳痰和深呼吸训练，定时挤压引流管，防止引流管折叠、扭曲和受压，水封瓶避免倾斜或翻倒，不可高于引流口位置；严格无菌操作，避免逆行感染；严密观察引流液的量、颜色、性质并准确记录，若引流液持续两小时超过 4mL/（kg·min），应考虑存在活动性出血，并做好再次开胸止血的准备。

7. 并发症的护理

（1）封堵器脱落或移位 是 PDA 介入封堵术后的严重并发症。主要发生于大型 PDA 或年龄小的患者。在术中或术后封堵器脱落至肺动脉或主动脉，可引起体循环或肺循环栓塞，导致脏器功能障碍，严重者可危及生命。封堵器脱落或移位大多发生在术中或术后短时间内，但也可能发生在术后远期随访过程。

① 原因：主要因术中造影剂的快速注入引起 PDA 痉挛，导致低估 PDA 直径，致使封堵器选择不当有关。

② 临床表现：封堵器脱落或移位可出现胸闷、胸痛、烦躁不安、少尿、发绀、心率减慢、血氧饱和度下降。听诊胸骨左缘第二肋间可闻及连续性杂音或杂音较术后增强。

③ 护理措施：封堵器释放完毕后应再次超声检查封堵器位置及形态。术后早期注意镇静，持续心电监测及血氧饱和度监测，完善患者心脏听诊、胸部 X 线及超声心动图等检查，以便早期发现封堵器脱落并做出及时处理。封堵器脱落时，医护人员应保持沉着、冷静，及时安慰并分散患者的注意力，避免情绪激动，应积极为重新封堵手术或开胸手术做好术前准备。封堵器取出后应监测脑、肺、肾等脏器及外周血管搏动情况，排除细、小血栓栓塞的可能性。

（2）残余分流 蘑菇伞封堵器的远期残余分流发生率<0.3%。术后早期封堵器内部有少量残余分流是正常现象，术中观察 10~15min，等封堵伞充分展开及微血栓形成后分流即可消失。

① 原因：与封堵器选择偏小导致封堵器移位、医师手术技术不熟练等有关。

② 临床表现：残余分流较小时，可无明显症状；残余分流较大时，原本无心脏杂音的出现杂音，或原本存在的较轻的杂音变响。

③ 护理措施：a. 监测患者生命体征变化。b. 协助患者进行心脏彩超或心导管检查。c. 由于封堵器移位后出现残余分流明显或影响到正常心血管结构，推荐外科手术取出封堵器并关闭 PDA。

（3）高血压　高血压是 PDA 结扎术后常见的并发症。

① 原因：主要由于手术阻断了分流到肺循环的血流，致体循环血容量较术前增加，动脉压力及容量感受器对血流动力学变化的神经反射所致。

② 临床表现：患者烦躁不安、头痛、呕吐，可伴有腹痛，血压持续升高，可导致高血压危象的发生。

③ 护理措施：a. 监测血压：限制液体入量，密切监测血压变化，观察患儿有无烦躁不安、头痛、呕吐等高血压危象的表现。b. 正确使用抗高血压药：遵医嘱使用抗高血压药如硝普钠或酚妥拉明，根据患者血压变化及时调整抗高血压药剂量；硝普钠应现配现用，避光使用，每 8h 更换，如发现药液变为红棕色或蓝色，立即予以更换。c. 必要时可遵医嘱给予镇静、镇痛药物。

（4）喉返神经损伤　是 PDA 结扎术后最常见的短期并发症。

① 原因：左喉返神经自左侧迷走神经经主动脉弓下方开始，紧绕导管下缘，向后沿食管、气管沟上行，术中极易误伤。

② 临床表现：患者声音嘶哑，左侧声带麻痹。

③ 护理措施：拔除气管插管后，鼓励患者发音，以便及时发现异常。如术后 1～2 天出现单纯性声音嘶哑，应考虑术中牵拉、挤压喉返神经或局部水肿所致，告知患儿应噤声和休息,遵医嘱予以激素和营养神经药物，一般 1～2 个月后可逐渐恢复。

8. 心理护理　①由于患儿处在不同的年龄阶段，因此心理反应不同，及时缓解分离、疼痛的压力是 PDA 术后的心理护理重点。医护人员可经常与患儿接触获得信任，缓解患儿压力。②年龄较大的患者会因为手术创伤带来严重的疼痛产生恐惧，应加强健康教育、鼓励患者树立战胜疾病的信心，减轻焦虑与恐惧。③关注患者家属的心理活动，做好健康宣教以取得其理解和配合。

9. 血小板减少的预防和应急处理　血小板减少主要见于大直径（直径≥10mm）PDA 封堵术后，由于血小板消耗、破坏过多所致，可使用糖皮质激素冲击治疗，有出血倾向者可输注血小板。

（1）预防　①术中选择合适大小的封堵器，减少机械破坏；合理使用肝素，避免发生肝素诱导的血小板减少症。②术后及时复查超声心动图，观察有无残余分流，及时处理。③术后 1 周内常规复查血常规，动态监测血小板计数的变化。④加强术后护理，预防感染。

（2）应急处理　①嘱患儿卧床休息，避免磕碰，控制血压，遵医嘱予地塞米松和人免疫球蛋白抑制免疫反应，必要时输注血小板防止发生严重的脏器出血。②如果存在较大的残余分流，或考虑血小板减少与封堵器材质有关时，应积极处理残余分流，或外科手术取出封堵器并结扎动脉导管。

10. 出院指导

（1）用药指导　严格遵医嘱服用强心、利尿、抗凝、补钾等药物，并注意观察有无不良反应，不得擅自停药或增减药物剂量，避免出现血栓或出血状况。做好抗凝监测，用药期间需及时监测血钾、凝血酶原时间、INR 值、心率变化等情况。如出现牙龈、鼻出血、血尿、皮下瘀斑、黑便、月经量增多等情况，需及时去医院就诊，查找原因，根据情况调整抗凝药物剂量。

（2）饮食指导　儿童应加强营养的供给，以高蛋白质、高纤维素饮食为主，少食多餐，避免大量进食后加重心脏负担。婴幼儿术后注意喂养注意事项和喂奶的体位，避免误吸。

（3）休息与活动指导　PDA 封堵术后，适当休息，避免过度劳累；3 个月内避免剧烈运动，如跑、跳等，禁止拍打前胸、背部及剧烈咳嗽，以防止封堵器脱落或移位。术后 3 个月根据心功能恢复情况，可逐渐增加活动量，定期锻炼以达到提高机体抵抗力的目的。

（4）其他日常生活指导　制订合理的生活计划，培养良好的生活习惯；鼓励患儿与正常儿童共同生活和学习。注意个人及家庭卫生，及时增减衣物，减少细菌、病毒入侵的可能性，避免呼吸道感染；避免在人多、寒冷或湿热的地方活动或久留，以免加重心脏负担。

（5）自我监测　指导患者观察用药后反应及疾病康复情况，自测尿量、脉搏、体温、血压、皮肤颜色、术后切口情况等，出现不适及时就诊。

（6）定期复诊　术后 1 个月、3 个月、6 个月和 1 年进行术后复查，包括心脏超声、胸片、心电图检查。1 年以后，仍建议每 1～2 年复查一次心脏超声。

（7）免疫接种　一般术后 1 个月避免免疫接种。

第四节 · 房间隔缺损

房间隔缺损（atrial septal defect，ASD）是常见的小儿先天性心脏病，指在胚胎发育过程中，房间隔的发生、吸收和融合出现异常，使左心房和右心房间隔部分先天性发育不全，间隔部分的缺损导致左、右心房间形成异常通路，左、右心房存在异常分流的先天性畸形。根据解剖部位的不同分为卵圆孔未闭、中央型缺损、静脉窦型、冠状静脉窦型及原发孔缺损等类型。发病率占先天性心脏病的 10%～15%，女性发病率高于男性，男女发病率之比约为 1：（2～3）。房间隔缺损的病因尚不明确，胎儿发育环境如孕妇在妊娠期接触风疹病毒、乙醇、毒品、有害物质，遗传基因，母体患糖尿病或系统性红斑狼疮，高龄产妇等均是患病的危险因素。

一、房间隔的解剖和生理

（1）房间隔的解剖　房间隔是左心房与右心房间的间隔部分，由两层心内膜及少量心肌和结缔组织构成，与人体正中矢状面成 45°，形状呈手术刀片状。房间隔前邻主动脉起始部后面，下缘前端在房室交点处，前后缘分别附着于心表面的前后房间沟处。肌性部分厚度为 3～4mm（除卵圆窝以外），卵圆窝为房间隔最薄处，窝中央仅厚 1mm 左右，是房间隔缺损的好发部位。

（2）房间隔的生理功能　房间隔位于左右心房之间，分离左心房和右心房的血液，维持人体正常的血液循环。

二、房间隔缺损的病理生理

正常左心房压力高于右心房。房间隔缺损引起血液自左向右分流（图 3-4-1），分流量取决于两心房压力差、缺损大小和左、右心室充盈阻力的大小，初生婴儿两心房压力接近，缺损几乎无分流；随着年龄增大，房压差增加，血液自左向右分流量增多，大量左向右分流导致右心容量负荷加重，造成右心房、右心室增大和肺动脉扩张。肺循环血量增加，肺血管阻力升高，引起梗阻性肺动脉高压。当右心房压力高于左心房时，出现右向左逆流，导致艾森门格综合征，最终可因右心衰竭而死亡。

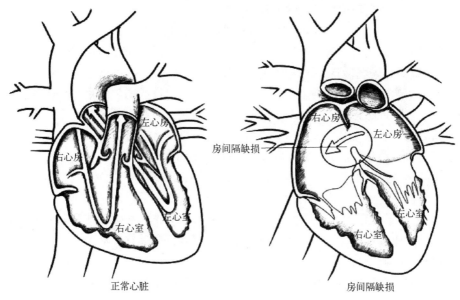

正常心脏　　　　　　　　　　房间隔缺损

图 3-4-1　正常心脏与房间隔缺损示意

三、临床表现

1. 气促　多数患者活动不受限，除易患呼吸道感染外可无症状，常在体检时发现，一般到青年时期由于左心血流量减少，才表现出气促、心悸、乏力等。

2. **心力衰竭** 随着病情发展，肺小动脉壁发生内膜增生、中层增厚、管腔变窄，因而肺血管阻力增大，肺动脉高压从动力性的变为阻力性的，右心房、右心室压力增高，病程晚期右心房压力超过左心房，出现右至左的分流，常出现心房纤颤、心房扑动等心律失常和充血性心力衰竭表现，房间隔缺损还可出现罕见的严重并发症，即脑脓肿和矛盾性血栓，造成脏器动脉栓塞。

3. **发育障碍** 表现为营养不良、瘦弱、发育迟缓并易患呼吸道感染。

4. **心脏杂音** 可出现心前区隆起。听诊发现肺动脉瓣区可闻及Ⅱ～Ⅲ级吹风样收缩期杂音，伴第二心音亢进和分裂。分流量大者，心尖部可闻及柔和的舒张期杂音。肺动脉高压者，肺动脉瓣区收缩期杂音减轻，第二心音亢进和分裂加重。

四、专科检查

1. **心电图** 通过皮肤上的电极来记录心脏的电活动，通过记录心脏电活动的图形变化来评估心脏的健康状况。它能够反映心脏的节律、频率以及供血情况。检查过程中，须保持放松及在安静状态下进行，低龄患儿不配合可适当应用镇静药物，以防哭闹、四肢乱动而引起的干扰，影响心电图结果。如果有相关病史或正在服用抗心律失常药物，需要提前与医师说明。房间隔缺损心电图的典型表现为电轴右偏和完全或不完全右束支传导阻滞，部分患者右心房右心室肥大。原发孔未闭者，常有电轴左偏。房间隔缺损晚期常出现心房纤颤、心房扑动。

2. **胸部 X 线** 房间隔缺损时典型表现为右心房和右心室增大，肺动脉段突出，主动脉结缩小，呈典型的"梨形心"，肺纹理增多，可见"肺门舞蹈征"。

3. **超声心动图检查** 可实时观察心脏和大血管的结构和心室壁运动，心脏收缩和舒张功能，探测血流类型及血流速度，进行半定量或定量诊断。检查时应避免剧烈运动，保持静息状态，对于不能配合的婴幼儿，必要时可给予镇静药物。房间隔缺损的超声心电图典型表现为右心房增大，右心室流出道增宽，室间隔与左心室后壁呈矛盾运动（右心室容量负荷过重所致）。主动脉内径缩小。扇形四腔心切面可显示房间隔缺损大小及位置。超声心动图对先天性心脏病类型的鉴别具有重要意义，可明确缺损的部位、分流方向，并预测分流量的大小。

4. **心导管检查** 是使用特殊的导管，通过外周静脉或动脉对需要诊断的部位给予造影剂或进行压力监测，包括右心导管检查和左心导管检查。通过心导管检查可获取相应的血流动力学资料，如肺循环的血流量，体循环的血流量，肺阻力、体循环的阻力等，又包括心脏形态是否异常以及血管的走形等。右心导管主要用于测定肺动脉压力并计算肺血管阻力，当发现右心房血氧含量高于上下腔静脉、下腔静脉血氧含量 1.9vol%，或者导管通过缺损进入左心房时，提示存在房间隔缺损。

五、治疗原则

以手术治疗为主。年龄不是决定手术的主要因素，如房间隔缺损大、分流量大，合并心衰、肺动脉高压者，应尽早手术，手术可在婴儿期进行。

1. 非手术治疗

对于缺损＜5mm、无症状的婴儿可密切观察，暂不进行手术。

2. 手术治疗 艾森门格综合征是手术禁忌证。常见手术方法有以下 4 种。①房间隔缺损直视修补术：经胸骨正中切口及右侧腋下切口在体外循环辅助下进行手术，适用于各种房间隔缺损患者。②经胸小切口房间隔缺损封堵术：取胸骨下段、胸骨旁小切口或腋下（约 2cm），在食管超声心动图引导下完成，适用于大部分边缘条件较好的房间隔缺损。③传统经皮导管介入房间隔缺损封堵术：适用部分边缘条件较好的房间隔缺损。④单纯超声引导下导管介入房间隔缺损封堵术：可选用颈静脉、股动脉等血管途径。介入封堵和经胸封堵在 X 线或食管超声引导下植入封堵器封闭房间隔缺损。该方法无须体外循环，创伤小。

六、护理评估

【健康状况评估】

1. 一般情况 性别、年龄、体重、身高、食欲及大小便状况。

2. 既往史 既往有无反复上呼吸道感染、头痛，既往有无诊治经过，有无手术史、外伤史、药物过敏史，有无合并其他疾病。

3. 家族史 家族中是否有先天性心脏病的患者。

4. 心理社会支持评估 评估患者和（或）家属是否存在自卑、无助、焦虑、抑郁等心理，以及患者家庭的经济水平及社会支持情况。

【症状与体征评估】

1. 呼吸困难评估 评估患者有无气促、心悸、乏力、发绀等表现。

2. 营养评估 评估患者饮食习惯、生长发育及营养状况。

3. 心脏评估 房间隔缺损大者可见心前区隆起，心脏搏动增强。听诊心率、心律、心音的变化，了解有无杂音。听诊胸骨左缘第 2～3 肋间可发现柔和的收缩期杂音，其响度一般不超过 3/6 级，肺动脉瓣区第二心音固定分裂。肺动脉压力增高患者可闻及肺动脉瓣区第二心音亢进，缺损较大的患者可有相对性三尖瓣狭窄所致的舒张期隆隆样杂音。

4. 心功能评估 详见第三章第三节动脉导管未闭的症状与体征评估。

七、护理措施

【术前护理】

1. 充分给氧 遵医嘱予以间断或持续吸氧，提高肺内氧分压，利于肺血管扩张，增加肺的弥散功能，纠正缺氧。

2. 活动 术前以休息为主，尽量减少活动量，密切观察有无心力衰竭、感冒或肺部感染症状，出现异常及时通知医师，尽早处理。

3. **饮食** 进食高蛋白质、富含维生素、清淡、易消化的食物。

4. **预防和控制感染** ①指导患者戒烟。②注意保暖，预防呼吸系统感染。③注意口腔和皮肤卫生，避免黏膜和皮肤损伤。④积极治疗感染灶。⑤保持环境卫生，病房定时通风换气，保持病房干净整洁、空气清新。

5. **心理护理** 认真倾听患者及其家属的疑问及需求，向患者及其家属解释并讲解手术的重要性、手术方式和麻醉方式，缓解其焦虑、恐惧心理，树立其战胜疾病的信心。

【术后护理】

1. **病情观察** ①术后严密监测体温、呼吸、心率、血压等生命体征变化。②观察患者每小时尿量、出入水量。③遵医嘱监测患者电解质及氧分压、二氧化碳分压变化，维持水、电解质、酸碱平衡。④维持有效循环血量，持续监测中心静脉压，适当补充胶体液以提高胶体渗透压，预防或纠正低心排血量综合征。合理使用降低心脏前、后负荷药物及正性肌力药物，改善心功能。在循环稳定的情况下，适当补充晶体液，避免液体输入过多而增加心脏负担。

2. **营养支持** ①患者清醒并拔除气管插管后，如无呕吐时，可少量饮水。②术后6h肠蠕动恢复后，开始进流质饮食，逐步过渡到半流质及普食。③术后早期为减轻心脏负荷，限制液体摄入量，合理使用利尿药排出体内潴留的水分；同时警惕因限制液体或过度利尿而发生低钠血症、低氯血症、低钾血症和低钙血症，维持内环境稳定。

3. **体位与活动** ①麻醉未清醒时取平卧位，必要时头偏向一侧，以保持呼吸道通畅或避免呕吐物、分泌物吸入导致窒息或并发吸入性肺炎。②患者清醒且血压稳定后，可半坐卧位，以利于呼吸与引流。鼓励患者尽早下床活动。

4. **气道、疼痛管理** 详见第三章第一节肺癌的术后护理。

5. **伤口及心包、纵隔引流管的护理** 术后注意观察手术切口敷料是否清洁干燥，有无渗血、渗液，如有血液、体液渗湿，应及时更换。指导患者进行躯干稳定性训练，"保持活动在管内"，促进胸骨愈合。保持心包、纵隔引流管引流通畅，术后4h内每15～30min挤压引流管1次，严密观察引流液的量、颜色、性质并准确记录。若引流液持续2h超过4mL/（kg·min），应警惕是否有活动性出血；若单位时间内突然引流量减少，且有中心静脉压升高、血压下降，提示心包引流不畅、心脏压塞，应及时报告医生处理，并做好再次开胸手术的准备。

6. **抗栓管理** 封堵术后当天常规给予低分子肝素预防血栓，术后第一天开始给予口服阿司匹林，6个月后停药。用药时应注意观察药物副作用，如局部胃肠道不适、全身出血症状；观察全身皮肤状况及监测凝血酶原时间；观察手术切口有无渗血及引流液的量、颜色及性质，如发现异常应及时告知医师并协助处理。

7. **并发症的护理**

（1）感染

① 原因：主要由于手术创伤大、手术时间长、体外循环的实施以及心力衰竭、

缺氧等因素引起患者自身抵抗力降低所致。

② 临床表现：主要表现为术后体温上升至 38℃以上且持续不退，伤口局部隆起、触痛明显，并溢出白色分泌物等感染现象。

③ 护理措施：a. 密切监测体温。b. 严格遵守无菌操作原则。c. 保持患者口腔与皮肤卫生。d. 病情稳定后及时拔除各种管道。e. 合理应用抗生素。f. 加强营养支持。

（2）急性左心衰竭

① 原因：主要由于房间隔缺损修补术后左心室前负荷增加、术中术后输液量、输液速度未控制所致。

② 临床表现：患者出现呼吸困难、咳嗽、咳痰、咯血等急性肺水肿症状。

③ 护理措施：a. 严格控制输液量及输液速度。b. 术前可疑左心房高压（＞20～25mmHg） 或左心功能不全者，需 24h 监测左心房压，注意是否出现肺静脉高压。c. 密切观察患者病情变化，如出现急性肺水肿表现，立即通知医师并协助处理。d. 遵医嘱应用吗啡、强心剂、利尿药和血管扩张药。e. 应用呼气末正压通气辅助呼吸，并及时清理气道内分泌物。

（3）心律失常　术后患者可出现房性心律失常或室性期前收缩（较少见房室传导阻滞）。

① 原因：与缺氧、出血、水电解质酸碱失衡有关。

② 临床表现：心电图示房速、房扑和房颤等；患者可有心悸、胸闷、头晕等症状。

③ 护理措施：a. 严密监测患者心率、心律的变化及电解质；b. 一旦发生心律失常，立即告知医师，并遵医嘱及时使用抗心律失常药物，如心房纤颤、窦性或室上性心动过速可用洋地黄制剂；室性期前收缩频发时应用利多卡因；心动过缓可使用阿托品或异丙肾上腺素。

8. **心理护理**　患者术后因为睡眠障碍、疼痛和不适，常出现焦虑、恐惧、抑郁和沮丧的心理问题，应主动和患者沟通，了解患者心理情况，建立依赖和信任的关系；尊重患者的意愿，向患者提供必要的专业知识和建议；耐心倾听患者的诉求，给予安慰和情感支持，帮助患者缓解紧张和恐惧的情绪，必要时采取有效的放松技巧，如深呼吸、渐进性肌肉放松。鼓励患者保持积极心态，寻求社会支持，树立乐观的生活态度，增强康复的信心。

9. **肺动脉高压危象的预防和应急处理**　肺动脉高压危象是一种综合征，表现为肺动脉压力急剧升高，心排血量和氧饱和度下降明显。多见于大量左向右分流合并肺动脉高压矫治术后的患者。

（1）预防　①术后严密监测肺动脉压力（《2022 年 ESC/ERS 肺动脉高压指南》将肺动脉高压定义为静息时平均肺动脉平均压＞20mmHg）。②保持呼吸道通畅，充分给氧。③患者术后有效镇静，减少应激反应，减少运动疗法、吸痰时间与次数。

④合理使用肺血管扩张药，预防肺动脉高压危象。

（2）应急处理　①控制液体输入，合理使用利尿药，减少心脏前、后负荷。②充分吸氧，及时纠正酸中毒。③使用肺血管扩张药，降低肺动脉压力。增加心肌收缩力，改善心肌的收缩情况。④呼吸机辅助呼吸的患者，降低 PEEP 值，使用最小潮气量。

10. 出院指导

（1）预防感染　出院早期避免出入公共场所，房间定时通风，保持空气清新干净。注意及时增减衣物，避免感冒，防止呼吸道感染。一旦发生感冒、感染发热，要及时前往医院就诊，在医生指导下用药。

（2）饮食指导　合理膳食结构搭配，控制高脂肪食物及盐的摄入，均衡饮食，适量摄入优质蛋白质、富含纤维素的食物，少食多餐，避免暴饮暴食，避免增加心脏负担。

（3）休息与活动指导　术后 3 个月内适当休息，以免增加心脏负担，导致出现胸闷、呼吸困难等症状。术后 3 个月至 1 年，可进行一些简单缓慢的肢体运动，例如蹬伸、摆动、扭动等。1 年后可以正常地活动，根据耐受能力和心功能恢复情况逐渐调整运动量，养成定期锻炼的习惯，以不出现气短、胸闷等为宜，注意运动不宜过于剧烈，时间不宜过长，避免过度劳累。

（4）其他日常生活指导　出院后注意休息，劳逸结合，增强机体抵抗力。戒烟戒酒。

（5）免疫接种　一般术后 1 个月避免免疫接种。

（6）用药指导、自我监测、定期复诊　详见第三章第三节动脉导管未闭的出院指导第（1）、（5）、（6）点。

第五节 · 室间隔缺损

室间隔缺损（ventricular septal defect，VSD）是指由于胚胎期发育不全，心脏左右心室间隔组织完整性受损，导致室间隔形成异常交通，使心室水平出现左向右分流的现象。室间隔缺损为先天性心脏畸形中最常见的一种疾病，约占 25%～30%，且女性发病率高于男性。其可单独存在，亦可与其他畸形并存。室间隔缺损具体病因尚未明确，遗传因素及母体宫内外环境因素影响，如妊娠早期宫内病毒感染、母体糖尿病、高钙血症、宫内缺氧或接触过量放射线、化学物质或药物、缺乏叶酸等被认为是该病的主要病因及诱因。

一、室间隔的解剖和生理

（1）室间隔的解剖　室间隔由膜部和肌部组成。膜部间隔为很小的纤维结构，可分为房室部（分隔右房和左室流出道）和室间部（分隔左、右室）。肌部室间隔面积大，由三部分组成：流入部、小梁部和流出部。

（2）室间隔的生理功能　室间隔位于左右心室之间，分离左心室和右心室的血液，维持人体正常的血液循环。

二、室间隔缺损的病理生理

室间隔缺损的病理生理改变主要表现为血液异常流动、心室肥厚、肺动脉高压和体循环血液供应不足等。其左向右分流取决于缺损面积的大小和肺血管阻力，心室顺应性、左或右心室流出道是否梗阻，均可成为左向右分流量的影响因素。正常情况下，左心室压力高于右心室，室间隔缺损时，左心室血液经缺损向右心室流入，肺血流量增加（图 3-5-1）。小型室间隔缺损缺损直径较小，分流量较少，心功能所受影响小，肺动脉阻力可较长期地保持正常，通常肺血管阻塞性病变 1～2 岁内不会发生，因此，也被称为限制性室间隔缺损；大型室间隔缺损的缺损直径较大，不能限制左、右心室之间的能量及压力的传递，左、右心室的压力接近，因此其分流大小及方向取决于肺血管阻力，称为非限制性室间隔缺损。另外，年龄也是室间隔缺损病理生理变化的重要因素。出生时由于肺血管阻力高，限制了左向右分流，症状被掩盖。出生数周至数月后，肺血管阻力渐渐下降，分流量增大，杂音逐渐明显，出现充血性心力衰竭，表现为呼吸急促、喂养困难、反复上呼吸道感染、生长发育迟缓等。一般在 1～2 岁时，肺小动脉病变加剧导致不可逆的肺血管阻塞性病变。肺血管阻力升高，等于或高于体循环阻力时，导致右心室后负荷增加、心室肥厚，随病程进展成肺动脉高压，出现双向分流或右向左分流，即艾森门格综合征，出现发绀、右心衰竭，严重者甚至死亡。

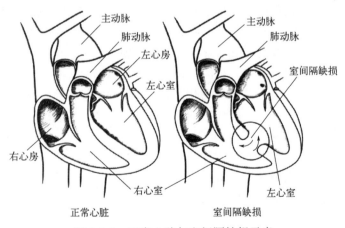

图 3-5-1　正常心脏与室间隔缺损示意

室间隔缺损根据缺损部位可分为膜部缺损、漏斗部缺损和肌部缺损三大类型以及若干亚型，通常以膜部缺损最为常见，其次为漏斗部缺损，而肌部缺损则比较少见。室间隔缺损大多数为单个，而肌部黏膜缺损有时可为多个。①膜部缺损：室间隔膜部面积较小，位于三尖瓣前瓣与隔瓣交界区，因胚胎发育不全或融合不好导致缺损者最为多见，其又可分为单纯膜部缺损、隔瓣下型膜部缺损及嵴下型膜部缺损。②漏斗部缺损：位于漏斗部或圆锥部，缺损发生的原因主要是由于漏斗部间隔各部融合不全所致，又可将其分为干下型缺损和嵴内型缺损。③肌部缺损：位于肌部室间隔的光滑部，处于较低位置，四周均为肌性组织，可单发或多发缺损，形态大小不一，此种缺损临床比较少见。室间隔缺损直径小于主动脉瓣环直径 1/3 的，为小室间隔缺损；缺损直径为主动脉瓣环直径 1/3～2/3 的，为中等室间隔缺损；室间隔缺损直径大于主动脉瓣环直径 2/3 的，为大室间隔缺损。

三、临床表现

1. **心力衰竭**　小型室间隔缺损的患者因分流量较少，一般临床症状不明显。大型室间隔缺损者，常在婴幼儿期即出现呼吸急促、喂养困难、反复呼吸道感染和充血性心力衰竭等。有较大缺损的儿童或青少年，表现为活动耐力下降、活动后心悸、乏力、气促，随着肺动脉高压的发展，左向右分流逐渐减少，症状得以缓解。

2. **发绀**　较大室缺患者，当肺动脉高压进一步发展，出现右向左分流或者双向分流，即出现发绀、杵状指（趾）、咯血及右心衰竭表现。部分严重者死于呼吸衰竭及心力衰竭等。

3. **发育迟缓**　大型室间隔缺损者，生长发育可能落后于同龄儿童，主要表现为瘦弱、营养不良、发育迟缓，且易患呼吸道感染。

4. **心脏杂音**　室间隔缺损的杂音响度与缺损直径呈负相关，与心室之间的压力差呈正相关。室间隔缺损可导致心脏内的血液混合，使得心脏产生异常的血流动力学。小型室间隔缺损常在胸骨左缘第 3、4 肋间闻及粗糙的全收缩期响亮杂音，伴震颤，少见心前区隆起及搏动增强。心脏杂音部位与室间隔缺损的解剖位置有关，大型室间隔缺损随病程变化，在收缩早期杂音短促、柔和，在心尖部在舒张期可闻及柔和的杂音。肺动脉高压时，可闻及亢进的肺动脉瓣第二心音，且可伴有肺动脉瓣关闭不全的舒张期杂音，甚至出现肝脏增大、颈静脉怒张等体征。

四、专科检查

1. **心电图**　是室间隔缺损的常用检查方法。行心电图检查时，患者应着宽松服饰，取平卧位，全身放松。小型室间隔缺损者可表现为正常或电轴左偏；大型室间隔缺损者常表现为左心室高电压。肺动脉高压时则表现为右心室肥大伴劳损及双心室肥大。

2. **X 线**　小型室间隔缺损者肺充血情况及心影改变较少。大型室间隔缺损者心影轻度到中度扩大，左心缘向左向下延长，肺动脉圆锥隆出，主动脉结变小，肺动脉段突出，肺血流量增加。重度阻塞性肺动脉高压时，心影扩大反而不再显著，肺动脉增粗，远端变小，分支呈鼠尾状，肺叶外周呈现稀疏纹理。

3. 超声心动图　此项检查可以明确诊断。二维超声可明确缺损部位及大小，多普勒超声可判断血液分流方向、分流量、各瓣膜腱索附着情况等，并了解肺动脉压力大小。患者着宽松衣物，保持安静。室间隔缺损超声心动图结果根据室间隔缺损部位，有所区别：肌部缺损在左心室各短轴、左心室长轴、心尖四腔及五腔切面均可能出现回声失落；出口部型室间隔缺损回声失落较小，紧贴肺动脉下。

4.心导管检查　可以准确分析血流动力学状态，还能进一步明确解剖特点，例如分流方向、分流量、体肺循环压力、左右心室压力、具体缺损位置和心室发育程度等。当存在合并其他复杂心脏畸形或者重度肺动脉高压、肺血管疾病时，建议行心导管检查。检查时患者着宽松衣物，平稳呼吸，对于年龄小无法安静平卧者，可遵医嘱予以水合氯醛等镇静药物。检查通过对不同部位血气采样及分析，比较不同部位血氧饱和度的差异，运用 Fick 法计算肺循环、体循环、有效循环血流及左向右、右向左分流量。同时，肺循环血流（Q_p）与体循环血流（Q_s）比值＜1.0 时，认为存在右向左分流，当 Q_p/Q_s＞1.0，认为存在左向右分流，其中，1.0＜Q_p/Q_s＜1.5 为小量分流，1.5＜Q_p/Q_s＜2.0 为中量分流，Q_p/Q_s＞2.0 为大量分流。

五、治疗原则

1. 随访观察　小型室间隔缺损可随访观察，缺损部位可能变小，甚至自然闭合。约一半患者在 3 岁之前，室间隔缺损会自然闭合，其中以膜部缺损最常见。

2. 手术治疗　①适应证：无明显可能性自然闭合者；反复出现肺部感染、喂养困难、充血性心力衰竭的新生儿或婴幼儿；严重难治性充血性心力衰竭的大型室间隔缺损婴儿；心脏杂音明显，X 线、超声心动图或心电图示心脏扩大、肺充血，超声示左向右分流为主，尤其合并感染性心内膜炎时。②禁忌证：艾森门格综合征。③手术方式：心内直视手术、经食管超声心动图引导经皮或经胸小切口室间隔缺损封堵术及经皮介入室间隔缺损封堵术。心内直视手术适合各种类型的室间隔缺损患者，但伤口相对较大，术后管理难度较大。经食管超声心动图引导经皮或经胸小切口室间隔缺损封堵术适用于肌部室间隔缺损及无主动脉瓣反流的膜周小型室间隔缺损，具有恢复快、创伤小等优点。经皮介入室间隔缺损封堵术适用于膜周小型室间隔缺损及缺损边缘明确的患者，具有创伤小、恢复快等特点，但手术时患者暴露在放射线下，因多数患者术中需要使用造影剂，可能会引起过敏反应和肾功能受损。

六、护理评估

【健康状况评估】

1. 一般情况　包括性别、年龄、体重、身高等基本生长发育情况。此次疾病发病的时间、类型、特征及诊疗用药过程等；近期药物史，是否服用过抗凝药物。

2. **既往史** 了解既往的健康情况，有无过敏史、手术史、疾病史和外伤史等，既往有无出血性疾病或凝血功能的异常。

3. **家族史** 了解患者家族中有无先天性心脏病的家族遗传病史。了解患者母亲妊娠 2～3 个月内有无接触放射线史、感染史、用药史、饮酒史及吸烟史。

【症状与体征评估】

1. **呼吸困难评估** 观察呼吸频率、节律、形式，评估呼吸困难类型、程度和持续时间。是否有呼吸道反复感染情况，是否有蹲踞、突然晕厥发作或阵发性呼吸困难。

2. **心脏评估** 听诊心脏杂音，明确位置、时间、性质和程度，重点注意肺动脉瓣区第二心音，评估有无气短、运动耐量下降、头晕、胸痛及咯血等肺动脉高压的临床表现。

3. **心力衰竭评估** 评估患者皮肤黏膜发绀情况及程度，有无周围血管征、鼻翼扇动，有无肝脏增大、肺部啰音等充血性心力衰竭的表现。是否有杵状指/趾，胸廓有无畸形、震颤。

七、护理措施

【术前护理】

1. **病情观察** 遵医嘱严密监测患者的生命体征，记录 24h 出入水量；观察患者有无烦躁不安、四肢厥冷、呼吸困难等情况；观察患者有无上呼吸道感染、心力衰竭等症状。

2. **维持循环和呼吸功能稳定** 合并充血性心力衰竭的患者，遵医嘱使用强心、利尿药，改善心脏功能；严重心律失常的患者，应持续心电监测并遵医嘱使用抗心律失常药物；减少活动，注意避免剧烈哭闹；间断或持续吸氧，纠正低氧血症，改善肺的弥散功能，严重者使用呼吸机辅助通气；指导患者做深呼吸及有效咳嗽，保持呼吸道通畅；做好患者的呼吸道管理，必要时吸痰护理。

3. **预防及控制感染** 室间隔缺损患者抵抗力较低下，应保持病房空气流通，严格限制探视，避免感冒。保持口腔和皮肤的清洁卫生，避免黏膜和皮肤受损，一旦发生感染应积极治疗。反复呼吸道感染的患者，应关注及评估肺部情况，有细菌感染时及时给予抗生素治疗。重度肺动脉高压患者充分给氧，同时使用血管扩张药物，从而降低全肺阻力，为手术治疗创造条件。

4. **改善营养状况** 注意合理营养搭配，进食高蛋白质及富含维生素的食物，提高机体对手术的耐受力；对于喂养困难的患者，需少量多餐，耐心喂养，避免呛咳，必要时给予静脉高营养治疗；心功能不全的患者，应限制钠盐摄入；低蛋白血症和贫血的患者，遵医嘱输白蛋白及新鲜血。

5. **术前准备** 完善各项实验室检查，如血常规、凝血功能、血型、尿常规、粪常规、肝肾功能及输血前四项等；心电图、胸部 X 线片、腹部超声检查、心脏彩色多普勒检查，必要时行心导管检查。测量四肢血压和经皮血氧饱和度，准确测量身高、体重，便于围手术期用药。

6. **心理护理**　责任护士与患者建立良好的护患关系，了解患者及其家庭情况，从根本需求上给予心理护理。鼓励患者和家属表达内心感受，积极互动沟通，耐心解答疑惑，缓解患者及家属对检查、治疗、手术的焦虑和恐惧情绪，增强对手术治疗的信心。

【术后护理】

1. **病情监测**　①严密监测体温，四肢末梢循环差者可用热水袋缓慢复温；观察患者皮肤、黏膜、甲床的颜色及温度、毛细血管及静脉的充盈情况。②动态观察血压的变化，经桡动脉留置动脉插管进行有创动脉血压监测，在测量时应防止导管折断或接头脱落、出血，若患者出现咳嗽、呕吐、用力、抽搐或躁动时，应安静休息 10～15min 后再测定，避免影响测量结果。③心功能监测，术后连续监测并记录生命体征；监测心电图，以便及时发现不同类型的心律失常；监测左、右心房压及肺动脉压、肺动脉楔压，为观察血流动力学是否恢复并维持正常提供客观依据。④观察意识及肢体活动，观察患者是否出现肢体抽搐和躁动等，必要时应用镇静药物。⑤记录每小时尿量及 24h 出入水量，注意循环血容量是否足够或超负荷。术后早期限制摄入液体量，并使用利尿药以减少钠水潴留，从而减轻心脏负荷，维持内环境稳定。

2. **维持呼吸功能，促进有效通气**

（1）密切观察呼吸功能　观察患者是否张口呼吸、鼻翼扇动、点头呼吸；呼吸的频率、节律和幅度，双肺呼吸音是否对称。体外循环术后，患者常规使用机械通气来支持正常的呼吸功能，目的是改善氧合、减少呼吸做功、降低肺血管阻力、促进心功能恢复。因此，需要严密观察呼吸机做功是否与患者呼吸同步，呼吸机参数应根据动脉血气分析结果及时调整。

（2）人工气道的护理　气管插管和气管切开装置妥善固定，定时测量气管插管长度并做好标记，必要时镇静，防止插管或气管切开装置的脱出或移位。及时清理呼吸道分泌物及口腔呕吐物，避免气道阻塞，预防肺不张。患者神志完全清醒、生命体征平稳后，予以拔除气管插管。

（3）维持正常呼吸功能　鼓励患者咳嗽咳痰；痰液黏稠时协助翻身、拍背，给予雾化吸入，以减轻喉头水肿、稀释黏稠痰液，避免坠积性肺炎；持续吸氧，以维持良好的氧合状态，防止低氧血症的发生；注意保暖防寒，避免诱发呼吸道感染。

3. **饮食**　术后拔除气管插管后，无恶心、呕吐，即可饮水，饮水量遵循少量多次原则，为了避免误吸，不可过早进食；肠蠕动恢复后，开始流质饮食，逐步过渡到半流质饮食、普食。

4. **体位与活动**　①有气管插管及辅助通气的患者，头颈保持平直，并注意气管插管是否有扭曲从而避免影响通气。②意识未完全清醒前取平卧位，头偏向一侧。对患者肢体进行保护性约束，以防躁动过程中各种导管或监测导线被患者拔除。待患者彻底清醒、循环稳定后，即可解除约束，并抬高床头约 30°，以利于引流管引流。③对于经食管超声心动图引导下经皮室间隔缺损封堵术及经皮介入室间隔缺损封堵术的患者，静脉穿刺者术侧肢体制动 4～6h，动脉穿刺者予以加压包扎，并使用沙袋、盐袋压迫止血 6～8h，24h 后可下床活动。制动期间，密切观察双侧足背动脉搏动及四肢末梢循环情况，若发现足背动脉搏动减弱或消失，肢体皮肤发绀或苍白，皮温下降，则提示下肢动脉栓塞或静脉栓塞，立即报告医生并予以对症处理。患者病情稳定后可根据心功能恢复状况制订个性化功能锻炼计划。

5. 伤口及心包、纵隔引流管的护理 详见第三章第四节房间隔缺损术后护理第 5 点。

6. 用药护理 ①遵医嘱使用血管活性药物，做到配置剂量精确，严格遵守无菌操作；使用注射泵严格控制输液速度和剂量。②封堵术后即开始抗凝治疗，术后当天皮下注射低分子肝素，术后第一天开始口服阿司匹林，6 个月后停药，抗凝治疗期间注意观察有无胃肠道不适、出血等药物副作用。③术后遵医嘱给予抗生素静脉治疗。

7. 心理护理 麻醉刚刚苏醒时，患者会对陌生的监护室环境、监护仪、呼吸机及留置的各种管道产生恐惧心理，护士需与患者做好有效沟通，并耐心介绍周围环境，减轻或消除患者恐惧心理，使其情绪平静并提高术后治疗和护理的依从性。

8. 并发症的护理

（1）心律失常 术后常见并发症，其中以室间隔缺损介入封堵术后传导阻滞类心律失常较为多见。

① 原因：缺损离房室结和希氏束较近，年龄越小、手术时间长都是术后心律失常的风险因素。

② 临床表现：右束支传导阻滞、交界性心动过速、房室传导阻滞较为多见。

③ 护理措施：持续心电监测，严密监测患者心律、心率的情况；如出现心律失常，需遵医嘱给予抗心律失常药物；用药期间应严密观察患者意识、心律、心率、血压的变化，观察药物的效果及其副作用。

（2）封堵器脱落 发生率较低，是室间隔缺损封堵术后较为严重的并发症。

① 原因：主要与封堵器偏小；病变部位特殊，如大型室间隔缺损，缺损边缘过短，封堵器易放置不稳以及手术操作者缺乏经验等有关。

② 临床表现：如封堵器脱落至心房或心室，患者可出现心慌、气短等胸部不适。心电图可见频发的房性期前收缩或室性期前收缩。随后封堵器随血流至其他部位，患者心慌、气短等症状可减轻。

③ 护理措施：a. 室间隔缺损封堵术后 24～72h 严密观察有无封堵器脱落、移位的现象，如出现房室或室内传导阻滞、心前区收缩期杂音再次出现等。b. 由于封堵器脱落后影响瓣膜结构、压迫心肌导致传导束受压或水肿，出现胸闷、呼吸困难、发绀、咯血、头晕、抽搐等临床症状。一旦出现，应立即予以心脏超声检查核实情况，

确诊为封堵器脱落后，需立即体外循环下取出脱落的封堵器，并行直视修补手术。

（3）残余分流　常发生于大型室间隔缺损。

① 原因：与患者为多发性室间隔缺损；医师手术技术不熟练、修补不完全、缝线质量差导致缝线撕脱、术后发生感染等因素有关。

② 临床表现：残留量较小时，可无明显症状；残留量较大时患者可出现心率快，原本无心脏杂音的出现杂音，或原本存在的较轻的杂音变响。

③ 护理措施：a. 监测患者血氧饱和度变化。b. 协助患者进行心脏彩超或心导管检查。c. 残余分流部位宽度在 5mm 以下者，可随访观察；≥5mm 者，配合医师进行二次手术术前准备。

9. **出院指导**　详见第三章第三节动脉导管未闭的相关内容。

第六节 · 二尖瓣狭窄

心脏瓣膜病（valvular heart disease）是我国最常见的后天性心脏病之一，仅次于冠状动脉疾病和高血压的第三大心血管疾病，大约占我国心脏外科患者的 30%，以风湿性和感染性瓣膜病为主。其最常见的是风湿性心脏瓣膜病（rheumatic valvular heart disease），简称风心病，风湿性心脏瓣膜病最常累及的瓣膜是二尖瓣，其次是主动脉瓣，而三尖瓣则多为继发性病变。风湿性病变可以损害一个或多个瓣膜区，多个瓣膜区损害的情况较常见的是二尖瓣合并主动脉瓣的病变。感染性瓣膜病由感染性心内膜炎引起，是指由细菌、真菌和其他微生物直接感染而产生的心脏瓣膜炎症。此外，因我国人口老龄化进程加快，老年退行性瓣膜病也越来越得到重视，此类瓣膜疾病以主动脉瓣膜病变最为常见，其次为二尖瓣病变。

二尖瓣狭窄（mitral stenosis，MS）是指二尖瓣瓣膜受损、瓣膜结构和功能异常所导致的瓣口狭窄，导致左心房血流受阻，左心室充盈不足，左心室出现适应性缩小。女性发病率高于男性。其最常见的致病原因是风湿热，一般为儿童期和青年期患风湿热后，约在 20～30 岁出现二尖瓣狭窄的临床症状。单纯二尖瓣狭窄约占风心病的 25%，二尖瓣狭窄伴关闭不全占 40%，主动脉瓣常同时受累。

一、二尖瓣的解剖和生理

（1）二尖瓣的解剖　二尖瓣也称左房室瓣，位于左心房与左心室之间，是左心室流入道与流出道的分界标志。由二尖瓣环、瓣叶、腱索、乳头肌所组成的结构，也称为二尖瓣复合体。

（2）二尖瓣的生理功能　二尖瓣的主要生理作用是使心脏内血液呈单向流动而不发生反流，从而保证心脏正常地推动血液循环动力源的作用。完整的二尖瓣结构，还能够维持正常的左心室收缩功能。

二、二尖瓣狭窄的病理生理

二尖瓣狭窄的病理表现为两个瓣叶于交界处互相粘连融合，造成瓣口狭窄。瓣叶增厚、变硬、钙化、瘢痕化限制了瓣叶活动，致使瓣口面积狭小（图 3-6-1）。如果瓣膜下方的腱索和乳头肌缩短融合，会向下牵拉瓣叶，形成漏斗状，进而使瓣叶僵硬，失去开启和闭合功能。急性期通常表现为瓣叶水肿、炎症细胞浸润及纤维素沉着，随后逐步瘢痕化，瓣叶发生纤维化，并生成新生血管。二尖瓣狭窄根据狭窄的部位可分为隔膜型和漏斗型两种类型。隔膜型狭窄主要表现为交界增厚粘连，前瓣病变较轻，活动限制较小。漏斗型狭窄表现为前、后瓣均增厚、挛缩或钙化，病变累及腱索和乳头肌，由于瓣叶被向下牵拉，使瓣口狭窄呈鱼口状，且常伴有瓣叶的关闭不全。

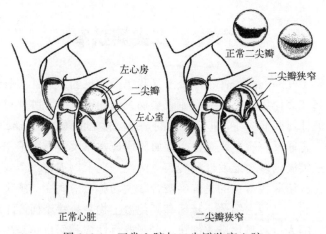

图 3-6-1 正常心脏与二尖瓣狭窄心脏

正常的成年人二尖瓣瓣口面积为 $4 \sim 6cm^2$。当瓣口面积减少至 $1.5 \sim 2cm^2$ 时为轻度狭窄，舒张期血流流入左心室受阻，左心房压力升高，左心房代偿性扩张及肥厚以增强收缩。当瓣口面积减少至 $1 \sim 1.5cm^2$ 为中度狭窄，减少至 $1cm^2$ 以下为重度狭窄。瓣膜中度或重度狭窄时，血流障碍更为明显，左心房压力开始升高，使肺静脉和肺毛细血管压力相继增高，导致肺顺应性降低，影响肺泡换气功能。运动时肺毛细血管压力升高更为显著，一旦压力升高超过正常血浆渗透压 30mmHg，即可产生急性肺水肿。肺静脉的压力增高导致肺动脉的压力被动升高，而长期肺动脉高压引起肺小动脉痉挛，最终导致肺小动脉硬化，加重肺动脉高压。肺动脉高压增加右心室后负荷，引起右心室肥厚扩张，最终导致右心衰竭。

三、临床表现

一般患者二尖瓣瓣口面积减少至 $1.5cm^2$ 以下时，可出现临床症状。临床表现主要由左心衰竭引起，最终可发展为全心衰竭。

1. **呼吸困难**　是最常见的症状之一，早期可能仅在体力活动后出现，但随着病情进展，患者在休息时也会感到呼吸困难，严重时可出现端坐呼吸和夜间阵发性呼吸困难。妊娠、劳累、感染、心房颤动等可加重呼吸困难。

2. **咳嗽**　常表现为干咳，可能与支气管炎、肺部感染、肺充血或毛细血管破裂有关。在冬天尤为明显。

3. **咯血**　表现为血性痰、痰中带血或胶冻状暗红色痰，是由于左心房压力、肺静脉压力增高导致支气管静脉破裂出血所致。突然咯大量鲜血，常见于严重二尖瓣狭窄。急性肺水肿可出现咳粉红色泡沫痰。

4. **二尖瓣面容**　重度二尖瓣狭窄患者可能出现二尖瓣面容，表现为口唇发绀及双颧潮红。

5. **右心衰竭**　因右心排血量减少，肺淤血症状减轻，继而出现腹部饱胀、恶心、呕吐、肝大、腹水、下肢水肿等表现。

6. **心脏杂音**　心脏听诊时，心尖区可闻及第一心音增强、舒张中期隆隆样杂音，呈递增性，以左侧卧位、呼吸末及活动后杂音更明显。常伴舒张期震颤，房颤时杂音可不典型。在胸骨左缘第3、4肋间，常可听到二尖瓣开瓣音。瓣叶高度硬化，合并有关闭不全的患者，心尖区第一音则不脆，二尖瓣开瓣音可消失，肺动脉瓣区第二心音增强，有时轻度分裂。重度肺动脉高压伴有肺动脉瓣功能性关闭不全的患者，在胸骨左缘第2、3或第4肋间，可能听到舒张早期高音调吹风样杂音，在吸气末增强，呼气末减弱。

四、专科检查

1. **心电图**　是从体表记录心脏电活动变化图形，了解心律、心率及心电变化。检查前需安静休息20min，避免剧烈活动、情绪激动；勿饱饮、饱食、食辛辣等刺激性食物以及饮酒等；尽量保持充足的睡眠。检查时患者应按要求平静仰卧于检查床上，四肢放松，呼吸平稳。如正在服用洋地黄、钙类和抗心律失常药物应告知医生。轻度狭窄时心电图可表现为正常。中度以上狭窄时，心电图可表现为电轴右偏、P波增宽，电压增高或呈双峰。肺动脉高压者，可见右心室肥大或右束支传导阻滞。病程较长的患者，心电图常显示心房颤动。

2. **胸部X线片**　检查前需去除检查部位的高密度和金属部件，如项链、胸针、女性胸罩及领带夹等；危重患者、儿童、老人检查时需家属陪同。检查时注意配合医生指令，如吸气和憋气等。二尖瓣轻度狭窄时X线检查可无明显异常；发生中度或重度狭窄时，常可见到左心房扩大。食管钡餐剂造影可发现食管被左心房压迫向后、左、右房呈现重叠的双心房影。除上述表现，还可见肺动脉段隆出、肺门区血管影纹增粗。肺间质性水肿者，于肺叶下部可见纤细横向的水平纹理，称为Kerley B线。

3. **超声心动图**　是确诊二尖瓣狭窄的首选检查方式。如若行经食管超声心动图检查，检查前禁食、禁饮6h，检查后1h方可进食温热、易消化、无刺激的食物。

典型的超声心动图变化显示二尖瓣瓣叶活动受限，左心房前后径增大。M 型超声心动图示二尖瓣前叶呈"城墙样"改变（EF 斜率降低，A 峰消失），后叶与前叶同向运动，瓣叶回声增强。二维或切面超声心动图可直接显现二尖瓣瓣叶增厚、变形、瓣口狭小、活动异常及左心房增大，并可检查左心房内有无血栓、瓣膜是否钙化，亦可估算肺动脉高压压力程度等。

五、治疗原则

1. **非手术治疗** 轻度二尖瓣狭窄或无症状者，无须手术治疗，注意避免剧烈体力活动。风湿热是二尖瓣狭窄的主要病因，有风湿热活动者，推荐预防性抗风湿热治疗，使用苄星青霉素 120 万 U，每月肌注一次。对于窦性心律患者，若呼吸困难发生在心率加快时，可使用负性心率药物，如 β 受体拮抗剂或非二氢吡啶类钙通道阻滞剂。

2. **手术治疗** 有症状且心功能 Ⅱ 级以上者应积极手术治疗，需通过机械性干预解除狭窄，缓解症状。常见的介入和手术方法有：

（1）经皮球囊导管二尖瓣扩张术 与心脏外科手术相比，经皮球囊导管二尖瓣扩张术更具有患者痛苦少、恢复快和费用少的优点。适应证为：①中、重度单纯性二尖瓣狭窄，无明显钙化，心功能 Ⅱ、Ⅲ 级的患者。②二尖瓣狭窄伴轻度二尖瓣关闭不全。③二尖瓣狭窄伴重度肺动脉高压，不宜行外科手术者。④心房颤动心律需心腔无血栓。⑤经皮球囊二尖瓣扩张术后再狭窄者。

（2）闭式二尖瓣交界扩张分离术 闭式二尖瓣交界扩张分离术仍是治疗二尖瓣狭窄的有效式之一，分为左径和右径两种。适用于年轻患者，病史短，心功能 Ⅱ 级或 Ⅲ 级，听诊二尖瓣区有开瓣音，窦性心律，无栓塞史的患者。超声心动图结果提示瓣膜狭窄由交界融合引起，瓣叶活动可，无或仅轻度钙化，无左心房血栓者，适合采用闭式二尖瓣交界扩张分离术。

（3）直视手术 通常采用正中胸骨切口，在体外循环技术支持下进行手术。经房间沟切开左心房，或经右心房切开房间隔进入左心房，显露二尖瓣，如瓣叶病变较轻，切开融合交界，扩大瓣口和切开、分离黏着融合的腱索和乳头肌，以改善瓣叶活动度。如瓣膜病变严重，已有重度纤维化、硬化、挛缩或钙化，则需切除部分或全部瓣膜，行人工瓣膜置换术，包括二尖瓣机械瓣膜置换术和二尖瓣生物瓣膜置换术。其适应证为：①严重瓣叶和瓣下结构钙化、畸形，不宜行经皮球囊导管二尖瓣扩张术或分离者。②二尖瓣狭窄合并明显二尖瓣关闭不全者。手术应在有症状而无严重肺动脉高压时考虑。人工瓣膜置换术手术死亡率（3%～8%）和术后并发症均高于分离术。

六、护理评估

【健康状况评估】

1. 一般情况 性别、年龄、身高、体重（计算 BMI）等。

2. **既往史**　了解患者既往疾病发病情况及诊治过程，有无吸烟、饮酒史，近期用药史等。

3. **家族史**　评估患者有无相关疾病的家族性遗传病；直系亲属有无心源性猝死等疾病。

4. **心理社会评估**　评估对于机械瓣膜置换术后需终身抗凝可能带来的不便和困难有无足够的心理准备；评估患者家庭的经济状况及社会支持情况。

【症状与体征评估】

1. **呼吸困难评估**　观察患者呼吸频率、节律、形式的变化，评估有无端坐呼吸，有无呼吸困难以及胸闷、气促、咳嗽、咯血等肺静脉淤血症状。

2. **二尖瓣面容评估**　观察患者面颊部、口唇颜色，评估有无面色晦暗、双颧潮红、口唇轻度发绀等表现。

3. **体循环淤血评估**　评估患者有无呼吸困难、乏力、食欲减退、颈静脉怒张、腹水、肝大及双下肢水肿等体循环淤血症状。

4. **心脏评估**　触诊心尖部有无舒张期震颤，可否扪及收缩期抬举样搏动；听诊心率、心律、心音的变化以及心尖搏动，评估心尖区有无第一心音亢进和舒张期隆隆样杂音；胸骨左缘第 3、4 肋间可否听到二尖瓣开瓣音；心尖搏动有无向左侧移位等右心室增大表现。

【栓塞风险评估】

感染性心内膜炎患者易出现各器官栓塞。需注意评估患者有无短暂或持续的神经系统症状，有无肾区疼痛、血尿、蛋白尿及血肌酐值，评估有无腹痛、肠绞痛，有无外周血管栓塞，有无胸痛、呼吸困难和发绀。有心脏瓣膜赘生物的患者需卧床休息，监测患者生命体征、意识、肢体、皮肤等，定时翻身，进行床上肢体功能锻炼。

七、护理措施

【术前护理】

1. **改善心功能**　嘱患者减少活动，多卧床休息。密切观察心率和血压变化；吸氧，改善缺氧情况；遵医嘱应用强心、利尿、血管扩张药物，增强心肌收缩力并降低心脏负荷。观察药物的疗效及毒副反应。在调整心功能时，注意防止低钾引起的室性心律失常。

2. **加强营养**　给予高热量、高蛋白质、富含维生素的清淡、易消化的食物，以增强机体对手术的耐受力，限制钠盐摄入。低蛋白血症和贫血者，给予白蛋白、新鲜血输入。

3. **预防和控制感染**　详见第三章第四节房间隔缺损的术前护理。

4. **控制合并症**　对伴有高血压、高脂血症、糖尿病患者，控制血压、血脂或血糖在合适范围。

5. **术前准备**　除完善常规检查外，高龄者或疑似有冠状动脉病变者，应做冠状动脉造影、肺功能和血气分析，了解冠状动脉供血和肺功能情况，以便提出预见性措施。做好术前的健康教育，进行床上大小便训练、呼吸训练等。

6. **心理护理** 该病病程较长，患者面对手术仍有较多顾虑，焦虑、恐惧的情绪甚至会导致患者出现心律失常或心搏骤停等。护士应仔细观察并了解患者的心理情况，耐心讲解疾病及手术的相关知识，帮助患者树立战胜疾病的信心，消除其焦虑、恐惧等心理。

【术后护理】

1. **加强血流动力学监测，维持循环功能稳定** ①持续监测血流动力学变化，包括动脉血压、中心静脉压等，根据相关血流动力学指标，及时补充血容量。②补液速度不宜过快，以免加重心脏负担。③严密监测术后心率、心律，早期识别并及时纠正心律失常。按医嘱使用强心、利尿、补钾及血管活性药物，应用输液泵或注射泵严格控制输液速度及输液量；观察药物疗效和副作用，出现异常及时处理。④观察尿量和 24h 出入量，术后 24h 出入量应基本呈负平衡状态。⑤观察体温、皮肤的颜色和温度，了解外周血管是否充盈。

2. **维持水、电解质平衡** 瓣膜置换术后，定时检测电解质，一般血钾宜保持在 4～5mmol/L。当血钾＜4mmol/L 时，采取高浓度补钾措施，在精确的输液泵控制下及严密的心电监测下进行高浓度补钾，补钾后 1h 对电解质进行复查，根据检查的结果决定是否继续补钾，补钾同时应适当补充钙和镁。

3. **加强呼吸道护理** 对气管插管的患者，及时进行吸痰，积极予以湿化气道；气管插管拔除后需定期协助患者翻身、拍背，指导并协助患者有效咳嗽、咳痰及深呼吸锻炼，保持气道通畅，促进肺功能恢复。

4. **抗凝治疗护理** 行瓣膜置换术的患者，术后 24～48h 遵医嘱给予华法林进行抗凝治疗。机械瓣置换术后患者，须进行终身抗凝治疗；生物瓣置换术后者需进行抗凝治疗 3～6 个月。抗凝治疗效果应参考国际标准比值（international normalized rate，INR），其保持在 2.0～2.5 为宜。抗凝治疗期间，定期复查 INR，及时调整抗凝药物剂量；密切观察患者有无出现鼻出血、牙龈出血、血尿等出血的征象，出现异常及时处理。

5. **预防感染** 加强对动脉置管、中心静脉导管等有创监测管道和气管插管、尿管、引流管、起搏导线等管道的管理，并严格执行无菌操作，发现局部有渗血、渗液、红、肿、热、痛等情况时，应及时处理。

6. **瓣膜的监测** 听诊瓣膜区，观察患者有无异常的心脏杂音。定时观察尿液的颜色，如出现血红蛋白尿（尿液呈茶色、酱油色）且数日不消退者，表明红细胞有被破坏的现象，应考虑是否瓣膜出现问题，同时给予碱化尿液，防治急性肾衰竭。

7. **营养支持** 瓣膜疾病严重者一般术前即体质较差，心功能较差者则往往食欲差、身形消瘦。当患者置换瓣膜后，血流动力学恢复正常，全身状况较之前更易改善，鼓励患者进食营养丰富且易消化的高维生素、高蛋白质食物，少食多餐，改善营养状况，增强体质。当患者出现低蛋白血症或严重贫血时，积极予以补充白蛋白或红细胞。

8. 伤口及心包、纵隔引流管的护理　详见第三章第四节房间隔缺损的术后护理。

9. 并发症的护理

（1）出血　是心脏瓣膜置换术后患者常见的并发症。

① 原因：术前肝淤血、大量输血所致的凝血机制障碍、术中止血不彻底、术后抗凝过度等。

② 临床表现：引流量持续 2h 超过 4mL/（kg·h），并无减少趋势，颜色为鲜红色，引流液中血凝块较多，同时伴有心率及脉搏增快、血压下降、出冷汗、躁动不安等低血容量表现时，应考虑患者有活动性出血。

③ 护理措施：a. 术后 4h 内每 15～30min 挤压引流管 1 次，如有活动性出血，及时报告医师并积极对症处理，并准备再次开胸止血。b. 服用抗凝药物华法林时，应注意定时检查 INR，观察有无牙龈、鼻腔出血、血尿、便血、注射后渗血不止等情况，根据检验结果调整抗凝药物剂量。c. 如出现消化道大出血，应立即采取有效治疗措施，及时止血。

（2）动脉栓塞　是心脏瓣膜置换术后患者远期致死、致残的重要原因。

① 原因：抗凝不足及置换瓣膜本身的原因等产生血栓，血栓脱落后导致栓塞，其中脑栓塞较为常见。

② 临床表现：患者可存在下肢疼痛、厥冷、皮肤苍白或突发晕厥、偏瘫等肢体栓塞或血栓形成的症状。

③ 护理措施：抗凝治疗是否规范直接关系到瓣膜置换术后患者的生存质量。风湿性心脏病术前伴心房颤动或血栓形成，部分患者有脑栓塞史，术后抗凝不当同样可发生脑栓塞或肢体栓塞，造成神经系统或患侧肢体功能障碍。评估有无栓塞的危险因素，如有无心房、心室扩大及附壁血栓。术后注意观察患者生命体征的变化，意识、肢体、皮肤等，定时翻身，进行肢体功能锻炼。

（3）低心排血量综合征　是二尖瓣置换术后患者最常见和最严重的并发症，增加了心脏术后患者的死亡率。

① 原因：患者术前心功能差，体外循环时间过长、冠脉供血不足、心脏压塞、术后缺血再灌注损伤、心律失常等。另外，心脏外科术后患者存在出血、病原菌感染、营养不良、水电解质平衡紊乱等多重风险也是其易发因素。

② 临床表现：低血压（平均动脉压＜60mmHg）；心动过速（心率＞90 次/分）；少尿［尿量＜1mL/（kg·h）］；代谢性酸中毒（pH 值＜7.4，乳酸＞3.0mol/L，碱剩余＜-2mmol/L）；混合静脉血氧饱和度 SvO_2＜65%；皮肤苍白、潮湿，肢体末梢湿冷；肺淤血，低氧血症。

③ 护理措施：a. 去除病因是主要的治疗措施，术后严密监测血流动力学指标。b. 出现脏器灌注不良时，遵医嘱使用正性肌力药物。c. 对于后负荷增高者应用扩血

管药物。d. 稳定心率及心律，维持窦性心律。e. 充分给氧，合并呼吸功能不全必要时给予机械通气。f. 给予适当镇痛、镇静、抗谵妄治疗。g. 纠正贫血，血红蛋白低于80g/L考虑输注红细胞，维持血细胞比容＞25%。

（4）感染性心内膜炎　是瓣膜置换术后严重的并发症之一。

① 原因：主要由于术中、术后的一次性耗材的使用、各种导管留置和维护过程中感染导致。

② 临床表现：主要表现为难以控制的持续发热、心功能不全、心力衰竭、瓣周脓肿形成或瓣周漏等。

③ 护理措施：a. 加强口腔、牙齿和皮肤的卫生，防止皮肤黏膜损伤后的继发性感染。尽可能避免有创医疗检查和护理操作，如必须进行，要严格遵守无菌操作规范。b. 一旦发生感染性心内膜炎，遵医嘱立即抽血培养，根据药物敏感试验选择合适的抗生素控制感染。抽血培养需注意采血量，最佳抽取时间为发热时，更容易检测到细菌。c. 注意观察患者的体温变化，掌握患者发热的时间和热型，按时、准确、足量应用抗生素。高热时及时物理降温；同时，加强营养支持，提高机体免疫力。如若一般治疗效果不佳，应尽早手术治疗。

（5）瓣周漏　是心脏瓣膜置换术后较常见的并发症，并且是最常见的换瓣后再手术原因。

① 原因：常由于手术缝线撕裂瓣环、缝合不当、瓣膜不匹配、瓣环组织脆弱或钙化、感染性心内膜炎、白塞病等引起。

② 临床表现：多数轻微瓣周漏患者没有明显的临床症状，反流较明显时表现为乏力、头晕、发热等，二尖瓣瓣周漏的听诊特点为胸骨左缘收缩期杂音。心脏瓣膜置换术后患者听诊闻及类似杂音，应首先考虑瓣周漏，并进一步行影像学检查。另外，还有部分患者会有溶血性贫血及心功能不全的表现。

③ 护理措施：a. 严密监测患者的生命体征、神志，观察有无发热、头晕、乏力等；监测红细胞、血红蛋白等血液生化指标，评估有无溶血。b. 每天监测瓣膜功能，听诊有无异常心脏杂音。c. 及时复查超声心动图。d. 感染性心内膜炎引起的瓣周漏，首选外科手术；非感染性的瓣周漏，可选择经导管介入封堵二尖瓣置换术。

10. 心理护理　心脏手术难度高，风险大，患者术毕需在重症监护室监护，心理负担较重，很多患者出现心理异常或谵妄等。护士应在患者清醒后安慰患者，稳定其情绪；为患者提供良好的环境；鼓励患者树立战胜疾病的信心。

11. 左心室破裂的预防和应急处理　左心室破裂是二尖瓣置换术后最凶险的并发症，发生率约为0.5%～2.0%，病死率高达65%～100%。主要是由于手术操作不当、机械损伤严重、过度牵拉、心室壁薄弱、瓣周薄弱等引起，可表现为术后左心室早期破裂或数日后破裂。左心室破裂时，心包引流管会短时间内引流出大量鲜血，出现血压骤降、失血性休克，出血严重时患者可瞬间出现意识丧失，心室颤动，甚至心搏骤停等。

（1）预防　术后应严密观察患者的生命体征，监测血压、心率、心律，密切观察并记录引流量的变化、颜色、性状。及早发现心率加快、面色苍白等破口撕裂初期的表现，可提高抢救的成功率。

（2）应急处理　若术后引流管突然引流出大量鲜血，患者血压下降，应立即床旁开胸，避免心脏压塞，控制破裂部位出血，迅速闭合处理。同时迅速建立3条以上的大静脉通路，快速大量输全血或输入血浆替代品，亦可在破口的心腔内直接放入静脉管路。病情允许者立即予以手术治疗，重新建立体外循环，对破口予以修补。

12. 出院指导

（1）预防感染　出院早期避免出入公共场所，注意增减衣物，防止呼吸道感染。

（2）饮食指导　控制高脂肪食物及盐的摄入，少食多餐，以免增加心脏负担。避免大量摄入动物肝脏、深绿色叶蔬菜，如菠菜、西兰花等，以免影响抗凝药物的疗效。

（3）休息与活动　注意保持情绪稳定，戒烟戒酒，养成良好的生活习惯。出院后3个月内注意活动量适宜，确保活动后感到不累、无身体不适为佳，活动量可逐渐增加，活动时间可逐渐延长。根据复查后心脏功能和身体的状况，决定是否可以参加正常的工作和学习。

（4）抗凝指导　①按医嘱服药，不得擅自停药或增减药物剂量，以免出现抗凝不足或抗凝过量，血栓或出血。漏服药物后不能一次性服用两次的剂量。②根据 INR 值调整抗凝药物剂量，剂量稳定前数天至每周监测一次 INR，INR 值稳定后每4周监测一次，但最长间隔监测时间不应超过1～2个月；老年患者应加强监测。③如出现牙龈、鼻腔出血、血尿、皮下瘀斑、黑便、月经量增多等情况，需及时就诊，查找原因。

（5）自我监测　①指导患者自测体温、血压、脉搏、呼吸、末梢血氧饱和度等。②指导患者观察自身心功能情况，如轻度心功能不全：能参加一般家务或体力劳动，偶有心慌、气短；中重度心功能不全：活动稍增加即感心慌、气短、胸闷、腹胀、胃纳差等。③一旦发现有明显的心悸气促、双下肢或全身水肿、尿少、剧烈咳嗽、咯血、咳粉红色泡沫痰、突发心律失常、感染发热、出血倾向等异常表现时需及时就诊。

（6）定期复诊　一般出院后第1、3、6、12个月进行复查，检查项目包括心电图、彩超、胸部 X 线片、电解质、凝血功能等。如果恢复良好，1年之后建议每6～12个月复查一次，及时发现有无异常症状和体征，心脏功能是否正常或有所改善，心脏听诊有无异常杂音等。

第七节 · 二尖瓣关闭不全

二尖瓣关闭不全（mitral regurgitation，MR）指二尖瓣瓣膜受损、瓣膜结构和功能异常导致的瓣膜关闭不全，造成左心室血液部分反流至左心房，引起一系列血流动力学改变。多数风湿性二尖瓣关闭不全合并二尖瓣狭窄。近年随着人口老龄化，退行性的瓣膜病变病例逐渐增多，老年人群中，二尖瓣关闭不全已逐步成为最常见的瓣膜疾病。二尖瓣关闭不全的病因十分复杂，常由于风湿性疾病、退行性病变、缺血性心脏病、感染性心内膜炎等导致。较少见的原因为创伤、心肌病、结缔组织病、黏液瘤等。二尖瓣关闭不全可分为原发性（器质性）和继发性（功能性），65%为功能性二尖瓣关闭不全。

一、二尖瓣的解剖和生理

详见第三章第六节二尖瓣狭窄的相关内容。

二、二尖瓣关闭不全的病理生理

正常情况下左心室将全部的每搏量泵到主动脉，二尖瓣关闭不全时，部分每搏量反流入左心房（图 3-7-1），使灌注生命器官的前向血流减少。由于左心房血量增多，左心室前负荷增加，初期可通过心搏出量和射血分数的增加进行代偿，可无临床症状，逐渐产生左心房代偿性扩大，二尖瓣瓣环也相应扩大，使二尖瓣关闭不全加重，左心室长时期负荷加重，左心室功能减退，最终导致左心衰竭。同时，左心房接受来自肺静脉回流的血液和左心室反流的血液，使左心房压力升高，进而导致肺毛细血管及肺静脉压力升高，肺静脉淤血，肺循环压力升高引起右心衰竭。

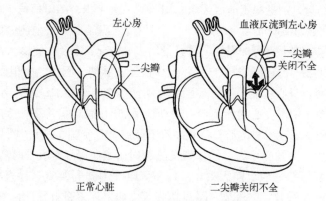

图 3-7-1　正常心脏与二尖瓣关闭不全

二尖瓣关闭不全的程度按二尖瓣反流的面积可分为三级，当反流面积 $<4.0cm^2$ 时为轻度，当反流面积为 $4.0\sim8.0cm^2$ 时为中度，反流面积 $>8.0cm^2$ 时为重度；根据 Carpentier 分型，分为瓣叶活动正常的 Ⅰ 型二尖瓣关闭不全、瓣叶脱垂或者活动过度的 Ⅱ 型二尖瓣关闭不全及瓣叶活动受限的 Ⅲ 型二尖瓣关闭不全，Ⅲ 型二尖瓣关闭不全又可以分为收缩期和舒张期瓣叶活动均受限的 Ⅲa 型和收缩期瓣叶活动受限的 Ⅲb 型。

三、临床表现

二尖瓣关闭不全的临床表现根据病情的轻重和进展速度而异。轻度的二尖瓣关闭不全可无明显症状，或仅有轻微的不适感，这种情况通常在体检或因其他原因进行心脏超声检查时被发现。随着病情的发展，患者可能出现以下症状：

1. **劳力性呼吸困难**　最常见的症状之一，患者进行体力活动时感到呼吸急促或困难，这是因心脏无法有效地泵血以满足身体在活动时增加的需求所致。

2. **心悸**　患者感觉到心跳异常或快速，这是回流入左心房血量增多，有效心排血量下降、跨二尖瓣反向血流引起左心房压力上升和肺动脉高压的综合结果。

3. **胸痛**　部分患者可能会经历胸痛，尤其在体力活动后，与心肌缺血有关。

4. **心力衰竭**　长期的血液回流会导致左心室功能减退，最终可能发展为心力衰竭，表现为活动耐力下降、水肿（尤其是脚踝和腿部）、体重增加等。

5. **心房颤动**　表现为阵发性或持续性房颤，导致心悸、胸闷、呼吸困难等症状。

6. **心脏杂音**　可在心尖部闻及典型的全收缩期吹风样杂音，常向左侧腋中线传导，肺动脉瓣区第二心音亢进，第一心音减弱或消失。

7. **其他**　急性肺水肿和咯血等症状的出现则比二尖瓣狭窄少见。晚期会出现肝淤血、腹水及胸腔积液等右心衰竭表现。一般临床上出现症状后，病情可于短时间内迅速恶化。

四、辅助检查

1. **心电图**　轻度二尖瓣关闭不全患者心电图可正常。严重者则常显示电轴左偏、二尖瓣型 P 波、左心室肥大和劳损。二尖瓣关闭不全伴有左心房增大的患者通常有心房颤动的表现，窦性心律患者 P 波增宽且呈双峰时，可提示左心房增大。

2. **胸部 X 线**　严重二尖瓣关闭不全时可见左心房及左心室明显扩大。严重左心房增大在钡餐 X 线检查时可见食管受压并向后移位。右心衰竭、肺动脉高压时可见右心室增大。可见肺静脉淤血及肺间质水肿。

3. **超声心动图**　是诊断二尖瓣关闭不全和评估反流程度的首选检查手段。M型超声检查显示可于舒张期见瓣叶活动幅度增大及左心房扩大；收缩期可见左心房过度扩张。左心室和左心房可见前后径明显增大。左心房后壁有明显凹陷波。合并二尖瓣狭窄的患者可见城墙垛样长方波。二维或切面超声心动图直接可见二尖瓣反射增强、变厚，瓣膜关闭时对合不佳。如有腱索断裂，则二尖瓣即呈现连枷样改变。超声多普勒检测可提示舒张期血液湍流，可用于判断二尖瓣关闭不全的轻重程度。

五、治疗原则

1. **非手术治疗**　无症状的轻、中度二尖瓣关闭不全者以内科治疗为主，定期随访。注意预防风湿热和感染性心内膜炎，对于合并左心室功能不全的继发性二尖瓣反流，心力衰竭药物治疗是主要的治疗手段。

2. **手术治疗**　症状明显、心功能改变、心脏扩大者均应及时手术。手术方式主要有以下两种。

（1）二尖瓣修复成形术　适用于瓣膜病变轻、活动度较好的患者。利用患者自身的组织和部分人工代用品修复二尖瓣，使其恢复正常功能，包括人工瓣环和腱索的植入、瓣环的重建和缩小、瓣叶的修复等。在心脏复跳后经食管心脏超声心动图评估效果，如仍有明显关闭不全，应重新修复或行二尖瓣置换术。

（2）二尖瓣置换术　适用于二尖瓣损伤严重、不宜实施修复成形术者。将损坏的二尖瓣瓣叶和腱索切除，将合适的人工瓣膜缝合并固定于瓣环上。临床上通常使用机械瓣膜和生物瓣膜进行二尖瓣置换术。两种材料各有其优缺点，应根据实际情况选用。机械瓣膜耐磨损性较强，但发生血栓栓塞的可能性较大，需要终身抗凝治疗，且机械瓣膜偏心性血流对血流阻力大，导致跨膜压差较大；生物瓣膜无须终身抗凝治疗、血栓栓塞发生率低，但不如机械瓣膜结实牢固，50%的患者需在10年后行二次换瓣治疗。

六、护理评估

【症状与体征评估】

1. **病变程度评估**　评估患者是否有心悸、胸痛、乏力及劳累后气促等症状。

2. **心脏评估**　听诊心尖部可否闻及全收缩期吹风样杂音，向左腋下传导。触诊心尖搏动是否增强并向左下移位，有无抬举性心尖冲动。

3. **腹部体征评估**　评估有无肝大、腹腔积液等体征。

七、护理措施

参见本章第六节二尖瓣狭窄。

第八节 · 主动脉瓣狭窄

主动脉瓣狭窄（aortic stenosis，AS）是指主动脉瓣的瓣叶或瓣环等解剖结构或功能异常导致的收缩期瓣口开放受限，左心室排出血液受阻，引起一系列的血流动力学改变。通常由于风湿性病变侵害主动脉瓣、先天性瓣叶发育畸形或退行性改变导致瓣叶钙化，导致瓣叶增厚粘连，瓣口狭窄，使通过主动脉的血流受阻。钙化性AS已取代风湿性心脏病，成为发达国家最常见的AS病因。在老年患者中，AS主要由瓣膜退行性变引起，而在年轻患者中，主动脉瓣二叶畸形是AS最常见的原因。AS患病率随年龄增长而增加。男性发病率高于女性。

一、主动脉瓣的解剖和生理

（1）主动脉瓣的解剖　正常的主动脉瓣功能结构是由瓣叶、瓣环、瓣间纤维三角和瓣窦组成，而解剖结构仅为瓣叶和瓣环。主动脉瓣叶为独立的三个半月状膜样组织，其基底部附着于呈弧形弯曲的瓣环上。主动脉瓣环为瓣叶基底部附着于主动脉壁上的纤维组织，由三个弧形环连接而成，呈波浪式附着在主动脉壁上。三个瓣环弧形状的最底部沿主动脉内壁连成一圆形连线，即基底线，是主动脉与左心室流出道分界的组织解剖学标志。

（2）主动脉瓣的生理功能　主动脉瓣由三个半月瓣组成，其生理作用是保证血液呈单向流动，完成血液循环。主动脉瓣位于左心室和主动脉的连接处，当左心室收缩时，主动脉瓣开放，血液经过主动脉瓣流入主动脉。当左心室舒张时，主动脉瓣关闭，可以防止血液从主动脉反流到左心室。

二、主动脉瓣狭窄的病理生理

正常成人主动脉瓣瓣口面积为 $3cm^2$。由于左心室收缩力强，代偿能力好，轻度狭窄患者，血流动力学改变不明显。当主动脉瓣口面积 $\leqslant 1cm^2$ 时，左心室和主动脉之间收缩期的压力阶差显著，长期左心房负荷增加，导致肺静脉压、肺毛细血管楔压等相继增加，最终可导致左心衰竭。另外，主动脉瓣口狭窄使左心室收缩压升高，射血时间延长，动脉瓣闭合时间延迟（图 3-8-1），早期主动脉瓣狭窄患者因左心室出现向心性肥厚，心肌耗氧量增加不明显，随着狭窄程度加重，左心室肥厚逐渐明显，心肌氧耗量随明显的左心室肥厚而增加，又由于主动脉舒张压低于正常水平，使进入冠状动脉的血流量减少，常出现心肌供血不足、心绞痛的症状，使左心功能进一步受损，并可能导致头晕、黑朦及晕厥等脑缺血症状。

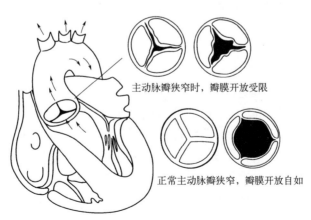

主动脉瓣狭窄时，瓣膜开放受限

正常主动脉瓣狭窄，瓣膜开放自如

图 3-8-1　正常与狭窄主动脉瓣瓣膜形态对比

主动脉瓣狭窄程度的分级标准如表 3-8-1。主动脉瓣口面积 $<1.0cm^2$，峰值流速

≥4.0m/s 或主动脉瓣平均跨瓣压差＞40mmHg，上述三个标准中的任何一个均提示重度主动脉瓣狭窄。

表 3-8-1　主动脉瓣狭窄程度的分级标准

项目	轻度狭窄	中度狭窄	重度狭窄
峰值流速/（m/s）	2.6～2.9	3.0～4.0	＞4.0
平均跨瓣压差/（mmHg）	＜20	20～40	＞40
主动脉瓣口面积/（cm^2）	＞1.5	1.0～1.5	＜1.0
主动脉瓣口面积指数/（cm^2/m^2）	＞0.85	0.60～0.85	＜0.6
速度比值	＞0.50	0.25～0.50	＜0.25

三、临床表现

主动脉瓣狭窄的病理发展较缓慢，左心室心肌的代偿功能极强，患者出现症状较晚。当主动脉瓣口面积缩小到正常的 1/4 以下时，活动后会出现呼吸困难、心绞痛和晕厥，为典型主动脉瓣狭窄的三联征。

1. **劳力性呼吸困难**　为晚期患者常见的首发症状，见于 95%的有症状患者。常由于活动时左心室充盈压增加的舒张功能障碍以及左心室心排血量无法增加。随病情进展，可出现端坐呼吸、阵发性夜间呼吸困难甚至急性肺水肿。

2. **晕厥**　可见于 1/3 有症状的患者，多于直立、运动中或运动后即刻发生，休息时少有发生，由于脑缺血引起。

3. **心绞痛**　是重度主动脉瓣狭窄患者最早和最常见的症状，见于 60%的有症状患者。多由运动诱发，休息可缓解。

4. **心脏杂音**　可闻及收缩期喷射性杂音，并向颈部和锁骨下区域传导，通常在胸骨右缘第 1～2 肋间听诊最清楚。杂音越响，持续时间越长，提示狭窄程度越重。

四、专科检查

1. **心电图**　主要表现为电轴左偏、左心室肥厚有 ST 段及 T 波的改变，部分患者可呈现心房颤动或者房室传导阻滞。

2. **胸部 X 线片**　早期心影一般无变化。病程长病变严重的患者可见左心室扩大，心脏左缘向左向下延长，瓣膜钙化，肺间质水肿，升主动脉可呈现狭窄后扩大。

3. **超声心动图**　M 型及二维超声检查可见主动脉瓣膜增厚、变形或钙化，瓣叶曲线增宽，舒张期可呈多线。可以区别是二叶瓣还是三叶瓣，观察瓣膜有无钙化以及钙化的程度。多普勒超声可准确测定跨瓣压差。

五、治疗原则

1. **非手术治疗**　无症状的轻、中度狭窄者无手术指征可进行内科治疗，注意预防感染性心内膜炎和风湿热复发。定期随访，每隔 6～12 个月随访 1 次超声心动图检查，了解瓣口面积、跨瓣压差及左心室功能的变化。

2. **手术治疗**　凡出现心绞痛、晕厥或心力衰竭等临床症状者，病情进展迅速，在 2～3 年内有较高的猝死发生率，应尽早施行手术治疗。

（1）主动脉瓣置换术　是治疗成人主动脉瓣狭窄的主要方法。重度主动脉瓣狭窄伴心绞痛、晕厥或心力衰竭症状的患者，病情进展迅速，2～3 年内发生猝死概率高，应尽早手术治疗，进行主动脉瓣置换手术。人工心脏瓣膜分为生物瓣和机械瓣。其远期预后比二尖瓣病变和主动脉关闭不全的瓣膜置换效果好。

（2）经皮主动脉瓣球囊成形术　优点是无须开胸、创伤小、恢复快、并发症少。主动脉瓣狭窄严重的胎儿、儿童及部分不适合行主动脉瓣置换手术的老年人可行主动脉瓣球囊成形术达到过渡或姑息治疗，为主动脉瓣置换术争取时间及暂时解除或缓解血流动力学对左心室的影响，甚至是一种对主动脉瓣狭窄有效、安全的替代外科瓣膜切开及瓣膜置换的介入性治疗方法。

（3）经导管主动脉瓣置换术（transcatheter aortic valve replacement，TAVR）　在一些不适合外科手术的高危患者中疗效和安全性获得肯定，随着经导管治疗的高速发展，其适用人群范围相应地不断扩大；对于适合置换生物瓣膜的患者，可根据是否存在症状、患者的年龄和预期寿命、干预指征、预测的手术风险、解剖学等因素来决策选择外科主动脉瓣置换还是经导管主动脉瓣置换。

六、护理评估

【症状与体征评估】

1. **胸痛（心绞痛）评估**　评估患者有无胸痛，例如胸部有无沉重感、紧张感，甚至是烧灼感和窒息感，可能会扩散到双臂或肩颈部。

2. **呼吸困难评估**　观察患者呼吸频率、节律、形式的变化，评估患者有无心悸（自感心动过速、心跳节律紊乱）等表现，评估有无劳累后气促、端坐呼吸，有无急性肺水肿甚至猝死等症状。

3. **脑缺血症状评估**　评估患者有无眩晕、晕厥（失去意识）等症状。

4. **心脏评估**　听诊主动脉瓣区可否闻及粗糙、高调的收缩期增强的杂音。触诊可否触及有力的心尖抬举性冲动且与细小的脉搏不对称，胸骨右缘第 2 肋间可否扪及收缩期震颤。

七、护理措施

【术前护理】

1. **改善心功能，提高活动耐力**　心功能差者，嘱患者多卧床休息，减少消耗。必要时予以吸氧，改善缺氧状况；适当应用强心利尿药物，同时注意补钾和预防电解质失衡。若合并心力衰竭，遵医嘱使用正性肌力药物。

2. **营养支持** 给予高蛋白质、高维生素、易消化的食物，必要时应用肠内营养制剂，以满足机体需要，提高患者对手术的耐受力。如术前存在明显营养不良的患者，应立即实施营养治疗计划，术前应进行为期 7～10 天的个体化营养支持。

3. **呼吸功能锻炼** 指导患者进行深呼吸等呼吸功能锻炼，教会患者有效咳嗽咳痰的方法，并督促其戒烟。

4. **心理护理** 耐心解释手术治疗的重要性和必要性，及时关注患者的异常心理变化，减轻应激反应，鼓励患者表达自我感受。主动关心患者，耐心倾听，缓解紧张、焦虑情绪。鼓励患者与同病房患者多交流沟通，树立战胜疾病的信心。

【术后护理】

1. **心功能维护** 严密监测血流动力学变化，遵医嘱使用正性肌力药物和血管扩张药，术后一般仍需强心、利尿及补钾等治疗。

2. **补充血容量** 根据监测指标及时补充有效循环血量。注意不能过多、过快补充液体，避免加重心功能不全，可用输液泵和注射泵控制液体速度和量，但也不可限制入量过严而导致有效循环血量不足。

3. **心律及心率的观察** 术后需进行心电监测，一旦发现心律失常，及时处理。瓣膜置换术后患者常发生心动过速或心动过缓，心动过速时，遵医嘱使用胺碘酮等抗心律失常药物；心动过缓时，遵医嘱使用阿托品或异丙肾上腺素等药物进行治疗。

4. **维持电解质平衡** 瓣膜置换术后患者对电解质要求较严格，尤其是血钾值，一般血钾宜保持在 $4～5mmol/L$，预防因低钾血症导致发生室性心律失常。高浓度补钾后要及时复查血钾，根据复查结果决定是否需再次补钾；同时需注意勿补钾过多和过快，造成高钾血症，尤其针对肾功能不全的患者。

5. **加强呼吸道护理、抗凝治疗护理、瓣膜的监测** 详见第三章第六节二尖瓣狭窄的术后护理。

6. **营养指导** 大多瓣膜置换术患者，因体外循环损伤、凝血功能异常等因素可引起全身炎症反应综合征，延缓心脏及原受累器官的恢复，采取积极的营养支持可促进患者中长期康复。应积极鼓励患者进食高维生素、高蛋白质的食物，加强营养供给，少食多餐，改善营养状况。护士需持续评估患者营养状况，了解患者营养指标，必要时遵医嘱进行肠内营养支持。

7. **伤口及心包、纵隔引流管的护理** 详见第三章第四节房间隔缺损的术后护理。

8. **并发症的护理**

（1）心律失常 是心脏瓣膜置换后的常见并发症之一。

① 原因：主动脉阻断时间过长、心肌损伤、酸碱平衡紊乱、电解质失衡等。

② 临床表现：主要表现为患者自感心跳节律紊乱、心悸等；心电图显示心律失常。

③ 护理措施：密切观察患者心律及心率的变化，如发现心律失常，遵医嘱给予

抗心律失常药物，并观察用药效果和不良反应。

（2）急性心脏压塞 临床发生率为 0.1%～0.8%，病情凶险，预后差。

① 原因：体外循环破坏血小板，使凝血因子损耗增多造成凝血功能障碍，以及应用止血药物后形成血凝块等因素均可造成心包腔内积血、血块凝聚，引起急性心脏压塞。

② 临床表现：烦躁不安、血压下降、脉压小、中心静脉压增高、尿量减少、心音遥远、心搏微弱、颈静脉怒张等。引流量突然减少，挤压引流管有血凝块流出等。

③ 护理措施：a. 保持引流管通畅，观察并记录引流液的颜色、性状及量。b. 监测中心静脉压，使其维持在 5～12cmH$_2$O。c. 严密观察病情，一旦出现心脏压塞的表现，及时通知医师处理，做好再次开胸手术准备。

（3）肾功能不全 为心脏术后常见的并发症，尤其多发生于术前肾功能欠佳者。

① 原因：体外循环的低灌注量、红细胞破坏而导致的大量游离血红蛋白、缩血管药物应用不当或低心排血量等因素均可影响肾脏功能，造成肾功能不全。

② 临床表现：患者出现无尿、少尿、高钾血症、尿素氮和血清肌酐升高等。

③ 护理措施：a. 术后及时复温、保暖，维持全身灌注良好。b. 密切监测肾功能，严密监测尿量情况，观察尿色变化、有无血红蛋白尿等。尿量减少时及时找出原因，遵医嘱停用肾毒性药物。c. 怀疑肾衰竭者，应限制水和电解质的摄入；若确诊为急性肾衰竭，及时行透析治疗。d. 术后应低蛋白质饮食，限制盐的摄入。

（4）感染 详见第三章第四节房间隔缺损的术后并发症护理。

（5）出血、动脉栓塞 详见第三章第六节二尖瓣狭窄的术后并发症。

9. 心理护理、出院指导 详见第三章第六节二尖瓣狭窄的术后护理。

第九节 · 主动脉瓣关闭不全

主动脉瓣关闭不全（aortic regurgitation，AR）指主动脉瓣膜受损害导致瓣叶边缘不能对合，瓣口关闭不全，常伴有不同程度的主动脉瓣狭窄。主动脉瓣关闭不全发病率因人种不同而有区别，约为 4.9%～10%，发病率随年龄增长而明显增加，主动脉瓣重度关闭不全在男性中的发病率高于女性。主动脉瓣关闭不全的常见病因包括特发性主动脉瓣环扩张、先天性主动脉瓣叶畸形、退行性病变、风湿性心脏病、感染性心内膜炎、高血压、黏液样变性病、升主动脉夹层、马方综合征等。大部分病变引起的主动脉瓣关闭不全是慢性过程，而在发生感染性心内膜炎、外伤和主动脉夹层时，可引起严重的急性主动脉瓣关闭不全。在发达国家，主动脉瓣关闭不全的主要原因为先天性及退行性病变，如二瓣化畸形及主动脉瓣环扩张，患者常在 40～60 岁才表现出症状。发展中国家的主要病因是风湿性心脏病，患者 20～40 岁表现出症状。我国随着经济的发展和生活质量的提高，退行性病变导致的主动脉瓣关闭不全也开始逐渐增加。

一、主动脉瓣关闭不全的病理生理

主动脉瓣关闭不全（图 3-9-1）主要的血流动力学改变是舒张期血液自主动脉反流入左心室，致其容量负荷增加。由于主动脉与左心室之间舒张压力阶差较大，瓣口关闭不全的面积即使只有 $0.5cm^2$，每分钟反流量仍可高达 $2\sim5L$。左心室在舒张期需同时接受来自左心房和主动脉反流的血液，导致左心室充盈过度且肌纤维伸长，左心室逐渐扩大。在左心室功能代偿期，左心室排血量可高于正常值。当长期病变导致左心室功能失代偿后，会出现心排血量减少，使左心房和肺动脉压力升高，最后导致左心衰竭。由于舒张压低，冠状动脉灌注量减少和左心室高度肥厚，氧耗量加大，因而造成心绞痛等心肌供血不足症状。随着脉压差的增大，可出现周围血管体征。

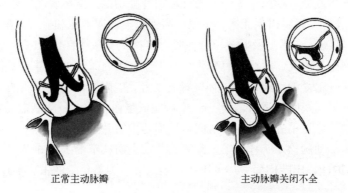

正常主动脉瓣　　　　　　　　　　　　主动脉瓣关闭不全

图 3-9-1　正常主动脉瓣与主动脉瓣关闭不全

二、临床表现

轻度主动脉瓣关闭不全，心脏代偿功能良好，无明显症状。随着病情的发展，可出现心悸、心前区不适和头部强烈搏动感等早期症状。重度的关闭不全患者通常表现为心绞痛发作、呼吸急促，并可出现急性肺水肿、端坐呼吸或阵发性呼吸困难。

1. **劳力性呼吸困难**　多发生于左心室收缩功能障碍的患者。急性加重期因循环血量不足可导致端坐呼吸、不能平卧、全身大汗等表现。

2. **心绞痛**　严重主动脉瓣关闭不全尤其是有左心功能损害时，可发生心绞痛。主要与主动脉舒张压低、冠状动脉灌注不足、室壁张力增加及心肌耗氧量增加有关。

3. **心力衰竭**　活动后乏力、端坐呼吸、夜间阵发性呼吸困难等。

4. **其他症状**　颈部和头部动脉强烈搏动感、心脏搏动感和非典型胸痛。常有体位性头晕。

5. **心脏杂音**　听诊胸骨左缘第 3、4 肋间和主动脉瓣区可闻及叹息样、递减型的舒张早、中期或全舒张期杂音，向心尖区和胸骨左下方传导，前倾位时容易听到。重度反流者可伴有二尖瓣狭窄，心尖部可闻及柔和、低调、递减的舒张中晚期隆隆样杂音。

三、专科检查

1. 心电图　急性主动脉瓣关闭不全患者心电图常呈窦性心动过速，ST 段和 T 波非特异性改变，可能出现心肌缺血改变。慢性主动脉瓣关闭不全患者可显示电轴左偏和左心室肥大、劳损。病程后期可有室内传导阻滞或束支传导阻滞。

2. 胸部 X 线片　急性主动脉瓣关闭不全患者心影基本正常或稍有扩大，一般有肺淤血或肺水肿表现。慢性主动脉瓣关闭不全患者根据病程的不同而呈现不同的表现。特征性表现为心影向左下扩大，呈"靴形心"，主动脉根部扩大，心胸比例扩大。

3. 超声心动图　是主动脉瓣关闭不全最准确的非创伤性诊断手段。检查提示主动脉瓣开放与关闭的速度均增快，舒张期呈多线。由于舒张期血液反流，导致二尖瓣前瓣叶呈现高速颤动。左心室内径增大，流出道增宽。二维或切面超声心动图常可显示主动脉瓣叶在舒张期未能对拢闭合。超声多普勒检测可估计反流量的多少，进而判断主动脉瓣关闭不全的严重程度。

四、治疗原则

1. 非手术治疗　无症状且左心室功能正常者需定期随访；轻中度主动脉瓣关闭不全，每 1～2 年随访一次；重度者每半年随访一次，随访检查左心室大小和左心室射血分数（left ventricular ejection fraction，LVEF）及密切观察临床症状变化。同时需注意预防感染性心内膜炎和风湿活动，左心室功能有下降的患者应限制重体力活动，左心室扩大但收缩功能正常者，应用血管扩张药（如尼群地平、血管紧张素转换酶抑制剂等），可延迟主动脉瓣手术。

2. 手术治疗　若出现下列情况应尽早手术治疗：①有症状和左心室功能不全者。②无症状伴左心室功能不全者，检查示进行性左心室收缩末期容积增加或静息射血分数降低者。③症状明显，即使左心室功能正常者。若左心室射血分数≤15%～20%，左心室舒张期末内径≥80mm 或左心室舒张末期容积指数＞300mL/m²，一般不主张手术治疗。手术方法包括主动脉瓣置换术和主动脉瓣成形术。主动脉瓣置换术主要适用于风湿性主动脉瓣病变、先天性二叶主动脉瓣畸形、创伤性主动脉瓣病变、感染性心内膜炎及主动脉瓣环扩张症等患者。主动脉瓣成形术主要适用于室间隔缺损合并主动脉瓣脱垂所致的关闭不全。因技术难、不稳定，术后复发率高，一般原则上不主张行主动脉瓣成形术。部分病例（如创伤、瓣叶穿孔）可行瓣膜修复术。

五、护理评估

【症状与体征评估】

1. 胸痛（心绞痛）评估、呼吸困难评估　详见第三章第八节主动脉瓣狭窄症

187

状与体征评估的第 1、2 点。

2. 心力衰竭评估 评估患者有无肺水肿、端坐呼吸、心悸等左心衰竭表现。

3. 心脏评估 评估胸骨左缘第 3、4 肋间和主动脉瓣区可否闻及叹息样舒张期杂音并向心尖区传导，心尖部可否触及抬举性搏动。评估是否有周围血管体征，如颈动脉搏动明显，水冲脉、股动脉枪击音、口唇或指甲有毛细血管搏动征。

六、护理措施

参见本章第八节主动脉瓣狭窄。

第十节 · 冠状动脉粥样硬化性心脏病

冠状动脉粥样硬化性心脏病（coronary atherosclerotic heart disease）简称冠心病（coronary heart disease, CHD），是由于冠状动脉内膜脂质沉着、局部结缔组织增生、纤维化或钙化，使血管内膜形成了纤维斑块或粥瘤，造成管壁增厚、管腔狭窄或阻塞，使冠状动脉供血不足，造成心肌缺血、缺氧或坏死。根据《中国心血管健康与疾病报告 2023》，中国心血管疾病患病率处于持续上升阶段，推算心血管病现患人数 3.3 亿，其中冠心病 1139 万人。根据《中国卫生健康统计年鉴 2022》，2020 年中国城市居民冠心病死亡率为 126.91/10 万，农村为 135.88/10 万，男性发病率与死亡率显著高于女性。冠心病的发病机制仍尚未明确，但高脂血症、高血压、吸烟、肥胖、糖尿病及家族遗传因素等已被视为主要危险因素。冠状动脉粥样硬化根据管腔的狭窄程度可分为四级：Ⅰ 级，管腔狭窄 ≤25%；Ⅱ 级，管腔狭窄达 26%~50%；Ⅲ 级，管腔狭窄为 51%~75%；Ⅳ 级，管腔狭窄 ≥76%。冠心病的严重程度与冠状动脉粥样硬化的程度相一致。冠心病多由冠状动脉粥样硬化引起，但只有其引起心肌缺血、缺氧的功能性和（或）器质性病变才可称其为冠心病。

一、冠状动脉的解剖和生理

（1）冠状动脉的解剖 冠状动脉起于主动脉根部主动脉窦内，分左右两支，行于心脏表面，几乎环绕心脏一周，是供给心脏血液的动脉（图 3-10-1）。采用 Schlesinger 等的分类原则，将冠状动脉的分布分为右优势型、均衡型及左优势型三型。①右优势型：右冠状动脉在膈面除发出后降支外，并有分支分布于左心室膈面的部分或全部。②均衡型：两侧心室的膈面分别由本侧的冠状动脉供血，它们的分布区域互不越过房室交点和后室间沟，后降支为左或右冠状动脉末梢，或同时来自两侧冠状动脉。③左优势型：左冠状动脉除发出左前降支外，还发出分支供应右心室膈面的一部分。右优势型约占 65%，均衡型约占 29%，左优势型约占 6%。但从血液供应量来说，左冠状动脉永远是优势动脉。左、右冠状动脉的分支及其终末支，在心脏胸肋面变异较小，而在膈面变异较大。

（2）冠状动脉的生理功能　心脏作为一个泵血的肌性动力器官，本身也需要足够的营养和能源，供给心脏营养的血管系统，就是冠状动脉和静脉，也称冠脉循环。冠状动脉是供给心脏血液的动脉，从心外膜动脉进入心壁的血管，一类呈丛状分散支配心室壁的外、中层心肌；一类是垂直进入室壁直达心内膜下，直径几乎不减，并在心内膜下与其他穿支构成弓状网络，然后再分出微动脉和毛细血管。丛支和穿支在心肌纤维间形成丰富的毛细血管网，供给心肌血液。由于冠状动脉在心肌内行走，受制于心肌收缩挤压的影响。因此，心脏收缩时，血液不易通过，只有舒张时，心脏方能得到足够的血流，这就是冠状动脉供血的特点。

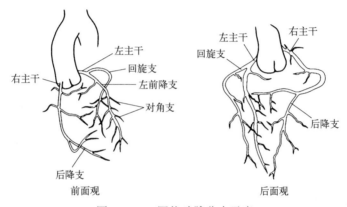

图 3-10-1　冠状动脉分支示意

二、冠状动脉粥样硬化的病理生理

正常人在静息状态下，冠状动脉血流量为每分钟 250mL，占心排血量的 5%。心肌摄氧量相对保持恒定，每 1000mL 冠状动脉血流量中摄氧量约为 150mL。调节冠状动脉血流量的主要因素是心肌细胞氧分压。当劳累或情绪激动时，心搏次数的增加、心肌收缩力的增强以及心室壁张力的增高，均会致使心肌需氧量增大，动脉血氧分压降低，此时冠状动脉血流量就会相应开始增多，以满足心肌对氧的需要量，而冠状动脉管腔狭窄，导致冠状动脉供血量不能得到相同程度的增多，临床上即呈现心肌缺血的症状，心绞痛是典型的心肌缺血症状，其主要的发病机制为心肌缺血、缺氧后造成的不完全代谢产生了酸性产物和多肽类物质堆积，这些物质均可刺激心脏局部神经末梢，导致产生痛觉。冠心病约占心绞痛发作病因的 90%。长期严重的心肌缺血可导致心肌细胞坏死。急性心肌梗死可导致心源性休克、严重心律失常、心力衰竭，严重者甚至猝死。

三、临床表现

1. 心绞痛　冠状动脉管腔狭窄较轻者可不出现心肌缺血症状。当病变严重时，冠状动脉血流量可减少至仅能满足静息状态下心肌的供氧量；但当情绪激动、体力劳动等情况下，心肌需氧量增加或冠状动脉痉挛就可引起或加重心肌血氧供给不足，出现心绞痛。典型临床表现为阵发性心前区疼痛或压迫感、胸闷、胸骨后压榨样疼痛，向上、向左放射至心前区及左上肢，包括左肩、左臂、左肘甚至小指和环指，可持续数分钟，休息后或含服硝酸甘油后症状可得到缓解。

2. **心肌梗死**　冠状动脉长时间的痉挛或急性阻塞，使冠状动脉血流被血管腔内形成的血栓所中断，供血区心肌持续严重缺血，发生较大范围的心肌梗死。患者出现剧烈持久的胸骨后疼痛，有濒死感，且休息和含服硝酸甘油后仍不能缓解症状；可并发恶心、呕吐、大汗、心律失常、血压下降、休克、心力衰竭等，严重者甚至猝死。

存活下来的大面积心肌梗死者，由于瘢痕组织的形成，病变的心室壁薄弱，可逐渐形成室壁瘤。病变波及乳头肌或导致腱索断裂时，即导致二尖瓣关闭不全。病变波及心室间隔时，可因室间隔穿孔导致室间隔缺损。心肌长期处于缺血缺氧的状态，会引起广泛心肌变性和纤维化，导致心脏扩张、心功能不全，称为缺血性心肌病，预后较差。

四、专科检查

1. **心电图**　是冠心病诊断中最常用、最基本的检查方法。患者进行心电图检查时，服饰应宽松，检查时取平卧位，保持安静，呼吸平稳，全身放松。心绞痛发作时可见 ST 段压低、T 波低平或倒置，亦可见到室性心律失常或传导阻滞。心肌梗死时可见 Q 波、缺血性 T 波、损伤性 ST 段改变。

2. **超声心动图**　可对患者心血管结构、血流状态、瓣膜功能进行评价。检查时穿着宽大、舒适、易穿脱的衣服。冠心病的超声心动图检查结果有三种表现：①受累节段室壁运动减弱、无运动或矛盾运动，收缩期增厚率减低或消失。②急性心肌梗死室壁厚度及回声常无明显变化，陈旧性心肌梗死的梗死节段室壁变薄，回声增强。③未受累节段室壁代偿性运动增强。

3. **胸部 CT 平扫**　用于诊断冠状动脉钙化及扩张程度，为主动脉插管位置及阻断位置和桥血管近端吻合口选择提供可靠依据。检查时患者取仰卧位，并保持姿势不动。CT 结果通过对左主干、左前降支、左回旋支及右冠状动脉的钙化程度进行视觉评估，将冠状动脉钙化严重程度分为 1、2、3 级，并分别对应非常低危、低-中危及中-高危心血管风险。

4. **冠状动脉 CT 血管成像（CCTA）**　是冠心病的首选无创影像学检查方法，不仅能直接显示冠状动脉管腔，评价管腔狭窄程度、范围，且能对斑块负荷和性质进行分析，常用于经皮冠状动脉介入治疗及旁路移植术（搭桥术）前的评估，有助于选择合适的血运方案，对于非冠状动脉心脏手术的患者，术前行 CCTA 可降低围手术期心血管事件的发生。检查前需留置静脉留置针，检查时保持心态平和，不可移动身体，检查结束后观察有无不良反应，30min 后，拔除留置针。采用"目测直径法"评估冠脉狭窄的严重程度：0 级（无斑块、无狭窄）、1 级（轻微狭窄，管腔狭窄程度 1%～24%或可见不伴管腔狭窄的斑块）、2 级（轻度狭窄，管腔狭窄程度 25%～49%）、3 级（中度狭窄，管腔狭窄程度 50%～69%）、4 级（重度狭窄，分为 4A 级，1 支或 2 支血管狭窄程度 70%～99%；4B 级，左主干狭窄程度≥50%或 3 支血管的管腔狭窄程度≥70%）和 5 级（闭塞，至少 1 支血管完全闭塞）。

5. 冠状动脉造影术 是诊断冠心病的金标准，可明确病变部位、血管的狭窄程度、狭窄远端冠状动脉血流是否通畅以及测定左心室功能等。造影前需完善三大常规、血液生化、凝血功能检验及超声心动图、胸部 X 线片等检查，询问患者有无碘过敏史，冠脉造影术后穿刺部位应加压包扎 6h 以上，股动脉穿刺时术侧制动 12h 并抬高术侧肢体，观察穿刺部位有无出血、血肿，术侧肢体有无麻木等，术后多饮水，尽量在术后 6h 内排出 800mL 小便，以加快造影剂的排出，避免肝、肾损害。术后 2～3 天建议不要从事重体力活动。冠心病患者的冠状动脉造影术结果包括：①冠脉解剖结构，冠脉异位起源常为主动脉。②采用 TIMI 血流分级表达冠脉血流情况，心肌着色分级表达心肌灌注情况。③冠脉病变性质，包括狭窄、闭塞、钙化、血栓、溃疡、夹层、动脉瘤等，其中狭窄程度分为 1 级为无狭窄，2 级为轻度狭窄（狭窄<30%），3 级为中度狭窄（狭窄 30%～50%），4 级为重度狭窄（狭窄 50%～90%）（图 3-10-2），5 级为次全闭塞（狭窄>90%），6 级为完全闭塞。

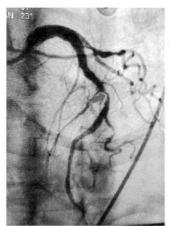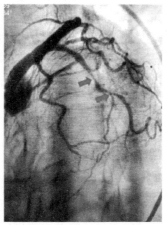

图 3-10-2 冠状动脉造影术所示冠状动脉重度狭窄

6. 心肌损伤标志物检查

（1）心肌肌钙蛋白（CTnT 或 CTnI） 是心肌梗死的首选标志物，30 天内发生的非 ST 段抬高心肌梗死，通过心肌肌钙蛋白联合心电图的确诊率为 99%～100%。CTnT 正常值为 0.02～0.13μg/L，>0.2μg/L 为临界值，>0.5μg/L 可诊断急性心肌梗死。CTnI 正常值为 0.1～0.2μg/L，>1.5μg/L 为临界值。

（2）肌酸激酶（CK） 用于急性冠状动脉综合征的早期诊断、危险分层、预后判断及溶栓治疗疗效或在梗死监测、梗死面积估测等。是细胞内重要的能量代谢酶，包括三种同工酶：CKMM、CKBB、CKMB，其中 CKMB 较少并主要源于心肌，对心肌坏死特异性较高，可较早反应心肌损伤，心肌梗死发病后 2～4h，CK 即开始上升，20～30h 达高峰，3～6 天后恢复正常，其中 CKMB 在心肌梗死发生 24h 达峰值。

五、治疗原则

冠心病的治疗可分为三类，包括内科药物治疗、介入治疗和外科治疗。应根据患者的具体情况选择合适的治疗方式，使患者症状得到缓解、生活质量得到提高，寿命得以延长。

1. **药物治疗** 主要目的是预防心肌梗死和猝死，改善生存质量。此外，还应积极处理危险因素。主要分为以下几种：减轻症状、改善缺血和改善预后的药物。目前减轻症状及改善缺血的主要药物包括三类，分别为 β 受体阻滞剂、钙通道阻滞剂和硝酸酯类药物，如硝苯地平控释片、硝酸甘油等。曲美他嗪等代谢性药物可以通过改善心肌能量代谢，缓解心绞痛，为改善心肌缺血代谢类药物，可与 β 受体阻滞剂等药物联合使用。此外，钾通道开放剂与硝酸酯类制剂药理特性十分相似，如尼可地尔、阿司匹林、氯吡格雷、他汀类药物、卡托普利等血管紧张素转换酶抑制剂可改善冠心病预后。

2. **经皮冠状动脉介入治疗**（percutaneous coronary intervention，PCI） PCI 由于创伤小、危险性低、恢复快而更易被医生和患者接受。PCI 的方法包括冠状动脉支架术、冠状动脉旋磨术、单纯球囊扩张、冠状动脉定向旋切术等。冠心病药物治疗的发展，提高了适合行 PCI 且稳定型心绞痛患者手术的成功率。对低危的稳定型心绞痛患者进行药物治疗十分重要，其可减少心肌缺血发生，与 PCI 疗效相似。对相对高危险患者及多支血管病变的稳定型心绞痛患者，PCI 对症状的缓解更加显著。

3. **外科治疗** 冠状动脉旁路移植术（coronary artery bypass grafting，CABG）为常用的手术方式，简称冠脉搭桥术，目的是通过移植血管跨过狭窄的冠状动脉，重建血运通道，为缺血的心肌改善心脏供血、供氧，缓解并消除心绞痛等临床症状。手术治疗的主要适应人群为经冠状动脉造影发现冠状动脉主干或主要分支明显狭窄，其狭窄的远端血流通畅，心绞痛经内科治疗无法缓解，影响工作和生活的患者。目前常用的冠状动脉旁路移植的方法包括体外循环下冠状动脉旁路移植术和非体外循环下冠状动脉旁路移植术两种，分别为在心脏停搏情况下进行血管吻合和在心脏跳动情况下使用心脏固定装置使局部靶血管部位相对固定下进行血管吻合，胸廓内动脉、大隐静脉及桡动脉为常用旁路移植物，其中胸廓内动脉远期通畅率最高。后者由于避免了体外循环，从而减少了对肾脏、肺脏等器官和血液系统的影响，减少了围术期的输血。对合并体外循环高危因素的患者，如肾功能不全、呼吸功能不全、颈动脉狭窄等，非体外循环下冠状动脉旁路移植术获益更加明显。

六、护理评估

【健康状况评估】

1. **一般情况** 包括性别、年龄、身高、体重、饮食习惯，以及吸烟、饮酒情况等。肥胖应给予足够的重视，因为肥胖会导致甘油三酯、高胆固醇水平增高，高密度脂蛋白胆固醇水平降低，血压增高等。了解患者的职业、有无嗜酒、生活是否规律等。

2. **既往史** 评估有无高血压、高脂血症、糖尿病等；既往是否有心脏手术史，包括冠状动脉造影检查术、经皮冠状动脉介入治疗（PCI）；以及用药史等。

3. **家族史** 评估患者有无冠心病家族史，直系亲属有无心源性猝死等疾病。

【症状与体征评估】

1. **胸痛的评估** 需对患者胸痛的特征进行评估，包括疼痛的部位、性质、诱因、持续时间、缓解方式等。

2. **心肺功能的评估** ①美国纽约心脏病学会分级方法，详见第四章第三节动脉导管未闭症状与体征评估的相关内容。②针对稳定型心绞痛，加拿大心血管协会提出心绞痛分级（CCSC），针对不稳定型心绞痛，可采用 Braunwald 分级。③心肺运动试验：在一定功率负荷下测出整体氧耗及二氧化碳排出量等代谢指标、通气指标及心电图、心率、血压变化，反映人体的有氧代谢能力以及心肺储备功能，是心肺功能评估的金指标，但需先排除急性心肌梗死、急性快速性心律失常、肺水肿等。④查动脉血气分析监测患者的动脉氧分压、二氧化碳分压、pH 值及血氧饱和度等情况。

3. **心脏评估** 听诊时可否闻及第四心音、第三心音或奔马律，有无双肺底啰音、心尖部收缩期杂音或第二心音逆分裂音等。

七、护理措施

【术前护理】

1. **饮食** 给予低盐、低脂、高维生素、高纤维素的食物，防止便秘，少量多餐，避免暴饮暴食以免诱发心绞痛。糖尿病患者给予糖尿病饮食。

2. **活动与休息** 保持大便通畅，卧床休息，避免剧烈运动、劳累及情绪波动而诱发心绞痛的发生。

3. **保证氧供充足** ①双鼻导管或面罩间断或持续给氧，保证心、脑等重要器官的氧供。②严格控制血压和血糖，避免心肌耗氧量增加、心肌供氧不足。③术日给予少量镇静药物可减少因精神紧张引起的心肌耗氧增加。

4. **术前功能训练** ①练习床上排便：为避免术后拔除尿管后，出现不习惯床上大小便而导致排尿困难或尿潴留。保持大便通畅，指导患者床上顺时针按摩腹部，同时做肛门收缩动作 10～20 次/天。②呼吸功能训练：指导患者练习缩唇呼吸、腹式呼吸、有效咳嗽，有助于术后呼吸功能支持。

5. **预防呼吸道感染** 术前戒烟，对于有慢性哮喘、咳嗽的中老年患者，即使无任何上呼吸道感染的症状，也需要预防性应用抗生素和雾化吸入治疗，以防止肺部并发症的发生。

6. **保护备用血管** 保护乳内动脉、桡动脉、大隐静脉和小隐静脉等冠脉搭桥术中常用的备用桥血管；如准备用大隐静脉做旁路移植时，应保护好下肢血管，避开下肢静脉穿刺，以避免血管损伤及炎性反应发生。根据手术取桥血管的部位，做好颈、胸、腋下、会阴、双上肢和双下肢皮肤的备皮工作。

7. **胃肠道准备** 术前需禁食 6～8h，禁饮 2～4h；次日下午手术的患者，由于需要禁食、禁饮时间较长，应根据实际情况给予适当补液。

8. **心理护理** 向患者介绍手术简要过程及术后注意事项，取得患者信任。冠心病患者多易兴奋、激动，情绪不稳定，术前应对患者采取良性的心理疏导，稳定患者及家属情绪、消除其手术顾虑，从而增强患者战胜疾病的信心。同时向家属介绍手术的必要性，向患者介绍 ICU 期间，使用呼吸机辅助呼吸时可运用手语进行沟通，如小指意为小便，握拳意为伤口疼痛等，以减轻其心理压力。

9. **用药指导** ①对于口服阿司匹林等抗凝药物的患者，术前应停药 3～5 天，但不稳定型心绞痛等术前必须持续抗凝治疗者，可使用肝素进行抗凝治疗。②糖尿病患者术前 12h 停服降糖药，禁食期间，每 4～6h 进行血糖监测，超过目标血糖时予以短效或速效胰岛素。③控制血压在正常范围，即收缩压 90～140mmHg，舒张压 60～90mmHg，对于严重高血压患者，不可轻易停药以免发生意外。

【术后护理】

1. **循环功能监测** ①心率的监测：术后持续心电监测，维持心率 60～80 次/分。合并左心功能不全时，心率控制在 100 次/分。②心肌缺血观察：密切观察心电示波的情况，观察有无 ST 段、T 波改变等心肌缺血表现。③心律失常的监测：冠脉搭桥术后较常见的心律失常为心房颤动、室性心律失常、室上性心动过速等，需及时观察并纠正引起室性心律失常的危险因素，包括电解质紊乱、药物不良反应、低氧血症等。④血压监测：控制血压 100～140/60～90mmHg 左右；如术前合并高血压，不宜将血压控制在正常低水平，血压过低不利于脑和肾的灌注，血压宜控制在 120～140/80～90mmHg。⑤观察体温及末梢循环：术后早期积极复温、保暖，促进末梢循环恢复，降低心肌耗氧量，稳定循环。

2. **呼吸功能监测** ①呼吸机护理：根据病情及年龄选择合适的呼吸机参数。监测血气数据变化，允许轻度呼吸性碱中毒，有助于改善冠状动脉血流量，避免心肌缺血。②低氧血症的监测：冠脉搭桥术后需持续指脉氧饱和度监测。如发现患者有低氧血症，应提高吸氧浓度，保持呼吸道通畅。③年龄大于 70 岁的患者，术后易出现高碳酸血症和低氧血症，应予以充分镇静，延长呼吸机辅助呼吸的时间，并适当增加氧浓度。④患者循环功能稳定且自主呼吸恢复后应尽快拔管，拔管后予以胸背部叩击，协助排痰，指导患者做深呼吸和有效咳嗽。

3. **肾功能监测** ①合并高血压、糖尿病的患者，围术期应将血压保持在较高水平，预防术中或术后因动脉灌注不足导致肾缺血、缺氧发生肾功能不全。②密切观察并记录每小时尿量、颜色及尿比重，监测尿蛋白、血清钾、肌酐、尿素氮水平等肾功能相关指标。③对肾功能不全的患者应慎重补钾，当血钾＞6mmol/L，氮质血症明显时，应积极运用肾功能替代治疗措施。

4. 饮食 指导患者摄入瘦肉、鱼、蛋、奶等含优质蛋白质食物；低脂饮食，限制富含胆固醇的动物性食物，如肥肉、动物内脏、鱼子、鱿鱼、墨鱼等；补充富含维生素及纤维素食物，如粗粮、芹菜、豆芽等。

5. 体位与活动 术后即可抬高床头及术侧肢体，以促进血液回流，减轻肿胀，避免足下垂。根据患者病情制订个体化运动康复方案，鼓励患者早期开始进行，促进康复。从被动运动到主动运动；从床上运动开始，过渡到床边运动，再到下床活动。床上活动时可采用被动或主动的肌肉压缩运动训练，协助或指导患者收缩小腿和大腿的肌肉，需持续几秒后再放松，重复10次左右；进行股四头肌的训练，膝关节弯曲90°，使足掌平踏床面，再将小腿向前伸直置于床上，重复5次左右。下床活动时每次勿持续站立时间过久，根据患者的耐受能力和体力情况，动态调整运动方案。避免胸骨过度活动，以促进胸骨愈合。

6. 血糖的监测 合并糖尿病患者，术前应积极调整降糖药物或胰岛素剂量，将血糖控制在正常范围以内(空腹血糖 4.4～6.7mmol/L；餐后血糖 6.7～8.3mmol/L)。

7. 抗凝治疗护理 术后为防止搭桥的血管发生阻塞，遵医嘱使用抗凝、抗血小板聚集类药物，如肝素、阿司匹林、双嘧达莫（潘生丁）等，用药时注意观察药物副作用，如胃肠道反应；全身出血症状，如全身皮肤状况及凝血酶原时间，手术切口及取血管处伤口有无渗血；引流液的量、颜色及性质；有无发生胸内出血或心脏压塞的征象，如发现异常应及时告知医师并协助处理。

8. 取血管桥的手术肢体护理 术后需局部加压包扎，观察手术切口是否有渗血，周围血管充盈程度。取大隐静脉作为血管桥者，需观察肢体远端的足背动脉搏动情况及足趾的温度、颜色、水肿、运动和感觉情况，早期进行术侧下肢、脚掌和脚趾的被动运动，以促进建立侧支循环。抬高术肢高于心脏平面20～30cm，促进血液回流。保持伤口敷料清洁干燥，禁止于患肢穿刺或输液等。

9. 伤口及心包、纵隔引流管的护理 详见第三章第四节房间隔缺损的术后护理。

10. 并发症的护理

（1）心律失常 冠状动脉搭桥术术后较为常见的并发症，以室上性心动过速或房颤多见。

① 原因 a. 年龄，心脏随年龄增长可出现心肌重构、心脏传导系统退化以致心肌兴奋性、传导系统的纤维化、脂肪浸润及钙化可增加患者心律失常的发生。b. 术前疾病因素：患者合并高血压、糖尿病等基础疾病，有心肌梗死史、经皮冠状动脉介入治疗史，常导致心肌耗氧量增加、心肌供氧不足，术后易出现低血容量、低氧血症，导致心律失常的发生。c. 低钾血症发生时，心肌的应激性增强，可出现心律失常。d.

手术及术后治疗因素：术后机械通气时间长、ICU 滞留时间长、左室射血分数低，手术所致失血，患者血红蛋白下降，携氧能力下降，导致缺氧发生，进而引起心律失常。

② 临床表现：患者心率＞100 次/分或＜60 次/分，出现心悸、胸闷、头晕、呼吸困难等不适。

③ 护理措施：a. 严密监测患者生命体征及尿量变化。b. 充分给氧，改善患者缺氧情况。c. 确保有效循环血量的基础上，控制液体入量，术后补液以胶体为主，严格控制晶体的入量及输注速度。d. 维持术后电解质及酸碱平衡，及时补钾。e. 遵医嘱使用血管活性药物及血管扩张药物，增强患者心功能。

（2）心脏压塞　是术后较为严重的并发症之一。

① 原因：术后心包腔内出血，血液在心包腔聚集，心包内压逐步升高，最终心包内压等于左心室充盈压，心排血量明显减少。

② 临床表现：a. 脉压缩小，可出现奇脉（吸气时收缩压下降大于 10mmHg），心率加快。b. 贝克三联征：颈静脉怒张，测得 CVP 常达 12～25cmH$_2$O；心音遥远；低血压，使用正性肌力药无效。c. 患者呼吸困难、尿少、出冷汗、烦躁不安，予以呼吸机支持，但血氧饱和度仍进行性下降。d. 引流管内出现血凝块，引流液大量增加，或原有较多的引流液突然减少或停止。

③ 护理措施：a. 保持引流管通畅，观察引流液的颜色、性状、量。b. 一旦出现引流量锐减，且中心静脉压升高、血压下降等临床表现，立即通知医师，给氧，建立静脉通道，严密监测患者的血压、心率、呼吸等生命体征变化。c. 协助患者行超声心动图检查，配合医师行心包穿刺，必要时积极完善二次手术术前准备。

（3）低心排血量综合征　指心排血量下降及外周脏器灌注不足的一组综合征，心脏指数＜2.0。发生率约 3.9%～8.2%，使术后死亡率升高 22～24 倍。

① 原因：a. 患者多支血管病变，术前左心室射血分数＜45%，合并心律失常和（或）肺动脉高压。b. 手术过程中，因病变复杂、手术时间过长、手术操作者技术不娴熟等，对患者心肌保护欠佳，心肌缺血纠正程度较差。c. 术中失血量＞800mL。

② 临床表现：常表现为血压低、心率快、少尿、四肢湿冷等。

③ 护理措施：a. 充分给氧，密切监测患者生命体征及尿量变化。b. 建立静脉通道，遵医嘱适量补液，优化容量状态，维持前负荷处于正常水平，纠正贫血。c. 遵医嘱予以正性肌力药，增加心排血量。d. 协助患者行超声心动图寻找低心排血量综合征的原因，并遵医嘱协助医师进行病因治疗，如心脏压塞患者积极配合医师行心包穿刺或二次手术术前准备、心律失常患者积极复律等。e. 适当镇痛、镇静、抗谵妄治疗。

（4）脑血管意外　大多数脑血管意外发生在术后 72h 内。

① 原因：动脉粥样硬化是术后发生脑部并发症的病理生理基础，冠心病患者通常合并脑血管硬化和颈动脉狭窄，术后脑血管灌注压不足可造成脑细胞缺血缺氧的发生，术中操作导致严重粥样硬化和钙化的升主动脉斑块脱落，也是导致脑部并发症的重要原因之一。

② 临床表现：主要表现为苏醒延迟、昏迷、脑血栓、意识障碍及精神症状等。

③ 护理措施：a. 术后需定时观察并记录瞳孔及对光反射情况。b. 在患者完全清醒后应观察其肢体活动度和运动能力。c. 遵医嘱使用抗凝药物，并监测患者凝血功能。d. 对于心律失常患者，尤其是房颤患者，需要积极纠正心律失常。e. 一旦发生脑血管意外，立即通知医师，清除气道分泌物，保持呼吸道通畅，必要时协助医师或麻醉师建立高级气道辅助通气。

11. 心理护理 术后应积极了解患者心理情况，尤其是出现心律失常等并发症时，患者可能出现焦虑、抑郁等心理。向患者及家属解释病情及治疗措施，以取得患者及家属的理解，调整心态，配合治疗。

12. 心搏骤停预防和护理

（1）心搏骤停的预防 ①术后积极监测患者的生命体征及电解质水平，如出现血压低、心律失常及电解质紊乱，应积极干预。②指导患者术后以休息为主，保证充足营养摄入。③记录尿量或24h出入水量，维持出入水量的平衡。

（2）心搏骤停的应急处理 ①立即予以胸外心脏按压，按压频率100～120次/分，按压深度5～6cm，尽早除颤。②保持呼吸道通畅，尽快予以高级气道辅助通气。③予以心电监测，建立至少两条静脉通路，遵医嘱静脉注射肾上腺素、补液、使用血管活性药物。④急查动脉血气分析，积极协助医师查找心搏骤停原因，如出现电解质紊乱，应纠正酸碱失衡及电解质紊乱；如出现心脏压塞，应立即协助医师进行心包穿刺。

13. 出院指导

（1）饮食指导 均衡饮食，适当摄入低热量、低盐、低脂、优质蛋白质、富含高纤维素的食物。优质蛋白质食物指瘦肉、鸡蛋、牛奶、酸奶、鱼、虾、豆制品等，每天蛋白质推荐摄入量为 1.0～1.5g/kg。少食多餐，避免暴饮暴食，少饮浓茶、含咖啡的饮料。戒酒戒烟。

（2）休息与活动 注意休息，劳逸结合，术后根据个体耐受能力和心功能恢复情况逐渐调整运动量，养成定期锻炼的习惯，同时控制好体重。并避免情绪大幅波动，保持心态的平静愉悦。

（3）服药指导 术后患者需终身服用抗凝药如阿司匹林、双嘧达莫（潘生丁）等，向患者详细介绍药物名称、用药目的、用法、剂量和药物不良反应，当服用阿司匹林出现皮下出血点或便血，告知患者及家属及时就诊。指导患者外出时务必随身携带硝酸甘油等药物，以防心绞痛发生。

（4）功能锻炼 术后胸骨愈合大约需要3个月时间，其间肢体锻炼需要循序渐进，避免举重物、抱小孩等过度牵拉胸骨的动作；保持正确的姿势，当身体直立或坐位时，尽量保持两肩向后展开，上半身挺直。每天进行上肢水平上抬练习，避免肩部僵硬。为促进下肢血液循环，腿部可穿弹力护袜，平卧休息时，需脱去弹力护袜，抬高下肢。

（5）定期复诊 出院后第1、3、6、12个月复查，之后6～12个月复查一次，可根据病情调整复查时间，复查内容包括心音听诊、心电图、胸部X线片及血管超声等。如有心绞痛、晕厥、心悸等不适时，须及时就诊。

第十一节 · 主动脉夹层

主动脉夹层（aortic dissection，AD）是指富含弹力纤维的主动脉中层破坏或坏死，血压波动引起血管壁横向剪切力增大，引起内膜撕裂，血液在主动脉压力作用下进入裂开间隙，形成动脉壁间假腔，并通过破口与主动脉真腔相通，导致夹层产生，常发生于近端胸主动脉。欧美国家主动脉夹层的年发病率为（2.6～6.0）/10 万，其中春、冬季发病率较高，而夏季最低。国外主动脉夹层患者发病平均年龄为 63.1 岁，其中男性发病率高于女性，约占 65%。国内主动脉夹层患者的发病年龄更为年轻，平均发病年龄为 51.8 岁。主动脉夹层是致命性疾病，研究表明未治疗的急性夹层 6h 内病死率＞22.7%，24h 内病死率＞50%，一周内病死率＞68%。目前认为主动脉夹层发病主要与各种因素导致的主动脉壁张力增加、主动脉壁结构异常，以及妊娠、医源性等有关。在我国，主动脉夹层发病的常见危险因素包括高血压、马方综合征、吸烟、酗酒、高度紧张、生活工作压力大、主动脉瓣二叶畸形（BAV）、动脉粥样硬化等，其中主动脉夹层合并高血压者为 50.1%～75.9%。

一、主动脉的解剖和生理

（1）主动脉的解剖　主动脉自左心室起始，向前上右侧上升，至右侧第 2 肋软骨处，转向左后上方，达第 4 胸椎体下缘的左侧转向下，沿脊柱前面下降。经膈的主动脉裂孔至腹腔，到第 4 腰椎体前面分为左、右髂总动脉。主动脉可分为升主动脉、主动脉弓和降主动脉。其中降主动脉又以膈主动脉裂孔为界，分为胸主动脉和腹主动脉，主动脉起始部外径平均在 2.8～3.0cm。

（2）主动脉的生理功能　主动脉是体循环的动脉主干，负责将富含氧气的血液从心脏输送到身体的其他部位。主动脉具有减压反射能力，其压力感受受体位于升主动脉及主动脉弓处，升高的主动脉压随着心率和全身血管的压力的调节而降低，而主动脉压如果降低，也会受到心率及全身血管收缩而升高。主动脉有很强的弹力，因此它也被称为人体的第二个泵，在心脏舒张的时起到代替心脏射血的功能，而不仅仅只是给冠状动脉供血。

二、主动脉夹层的病理生理

各种病因引起的含有弹力纤维的主动脉中层破坏或坏死，血压波动引起血管壁横向切应力（剪切力）增大而致内膜撕裂，血流的逆行或顺行冲击导致壁间血肿蔓延，导致动脉壁间假腔形成，并通过各个破口与原有的主动脉腔相交通，形成"夹层"。主动脉中层的结构异常是主动脉夹层发病的基础，内膜撕裂形成的"内膜片"

代表真腔与假腔间内、中层隔膜，是急性主动脉夹层非常典型的病理特点。内膜片或撕裂起始于升主动脉，是承受力最大之处，约占 65%，起始于降主动脉者约占 25%，起始于主动脉弓和腹主动脉约占 10%。降主动脉为承受最大压力波动的一段，其典型内膜撕裂起始于左锁骨下动脉数厘米以内。随之是典型的血流顺行或逆行冲击，导致主动脉壁内层和中层间沿长轴不同程度地分裂，血液进入其中形成假腔，假腔顺行或逆行蔓延进而可累及升主动脉弓部、主动脉全段，引起主动脉破裂、重要脏器供血障碍，夹层累及冠状动脉开口与主动脉瓣结构者可致主动脉瓣关闭不全、脱垂，甚至缺血性心肌损伤的发生。主动脉夹层亦可造成急性心脏压塞、胸腹腔积血、纵隔和腹膜后血肿等。临床研究表明，急性主动脉夹层可伴有全身炎症反应，包括白细胞、C 反应蛋白及炎症介质等升高，甚至可导致多器官功能障碍综合征。

　　主动脉夹层根据内膜撕裂的位置和夹层沿主动脉延展的范围进行分型，包括两种被广泛应用的传统国际分型：DeBakey 分型和 Stanford 分型。由 DeBakey 等提出的分型分为 3 型：Ⅰ 型为夹层起于升主动脉并累及主动脉弓，延伸至胸降主动脉或腹主动脉（或二者均被累及）；Ⅱ 型为夹层起于并局限于升主动脉；Ⅲa 型为夹层起始于且局限于胸降主动脉；Ⅲb 型为夹层累及胸降主动脉以及不同程度的腹主动脉。Stanford 分型简化了解剖分类标准，是根据第一破口的起始部位进行分类的方法：Stanford A 型夹层累及升主动脉，因此包括 DeBakey Ⅰ 型和 Ⅱ 型夹层；Stanford B 型夹层起于左锁骨下动脉以远的降主动脉，包括 DeBakey Ⅲa 型和 Ⅲb 型（图 3-11-1）。

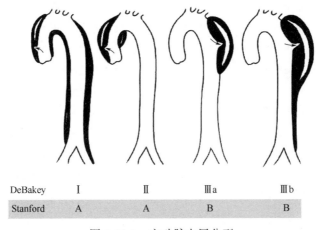

DeBakey	Ⅰ	Ⅱ	Ⅲa	Ⅲb
Stanford	A	A	B	B

图 3-11-1　主动脉夹层分型

　　根据 2014 年欧洲心脏病学会指南的分期方法进行分期，发病时间 ≤14 天为急性期，发病时间在 15～90 天为亚急性期，发病时间 >90 天为慢性期。目前，公认发病时间在 2 周以内者为急性期主动脉夹层。

三、临床表现

1. **疼痛**　是主动脉夹层的主要临床表现，常表现为突发的前胸、后背、腰或腹部的剧烈疼痛，为刺痛、撕裂样或刀割样锐痛，难以忍受，可沿动脉走行向胸、后背放射性传导。疼痛剧烈时可出现烦躁不安、大汗淋漓等伴随症状，有濒死感。Stanford A 型夹层常表现为前胸痛或背痛，Stanford B 型夹层常表现为背痛或腹痛，但两者疼痛部位可存在交叉现象。部分主动脉夹层患者也可能无疼痛症状。

2. **心脏并发症表现**　Stanford A 型主动脉夹层最常受累的器官是心脏，主动脉夹层可破坏心脏正常解剖结构或使心脏活动受限从而引起相关症状：①夹层可导致主动脉瓣对合不佳、主动脉根部扩张等引起主动脉瓣关闭不全，病变严重者出现心力衰竭甚至心源性休克。②夹层累及冠状动脉开口时，可导致急性心肌梗死、恶性心律失常或心功能衰竭，患者可出现胸痛、胸闷和呼吸困难等典型的冠状动脉综合征，出现心电图 ST 段抬高和 T 波改变。③约 17.7%主动脉夹层患者因夹层假腔渗漏或夹层破入心包引起心包积液或心脏压塞。

3. **其他脏器灌注不良的表现**　①夹层累及无名动脉或左颈总动脉时，可出现中枢神经系统症状，3%～6%的患者发生脑血管意外，表现为晕厥或意识障碍；夹层亦可影响脊髓动脉灌注，可导致下肢截瘫。②夹层累及一侧或双侧肾动脉可出现血尿、无尿、严重高血压甚至肾衰竭。③累及至腹腔干、肠系膜上、下动脉时可出现胃肠道缺血表现，如急腹症和肠坏死，部分患者可出现为血便或黑便。④累及至下肢动脉时，可出现下肢疼痛、无脉甚至缺血性坏死等。

4. **血压异常**　常表现为高血压、四肢血压差增大或低血压。主动脉夹层患者约有 50.1%～75.9%合并高血压，即使出现休克，有大汗淋漓、面色苍白、周围性发绀等表现，仍可表现为高血压。主动脉夹层累及肢体血管，可出现四肢血压差增大，以夹层累及左锁骨下动脉导致双上肢压差增大较多见。若四肢血压均低，则应尽早排除有无夹层破裂或心脏压塞。

5. **动脉破裂**　是主动脉夹层最常见的死亡原因。患者常表现为失血性休克，如面色苍白、大汗淋漓、四肢湿冷、极度烦躁以及血压下降。主动脉夹层破入心包腔、左侧胸膜腔可引起心脏压塞或胸腔积血；破入食管、气管内或腹腔出现休克、胸痛、晕厥、呼吸困难、心悸、呕血及咯血等表现。腹主动脉夹层破裂可形成腹膜后血肿，常有腰腹剧痛，主要体征为腹部压痛，可出现反跳痛和肌紧张，偶可触及腹部包块，听诊肠鸣音减弱。

四、专科检查

1. **胸部 X 线片**　诊断主动脉夹层的特异性不高，不能作为确诊手段，但可作为筛选手段。在行胸部 X 线检查时，患者应着宽松、舒适的衣物，避免穿戴带有金属扣子、拉链或其他金属装饰的衣服，检查前取下颈部、胸部的所有首饰和饰品，包括项链、耳环、胸针、内衣钢圈等。患者需按指示进行深呼吸和屏气，常采取站立位、仰卧位或侧卧位。主动脉夹层胸部 X 线可见纵隔影增宽，主动脉扩大。

2. **经胸或经食管超声心动图**　经胸超声心动图可同时评估患者的心功能、主动脉瓣和主动脉窦情况；便携性高、操作简单、安全，可用于主动脉夹层的筛查。但透力低，易受气体干扰，对 Stanford B 型主动脉夹层诊断灵敏度低。其诊断主动脉夹层的主要征象为主动脉内随心动周期摆动的带状回声，经食管超声心动图可明显提高诊断 Stanford B 型主动脉夹层的准确性，但其为一种侵入性检查，可能导致夹层进展，且对操作者技术水平要求较高，不推荐对可行 CTA 或 MRI 的患者使用。成年人进行经胸超声心动图检查无须做特殊准备，只需检查前短时间内勿剧烈运动，保持平静的状态；对不能配合的儿童，可使用镇静剂后再进行检查。如若行经食管超声心动图检查，检查前严格保持空腹状态，避免检查过程中出现呕吐导致窒息。

3. 全主动脉 CTA（CT 血管造影）　急性主动脉夹层的首选检查。可观察主动脉管腔的通畅情况，明确主动脉是否狭窄、狭窄的部位及狭窄程度等，了解主动脉夹层的范围以及程度，判断夹层的破裂部位（图 3-11-2）。检查需注射造影剂，在检查前询问患者有无严重的甲亢或者对碘造影剂过敏。另外，如患者肝肾功能差、心脏循环功能差的情况下需慎做，因造影剂可能会增加肾脏的毒性。做 CTA 检查前无须空腹，患者进入检查室，依照医生的指示仰卧于检查床上，保持身体平直，双手向头侧伸直，检查过程中切忌随意乱动。检查后多饮水，促进造影剂排出。检查结果可示主动脉夹层、主动脉壁间血肿、主动脉瘤等。

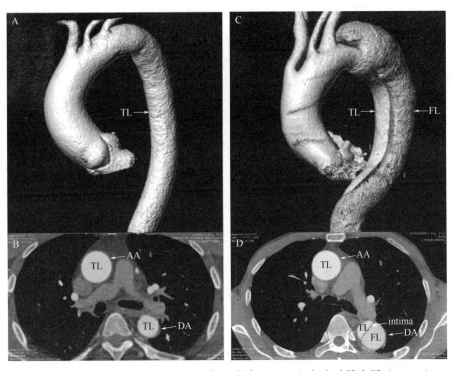

图 3-11-2　主动脉 CTA 检查所示正常主动脉（A、B）与主动脉夹层（C、D）

TL—真腔；FL—假腔；AA—升主动脉；DA—降主动脉；intima—内膜

4. 磁共振成像（MRI） MRI 具有无电离辐射、覆盖范围广、软组织分辨力高等优势，能准确判断夹层类型，直观显示真假腔、内膜片、内膜撕裂口、假腔血栓、主动脉分支受累情况及与邻近结构的关系，此外还能对瓣膜功能、内膜运动及真假腔血流进行评价。MRI 检查时间长，不适用于循环不稳定的急重症患者，禁用于体内有磁性金属植入物或存在幽闭恐惧症的患者。检查时，被检查者采用仰卧的姿势躺在半开放的核磁共振仪器舱下面，放松心情，平静呼吸，过程中如有不适，及时联系医务人员。

5. 实验室检查 对于胸痛且怀疑主动脉夹层的患者，应完善血常规及血型、尿常规、肝肾功能、心肌酶、血气分析、凝血五项（包括 D-二聚体）、C 反应蛋白、乙肝等检验项目，有助于主动脉夹层的鉴别诊断或明确有无并发症。部分主动脉夹层患者急性期可表现为贫血，发病数小时内有白细胞计数升高，中性粒细胞也可增加。部分患者尿常规可有尿蛋白阳性，出现红细胞和管型尿。灌注不良的患者，可出现代谢性酸中毒，肾功能受损时可出现肉眼血尿、血尿素氮和肌酐升高。血液进入假腔可引起轻度溶血，使胆红素、乳酸脱氢酶轻度升高及红细胞沉降率（血沉）增快。D-二聚体在急性主动脉夹层的诊断中具有很高的灵敏性和较低的特异性。D-二聚体在急性夹层中普遍升高，其水平＜500ng/mL 有助于排除主动脉夹层。

五、治疗原则

1. 药物治疗 是 Stanford B 型主动脉夹层的基本治疗方式。急性期治疗的原则是有效镇痛、控制心率和血压，减轻对主动脉壁的压力，降低主动脉破裂的风险。治疗过程中，应根据主动脉夹层的类型、合并症、疾病进展等因素进行综合考虑，制订出个体化的治疗方案。①镇痛：适当肌注或静脉给予阿片类药物，可降低因交感神经兴奋引起的心率增快和血压升高，提高控制心率和血压的效果，常用的药物有吗啡、哌替啶等。②控制心率和血压：应用美托洛尔、艾司洛尔等 β 受体阻滞剂作为基础治疗药物，使用期间需要保证维持最低的有效的终末灌注。对于降压效果较差的患者，可在使用 β 受体阻滞剂的基础上联合使用一种或多种降压药物。药物治疗的目标为控制收缩压范围在 100～120mmHg、心率范围 60～80 次/分。在患者心率没有得到良好控制前，不可首选硝普钠降压，因其引起反射性儿茶酚胺的释放会导致主动脉壁切应力和左心室收缩力增加，使夹层病情加重。

2. 手术治疗 一旦确诊为 Stanford A 型主动脉夹层，原则上应尽早行急诊手术，需开胸在体外循环支持下行病损段血管的置换。急性 Stanford B 型主动脉夹层，在药物控制血压、心率稳定后，限期行血管腔内修复术。如果药物治疗高血压难以控制，疼痛无法缓解，出现主动脉破裂征象或急性下肢、肾脏缺血等情况，应急诊行血管腔内修复术。累及弓部的 Stanford B 型主动脉夹层可考虑分支支架、平行支架、开窗技术等辅助技术下行血管腔内修复术。血管腔内修复术手术成功的标准为完全封闭破口，无明显内漏和严重并发症，假腔消失或假腔内血栓形成，较之外科手术具有创伤小、成功率高、恢复快，并发症少等优点。

六、护理评估

【健康状况评估】

1. **一般情况**　包括年龄、性别、身高、体重和职业等，有无吸烟史。近期是否服用抗凝药物或其他药物史等。

2. **既往史**　了解患者有无高血压史，高血压以往诊疗用药过程及血压控制情况。有无心脏疾病和遗传性结缔组织病。有无过敏史、手术史和外伤史；成人女性患者的月经史、生育史等。

3. **家族史**　了解家族中有无高血压、其他心脏疾病和遗传性结缔组织病患者。

4. **心理社会评估**　评估患者是否存在焦虑、恐惧和无助的心理状况；评估家属对患者的关心程度、支持力度及家庭的经济承受能力。

【症状与体征评估】

1. **疼痛的评估**　评估患者有无急性疼痛，疼痛的部位、性质、程度和诱发因素，以及疼痛时的伴随症状。

2. **血压评估**　评估患者有无高血压，大多数患者有高血压病史，发病后可有血压升高或正常。

3. **重要脏器供血障碍评估**　评估患者有无心绞痛、晕厥、偏瘫、肠麻痹等症状。

4. **主动脉夹层破裂症状评估**　评估患者的神志及有无烦躁、口渴、腹胀、腹痛、休克等失血表现。

【术后谵妄的风险评估】

谵妄是主动脉夹层术后常见的并发症，发生率可高达45%～52%。谵妄的发生主要与年龄、术前认知功能障碍、既往有高血压等基础疾病、手术持续时间、术后复温时间、体外循环、术后ICU住院时间、术后疼痛等因素有关。术后首选重症监护病房意识模糊评估量表对主动脉夹层术后ICU住院患者进行谵妄评估，其敏感性为28%～100%，特异性89%～100%，并根据结果积极预防、干预术后谵妄。包括术前以缩短禁食禁饮时间、加强认知训练等多维度非药物干预为主，术后缩短复温时间；采用多元化、多方位、多学科的集束化管理模式，主要包括积极评估、预防、处理疼痛；改善睡眠质量；调整容量状态；术后运用加速康复理念，早期开始全方位康复训练。

七、护理措施

【术前护理】

1. **病情观察**　①严密监测患者的生命体征，并尽快将血压和心率降至治疗目标以内，控制收缩压至100～120mmHg、舒张压至60～70mmHg，或在保证心、脑、肾等重要器官灌注的前提下，控制动脉血压下降幅度不超过基础值的20%～30%。

将心率控制在静息状态下＜70 次/分，密切观察患者心率和心律变化。②观察神志改变，肢体运动情况，有无腹胀，监测尿量。③观察主动脉夹层是否累及重要脏器导致供血障碍；如有主动脉夹层破裂的先兆，立即通知医师，并做好抢救准备。

2．**休息与活动**　保持环境安静，嘱患者绝对卧床休息，防止活动引起血压增高而致主动脉夹层破裂。保证充足睡眠，避免情绪波动，必要时应用镇静剂。尽量减少咳嗽、打喷嚏、便秘等增加腹内压的因素。

3．**疼痛护理**　及时评估疼痛的位置、性质、程度、诱因、持续时间等，遵医嘱早期注射吗啡等阿片类药物缓解疼痛，避免疼痛导致的血压升高，用药后评估疼痛缓解情况，并注意患者有无呼吸抑制、瞳孔改变等药物不良反应；治疗应尽量集中，减少环境刺激；指导患者放松，禁止用力，如患者便秘，可遵医嘱口服通便药。

4．**营养支持**　嘱患者摄入高蛋白质、高纤维素、易消化的食物，纠正贫血、低蛋白血症，预防便秘的发生。

5．**术前准备**　积极完善各项急诊手术术前准备，完善相关术前检查。术前需禁食 6h、禁饮 2h。

6．**心理护理**　由于该疾病发病急，疼痛剧烈，有濒死感，死亡率高，患者及家属会出现恐惧心理，应向患者及家属介绍疾病和手术相关知识，耐心解答患者及家属的问题，以缓解其对手术的恐惧和顾虑，让其以科学的态度去了解疾病，积极接受治疗。

【术后护理】

1．**循环功能监测**　①密切监测患者生命体征，防止低心排血量综合征、高血压等发生，必要时监测四肢血压，若与患者之前血压相差大，及时通知医师。遵医嘱使用药物控制血压、心率，防止夹层继续扩展。②观察患者四肢动脉搏动情况，四肢皮肤温度、色泽，观察有无继发性血栓形成，有无疼痛、皮肤苍白、皮温降低、感觉迟钝、功能障碍等。③适当应用镇静、镇痛药物，尤其是吸痰前，以防因疼痛、咳嗽等因素引起血压升高、夹层进展。

2．**呼吸功能监测**　①密切观察患者的呼吸频率、节律和幅度，双肺呼吸音是否对称；观察有无发绀、鼻翼扇动、点头或张口呼吸。②定时协助患者翻身、拍背，指导患者进行深呼吸锻炼及有效咳嗽，促进痰液的排出及肺的复张。痰液黏稠者给予雾化吸入，以减轻喉头水肿、降低痰液黏稠度。③吸氧，以维持充分的氧合状态，防止低氧血症对各器官的损害。对于严重低氧血症的患者，可采用低剂量吸入性一氧化氮治疗，以改善氧合，缩短呼吸机治疗时间。④防寒保暖，避免受凉，以免并发呼吸道感染。

3．**体位与活动**　①开胸术后患者取斜坡或半坐卧位，以利于引流液流出和咳嗽排痰。卧床患者尽早进行四肢活动，病情稳定后可逐步下床活动。②有脑栓塞或肢体动脉栓塞病史者，应注意患侧肢体活动情况。③若患者下肢肌力弱，应注意保持肢体处于功能位，帮助和鼓励其进行适当的活动，以免足下垂或肌肉萎缩。

4. 饮食 行全身麻醉患者术后清醒且生命体征平稳，早期可少量饮水，术后6h 后如无呛咳、恶心、呕吐等不良反应，可遵医嘱给予流质、半流质，再逐步过渡至正常饮食，以低盐低脂、优质蛋白质和丰富纤维素的食物为主，切忌暴饮暴食。

5. 伤口及心包、纵隔引流管的护理 详见第三章第四节房间隔缺损的术后护理。

6. 并发症的护理

（1）出血 常见且最危险的并发症。

① 原因：a. 术中操作、使用抗凝药物。b. 血管内膜损伤。c. 术后血压控制不当。d. 术后过早活动、剧烈的咳嗽等可导致胸腔内压力增加。e. 术后并发症（肝、肾衰竭等）影响机体凝血功能。f. 术后感染可能导致切口愈合不良，增加出血风险。

② 临床表现：a. 引流出鲜红色血性液体持续 2h 超过 4mL/（kg·h），提示有活动性出血。b. 持续性或加重的疼痛。c. 低血压或者血压下降。d. 心率增快、呼吸急促、低体温。e. 血红蛋白下降。f. 局部肿胀或血肿、伤口渗血。g. 严重出血可引起休克，表现为皮肤湿冷、尿量减少等。

③ 护理措施：最直观的出血现象是引流液的情况，此时患者应取平卧位，减轻血流对吻合口的冲击，每隔 15～30min 挤压心包纵隔引流管，保持管路通畅。遵医嘱使用止血药物，观察出血情况是否好转，及时补充血容量。同时观察有无其他部位的出血，并做好再次开胸的准备。

（2）急性肾损伤 是术后的严重并发症，多见于 Standford A 型主动脉夹层的手术。

① 原因：年龄、术前合并慢性肾脏疾病、术中操作造成假腔中血栓脱落栓塞肾动脉、体外循环时间过长、血容量不足、真假腔血流重新分布后造成肾脏缺血等。

② 临床表现：尿量减少或少尿（24h＜400mL），甚至无尿（24h＜100mL）；患者双下肢、脚踝或者面部出现水肿；血钾升高、血钠降低、血磷升高、血钙降低、代谢性酸中毒等；营养和代谢异常；消化、循环、呼吸、神经、血液系统症状均可发生。

③ 护理措施：应严密监测患者血电解质、血浆 pH 值等检验指标，及时纠正电解质和酸碱平衡紊乱。并配合医生对症治疗，对于急性肾动脉栓塞患者做好溶栓或手术取栓准备；对于低血容量患者，遵医嘱快速输注晶体溶液等。必要时遵医嘱使用血管活性药物扩张肾动脉，行肾脏替代治疗（renal replacement therapy，RRT）。

（3）急性缺血性脑卒中 是术后的严重并发症，可能导致重大的残疾甚至死亡。

① 原因：术中操作时主动脉弓部斑块或附壁血栓脱落、左椎动脉优势的左锁骨下动脉被覆盖、术中控制性低血压时间过长等。

② 临床表现：突发一侧肢体无力或麻木，面部麻木或口角歪斜；言语困难；视物模糊、黑矇；突然剧烈头痛，有时伴随呕吐；意识水平下降甚至昏迷。

③ 护理措施：a. 术前完善神经系统检查，以针对性确定手术及体外循环策略。

b. 一旦出现急性缺血性脑卒中相关的临床表现，应立即汇报医生，协助医生行急诊CT 检查。必要时做好静脉溶栓治疗或手术取栓准备。c. 给予患者平卧位，氧气吸入，及时清除口鼻分泌物，保持气道通畅。d. 监测患者的心率、呼吸、血压变化，对于血压过高患者遵医嘱使用降压药物控制血压；对于低血压患者积极查找原因，可采用扩容升压增加脑循环灌注。e. 对于肢体功能障碍的患者在医护人员指导下早期启动康复训练，并遵循循序渐进的原则，如先进行体位转移，逐渐过渡到坐、站立、轻度运动等。

7. 心理护理 主动脉夹层是一种严重的心血管急症，患者可能会经历剧烈的疼痛和手术创伤，术后会出现焦虑、恐惧等心理问题。护士应向患者和家属提供关于疾病、手术和预期恢复过程的详细信息；建立良好的沟通和信任关系，鼓励患者表达自己的感受和担忧，并认真倾听患者的诉说；鼓励家人的参与和陪伴，提供社会支持；对于表现出明显焦虑或抑郁的患者，可提供专业的心理疏导或心理咨询服务。

8. 主动脉破裂的预防和应急处理 主动脉破裂常见原因：主动脉壁病变（如合并结缔组织病、急性期主动脉壁水肿等），术中操作不当、覆膜支架选择不当等。

（1）预防 ①严密监测患者体温、血压、心率、呼吸及疼痛。②遵医嘱严格控制血压、心率，合理使用药物将血压和心率控制在目标值。③患者出现疼痛时，应积极镇痛。④保持患者大便通畅，防止反复咳嗽，以免引起腹内压增高。

（2）应急处理 ①当患者突发胸背部撕裂样疼痛、血压迅速下降等表现时，应立即告知医师，协助患者取平卧位，制动，注意保暖，持续吸氧。②迅速建立两路以上静脉通道，遵医嘱快速大量补液，使用血管活性药物以维持有效循环血容量。③密切监测生命体征，备血，协助医师快速完善手术术前准备。

9. 出院指导

（1）饮食指导 进食清淡、易消化的高蛋白质、低脂、低胆固醇、富含维生素的食物，高血压者每天盐摄入量＜6g，保持大便通畅。

（2）休息与活动指导 术后 3 个月内避免体力劳动及剧烈运动，应根据个人的耐受程度适当活动，并逐渐增加运动量，以促进康复，控制体重。术后 3 个月，尽量取仰卧位，避免做牵拉胸骨的动作，如举重、抱重物等，以利于胸骨愈合。3 个月以后，患者的胸骨愈合之后可进行适当的运动，如太极等。

（3）其他日常生活指导 养成良好的生活习惯，戒烟，避免暴露于烟草环境之中。注意个人卫生并在天气变化时防寒保暖。尽量不在人多、寒冷或湿热的场所活动，以免增加心脏的负担。避免情绪波动，注意生活规律，养成良好的睡眠习惯。

（4）用药指导 指导患者定时定量正确服药，控制心率、血压。《Stanford B 型主动脉夹层诊断和治疗中国专家共识（2022 版）》推荐的药物控制目标为血压120/80mmHg、心率 60～80 次/分，以延缓残余夹层扩张、降低主动脉相关事件和改善患者远期生存。

（5）自我监测　①每天测量心率和血压，测量血压注意四定：定时间、定体位、定肢体、定仪器。②如果出现胸背部疼痛等不适，应及时就诊。③按时换药，观察伤口有无红肿、渗液、感染等迹象。

（6）定期复诊　所有主动脉夹层的患者，无论接受何种治疗策略，在进入疾病慢性期后都需要接受严密的随访，建议患者在出院后的第1、3、6、12个月及以后每年进行终身随访。随访时根据医嘱及时完善主动脉CTA/MRI、经胸超声心动图、胸部X线片或心电图等检查，以检测是否存在灌注不良或主动脉夹层。

第四章 ▶▶ 泌尿外科疾病护理

第一节 · 肾和输尿管结石

泌尿系统结石是泌尿外科的常见疾病之一，分为上尿路结石和下尿路结石，前者指肾结石和输尿管结石，后者指膀胱结石和尿道结石。近年来，全球范围内泌尿系统结石的发病率均有升高趋势，5～10年的复发率最高可达50%以上。上尿路结石在泌尿系统结石中较多见，约占70%。目前认为，上尿路结石好发于青壮年，男性患者稍多于女性患者。肾结石形成受到环境气候、地域、民族、饮食习惯、职业、遗传、相关疾病等因素影响，绝大多数输尿管结石是由肾结石下降至输尿管引起。重视机体代谢异常、药物使用和尿路梗阻、感染、异物等致病因素可减少结石的形成和复发。

一、肾、输尿管的解剖和生理

1. 肾脏的解剖与生理

（1）肾脏的解剖　肾脏位于脊柱两侧、腹膜后间隙内，形状似蚕豆。左肾位于第11胸椎椎体下缘至第2～3腰椎椎间盘之间，右肾位于第12胸椎椎体上缘至第3腰椎椎体上缘之间，右肾比左肾低1～2cm（图4-1-1）。肾实质可分为表层的肾皮质和深层的肾髓质。肾皮质由肾小体与肾小管组成。肾髓质约占肾实质厚度的2/3，由15～20个呈圆锥形的肾锥体构成。2～3个肾锥体尖端合并成肾乳头，并突入肾小盏，在肾窦内，2～3个肾小盏合成一个肾大盏，再由2～3个肾大盏汇合形成一个肾盂。肾单位是肾脏的结构和功能单位，由肾小体和与之相连的肾小管组成，每个肾脏约100万个肾单位。其中肾小体由肾小球和肾小囊组成，肾小管由近端小管、髓袢和远端小管组成。肾的被膜有三层，由浅向深依次为肾筋膜、脂肪囊和纤维囊。肾内侧缘中部凹陷处称为肾门，为肾血管、肾盂及神经和淋巴管出入之处。

（2）肾脏的生理功能　肾脏主要生理功能是生成尿液、排泄代谢终产物、过剩物质、药物和毒物等；其次在生成尿液的基础上对体液、电解质和酸碱平衡进行调节，维持机体内环境的稳定；肾脏也是内分泌器官，它能产生多种生物活性物质以及参与体内激素如胰岛素、胃泌素、甲状旁腺激素等的灭活。

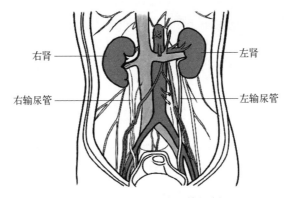

图 4-1-1　肾脏、输尿管解剖

2. 输尿管的解剖与生理

（1）输尿管解剖　输尿管是一对位于腹膜后间隙的肌性管道。约平第 2 腰椎上缘，起自肾盂末端，终于膀胱，长约 20～30cm，管径 0.5～1.0cm，最窄处 0.2～0.3cm。全长分为腹部、盆部和壁内部。输尿管有三个生理狭窄，即肾盂输尿管连接处、输尿管跨过髂血管处和输尿管膀胱壁段（图 4-1-2）。

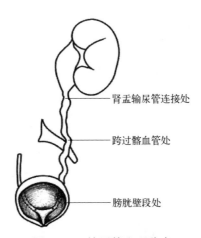

图 4-1-2　输尿管生理狭窄

（2）输尿管生理功能　输尿管为人体重要的排尿器官，主要具有两大生理功能：其一是通过平滑肌蠕动将尿液自上而下由肾脏运送到膀胱内；其二，输尿管膀胱连接处解剖上的组织结构特点，使其在膀胱充盈时可防止膀胱内尿液反流进入输尿管或肾脏。

二、肾和输尿管结石的病理生理

我国泌尿系统结石以多种盐类混合形成，以含钙结石为主，草酸钙结石最常见。

上尿路结石多在肾脏形成，输尿管结石是结石移动过程中停留在该处所致。结石沿输尿管移动，常停留、嵌顿于三个生理狭窄处，其中以输尿管下 1/3 处最多。继发性结石的病理改变与结石的大小、形态、活动度及所在部位等密切相关。主要表现为局部的损害、梗阻、感染，少数可继发恶性病变。

三、临床表现

肾和输尿管结石主要症状为疼痛和血尿。其程度与结石大小、部位、是否活动以及有无损伤、感染、梗阻有关。

1. **疼痛**　部分肾结石可引起肾区疼痛伴肋脊角叩击痛，肾盂内大结石及肾盏结石可无明显症状，或活动后出现腰部或上腹部钝痛，可阵发性发作，亦可持续性疼痛。输尿管结石可引起肾绞痛或输尿管绞痛，典型表现为腰部或上腹部疼痛剧烈难忍，阵发性发作，疼痛部位可沿输尿管放射至同侧腹股沟甚至同侧睾丸或阴唇。若结石位于输尿管膀胱壁段，可伴有膀胱刺激症状及尿道、阴茎头部放射痛。疼痛严重时，可出现恶心、呕吐，甚至休克状态。

2. **血尿**　多为镜下血尿，少数患者可见肉眼血尿。活动后镜下血尿有时是肾和输尿管结石的唯一临床表现。血尿程度与结石对尿路黏膜的损伤程度有关，若结石引起尿路完全性梗阻或结石固定不动（如肾盏小结石）时，可能没有血尿。

3. **恶心、呕吐**　输尿管结石引起尿路梗阻时，使输尿管管腔内压增高，输尿管壁局部扩张、痉挛、缺血。因输尿管与肠有共同的神经支配而导致恶心、呕吐，常与肾绞痛伴发。

4. **膀胱刺激症状**　输尿管膀胱壁段结石或结石伴感染时，可出现尿频、尿急、尿痛等膀胱刺激症状。

5. **感染和梗阻**　为泌尿系统结石的并发症及表现。结石并发急性肾盂肾炎或肾积脓时，可有畏寒、发热等全身症状。梗阻则可引起肾积水，出现腰部或上腹部肿块。双侧尿路完全性梗阻或孤立肾上尿路完全性梗阻时，可导致无尿，出现尿毒症。小儿肾和输尿管结石以尿路感染为主要表现。

四、专科检查

1. **超声波检查**　可作为上尿路结石的常规检查方法，是孕妇和儿童在怀疑尿路结石时的首选方法。其优点为便捷、经济、无创伤，可发现 2mm 以上的结石。患者通常采用俯卧、侧卧及仰卧位。在超声检查中结石表现强回声灶伴后方声影，小结石可无声影存在。

2. **肾、输尿管及膀胱平片**（kidney ureter bladder position，KUB Position）　能够大致确定结石的位置、形态、大小和数量，可作为结石检查的常规方法。妊娠期、哺乳期患者及部分患儿不宜行此检查。检查前禁止做胃肠钡剂检查，禁止服用不透X线的药物，如碘和铋等。检查前 1 天应少渣饮食，必要时前 1 天晚服缓泻剂或检查前洗肠，以清除肠道积气及粪便，提高检查质量。尿路 X 线片可发现约 90% X 线阳性结石，如草酸钙、磷酸钙和磷酸镁铵结石等，表现为密度增高影，胱氨酸结石密度低，X 线片上显影比较淡，而单纯尿酸和黄嘌呤结石为透 X 线结石，在 X 线片上不显影。

3. **静脉尿路造影**（intravenous urography，IVU） 是经静脉注射含碘水溶性造影剂，造影剂经肾脏排泄，再用 X 线照射，显示出肾外形、轮廓及肾盏、肾盂、输尿管、膀胱和尿道的检查。其价值在于了解尿路的解剖，确定结石在尿路的位置，发现尿路 X 线片上不能显示的 X 线阴性结石，鉴别 X 线片上可疑的钙化灶，还可以了解分侧肾脏的功能，确定肾积水程度。碘对比剂过敏、严重肝肾功能不全及心血管疾病者禁做该项检查。检查前禁食、禁饮，详细询问过敏史，除产品说明书要求，原则上不推荐碘造影剂过敏试验。检查后嘱患者多饮水，以加速造影剂排泄。静脉尿路造影肾结石表现为肾盂内充盈缺损，输尿管结石表现为输尿管内的结节状充盈缺损。

4. **腹部 CT** 分辨率较 KUB 高，可发现 1mm 的结石，准确率高于超声波检查及 IVU，可清晰显示 X 线阳性结石及阴性结石的大小、形态，CT 平扫可作为肾绞痛患者的首选检查。增强 CT 可准确判断有无结石，结石的大小、数目、部位及梗阻、积水的情况，并能反映肾脏分泌、排泄功能，可作为 IVU 的替代检查。但价格较昂贵，且较 IVU 放射剂量高。增强 CT 检查后嘱患者多饮水，以加速造影剂排泄。上尿路结石在 CT 上表现为高密度影，输尿管结石周围可见软组织密度环，代表受累肿胀的输尿管壁。

5. **磁共振尿路造影**（magnetic resonance urography，MRU） 可了解结石梗阻后肾输尿管积水的情况，对于不适合做 IVU 的患者（如造影剂过敏、严重肾功能损害、儿童和孕妇等）可考虑采用。MRU 检查前需憋尿，4～6h 禁食，2～4h 禁饮，入检查室前应去除身上一切金属物品、电子器件及磁性物质。在 MRH 上，肾结石表现为低信号，与周围的尿液高信号背景相比表现为充盈缺损；输尿管结石表现为输尿管内高信号，尿液内的无信号结节。

6. **结石成分分析** 可明确结石性质，是结石预防及选用溶石疗法的重要依据。红外光谱技术是目前常用的结石成分分析方法。结石标本可经手术、体外冲击波碎石和自然排石获取，经清洗后晾干，取绿豆大小结石标本放入标本袋送检。结石成分主要有草酸钙类、磷酸钙类、碳酸磷灰石、磷酸铵镁、尿酸类及胱氨酸等，可根据具体成分制订结石预防措施。

五、治疗原则

1. **非手术治疗** 少数患者能找到形成结石的病因，如甲状腺功能亢进（主要是甲状旁腺腺瘤），只有切除腺瘤才能防止尿路结石复发；尿路梗阻患者，只有解除梗阻才能避免结石复发。非手术治疗适用于结石直径<0.6cm、表面光滑、结石无明

显的嵌顿或梗阻、结石以下尿路无梗阻者，其方法主要包括调整饮食结构与运动及药物治疗等。其中药物排石方法常用药品包括α受体阻滞剂（可松弛输尿管下段平滑肌，促进结石排出）和钙离子通道阻滞剂（通过阻断钙离子通道，松弛输尿管平滑肌以促进排石）。纯尿酸及胱氨酸结石患者可服用碱性枸橼酸盐、碳酸氢钠碱化尿液；感染性结石患者需控制感染，口服氯化铵酸化尿液，应用脲酶抑制剂控制结石长大；限制食物中磷酸摄入，应用氢氧化铝凝胶限制肠道对磷酸的吸收，以预防结石。在药物治疗过程中，还需增加液体摄入量，包括大量饮水，以增加尿量。药物治疗仅适用于没有主动取石手术适应证的患者，如果在治疗过程中出现并发症（感染、难治性疼痛、肾功能异常），应停止药物治疗，及时进行手术治疗。

2. 手术治疗　主要包括体外冲击波碎石、经皮肾镜碎石取石术、输尿管镜碎石取石术。体外冲击波碎石术（extracorporeal shock wave lithotripsy，ESWL）适用于直径≤2cm的肾结石及输尿管上段结石。ESWL再次治疗间隔时间10～14天以上，治疗次数不超过3～5次。优点是安全、有效、非侵入性，但输尿管中下段结石治疗的成功率比输尿管镜取石低。经皮肾镜碎石取石术（percutaneous nephrolithotomy，PCNL）适用于所有需手术干预的肾结石，包括直径≥2cm的肾结石、有症状的肾盏或憩室结石、ESWL和软镜治疗失败的肾结石以及特殊类型肾结石，如小儿肾结石、孤立肾、马蹄肾、移植肾合并结石等。输尿管镜碎石取石术（ureteroscope lithotripsy，URL）适用于输尿管中、下段结石、ESWL 治疗失败后的输尿管上段结石、ESWL后的"石街"、结石并发可疑的尿路上皮肿瘤、X线阴性的输尿管结石及停留时间长的嵌顿性结石而 ESWL 困难者。对直径<2cm肾结石、输尿管上段结石及伴有输尿管扭曲、硬镜不能到达部位的结石，可考虑输尿管软镜治疗。

六、护理评估

【健康状况评估】

1. 既往史　了解患者一般情况，询问患者既往有无结石，有无遗传性疾病，有无代谢性疾病如痛风、原发性甲状腺功能亢进、慢性泌尿系感染、长期卧床等。

2. 日常生活形态　了解患者饮食习惯如每天饮水量、是否过度摄入某一种营养成分；有无服用易引起尿路结石的药物；生活、工作是否长期处于高温环境中。

3. 心理社会评估　评估患者对肾绞痛知识的认识，家属对患者治疗的社会支持程度，帮助患者克服对手术的恐惧心理。

【症状与体征评估】

1. 肾绞痛的评估　当结石嵌顿在输尿管相对狭窄的部位刺激输尿管黏膜引起输尿管痉挛可导致肾绞痛。评估肾绞痛的性质、发生与持续时间、有无周期性或规律性以及是否伴有恶心、呕吐、大汗、心率加快等症状。

2. 排尿评估　评估患者有无血尿，活动后血尿是否加重。

3. 肾脏评估　体格检查有无肾区叩击痛、上腹部及腰部肿块。

七、护理措施

【非手术治疗护理】

1. **结石排出和感染观察**　若患者健康状况良好、病情允许，可适当进行跳绳等运动，以促进结石排出。每次排尿时建议将尿液盛于玻璃器皿或金属盆内，观察尿液中有无结石排出，如有排出结石，进行结石成分分析，为结石的治疗及预防提供依据。服用药物进行排石时，应嘱患者多饮水，以增加尿量促进结石排出。对于服用 α 受体阻滞剂或钙离子通道阻滞剂的患者，应嘱其下床活动宜慢，预防体位性低血压。观察体温有无异常，发热时检测血常规、尿常规，了解有无感染征象。

2. **饮食及生活习惯干预**　减少结石的易发因素，调整患者饮食结构和饮水习惯，维持均衡营养，避免过度摄入某一种营养成分，可有效预防结石的发生，具体措施如下：

（1）液体摄入　大量饮水可稀释尿液、预防结石形成和感染、促进排石。推荐成人每天液体摄入量 2500～3000mL，每天尿量维持在 2000～2500mL。饮水种类以草酸含量少的非奶制品为宜，避免过多饮用含咖啡因的饮料、红茶等。

（2）饮食调节　可根据结石成分分析结果制订相应饮食调节计划。

① 草酸钙结石：a. 适量摄入含钙食物，饮食钙含量每天低于 800mg 可引起体内负钙平衡。推荐成年人每天钙摄入量为 1～1.2g，缺钙者可多食用乳制品（牛奶、干酪等）、豆腐和小鱼等食物。b. 限制草酸的摄入：如菠菜、甘蓝、甜菜、欧芹等；避免摄入过量维生素 C，因维生素 C 经过自然转化后可生成草酸。c. 限制钠盐摄入：每天氯化钠的摄入量少于 3～5g。d. 适量摄入动物蛋白：每天摄入量限制在 0.8～1.0g/kg，高蛋白质饮食不仅引起尿钙和尿草酸盐排泄增多，还会使尿的枸橼酸排泄减少、尿酸排泄增多，是诱发尿钙结石形成的重要因素之一。e. 增加粗粮及纤维素饮食的摄入：如米麸可减少尿钙排泄，但应避免诸如麦麸等富含草酸的纤维素食物。f. 增加富含枸橼酸蔬菜、水果的摄入：如葡萄、柚子、番茄等，可稀释尿液中的成石危险因子，并可增加尿枸橼酸的含量。

② 磷酸钙结石：限制钠盐和过量动物蛋白质摄入，建议适当多食用花生、谷类等酸性食物。

③ 尿酸结石：严格限制高嘌呤食物如动物内脏、家禽皮、海产品及菌菇类，禁酒。

④ 胱氨酸结石：a. 低蛋白质饮食可减少胱氨酸的排泄，避免过量食用富含蛋氨酸的食物如大豆、小麦、豆类、鱼、肉及蘑菇等。b. 建议钠盐及胱氨酸摄入量均<2g/d。c. 增加液体摄入量，保证每天尿量在 3000mL 以上，首选碱性饮料。

⑤ 感染性结石：对于产尿素酶细菌感染导致的磷酸铵镁和碳酸磷灰石结石，其预防应首先去除结石、治疗感染，饮食方面应注意低磷、低钙饮食。

（3）生活习惯　肥胖和高血压是上尿路结石形成的危险因素之一，适量进行体育锻炼、控制体重，维持 BMI 在 $11\sim18kg/m^2$ 有助于预防上尿路结石形成。

3. 肾绞痛护理 肾绞痛是泌尿外科常见急症，需紧急处理，治疗以解痉镇痛为主，常用的镇痛药物包括非甾体类镇痛抗炎药物（双氯芬酸钠、吲哚美辛）及阿片类镇痛药（哌替啶、曲马多等）；解痉药有 M 型胆碱受体阻滞剂（硫酸阿托品和山莨菪碱）、钙通道阻滞剂（硝苯地平）、黄体酮、α 受体阻滞剂（坦索罗辛）等。发生肾绞痛应嘱患者卧床休息，评估疼痛程度、性质、部位、起始和持续时间以及伴随症状，注意与急腹症鉴别，指导患者深呼吸、放松以减轻疼痛。遵医嘱应用解痉、镇痛药物，观察用药后不良反应，及时进行疼痛复评。伴随恶心呕吐患者遵医嘱镇吐治疗，对于因呕吐可能导致脱水的患者遵医嘱建立静脉通路补充水、电解质。

4. 心理护理 因疾病反复发作，可能给患者带来较大的痛苦引起焦虑，向患者讲解有关疾病的防治措施，鼓励安慰患者，树立患者战胜疾病的信心。

【术前护理】

1. 手术时机 ①长期服用抗凝药物的患者根据手术类型、抗凝药物种类、肾功能情况停用抗凝药物 $4\sim7$ 天，待凝血功能纠正后方可进行手术，以免增加术中及术后出血风险。②女性患者避开月经期。③处于抗凝期或月经期但有明显输尿管梗阻的患者可优先选择放置双 J 管治疗。

2. 饮食 术前戒烟、禁酒，不吃辛辣等刺激性食物，建议进食营养丰富、清淡、易消化的食物。全麻手术患者术前禁食 6h，禁饮 2h。

3. 体位与活动 ①指导患者床上大小便、翻身及下床等活动。②指导患者深呼吸、有效咳嗽，50 岁以上患者可指导其吹气球进行呼吸功能锻炼。③肾脏积水严重的患者，应避免患侧腰腹部受到外力撞击。

4. 病情观察 ①关注患者尿常规及血常规结果，注意患者有无发热，若有感染征象，应遵医嘱应用抗生素治疗。②观察患者有无疼痛加剧、心慌、恶心、呕吐等症状，遵医嘱予以对症治疗。③双侧上尿路结石、孤肾患者应严密观察尿量，并严格记录 24h 出入水量，注意心肺功能，防止肺水肿的发生。患者突然出现无尿时，应立即报告医生，积极做好急诊取石准备，以达到解除梗阻，挽救肾功能的目的。

5. 引流管护理 术前带有肾造瘘管、导尿管等管道的患者，保持引流管引流通畅，避免管道扭曲、受压、折叠、堵塞或脱出。观察引流液或尿液的颜色、性状和量，如有异常，及时通知医师。

6. 心理护理 患者面临手术及术后能否痊愈感到焦虑，护理人员应多关心患者，加强与患者及家属的沟通交流，向其讲解疾病有关知识，可发放疾病相关知识资料，建立良好的护患关系，同时树立患者战胜疾病的信心。

【术后护理】

1. 病情观察 ①患者麻醉清醒返回病房时，护士应与麻醉师做好交接工作，了解患者麻醉方式及术中情况如手术名称、术中失血量、补液量、输血量等。②遵医嘱予以吸氧、心电监测，密切观察生命体征及血氧饱和度变化，若出现体温升高或体温不升、心率、呼吸加快等应警惕尿源性脓毒症的发生，需及时汇报医生处理。

2. 饮食　术后 2～6h 进食汤等流质食物，可先饮水，从少量开始，逐渐由流质过渡到普通饮食。忌食辛辣等刺激性食物。如对结石进行了实验室检查，可根据结石成分分析结果合理安排膳食。饮食恢复正常后多饮水。

3. 体位与活动　经皮肾镜碎石取石术后翻身应朝向健侧，如有活动性出血应绝对卧床，待出血停止，肾造瘘管及导尿管尿液颜色较前转清方可下床。下床活动时应循序渐进，所有动作均应遵循稳、轻、慢原则，预防体位性低血压。

4. 疼痛护理　术后的碎石在排出过程中刺激输尿管或因手术创伤等因素均可引起疼痛。可指导患者深呼吸、放松、转移注意力、改变体位等方法以减轻疼痛，必要时遵医嘱应用镇痛药物，观察用药后不良反应，及时评价镇痛疗效。

5. 伤口敷料的观察　观察有无渗血、渗液、漏尿等，若伤口敷料渗湿应及时更换，以防止感染；若伤口敷料大量渗血或伤口周围有包块形成，提示肾脏有活动性出血，须立即报告医师给予对症处理。

6. 管道护理

（1）导尿管　术后常规留置导尿管2～3天。护理措施：①保持引流通畅，妥善固定。②保持引流袋位置低于膀胱水平，防止尿液逆流引起感染。③观察尿液的颜色、性状、量。④如非管道堵塞因素引起的尿量突然减少应积极查找原因，如复查肾功能。⑤如导尿管引流出脓性尿液应报告医生行尿培养等检查，按医嘱使用抗生素治疗。⑥尽量减少开放导尿管和引流装置，根据集尿袋产品说明书或出现临床指征时（如感染、堵塞等）更换集尿袋。留置导尿管期间，每天行会阴护理两次，以预防感染。

（2）肾造瘘管　经皮肾镜碎石取石术后常规留置肾造瘘管，以引流尿液及残余碎石。护理措施：①保持伤口敷料干燥，如有渗湿、渗血应报告医生及时更换。②保持引流通畅，妥善固定，如肾造瘘管尿量突然减少或造瘘口敷料大量渗湿应观察肾造瘘管有无堵塞。③保持引流袋位置低于引流部位，防止引流液逆流引起感染。④密切观察引流液的色、质、量并做好记录，如肾造瘘管引流尿液呈鲜红色，考虑有活动性出血，应嘱患者绝对卧床休息、给予补液、止血等对症治疗，如出现休克症状，予以抗休克治疗。⑤一般术后 3～7 天，若引流尿液转清、体温正常，可考虑拔管，必要时拔管前一天夹管，观察患者有无腰腹痛、发热及肾造瘘口渗液等症状，必要时行肾造瘘管造影，如无异常则可拔除。

（3）双 J 管　术中常规于输尿管内放置双 J 管，起到内引流、内支撑的作用，可扩张输尿管，有利于细小结石排出，防止输尿管内"石街"形成。①指导患者饮食应清淡、多食水果及富含粗纤维的蔬菜，以防便秘；适度增加饮水量。②禁止剧烈活动，尤其是伸展运动和突然的下蹲等动作，以防双 J 管脱落。③指导患者勤排尿，不憋尿，以防憋尿引起膀胱内压升高导致尿液反流。④观察尿液颜色、尿量变化，如出现尿液鲜红、尿量突然减少等异常情况应及时报告医生处理。⑤双J管一般留置4～6周，复查腹部X线或腹部超声确定可拔除后，在膀胱镜下取出。

7. VTE预防　①基本预防：对患者进行VTE预防相关知识宣教；鼓励患者改善生活方式，如戒烟酒、控制血糖、血脂；在病情允许下尽早下床活动及多饮水；避免下肢静脉穿刺；必要时抬高肢体，指导双下肢按摩及踝泵运动。②机械预防：可遵医嘱在患者入手术室前穿着Ⅰ级压力逐级加压袜（GCS）、术后使用间歇充气加压装置（IPC）预防。需注意的是：双下肢按摩及机械预防需经过医生筛查，确定患者无禁忌证，如新发DVT后方可进行，以免造成现有血栓移动形成肺栓塞。

8. 并发症的护理

（1）出血　出血是PCNL术中术后常见的并发症，有研究表明严重出血的发生率为0.3%～4.7%。

① 原因：出血原因与手术操作及患肾是否积水密切相关。多通道、大通道、手术时间过长及鹿角形结石、术后活动不当、患者合并糖尿病、出血性疾病如血友病等可显著增加出血风险。

② 临床表现：活动性出血可表现为伤口敷料大量渗血或伤口周围血肿，引流管有大量鲜红色血性液体流出，或有鲜红色血尿。严重时可伴有生命体征改变甚至休克。

③ 护理措施：a. 预防出血，告知患者术后活动宜轻、宜慢，翻身应向健侧并避免剧烈咳嗽、便秘等引起腹压增高的因素以防出血。b. 严密观察患者神志及生命体征，尤其是血压、心率情况，出血严重者予以心电监测。c. 密切观察伤口敷料渗血情况以及导尿管、肾造瘘管引流液的颜色、性状和量，如有伤口敷料大量渗血、引流管有大量鲜红色血性液体流出等情况应嘱患者绝对卧床、禁翻身并及时报告医生，必要时应用止血药物、输血、抗休克等处理。d. 肾脏出血时可夹闭肾造瘘管，使肾盂内压力增高，起到压迫止血的作用，待患者生命体征平稳后，再考虑重新开放肾造瘘管。e. 若出血量较大或反复发作的肾脏出血，如动脉出血、动静脉瘘出血、感染性DIC、周围脏器损伤或肾实质损伤等造成的出血，应尽早行肾动脉造影及介入栓塞治疗。f. 向患者及家属做好解释工作，保持情绪稳定。

（2）尿源性脓毒症　此并发症隐蔽性强、起病急、发展迅速，是上尿路结石行腔镜手术的严重并发症之一。

① 原因：碎石、取石过程中，大量尿液浮游菌、结石菌随冲洗液经开放静脉、淋巴管进入体循环引起。

② 临床表现：主要为全身炎症反应、器官功能障碍、持续低血压及组织缺氧引起的寒战、高热、呼吸急促、烦躁或意识淡漠等。

③ 护理措施：a. 术前遵医嘱行中段尿细菌培养，根据药敏试验结果选择抗菌药物治疗，积极控制糖尿病等其他易感因素。b. 术后应密切观察患者生命体征及监测白细胞、超敏 C 反应蛋白、降钙素原、细胞因子等脓毒症发生的早期预警指标。c. 观察伤口敷料有无渗血及漏尿情况，发现异常，及时报告医生处理。d. 病情允许时鼓励患者多饮水，增加利尿，起到冲洗尿路的作用。e. 定期更换引流袋，保持引流通畅，防止引流管受压、扭曲或堵塞，留置导尿管及肾造瘘管均应保持通畅，如有血凝块堵塞，应报告医生，必要时持续膀胱或肾盂冲洗，维持肾盂内低压。冲洗时注意无菌操作。

（3）液体或尿外渗 PCNL 可能存在不同程度的液体或尿外渗。

① 原因：a. 多为尿液经穿刺扩张的皮肾通道渗至肾周造成。b. 术中鞘管脱出冲洗液直接冲至肾周。c. 肾造瘘管引流不畅。

② 临床表现：造瘘口周围有尿液漏出，敷料渗湿；肾区可有触痛、肿胀；大量液体或尿外渗可造成胸腔积液、腹水而引起呼吸困难、电解质紊乱、感染甚至麻痹性肠梗阻。

③ 护理措施：a. 密切观察肾区及腹部有无触痛、肿胀，若有漏尿迹象，及时通知医师，更换敷料，保持伤口干燥。观察患者体温，关注血常规结果，以及有无腰部继发感染症状。b. 保持引流管通畅，严防受压、折叠并注意引流液的颜色及量。c. 少量尿外渗一般无须处理，可自行吸收；大量尿外渗须行肾周引流，术后常规置输尿管内双 J 管，可明显减少尿外渗发生。

9. 心理护理 加强人文关怀、做好患者及家属术后相关健康教育、加强巡视及护患沟通、重视患者主诉并予以积极回应。耐心解释患者提出的各种疑问，当患者出现紧张和焦虑时，及时进行心理疏导，使患者有安全感。

10. 脓毒性休克的预防和应急处理 脓毒性休克是结石腔镜术后最危险的并发症之一，主要由于脓毒症进一步恶化，引起器官功能障碍或组织灌注不足，出现持续性低血压，经液体治疗仍无法逆转而导致。常发生在 PCNL 术后 48h 内，死亡率可高达 30%～40%，早期发现和治疗对拯救患者生命非常重要。

（1）预防 ①术前预防：术前遵医嘱预防性使用抗菌药物。当患者感染病原体不确定情况下首先联合、足量使用高效广谱抗生素，再根据细菌培养结果选择敏感抗生素。②术中预防：碎石术中尽量缩短手术时间、保持肾盂内低压状态，以减少灌注液的逆流吸收，留置肾造瘘管或双 J 管充分引流。③术后预防：术后密切观察患者生命体征。对潜在脓毒性休克患者尽量在 1h 内给予抗生素治疗，可选择广谱且高尿液浓度抗生素如亚胺培南、美罗培南等，应尽早、足量使用。一旦发现体温＞38℃或＜36℃，大汗淋漓、唇指发绀，体温不升；神志改变如由初期躁动转变为淡漠、嗜睡等；微循环改变如皮肤湿冷、苍白或出现花斑；收缩压＜90mmHg；平均动脉压＜70mmHg；收缩压下降 40mmHg；少尿甚至无尿；血乳酸升高等，应警惕脓毒性休克发生。

（2）应急处理　①液体复苏：迅速建立两条或以上静脉通路，遵医嘱予以晶体液进行初始复苏，建议 3h 内输注至少 30mL/kg，之后由医生评估续输液体种类。②吸氧：保持呼吸道通畅，吸氧以保证重要脏器和组织供氧。③病情观察：心电监测，严密观察生命体征变化，关注患者神志情况并记录。④检查：必要时遵医嘱静脉采血查血常规、降钙素原等感染指标，在不延误使用抗菌药物治疗的前提下，在使用抗菌药物之前行血培养检查。⑤升压：扩容后可同时应用血管活性药物如甲肾上腺素，根据血压变化调整泵入速度，使收缩压控制在 90～100mmHg，以改善微循环。注意输注血管活性药物时应避免外渗，以免引起组织坏死。⑥体温过高的护理：发热时可遵医嘱予以物理降温或药物降温；出汗后应及时帮助患者更换衣物，以免受凉。⑦心理护理：安慰患者及家属，耐心解释患者及家属的疑问，消除其顾虑，以得到患者及家属的积极配合。

11. 出院指导

（1）饮食指导　可根据结石成分分析结果指导饮食，同时需注意术后不宜进食辛辣等刺激性食物，饮食宜清淡、易消化；病情允许时多饮水，肾功能良好情况下，保证每天尿量在 2000～2500mL，预防结石的同时还能达到冲洗尿路、预防感染的作用。

（2）其他日常生活指导　规律作息、注意休息，术后 3 个月内避免剧烈运动及过重的体力劳动。保持良好的心理状态，避免熬夜。

（3）双 J 管护理　①带双 J 管期间可能出现腰腹部疼痛不适、血尿、尿频、尿急、尿痛等症状，此时需注意休息，病情允许时多饮水，不憋尿，如症状进行性加重，需要到医院就诊。②留置普通双 J 管之日起，4～6 周回院复查并拔除或更换双J 管；如果留置特殊双 J 管，可按医嘱时间拔除或更换。③出院后出现下列症状，应来医院检查：肉眼血尿，经多饮水、多休息无改善并进行性加重；尿量突然减少；不明原因的体温升高；出现其他可能与置管及原发病有关的症状。

（4）定期复诊　术后第 1、3、6 个月定期门诊复查，复查项目包括：①代谢评估，如尿液分析及结石成分分析等，以了解导致患者结石形成的潜在原因和疾病。②静脉采血，了解患者术后肾功能情况。③行泌尿系 B 超或 CT 平扫，了解有无结石复发。

第二节 · 良性前列腺增生

良性前列腺增生（benign prostatic hyperplasia，BPH），又称前列腺增生症，是引起中老年男性排尿障碍最为常见的一种良性疾病。主要表现为组织学上的前列腺间质和腺体成分的增生、解剖学上的前列腺增大、尿动力学上的膀胱出口梗阻和下尿路症状（lower urinary tract symptoms，LUTS）。BPH 好发于 40 岁以上的男性，发病率随年龄的增长而逐年增加，良性前列腺增生病因不完全清楚，目前公认发病的两个重要因素为年龄增长及有功能的睾丸两个重要因素，二者缺一不可。前列腺正常发育有赖于雄激素，青春期前将睾丸切除，前列腺即不发育，老年后也不会有前列腺增生。阉割或促黄体生成素释放激素类似物可使前列腺缩小。

一、前列腺的解剖和生理

（1）前列腺的解剖　前列腺是由腺组织和平滑肌组织构成的实质性器官，位于男性盆腔，形如栗子，重8～20g，质韧，色淡红。底部朝上，与膀胱相贴，尖端朝下抵在泌尿生殖膈上，前方为耻骨联合，后方靠近直肠，可经直肠指诊触及。男性尿道从前列腺底穿入前列腺，经腺实质前部下行，由前列腺尖穿出，在前列腺的后缘处，有一对射精管穿入，开口于尿道前列腺部（图4-2-1）。

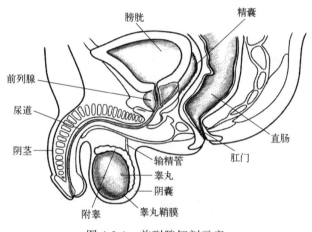

图 4-2-1　前列腺解剖示意

（2）前列腺生理功能　前列腺可分泌前列腺液，是精液的主要组成部分。前列腺液是一种碱性液体，有中和阴道酸性分泌物的作用，使之适宜精子的生存与活动；前列腺液含有活力很强的蛋白质分解酶，可使精液液化，并能溶解于宫颈管口内黏液栓和卵子周围的胶状膜，有利于精子和卵子的结合。前列腺内尤其是围绕膀胱颈部的平滑肌内含丰富的α肾上腺素能受体，这些受体的激活使该处平滑肌收缩，可明显增加前列腺尿道的阻力。

二、良性前列腺增生的病理生理

BPH 主要发生于前列腺尿道周围移行带，增生呈结节状生长方式，移行带原占前列腺组织仅 5%，其余95%腺体由外周带（占 70%）和中央带（占 25%）组成。中央带似楔形并包绕射精管，外周带组成了前列腺的背侧及外侧部分，是前列腺癌最常发生的部位。良性前列腺增生时增生的腺体把外周的腺体压迫成前列腺外科包膜，与增生腺体有明显界限，术中易于分离，手术主要切除增生的移行带。

BPH 导致前列腺部尿道延长、受压变形、狭窄和尿道阻力增加，引起膀胱高压并出现相关排尿期症状（排尿踌躇、排尿困难、间断排尿）。随着膀胱压力的增加，出现膀胱逼尿肌代偿性肥厚、逼尿肌不稳定并引起相关储尿期症状（尿频、尿急、急迫性尿失禁）。如梗阻长期未能解除，逼尿肌则失去代偿能力，可出现残余尿，继续进展可出现慢性尿潴留及充溢性尿失禁。另外，膀胱内压力升高，是继发于前列腺增生引起上尿路改变如肾积水、肾功能损害的主要原因。梗阻引起膀胱尿潴留，可继发感染和结石。

三、临床表现

前列腺增生的症状取决于梗阻的程度、病变发展速度以及是否合并感染等，与前列腺体积大小不成正比。

1. **尿频**　早期症状，以夜尿明显。早期由前列腺充血刺激引起，随病情发展，梗阻加重，膀胱残余尿增多，膀胱容量减少，尿频逐渐加重。此外，梗阻诱发逼尿肌功能改变，膀胱顺应性降低或逼尿肌不稳定，尿频更为明显，可出现急迫性尿失禁。

2. **排尿困难**　是 BPH 最重要的症状，表现为排尿迟缓、断续、尿线变细无力、射程短、终末滴沥和排尿时间延长。如梗阻严重，残余尿量较多时，患者常需要用力并增加腹压以帮助排尿，常有尿不尽感。

3. **尿潴留、尿失禁**　当梗阻加重达一定程度时，残余尿逐渐增加，继而发生慢性尿潴留及充溢性尿失禁。前列腺增生的任何阶段，可因气候变化、劳累、饮酒、便秘、久坐等因素，使前列腺突然充血、水肿导致急性尿潴留。

4. **其他**　前列腺增生合并感染或结石时，可出现明显尿频、尿急、尿痛症状。增生腺体表面黏膜较大血管破裂时，可出现血尿。梗阻引起严重肾积水、肾功能损害时，可出现慢性肾功能不全。长期排尿困难导致腹压增高，还可引起腹股沟疝、内痔、脱肛等。

四、专科检查

50 岁以上男性出现尿频、排尿不畅等临床表现，须考虑有前列腺增生征的可能。通常需做以下检查：

1. **国际前列腺症状评分**（international prostate symptom score，IPSS）　适用于有下尿路症状提示前列腺可能梗阻的患者。通过询问患者近 5 次排尿的情况量化 BPH 下尿路症状，是目前国际公认判断 BPH 患者症状严重程度的最佳方法，总分为 0~35 分：轻度症状为 0~7 分；中度症状为 8~19 分；重度症状为 20~35 分（表 4-2-1）。

表 4-2-1　国际前列腺症状评分（IPSS）

在最近 1 个月内，您是否出现以下症状？	无	在 5 次排尿中					症状评分/分
		少于 1 次	少于半数	约半数	多于半数	几乎每次	
1. 是否经常有尿不尽感？	0	1	2	3	4	5	
2. 两次排尿间隔是否经常小于 2h？	0	1	2	3	4	5	
3. 是否曾经有间断性排尿？	0	1	2	3	4	5	
4. 是否有排尿不能等待现象？	0	1	2	3	4	5	
5. 是否有尿线变细？	0	1	2	3	4	5	
6. 是否需要用力及使劲才能开始排尿？	0	1	2	3	4	5	
7. 从入睡到早起需排尿几次？	没有 0	1 次 1	2 次 2	3 次 3	4 次 4	5 次 5	
症状总评分=							

2. 直肠指诊　是 BPH 患者重要检查项目之一。检查前嘱患者放松，检查者戴医用橡胶手套或指套，示指涂液状石蜡，先在患者肛门口轻按，待肛反射消失后，再将示指轻柔地伸入直肠探摸前列腺情况。指检时典型 BPH 可触到增大的前列腺，表面光滑，质韧、有弹性，边缘清楚，中央沟变浅或消失；如触及硬结须警惕前列腺癌。直肠指诊需在膀胱排空后进行，患者取站立弯腰位、截石位或面对检查者的侧卧位，注意年老体弱者不宜采用肘膝位。

3. 超声检查　常用方法有经腹超声和经直肠超声检查，可观察到前列腺的形态、结构，测算前列腺体积及重量、增生腺体是否突入膀胱等，经直肠超声较经腹超声对前列腺内部结构显示更为清晰。经腹超声检查时嘱患者憋尿，充盈膀胱；经直肠超声检查前需大量不保留灌肠两次；当测定膀胱残余尿量时应嘱患者排尿后检查。BPH 超声检查中可见前列腺增大，以内腺即移行带增大为主，常向膀胱底突入。

4. 尿流率检查　可确定前列腺增生患者排尿的梗阻程度，尿流率检查有两项主要参数：最大尿流率和尿量，其中最大尿流率更为重要。尿量在 150～200mL 时进行检查较为准确，检查前应嘱患者多饮水、适当憋尿，注意憋尿程度以有比较强的尿意即可，不可过度憋尿，否则会影响检查结果。最大尿流率存在个体差异和容量依赖性，一般认为排尿量在 150～400mL 时，最大尿流率≥15mL/s 属于正常，10～15mL/s 表示可能有梗阻；如最大尿流率<10mL/s 则明确有梗阻。

5. 血清前列腺特异抗原（prostatic specific antigen，PSA）测定　前列腺有结节或质地较硬时，PSA 测定有助于排除前列腺癌，PSA 数值越高，患前列腺癌的风险越大。一般将血清总 PSA<4.0ng/mL 视为正常，但并不能排除前列腺癌风险；当血清总 PSA 介于 4～10ng/mL 时，我国人群发生前列腺癌的可能性约 25%；当血清总 PSA>10ng/mL 时，应高度怀疑前列腺癌可能。血清 PSA 水平受很多临床因素影响，测定前应排除急性前列腺炎、尿潴留等疾病，测定时间应在射精 24h 后、膀胱镜检查或导尿等操作后 48h、直肠指诊后 1 周、前列腺穿刺后 1 个月进行，以免检测结果偏高；长期服用非那雄胺患者应停药至少 1 个月后再进行 PSA 测定，否则检测结果偏低。检查时抽静脉血 3~5mL，无须空腹。

五、治疗原则

1. **观察等待** 轻度下尿路症状（IPSS≤7 分），或者中度以上症状（IPSS≥8 分）且生活质量尚未受到明显影响的患者可观察等待。接受观察等待之前，患者应进行全面检查排除 BPH 相关并发症、相关肿瘤及严重泌尿生殖系疾病。随访观察主要内容包括生活方式指导、用药指导、定期监测等。

2. **药物治疗** ①α 受体阻滞剂：能有效地降低膀胱颈及前列腺的平滑肌张力，减轻尿道阻力，改善排尿功能。目前临床应用的药物主要为选择性 α_1 受体阻滞剂（多沙唑嗪、阿夫唑嗪、特拉唑嗪）及高选择性 α_1 受体阻滞剂（坦索罗辛、萘哌地尔、赛洛多辛）。α_1 受体阻滞剂治疗后数小时至数天即可以改善症状，对症状较轻，前列腺体积较小的患者有良好的疗效。②5α-还原酶抑制剂：通过抑制体内睾酮向双氢睾酮的转变，进而降低前列腺内双氢睾酮的含量，达到缩小前列腺体积改善下尿路症状的目的。适用于治疗前列腺体积增大同时伴有中重度下尿路症状的前列腺增生患者。起效时间相对缓慢，常用药物有非那雄胺、度他雄胺等。

3. **手术治疗** 具有中-重度 LUTS 且明显影响生活质量的 BPH 患者可选择外科治疗，尤其是药物治疗效果不佳或拒绝接受药物治疗的患者。此外，当 BPH 导致以下并发症时，建议采用外科手术治疗。①反复尿潴留（至少在一次拔管后不能排尿或两次尿潴留）。②反复泌尿系感染。③膀胱结石或憩室。④反复肉眼血尿。⑤充溢性尿失禁和（或）继发性上尿路积水（伴或不伴肾功能不全）。⑥BPH 合并腹股沟疝、严重的痔或脱肛，临床判断不解除下尿路梗阻难以达到治疗效果者。

经尿道前列腺电切术（transurethral resection of the prostate，TURP）（图 4-2-2）适用于大多数良性前列腺增生患者，是目前 BPH 治疗的"金标准"。近年来，经尿道前列腺剜除手术和经尿道前列腺激光手术也得到越来越多的应用。开放手术仅在巨大的前列腺或合并巨大膀胱结石者选用，多采用耻骨上经膀胱或耻骨后前列腺切除术。

4. **其他疗法** 经尿道球囊扩张术、前列腺尿道支架以及经直肠高强度聚焦超声等对缓解前列腺增生引起的梗阻症状均有一定疗效，适用于不能耐受手术的患者。

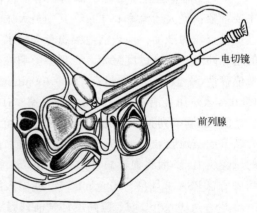

电切镜

前列腺

图 4-2-2 经尿道前列腺电切术示意

六、护理评估

【健康状况评估】

1. **日常生活方式**　了解患者年龄和生活习惯，有无烟、酒嗜好、日常液体摄入情况。

2. **既往史**　询问患者有无其他慢性疾病，如高血压、糖尿病、心脏病、脑血管疾病等；有无手术史、外伤史，尤其是盆腔手术或外伤史。

3. **用药史**　了解患者目前或近期是否服用了影响膀胱出口功能或导致 LUTS 的药物；了解患者近期有无服用抗凝血药物。

4. **术前跌倒或坠床风险评估**　尿频、夜尿次数增加，合并糖尿病、心脑血管疾病以及长期服用降压、降糖等药物的患者是 BPH 患者术前跌倒或坠床的高危人群，应用 Morse 跌倒风险评估量表动态评估患者跌倒或坠床风险。

【症状与体征评估】

1. **排尿症状评估**　了解患者有无尿频、排尿困难、尿潴留、尿失禁等下尿路症状，了解症状持续时间及伴随症状，进行国际前列腺症状评分（IPSS），查看排尿日记。

2. **会阴部评估**　了解患者有无尿道外口狭窄或有无包茎、阴茎肿瘤等可能影响排尿的疾病，尿失禁者需注意阴囊处皮肤有无表皮脱落或溃烂，会阴部有无失禁性皮炎。

3. **前列腺评估**　直肠指诊了解患者前列腺的形态、质地、大小、有无结节及压痛、中央沟是否变浅或消失及肛门括约肌张力情况。

七、护理措施

【术前护理】

1. **病情观察**　观察患者有无血尿，如出现鲜红色尿液和其他不适症状应及时告知医生处理；观察患者有无发热症状，关注尿常规、血常规检查结果，必要时遵医嘱使用抗生素。

2. **饮食**　戒烟酒、槟榔，不吃辛辣等刺激性食物，避免或减少含咖啡因食物摄入。合理规划液体摄入，注意液体摄入时间，适当限制饮水可缓解尿频症状，例如出入公共社交场合前、夜间限制饮水量。

3. **适应性训练**　指导患者床上大小便、术后如何翻身及下床等。50 岁以上患者指导其吹气球进行呼吸功能锻炼。

4. **用药护理**　观察用药后排尿困难的改善情况及药物的副作用。α受体阻滞剂的主要副作用有头晕、头痛、体位性低血压等，改变体位时应预防跌倒，睡前服用，服药后卧床休息，可有效减少跌倒等相关意外事件发生。服药期间应定时测量血压，如出现头晕、头痛、恶心等症状及时报告医生。

5. **跌倒或坠床的预防和护理** BPH 患者为中老年人，小便次数多或伴有行动不便，部分患者服用降压、降糖药物或术前服用 α 受体阻滞剂，易发生跌倒或坠床。因此，做好预防跌倒或坠床的措施特别重要。高危患者床头放置防跌倒或坠床警示标识；发放尿壶训练患者床旁或床上大小便，以防因频繁如厕导致跌倒等意外事件发生。告知患者起床或下蹲等大幅改变体的时动作宜慢，以防发生体位性低血压。维持地面的干燥与整洁，保持充足的光线，创造安全的环境。指导患者穿防滑鞋，穿舒适的衣裤，卧床休息时拉上床栏以防坠床。

6. **心理护理** BPH 患者尿频尤其是夜尿频繁，不仅使患者生活不方便，还严重影响到患者的睡眠。当出现排尿困难或尿潴留时，患者非常痛苦。医护人员应尊重患者、理解患者的痛苦，多与患者沟通交流，帮助患者更好地适应 BPH 带来的不便。同时，护士应尽量为患者提供安静的睡眠环境，利用发放尿壶等方法，减少患者下床次数，缩短患者的睡眠中断时间。多向患者讲解治疗方法及预后情况，消除患者焦虑、恐惧的心理。

【术后护理】

1. **病情观察** ①术后需了解麻醉和手术方式、术中情况。②密切观察并记录患者生命体征及意识状态，老年人多有心、脑血管疾病，麻醉及手术刺激易引起血压下降或诱发心脑血管并发症，应提高警惕。③监测各项检查指标，如血常规、电解质等，评估有无贫血、感染、稀释性低钠血症征象，若发现异常，应及时报告医生处理。

2. **饮食** 术后注意每次改变食物种类（如流质食物变为半流质食物时）应先给少量，无不适，再逐渐增加。多食新鲜蔬菜水果等粗纤维食物，忌食辛辣等刺激性食物，保持大便通畅。鼓励患者多饮水，以增加利尿，每天保证尿量在 2000～3000mL，达到冲洗尿路的作用。

3. **体位与活动** 术后可进行床上活动，活动时动作宜慢、宜轻，避免牵拉气囊导尿管导致气囊移位而失去对膀胱颈口的压迫作用，引起出血。注意尿色变化，如尿色清亮，可逐渐增加活动量，注意下床活动时应循序渐进，所有动作均应遵循稳、轻、慢原则，预防体位性低血压引起跌倒；如尿色转为鲜红色，立即卧床休息，报告医生处理。

4. **持续膀胱冲洗的护理** 术后用生理盐水持续冲洗膀胱 1～3 天，以防止血凝块堵塞引流管。膀胱冲洗应注意以下事项。①冲洗液速度：根据引流液颜色而定，色深（红）则快，色浅则慢，应注意一般手术当天冲洗速度不宜太慢，以免形成血块堵塞引流管。②引流液的观察：术后一般均有肉眼血尿，随着膀胱冲洗时间的延长，尿液颜色逐渐变浅。观察并记录引流液的颜色、性质及量，如引流液的颜色逐渐变深甚至鲜红应警惕活动性出血，须及时通知医生处理。③保持引流通畅：若血凝块堵塞管道，可出现引流液不滴或引流速度明显较冲洗液滴速慢，患者可能出现膀胱区胀痛的现象，此时可挤压引流管、注射器抽取无菌生理盐水进行反复抽吸、冲洗直至通畅。④尿量的评估：根据冲洗量及排出量评估患者尿量的多少，尿量＝

排出量-冲洗量。膀胱冲洗排出量应大于冲洗量，若排出量小于冲洗量，患者出现下腹部膨隆、排除管道堵塞因素后膀胱冲洗引流液滴速明显较冲洗液速度慢等现象应警惕膀胱破裂，应立即报告医生处理。⑤预防感染：更换冲洗液及引流袋时应注意无菌操作、保持引流袋位置始终低于引流部位以防止引流液逆流、每天行会阴及尿道口护理至少两次。

5. 膀胱痉挛的护理　TURP 术后膀胱痉挛较多见，若未及时处理，严重者可引起前列腺出血，需重视。①膀胱痉挛的原因：TURP 术后患者，可因逼尿肌不稳定、导管及冲洗液刺激、血块堵塞管道等原因发生膀胱痉挛。②膀胱痉挛的临床表现：表现为强烈的尿意，肛门坠胀感，下腹部疼挛，膀胱冲洗速度减慢，甚至逆流，引流液颜色加深，尿道及膀胱区疼痛难忍等症状。③膀胱痉挛的处理措施：安慰患者，缓解紧张焦虑的情绪，嘱患者张口深呼吸，避免用力排便、排尿动作，遵医嘱给予镇痛药物如双氯芬酸钠栓剂塞肛；如为管道阻塞引起，应予以引流管冲洗，恢复引流管通畅，必要时更换堵塞的引流管。

6. 压力性损伤及失禁性皮炎预防　①术后垫气垫床、吸汗浴巾、保持床单位平整。②保持会阴部及骶尾部皮肤干燥，对于尿道口溢液患者可使用隔尿垫隔离尿道口与阴囊部位，防止尿液和冲洗液刺激会阴及骶尾部皮肤。③在病情允许做到勤翻身、勤擦浴，鼓励患者尽早下床活动。④调节合适的室温，避免出汗刺激皮肤。⑤加强营养。

7. 并发症的观察和护理

（1）出血　是 TURP 手术最常见的并发症；可分为手术当天出血和术后继发出血。

1）手术当天出血

① 原因：一般为术中止血不彻底或手术部位静脉窦开放所致。

② 临床表现：患者持续膀胱冲洗引流液颜色鲜红，严重者伴有生命体征的改变甚至失血性休克。

③ 护理措施：a. 气囊压迫止血，医生利用导尿管的气囊压迫膀胱颈，将前列腺窝与膀胱隔开，防止窝内的血液进入膀胱形成血凝块，影响尿液引流。同时，切割创面静脉渗血很快因前列腺窝内压力升高而停止，达到止血目的。医生一般会在尿道外口处系一纱布条，将纱布结往尿道口轻推，直至压迫尿道外口，必要时医生会将导尿管固定于一侧大腿内侧，稍加牵引，要注意防止因坐起或肢体活动导致气囊移位影响止血效果。b. 术后患者制动，并避免剧烈咳嗽、便秘等引起腹压增高的因素导致出血。c. 加快冲洗速度，保持膀胱冲洗引流通畅，预防膀胱痉挛加重出血。d. 遵医嘱予以补液、输血。e. 如经积极治疗后出血仍未减轻，或有休克征象，需再次手术止血。

2）继发性出血

① 原因：多发生在术后 1～4 周，多由创面焦痂脱落、饮酒、骑车、用力排便、提重物、剧烈咳嗽等因素引起。

② 临床表现：患者尿液颜色鲜红，严重者膀胱内血块形成，出现尿潴留。

③ 护理措施：a. 指导患者术后活动宜轻宜慢，避免提重物、骑车、剧烈咳嗽。b. 指导患者多食新鲜蔬菜水果等富含粗纤维食物，禁辛辣等刺激性食物，禁饮酒，保持排便通畅，预防用力排便时腹压增高引起出血。c. 术后早期禁止灌肠或肛管排气，以免造成前列腺窝出血。d. 如出血伴尿潴留，延长导尿管留置时间，必要时遵医嘱予以持续膀胱冲洗、抗炎、止血治疗。e. 如患者术后反复血尿，需警惕残留腺体较多，继发感染所致，必要时需再次电切治疗。

（2）经尿道电切综合征（TUR-syndrome，TUR-S） 亦称稀释性低钠血症、水中毒，是 TURP 手术中病情最为凶险的并发症。

① 原因：引起 TUR-S 的因素很多，最主要是术中冲洗液（常用的冲洗液为 5% 甘露醇注射液）从手术创面被快速大量吸收入血所致。当吸收液体量不多时，通过机体的自身调节，可不出现临床症状，如液体量吸收过大、过速，则可引起血容量过多和稀释性低钠为主要特征的临床综合征。可显著增加冲洗液吸收量的因素包括：前列腺周围静脉窦被切开、前列腺被膜穿孔、冲洗液压力过高、手术时间过长及前列腺体积大等。

② 临床表现：a. 血压变化，血容量增加，早期血压升高，中心静脉压升高、心率加快，之后出现血压下降，常伴有心动过缓。b. 肺水肿：表现为呼吸困难、呼吸急促、喘息和发绀缺氧等表现。c. 脑水肿：表现为头痛、烦躁不安、恶心呕吐、视物模糊、意识障碍、行为混乱、呼吸表浅等。d. 肾水肿：可引起少尿或无尿。e. 实验室检查：血钠降低，血浆渗透压下降。当血清钠下降至 120mmol/L 时，临床症状已很明显，如烦躁、肌肉症状、肢体运动不协调、神态恍惚等。当血清钠低于 110mmol/L 时，可发生抽搐、知觉丧失、昏迷、休克甚至心搏骤停而死亡。

③ 护理措施：a. 术毕及时将术中冲洗液 5% 甘露醇更换为生理盐水，以减少冲洗液吸收。b. 密切观察患者生命体征及神志的变化，关注患者术后血清钠离子水平，如有异常及时处理。c. 如出现 TUR-S，遵医嘱静脉注射利尿药如呋塞米（速尿），数小时后可重复，以促使大量水分排泄，恢复正常血容量。d. 纠正低渗、低血钠，遵医嘱静脉滴注 3%～5% 的高渗氯化钠注射液 250～500mL，可根据血清钠复查结果和肺水肿改善情况调整剂量。e. 吸氧，严重者用面罩加压给氧。f. 可酌情遵医嘱使用洋地黄类药物。g. 有脑水肿征象时，应进行脱水治疗，遵医嘱静脉注射地塞米松，有助于降低颅内压、减轻脑水肿。h. 遵医嘱选用对肾功能无明显损害的抗生素预防感染。

（3）附睾炎 少数患者术后可出现附睾炎。

① 原因：前列腺切除术后，可能由于射精管的开放，排尿时带有一定数量细菌的尿液逆流进入射精管等因素引起附睾炎。

② 临床表现：多发生在术后 1～4 周。表现为附睾肿大、触痛，严重者高热。

③ 护理措施：一般经卧床休息、抬高阴囊、应用敏感性抗生素后多能缓解。

8. 心理护理 BPH 术后患者渴望了解自己的疾病情况和手术效果，由于手术创伤、导尿管和冲洗液等刺激，患者体验到疼痛不适，加之术后初期活动受限，可能产生焦虑不安的心理。术后护士应加强与患者及家属沟通,了解患者的个性化特点,根据具体病情和心理状况进行心理护理,如:用欣慰的目光和亲切的语言告知患者手术取得的成功并耐心解释患者提出的各种问题;及时处理患者的疼痛和其他不适;及时发现患者的消极情绪并予以鼓励和支持;用通俗易懂的语言对患者做好术后及出院后全方位的健康教育,可帮助患者做好心理适应,早日回归到正常的社会生活中。

9. 肺栓塞风险预防和应急处理 TURP 术后患者为 DVT 高危人群,血栓形成早期易发生脱落形成肺栓塞。

(1)预防 ①主动预防肢体静脉血栓形成:经筛查无血栓后可在患者入手术室前穿着 I 级压力逐级加压袜、术后行间歇充气加压装置(IPC)预防(除 IPC 禁忌者外),指导双下肢按摩及踝泵运动。手术规范操作;正确使用止血带;尽量避免反复穿刺及下肢静脉穿刺;鼓励患者戒烟酒、控制血糖、血脂;在病情允许下尽早下床活动及多饮水。②被动预防肺栓塞:指对已形成的肢体静脉血栓,可能导致或已导致部分肺栓塞的患者,降低血栓脱落的风险或进行下腔静脉栓子脱落的拦截,前者主要指急性 DVT 患者通过患肢制动,严禁患肢按摩、热敷、理疗及剧烈运动等,后者目前主要指下腔静脉滤器的使用。③病情观察:肺栓塞临床表现多样,且无明显特异性,临床所见主要取决于血管堵塞程度、发生速度及患者心肺的基础状态等,轻者可无明显症状,重者可发生休克或猝死。临床工作中应注意观察患者有无呼吸急促、胸痛、晕厥、咯血、咳嗽、心悸、烦躁不安、惊恐甚至濒死感等症状,或出现心动过速、血压下降甚至休克、血氧饱和度下降、发绀、发热、颈静脉充盈或搏动、肺部哮鸣音和(或)细湿啰音等体征,一旦出现上述任何症状和(或)体征应警惕肺栓塞,须立即报告医生。

(2)应急处理 患者确诊发生肺栓塞或疑似肺栓塞后,应立即进入紧急诊治流程:①嘱患者绝对卧床,高流量吸氧,严密监测患者生命体征及血氧饱和度。②静脉采血查 D-二聚体、肌钙蛋白、B 型脑钠肽、血清酶学等;采动脉血查血气分析;行床旁超声心动图等。③立即予以抗凝治疗,病情允许时陪同患者外出行肺动脉 CTA 或同位素肺通气/灌注(V/Q)显像等检查。④合并呼吸衰竭者使用经鼻高流量湿化氧疗或经鼻面罩无创性机械通气或经气管插管行机械通气治疗。⑤右心功能不全、心排血量下降但血压正常的患者,可遵医嘱予以多巴胺或多巴酚丁胺治疗;血压下降者,使用血管加压药物,如去甲肾上腺素等。⑥焦虑、惊恐者可遵医嘱适当使用镇静剂,胸痛者予药物镇痛治疗。⑦高危肺栓塞患者、出现休克或低血压者,一旦确诊肺栓塞,应尽早开始溶栓或手术治疗。⑧心搏、呼吸骤停者,立即去枕平卧,就地抢救;神志清醒、生命体征平稳的患者绝对卧床休息,可取半坐卧位。

10. 出院指导

(1)饮食指导 不食辛辣等刺激性食物,不饮酒,多食用高纤维食物,保持大便通畅,避免用力排便;多饮水,尿量宜达到 2000~3000mL/d。术后 1 个月内习惯性便秘者应多饮水,必要的时候口服缓泻剂。

（2）其他日常生活指导　行 TURP 患者，出院后 3 个月内应避免骑自行车、温水坐浴、剧烈咳嗽、剧烈活动等，避免过度劳累，主动休息，避免受凉感冒；不久坐，尤其是避免长期坐硬椅子。

（3）自我观察　①观察有无尿液颜色鲜红甚至大出血；术后尿线变细甚至出现排尿困难；阴囊肿大、疼痛、发热等。若出现以上症状应及时来院就诊。②TURP 术后前列腺窝局部炎症水肿，刺激外括约肌关闭机制失灵，患者可出现暂时性尿失禁，告知患者一般无须特殊治疗，可先观察，症状会在数天或数周内缓解，若出现永久性尿失禁，多由于外括约肌损伤引起，应来院治疗。

（4）性生活　TURP 术后 1 个月，若身体状况良好，可适度恢复性生活。前列腺切除术后可出现逆行射精、不射精、性欲低下等改变。可先采取心理治疗，同时查明原因，再进行针对性治疗。

（5）定期复诊　TURP 术后若无明显并发症，通常在拔除导尿管后的 4～6 周门诊复查，了解有无 LUTS、尿失禁及肉眼血尿等，以及进行生活质量评分、尿液分析、尿流率、残余尿测定等。

第三节 · 前列腺癌

前列腺癌（prostate cancer）是男性泌尿生殖系统中最常见的恶性肿瘤。据统计，2022 年全球前列腺癌新发病例约 146.8 万例，死亡病例约 39.7 万例，分别占全球男性发病和死亡总数的 14.2%和 7.3%，是全球约 2/3 国家中男性最常见的癌症类型，前列腺癌在我国男性癌症发病谱中居第 6 位，死因谱中居第 7 位。随着农村地区医疗水平的持续改善及前列腺特异性抗原（PSA）筛查的广泛开展，农村地区的前列腺癌增长率快于城市地区，城乡发病率差异逐渐缩小。前列腺癌发病与年龄密切相关，随着年龄的增长，50 岁以上其发病率呈指数增加，我国新诊断前列腺癌患者中位年龄为 72 岁，高峰年龄为 75～79 岁，而小于 60 岁前列腺癌相对风险较低。此外，遗传也是重要的危险因素；睾酮及雌激素等水平紊乱、雄激素暴露程度、炎症、糖尿病、胆固醇代谢异常及肥胖等代谢综合征、膳食因素等都可能与前列腺癌的发生相关。最新的观点认为，前列腺癌的发生是先天胚系基因易感性、后天体系基因突变和微观、宏观环境因素相互作用的结果。

一、前列腺的解剖和生理

详见第四章第二节良性前列腺增生的相关内容。

二、前列腺癌的病理生理

前列腺癌是源自前列腺上皮的恶性肿瘤，70%的肿瘤发生在前列腺的周围区，瘤体呈灰白结节状，质韧硬，和周围前列腺组织界限不清。95%以上的前列腺癌为腺泡腺癌，其他少见类型包括鳞癌、导管腺癌、黏液腺癌、小细胞癌等。前列腺癌分化程度差异较大，组织结构多表现为癌腺泡结构紊乱、核间变及浸润生长等现象，其中核间变是病理诊断前列腺癌的重要标准。高级别前列腺上皮内瘤可能是前列腺癌的癌前病变。5%～20%的前列腺癌可发生局部浸润和远处转移，常直接向精囊和膀胱底部浸润，后者可引起尿道梗阻。血行转移主要转移到骨，尤以脊椎最常见，其次为股骨近端、骨盆和肋骨。男性肿瘤骨转移应首先想到前列腺癌转移的可能，偶见内脏的广泛转移。淋巴转移首先至闭孔淋巴结，随之到内脏淋巴结、胃底淋巴结、髂骨淋巴结、骶骨前淋巴结和主动脉旁淋巴结。

三、临床表现

前列腺癌在疾病初期与良性前列腺增生症状类似或无特殊临床表现，可通过直肠指诊或前列腺特异性抗原筛查发现。中晚期可出现下列临床表现：

1. 排尿梗阻症状 前列腺癌肿突入尿道或膀胱颈，可引起梗阻症状，如排尿困难，表现为排尿等待、尿线无力、排尿间歇，甚至尿潴留等。如果肿瘤明显压迫直肠，还可引起排便困难或肠梗阻。

2. 局部侵犯症状 肿瘤侵犯并压迫输精管可引起患侧睾丸疼痛和射精痛；侵犯膀胱可引起血尿；侵犯膀胱三角区，如侵犯双侧输尿管开口，可引起肾功能减退和腰酸；侵犯局部输精管可引起血精；当肿瘤突破前列腺纤维囊侵犯支配阴茎海绵体的盆腔神经丛分支时，可导致勃起功能障碍。

3. 全身症状 前列腺癌易发生骨转移，引起骨痛或病理性骨折、截瘫；侵及骨髓可引起贫血或全血细胞减少；肿瘤压迫髂静脉或盆腔淋巴结转移，可引起双下肢水肿。其他临床表现包括肿瘤细胞沿输尿管周围淋巴结扩散导致的腹膜后纤维化，异位激素分泌导致副瘤综合征和弥散性血管内凝血。

四、专科检查

1. 前列腺特异性抗原（PSA）检查 PSA存在于前列腺组织、前列腺液、血清及精液中，是一种由前列腺上皮细胞及尿道周围组织分泌的含有237个氨基酸的蛋白酶，以游离和结合两种形式存在，以游离形式存在的即为游离前列腺特异性抗原（FPSA）。PSA广泛用于前列腺癌的早期筛查，对评估患者各种治疗效果和预测预后有重要意义。具体测定方法及结果描述，详见第四章第二节良性前列腺增生的相关内容。

2. 直肠指诊（DRE） 对前列腺癌的诊断和分期有重要价值，也可作为前列腺癌的筛查手段，DRE可能影响PSA值，应在抽血检查PSA后进行。检查前嘱患者排空膀胱内的尿液，取膝胸卧位或直立弯腰位（即腹部靠近检查台一侧弯腰接受检查），年老体弱者或重病患者可取仰卧位或侧卧位接受检查。检查者戴好手套，涂抹润滑剂，用示指在肛门处轻轻按揉后缓慢进入直肠深部进行检查。典型的前列腺癌前列腺坚硬如石头，边界不清、不规则结节、无压痛、活动度差，但是差异大、浸润广、高度恶性的癌灶可能相当软。肿瘤体积≥0.2mL时可通过直肠指诊发现，DRE的敏感性及特异性均不足60%，因此DRE正常并不能排除前列腺癌风险。

3. **核磁共振成像（MRI）**　MRI检查可显示前列腺包膜的完整性、肿瘤是否侵犯前列腺周围组织及器官、盆腔淋巴结受侵犯情况及骨转移的病灶，在临床分期上有较重要的作用。检查前需确认患者体内没有心脏起搏器或其他内部植入物，确保没有金属物品，检查时患者取仰卧位，如进行增强检查嘱患者注射造影剂后在候诊区域留观30min后再离开。前列腺癌好发于前列腺的外周带，MRI在T2加权成像显示上，周围组织主要表现为高强度信号，而病灶组织则为低信号。动态对比增强MRI（DCE-MRI）表现为增强早期，病灶信号强度均匀增高。

4. **经直肠前列腺超声（TRUS）检查**　适用于前列腺多参数磁共振成像（multi-parametric prostate magnetic resonance imaging，mp-MRI）不可及或患者无法进行MRI检查时，也可用于引导行穿刺活检，为前列腺癌提供病理诊断依据。检查前排空大便，检查时患者取胸膝位、截石位或左侧卧位，在探头表面裹隔离套，外涂耦合剂，插入肛门即可检查。观察前列腺形态、大小、包膜平整度、内部回声、病灶大小、位置及血流情况。前列腺癌典型的TRUS表现为位于外周带的低回声结节，可初步判断肿瘤体积大小，但对前列腺癌诊断特异性较低。

5. **前列腺穿刺活检**　诊断前列腺癌最可靠的检查，主要有超声引导下经直肠穿刺活检及超声引导下经会阴穿刺活检两种方法。目前常规建议应用TPBx检查，尤其适用于有严重痔、抗生素耐药或其他可能增加直肠出血或感染风险的患者。穿刺活检前完善血常规、凝血功能、心电图、胸部X线片等检查；穿刺活检时，患者取膀胱截石位，会阴部常规消毒，充分暴露穿刺术野，一般穿刺10～12针或以上；穿刺后注意观察排尿情况，血尿主要是前列腺穿刺时损伤尿道所致，一般出现较轻的血尿，不用特殊处理，多能自行停止。如患者要进行MRI检查，应在前列腺穿刺活检之前，避免穿刺引起出血从而影响影像评价临床分期。

6. **盆腔CT**　主要是协助进行肿瘤临床分期，了解前列腺邻近组织和器官有无肿瘤侵犯及盆腔内有无肿大淋巴结，对早期前列腺癌的诊断敏感性明显低于MRI。检查前去除患者检查区域内金属物品，检查时患者取仰卧位，保持双侧髂前上嵴和耻骨联合下缘在同一直线。增强扫描患者则需要候诊区域留观30min后再离开，检查后多饮水，加速造影剂排泄。早期CT多表现为体积增大，密度无明显改变，边界模糊不清；局部进展期及转移性前列腺癌CT多表现前列腺的正常形态消失，具有体积较大的分叶块肿块，周围的脂肪层消失，边界清晰。

7. **同位素骨显像检查**　骨骼是前列腺癌最常见的远处转移部位，^{99m}Tc-MDP SPECT（全身同位素骨扫描）是临床评价骨转移最常用的方法，可比常规X线片提前3～6个月发现骨转移灶，结合SPECT/CT断层显像，其敏感性及特异性可达到

80%。注射骨显像剂后，嘱患者饮水 500～1000mL，检查前排空膀胱，增加骨组织对显像剂的摄取，检查时患者不应携带金属物品，取仰卧位。阳性表现可见局部有明显高于对侧或邻近部位的放射性浓聚区。

五、治疗原则

早期（器官局限性，即肿瘤仅位于前列腺内，无周围浸润和淋巴结、远处脏器转移）前列腺癌是能够治愈的恶性肿瘤，可通过根治性手术等方式达到良好的效果。局部进展期（肿瘤突破前列腺包膜但未发生转移）和转移性前列腺癌一般选择雄激素剥夺治疗为主的姑息性治疗，以期延长患者生存期，改善生活质量。部分局部进展期的前列腺癌患者可选择手术切除或放疗基础上的多手段综合性治疗。

1. **手术治疗** 根治性前列腺切除术（radical prostatectomy，RP）是治疗前列腺癌最有效的方法，手术要点是切除前列腺和精囊，而后进行排尿通路重建，并根据患者危险分层和淋巴结转移情况决定是否行淋巴结清扫术。目前主要术式有腹腔镜前列腺癌根治术、机器人辅助腹腔镜前列腺癌根治术和开放式耻骨后前列腺癌根治术。

2. **内分泌治疗** 也称雄激素剥夺治疗（ADT），是去除雄激素和抑制雄激素活性的治疗方法，也是转移性前列腺癌的基石，各种联合治疗方案的基础，且常需贯穿患者系统化治疗的始终。前列腺癌在 ADT 治疗初期，多数会表现出理想疗效，但最终仍会出现病情的进一步发展，此时前列腺癌将进入"去势抵抗"阶段，即去势抵抗性前列腺癌（CRPC）。ADT 治疗包括手术和药物去势两种方式，从作用机制上分为以下 4 类。①手术去势：通过双侧睾丸切除术（毁损雄激素主要分泌器官）达到阻断雄激素分泌的作用。②药物去势：通过药物抑制促黄体激素释放激素（LHRH）分泌，继而抑制睾丸分泌雄激素，常用药物包括促黄体激素释放激素激动剂（如戈舍瑞林）和促黄体激素释放激素拮抗剂（如地加瑞克）两类。③抗雄激素类药物（雄激素受体拮抗剂）包括甾体类雄激素受体拮抗剂（如醋酸环丙孕酮）及非甾体类雄激素受体拮抗剂（如比卡鲁胺）两类。④抑制雄激素合成的药物如阿比特龙等。

3. **放射治疗** 前列腺癌的放疗分为根治性放疗和姑息性放疗。对于器官局限性肿瘤，根治性放疗能达到近似治愈的效果，其 5～10 年内的无瘤存活率可与根治性前列腺切除术相似。姑息性放疗主要用于前列腺癌骨转移病灶的治疗，达到缓解疼痛症状。

4. **其他治疗** 冷冻治疗、高聚能超声等新兴物理能量治疗对前列腺癌病灶具有一定控制效果，其远期治疗效果及适合人群尚无定论。晚期前列腺癌局部压迫尿道引起的排尿梗阻，以及侵犯输尿管开口引起的肾脏积水可通过经尿道前列腺电切术得以缓解。化疗、免疫治疗、靶向药物治疗等在晚期前列腺癌，尤其去势抵抗性前列腺癌（CRPC）的治疗中具有一定价值。

5. **等待观察** 等待观察适用于预期寿命较短、不愿意或体弱不适合接受主动治疗的患者。早期前列腺癌由于肿瘤本身生长缓慢，部分低危、高龄患者可根据具体情况选择主动监测，待病情进展再进一步治疗，前 2 年每 3 个月复查 PSA 和 DRE，2 年后可每 6 个月复查一次。等待观察过程中暂无标准的随访方案，患者出现局部或全身症状（如疼痛、尿潴留等），可采取一些缓解症状的姑息性治疗手段。

六、护理评估

【健康状况评估】

1. **年龄** 前列腺癌好发于老年男性，年龄＞50 岁男性、年龄＞45 岁且有前列腺癌家族史或存在 *BRCA2* 基因突变的男性均可视为高危人群。

2. **家族史** 评估患者的家族史，父亲或兄弟是否患有前列腺癌，有家族史的患者患前列腺癌的风险是普通人群的 2 倍。

3. **既往史** 评估患者既往有无糖尿病、胆固醇代谢异常及肥胖等代谢综合征、有无慢性炎症或感染，这些均是前列腺癌发病的风险因素。

4. **饮食习惯** 了解患者饮食习惯，红肉、加工肉类和乳制品的摄入均是前列腺癌的危险因素。

5. **心理社会评估** 评估患者及家属对于治疗后可能出现性欲下降和勃起功能障碍、尿失禁等并发症的认知及接受程度，评估患者有无紧张、焦虑、抑郁、恐惧、自卑等心理状态及对手术的顾虑和心理负担，了解其家庭社会支持程度，从而给患者提供具有针对性的心理护理。

【症状与体征评估】

1. **排尿的评估** 评估患者是否有尿频、尿急、尿流缓慢、排尿费力甚至尿潴留或尿失禁等排尿改变，如有尿潴留，进一步评估患者多长时间未排尿，并查看患者下腹部是否膨隆与胀痛，是否突然发生或突然加重，是否有血尿等。

2. **前列腺评估** 评估前列腺的大小、形态（是否对称）、硬度、活动度、表面是否光滑，有无结节或压痛。

3. **疼痛评估** 评估患者有无下腹部胀痛、会阴部疼痛、坐骨神经痛或腰骶部及骨盆的疼痛，包括疼痛部位、性质、疼痛强度、疼痛持续时间、伴随症状等。

4. **性功能评估** 评估患者有无因内分泌治疗后睾酮水平下降所致的性欲下降和勃起功能障碍。

5. **营养评估** 推荐使用 NRS 2002 和（或）主观整体评估（PG-SGA）营养风险筛查工具对患者进行营养状态评估，对存在营养不良者进行营养支持以改善患者营养状态，纠正低蛋白血症和贫血等状况，以提高患者的整体预后。

七、护理措施

【术前护理】

1. **手术时机** 一般认为行前列腺穿刺活检数周后待局部炎症及水肿消退，再进行手术可降低手术难度、减少术后并发症，良性前列腺增生术后诊断的前列腺癌，应在 12 周后再行根治性前列腺切除术。

2. **饮食** 进食高蛋白质、富含维生素、清淡、易消化的食物，减少食用动物脂肪，减少饱和脂肪酸的摄入，以增加手术的耐受性。

3. **体位与活动** 指导患者进行适当床上活动，如踝泵运动、屈膝抬臀、直腿抬高等。正确练习深呼吸、有效咳嗽，患者取坐位或半坐卧位，屈膝，上身前倾，双手抱膝或在胸部和膝盖上置一枕头并用两肋夹紧，深吸气后屏气 3s，用力将痰液咳出。

4. **用药护理** 排尿困难患者可考虑口服 α 受体阻滞剂（如坦索罗辛）或（和）5α-还原酶抑制剂（如非那雄胺）以缓解其症状；伴有骨痛患者，可考虑使用非甾体类抗炎药、阿片类药物、双磷酸盐等减轻或缓解疼痛症状。

5. **导尿管护理** 每天使用清水或生理盐水清洁导尿管表面及尿道口周围区域，遵循从前向后（从会阴部向肛门方向）擦洗的原则；保持会阴部清洁干燥，避免大便等排泄物污染；防止导尿管受压、扭曲或折叠，保持导尿管通畅；妥善固定导尿管，避免牵拉、脱出；鼓励患者多饮水以达到内冲洗目的；保持集尿袋低于膀胱水平面，定期更换集尿袋，及时倾倒尿液，避免其超过集尿袋的 3/4，避免集尿袋与非无菌收集容器直接接触；患者出现血尿时，可鼓励患者多饮水，若无法缓解，避免形成血块堵塞导尿管，可遵医嘱进行膀胱冲洗；患者出现膀胱明显憋胀感，急迫的尿意和便意，尿道口、耻骨上区伴有痉挛性疼痛等症状时，可遵医嘱使用抗胆碱类或肾上腺素能（β3）受体激动剂。

6. **肠道准备** 术前 1 天口服泻药，术前无胃肠动力障碍或肠梗阻的患者，麻醉前 8h 禁食高脂、高蛋白质食物，麻醉前 6h 禁食固体食物；对于严重便秘或其他特殊患者建议术前进行充分的肠道准备，术前第 3 天开始口服甲硝唑、庆大霉素等肠道抗生素。

7. **心理护理** 一般早期前列腺癌进行有效干预与治疗可长期生存，局部进展期或转移性前列腺癌通过手术、内分泌治疗及放疗多数患者有望生存 5 年以上。主动关心患者，积极沟通，与患者建立良好的关系，向患者讲解前列腺癌的病因、预后、治疗方法、护理措施及可能出现的并发症，提高患者对疾病的认知，以消除其焦虑、恐惧的心理。

【术后护理】

1. **病情观察** ①术后每小时监测生命体征的变化，如有异常及时处理。②腹腔镜手术可能引起皮下气肿，术后应注意患者皮下组织是否有捻发感，轻度皮下气肿一般不需特殊处理能自行吸收，必要时行穿刺排气。③腹腔镜手术易造成二氧化碳潴留从而引起高碳酸血症，术后应持续予以低流量吸氧提高氧分压，并严密观察患者有无心率加快、面部潮红、烦躁等异常情况，及时予以对症处理。

2. **饮食** 术后 6h 无恶心、呕吐，可进食流质，鼓励多饮水，1～2 天后无腹胀即可恢复正常饮食。

3. 体位与活动 麻醉清醒后可取低半坐卧位，可减少腹部切口张力，减轻疼痛，利于盆腔引流、改善术后腹胀。早期活动有利于减少肺部并发症、改善血液循环、促进伤口愈合、促进肠蠕动恢复以及预防下肢深静脉血栓形成。一般患者麻醉清醒后即可鼓励患者在床上做深呼吸、翻身及踝泵运动等。

4. 伤口及引流管护理 保持伤口敷料干燥，密切观察各引流管引流液的颜色、性质和量的变化，保持引流管通畅，妥善固定，避免打折、扭曲、堵塞。若伤口引流管在短时间内引流出大量鲜红色液体并伴有腹痛、腹胀、腹膜刺激症状及患者面色苍白、脉搏细速、血压下降等症状，应考虑术后出血，应及时报告医生处理。此外，应做好尿道口及会阴部皮肤护理，定期更换引流袋，以防止感染。

5. 并发症观察与护理

（1）尿失禁 是根治性前列腺癌术后的远期并发症，通常在术后1年内得到改善。可通过盆底肌训练、药物治疗等措施进行改善，必要时需行手术治疗。

① 原因：主要由括约肌功能不全、逼尿肌功能不稳定和顺应性下降引起。

② 临床表现：主要表现为腹内压突然增高（如咳嗽、用力排便等）时或夜间少量尿液不自主地由尿道口溢出。

③ 护理措施：a. 心理护理，向患者解释尿失禁原因，及时给予安慰和鼓励。b. 可进行盆底肌训练，根据患者自身情况选择平卧位、站立位或坐位。平卧位时双膝微屈约45°，尽量收缩盆底肌肉并保持10s，然后放松10s，重复收缩与放松15次；站立位时双脚分开与肩同宽，尽量收缩骨盆底肌肉并保持10s，然后放松10s，重复与放松15次；坐位时双脚平放于地面，双膝微微分开，与肩同宽，双手放于大腿上，身体微微前倾，尽量收缩骨盆底肌肉并保持10s，然后放松10s，重复收缩与放松15次。c. 生活方式干预，如减少或避免咖啡因的摄入，以免刺激膀胱。d. 若尿失禁情况持续存在，可考虑手术干预。

（2）尿瘘 是根治性前列腺癌术后的主要并发症。

① 原因：主要是由于术中尿道及膀胱颈吻合口缝合或术后患者活动不当引起。

② 临床表现：可能会出现腰腹部胀痛、发热、尿量明显减少或其他引流液明显增多的表现。

③ 护理措施：如发生尿瘘，应加强引流，妥善固定各引流管，保持引流通畅，防止导管扭曲、受压及脱落，一旦发现导尿管不通畅，应及时处理。若出现发热等感染症状，应及时遵医嘱使用抗生素。

（3）勃起功能障碍（ED） 是根治性前列腺癌术后的远期并发症。

① 原因：术中损伤血管、神经，继而诱发缺氧，导致勃起组织纤维化，导致阴茎勃起功能的减退或丧失。

② 临床表现：阴茎无法达到或维持足以进行满意性交的勃起。

③ 护理措施：注意保护患者隐私，改变不良生活方式及社会心理因素，注重对

患者的心理护理。针对 ED 的治疗目前有口服 5 型磷酸二酯酶抑制剂、真空负压吸引装置（VED）、体外冲击波疗法、阴茎海绵体或尿道内药物注射、阴茎假体植入术、神经重建等方式。

6. 心理护理　①主动告知患者术后注意事项、疾病预后相关知识，建立相互信任的护患关系，指导患者正确面对疾病。②加强巡视，满足患者合理需求，采取有效的护理措施帮助患者缓解术后不适，避免并发症的发生。如患者出现尿道痉挛性疼痛、肛门坠胀、强烈尿意感等症状时，嘱患者深呼吸以减轻疼痛，若发生连续性膀胱痉挛，应及时给予镇痛药物为患者缓解疼痛。③动态评估患者的心理状况，针对异常的心理状况给予针对性的指导，促进患者快速康复。

7. 出院指导

（1）饮食指导　注意饮食全面、营养均衡，进食高热量、高蛋白质、高维生素、易消化、低脂的食物，保持大便的通畅，带导尿管患者应适量多饮水。

（2）其他日常生活指导　根治性前列腺切除术后 2 个月内避免剧烈活动以及性生活等，防止继发性出血，适度锻炼身体，避免肥胖，戒烟、限酒，保持高质量睡眠以及良好的心态。

（3）自我监测　保持伤口敷料干燥，保持引流管的通畅，防止引流管折叠、脱出，注意观察引流液的颜色、性质、量，预防下肢深静脉血栓。若出现引流液颜色、性质异常，伤口引流液量过多或不明原因的尿量减少，双下肢明显肿胀、胸闷、气促、呼吸困难等不适，应及时就医。

（4）定期复诊　根治性前列腺切除术后 3 个月内每月查 1 次 PSA，如果 PSA 降至 0.1ng/mL 以下，2～3 年内每 3～6 个月复查一次。DRE 每年检查 1 次，特殊患者如 PSA 升高应常规行 DRE。抗雄激素治疗后 3 个月内每月检查肝功能，无特殊后每 3～6 个月复查一次。内分泌治疗的患者，出现 PSA 升高、骨痛等症状者应行骨扫描检查。CRPC 患者的常规随访内容包括病史、体格检查、实验室检查（血清 PSA、睾酮、血常规、肝肾功能、碱性磷酸酶等）及影像学检查（骨扫描和胸腹部 CT），实验室检查建议至少每 2～3 个月一次，影像学检查至少每 6 个月一次。

第四节 · 肾癌

肾癌（renal carcinoma）是指起源于肾实质泌尿小管上皮系统的恶性肿瘤，又称肾细胞癌（renal cell carcinoma，RCC）。大部分肾癌是散发性的非遗传性肾癌，遗传性肾癌仅占 2%～4%。肾细胞癌发病率占成人恶性肿瘤的 3%～5%，在男性泌尿系统恶性肿瘤中仅次于前列腺癌和膀胱癌。发病高峰为 60～70 岁，男女发病率比例约为 1.6：1。60%的肾癌患者与吸烟、肥胖和高血压病有关，影响肾癌预后的主要因素包括肿瘤的解剖因素、组织学因素、临床因素及分子因素。其中解剖因素包括肿瘤的大小，有无侵犯静脉、集合系统、肾窦脂肪、肾包膜及肾周脂肪，有无肾上腺侵犯及转移，有无淋巴结转移及远处转移。组织学因素包括细胞分化程度、组织学亚型、肉瘤样分化、微血管侵犯、肿瘤坏死和集合系统侵犯等。临床因素包括体能状态评分、局部症状、恶病质、贫血、血小板计数、中性粒细胞计数等。分子标志物对肾癌预后的预测还缺乏准确性，需进一步研究验证。

一、肾癌的病理生理

肾癌起源于肾小管上皮细胞，肿瘤多位于肾脏上、下两极，上极更为常见。肾癌常为单发，双侧先后或同时发病者占 2%左右。瘤体多数为类圆形的实性肿物，直径 3～15cm。切面淡黄色或灰白色，伴灶状出血、坏死、软化或钙化等改变，表现为红、黄、灰、白等多种颜色相交错的多彩的特征。肿瘤界限清楚，可有假包膜形成。肿瘤较大时常伴有出血和囊性变。肾癌的病理类型包括透明细胞癌占 70%～80%、乳头状细胞癌占 10%～15%和嫌色细胞癌占 5%。肾癌可蔓延至肾盏、肾盂、输尿管，并常侵犯肾静脉。静脉内柱状的癌栓可延伸至下腔静脉，甚至右心。远处转移最常见的部位是肺、骨骼、肝、脑。

二、临床表现

1. **肾癌三联征**　疼痛、血尿、肿块，其中以血尿最为常见，同时具备"三联征"表现的患者不到10%，如出现提示肿瘤晚期可能。有极少患者出现肾周血肿，疼痛常为腰部钝痛和隐痛，多由于肿瘤生长牵张肾包膜或侵犯腰肌、邻近器官所致；血块通过输尿管时可发生肾绞痛。血尿常为无痛性、间歇性，表明肿瘤已经侵犯肾盏、肾盂。肿瘤较大时在腹部和腰部易被触及。

2. **副瘤综合征**　10%～40%的肾癌患者有副瘤综合征，临床表现为高血压、贫血、体重减轻、恶病质、发热、红细胞增多症、肝功能异常、高钙血症、高血糖、血沉增快、神经肌肉病变和凝血机制异常等。发热可能是因肿瘤坏死、出血、肿瘤物质吸收入血引起，高血压可能因瘤体内动静脉瘘或肿瘤压迫动脉及其分支，引起肾素分泌过多所致。

3. **转移症状**　肾癌因转移部位和程度不同可出现咳嗽和咯血、骨痛和骨折、头痛、颈部肿块等症状。合并静脉癌栓的患者除了肾细胞癌的典型临床表现外，由于下腔静脉癌栓影响血液回流，可出现下肢水肿，癌栓分级较高者，或引发继发血栓形成，可能出现肝静脉回流受限，引起布加综合征，可表现为右上腹疼痛、肝大、黄疸、下肢水肿、腹水等，如癌栓脱落还可能出现憋气、呼吸困难等肺栓塞的症状。

三、专科检查

1. **腹部超声**　无创伤，价格便宜，可作为肾癌的常规筛查，一般检查前不作特殊准备,如需同时检查输尿管、膀胱和前列腺,受检者可在检查前 1h 内饮水 500～1000mL,保持膀胱充盈,检查时一般取仰卧位、侧卧位,必要时取俯卧位。典型的肾癌常表现为不均匀的中低回声实质肿块,部分囊性肾癌可表现为无回声的囊性肿块,合并钙化时可伴局部强回声。

2. **肾脏 CT**　CT 三维重建能更好地显示肿瘤空间位置及血管变异情况,是诊断肾癌最可靠的影像学方法,能明确对侧肾脏的形态,评估对侧肾脏功能、肿瘤浸润程度、静脉是否受累、区域淋巴结是否增大以及肾上腺和其他实质器官情况,检查前去除患者检查区域内金属物品,增强检查需常规使用造影剂,应询问患者过敏史,服用二甲双胍的患者若肾功能异常需停药 48h。检查时一般取仰卧位,如需区别邻近脏器可辅以俯卧位、斜位或侧位。增强检查后需在候诊区域留观 30min 后再离开,检查后多饮水,加速造影剂排出体外。肾癌 CT 表现为肾实质内不均质肿块;CT 增强血管造影及三维重建可见到增粗、增多和紊乱的肿瘤血管,可替代传统的肾动脉造影。

3. **腹部 MRI**　对于造影剂过敏、妊娠及担心辐射的年轻患者,可选择 MRI 代替增强 CT。MRI 检查对肾肿瘤分期判定的准确性略优于 CT,特别在静脉癌栓大小、范围及脑转移的判定方面 MRI 优于 CT。体内有起搏器等金属性(铁磁性)植入物不能做磁共振,入检查室严禁携带任何铁磁性物体(如金属发夹、硬币)进入 MRI 检查室,MRI 增强检查用的含钆造影剂,有可能引起肾源性系统性纤维化,肾功能受损严重者禁用此类造影剂。肾癌 MRI 多表现为 T1WI 肿块信号强度低于肾皮质,T2WI 肿块呈混杂信号,周边可有低信号带代表假性包膜;不同亚型 RCC 的各期强化表现同 CT 增强检查所见。

4. **肾穿刺活检检查**　肾肿物穿刺不作为常规诊断手段。影像学检查诊断为肾癌且适于手术治疗者,不主张术前肾肿瘤穿刺活检。不宜手术或不能手术治疗的晚期肾癌患者,全身系统治疗前行肾穿刺活检以获取病理诊断选择治疗用药。选择消融治疗的肾癌患者,消融前行穿刺活检明确病理诊断。穿刺前需完善血常规、肾功能、凝血常规等实验室检查,指导患者俯卧位,全身放松,腹式呼吸,深吸气后屏气 10s,进行呼吸屏气训练,并进行床上大小便训练;穿刺时患者俯卧于硬板床上,两肋下垫 10cm 厚硬枕,防止肾脏在穿刺时向下滑动;对于瘤体较大、伴有中心坏死的肿块,需选取靠近肿瘤边缘的实性成分进行穿刺;穿刺结束后压迫穿刺点 5～10min 后再用腹带固定盐袋压迫腰部,绝对卧床休息 6～8h,若患者生命体征平稳,穿刺口无渗血、渗液,无腰痛、腰胀、恶心呕吐等自觉症状可取下盐袋及腰带,如有异常立即通知医师处理。穿刺后出血是最常见的并发症,凝血功能正常的患者,绝大部分都能自行缓解,少有形成腹膜后血肿和休克,局部疼痛也相对常见,但大多轻微,无须特殊处理。

四、治疗原则

1. **手术治疗**　主要包括肾部分切除术和根治性肾切除术。肾部分切除术适用于 T1 期、位于肾脏表面、便于手术操作的肾癌，肾癌发生于解剖性或功能性的孤立肾，手术需完整切除肿瘤及肿瘤周围肾周脂肪组织。根治性肾切除术适用于不适合行肾部分切除术的 T1 期肾癌，T2～T4 期肾癌，手术需切除患肾、肾周脂肪、肾周筋膜、髂血管分叉以上的输尿管。射频消融、冷冻消融、高强度聚焦超声等可用于不适合手术的小肾癌患者的治疗，应严格按照适应证慎重选择。

2. **药物治疗**　肾癌对放疗和化疗均不敏感，20 世纪 90 年代起，以中高剂量的干扰素或（和）白介素为代表的免疫治疗是晚期肾癌的重要辅助治疗方式，但疗效欠佳。目前已有用于肾癌的靶向治疗药物包括舒尼替尼等酪氨酸激酶抑制剂（TKI）和替西罗莫司等 mTOR 抑制剂两大类，可显著提高晚期患者的客观反应率及总体生存期。术前新辅助治疗尚无标准方案，对于高分级下腔静脉癌栓、巨大肾肿瘤伴或不伴邻近脏器侵犯等复杂病例，其有可能降低手术难度，提高手术成功率。术后辅助治疗尚无标准方案，可提供生存获益。

3. **随访观察**　伴有严重合并症或预期寿命比较短的高龄患者、小肾细胞癌患者可选择密切随访。通过连续影像学检查密切监测肾肿瘤大小变化，在随访期间一旦出现肿瘤进展则接受延迟的干预治疗。

五、护理评估

【健康状况评估】

1. **一般情况**　了解患者的年龄、性别、生活习惯、烟酒嗜好、饮食习惯、体重、职业等以判断是否有诱发肾癌的危险因素。

2. **既往史**　评估患者有无高血压、糖尿病等病史，了解患者是否使用抗高血压药、降糖药物，以及血压、血糖控制情况。

3. **心理社会评估**　患者可能会因担心切除部分或一侧肾脏后对自身肾脏功能及生活质量有影响而出现焦虑、恐惧的心理。因此评估患者有无紧张、入睡困难等焦虑或恐惧的心理，了解其家庭社会支持程度，根据具体情况进行疾病知识宣教并提供针对性的心理护理。

【症状与体征评估】

1. **双侧肾脏的评估**　患者先站立后仰卧，观察肾区及双侧上腹部有无肿胀、肿块，再取平卧位，下肢屈曲，使腹肌松弛，检查者一手在肋脊角处将肾区托起，一手在同侧的上腹部做双合诊，随患者呼吸动作而轻缓地检查肾脏，触诊时应注意肾脏的大小、硬度，是否随呼吸而上下移动，表面是否光滑，有无肿块或压痛。叩诊肾区有无疼痛，评估疼痛的性质及伴随症状。

2. **排尿形态评估**　评估患者尿液颜色、有无血凝块、持续或间歇发作及疼痛等伴随症状。

3. **全身症状评估**　评估患者口唇、甲床及手掌、眼结膜等部位是否有皮肤或黏膜苍白及疲乏、无力等贫血症状。评估患者近期体重变化。查看双下肢有无皮肤紧张、发亮等水肿表现，组织外观无明显肿胀者，需与触诊相结合，用手指按压局部组织后是否有凹陷。

六、护理措施

【术前护理】

1. **饮食**　术前戒烟、戒酒，进食易消化、营养丰富的食物以改善全身营养状况，提高患者对手术的耐受性。

2. **体位与活动**　指导患者床上使用便盆、尿壶，以适应术后床上大小便。指导患者深呼吸、有效咳嗽，教会患者自行调整卧位及床上翻身，尤其适用于肾部分切除术后卧床患者。

3. **心理护理**　评估患者的心理状况，及时发现异常的心理状态；鼓励患者表达内心的感受，向患者介绍肾癌的手术方式、术后可能出现的并发症，以缓解患者的紧张、恐惧心理，使患者术前保持最佳的状态。

【术后护理】

1. **病情观察**　术后监测心率、呼吸、血压、血氧饱和度；观察患者尿液颜色，如尿液持续呈鲜红色，应高度警惕出血可能；记录24h尿量，监测患者肾功能，防止出现肾功能衰竭。

2. **饮食**　术后6h可进食流质，再逐渐过渡至半流质、软食、普通饮食，多食纤维素丰富的水果、蔬菜，预防便秘。

3. **体位与活动**　针对根治性肾切除术者，术后6h指导患者在床上适当活动，术后第一天鼓励患者下床活动，防止压力性损伤及下肢深静脉血栓形成，应注意循序渐进。行肾部分切除术者应卧床休息3～5天，防止继发性出血。

4. **疼痛护理**　轻度疼痛患者，可采取卧床休息、改变体位、分散注意力等方法减轻疼痛；中重度疼痛可遵医嘱使用镇痛药物；翻身活动时注意保护管道避免牵拉伤口，咳嗽时用手轻按伤口周围以减轻患者伤口疼痛。

5. **伤口敷料及引流管的观察**　观察伤口敷料渗出情况，有渗出应评估渗出液颜色、性质及渗出量并记录，同时通知医师及时更换敷料。引流管标识清楚，妥善固定，保持引流通畅，观察记录引流液颜色、性状、量，一旦发现伤口敷料有渗血，引流管口或引流袋内有较多鲜红色血液流出等情况应及时告知医师。

6. **并发症的观察与护理**

（1）出血　术中与术后出血是最主要的并发症。

① 原因：术后出血多与术中血管损伤、止血不彻底及肽夹松脱等有关。

② 临床表现：伤口敷料渗血、引流液量多（＞100mL/h）、引流液色鲜红且易凝固、腰腹部疼痛、肿胀。

③ 护理措施：a. 术前完善相关检查、检验，了解患者肿瘤及全身状况，做好充分的术前准备。b. 根据患者手术方式、术中情况、术后恢复情况等综合因素指导

患者卧床休息与活动，避免过早活动引起出血。c. 严密监测患者生命体征，观察伤口敷料有无渗血、引流液的颜色和量，遵医嘱定期监测血常规。一旦发现异常，及时通知医师予以对症处理。

（2）切口感染 是肾切术后主要并发症之一。

① 原因：主要与手术时切口暴露时间长、术后抵抗力弱、患者住院时间、抗生素使用种类等有关。

② 临床表现：切口处红肿、皮温增高、疼痛加重以及体温升高。

③ 护理措施：a. 给予高热量、高蛋白质、高维生素、易消化的食物，控制血糖稳定、增强患者自身抵抗力。b. 及时更换伤敷料并注意无菌操作。c. 保持切口处敷料清洁、干燥，观察伤口及周围情况，发现异常，及时通知医师；告知患者伤口愈合拆线前不要洗澡。d. 密切监测患者术后实验室检查结果，遵医嘱使用或更改抗生素及其他对症处理。

7. 心理护理 待患者麻醉清醒后及时反馈手术信息，手术过程不顺利或病灶未能切除者应注意告知的时机与方式；及时处理术后疼痛等不适症状；观察患者的心理反应，对术后情绪烦躁、抑郁、焦虑、入睡困难等问题进行积极处理；建立相互信任的护患关系，指导患者正确面对疾病；强化患者的社会心理支持系统。

8. 失血性休克的预防和应急处理

（1）预防 ①术前完善相关检查、检验，如有术前贫血及时予以输血补充血容量。②术后严密观察患者伤口敷料情况，引流液颜色、性状、量，出现伤口引流液 $\geqslant 100mL/h$、持续呈鲜红色，应及时通知医师。③严密监测患者生命体征、关注患者皮肤黏膜、意识、尿量情况，若出现心率增快、血压降低、呼吸浅快、口唇黏膜苍白或发绀、四肢湿冷、神志淡漠、尿量$<25mL/h$ 等休克征象，应及时通知医师。

（2）应急处理 ①嘱患者绝对卧床休息。②迅速建立 2 条以上有效的静脉通路，静脉穿刺困难者应立即行中心静脉穿刺置管。③遵医嘱予以输液、输血，输液量以维持组织灌注为目标，同时密切监测生命体征及尿量变化，应注意避免输液过快、过多而引起肺水肿。④观察并记录伤口敷料及引流液的具体情况。⑤必要时配合医师完成介入治疗、手术止血等术前准备。⑥稳定患者家属情绪，以消除恐惧、焦虑心理。

9. 出院指导

（1）饮食指导 注意加强营养，增强机体抵抗力。进食营养丰富的高热量、高蛋白质、高维生素、易消化、低脂的食物，戒烟限酒，病情允许下，适当多饮水。

（2）其他日常生活指导 保持心情愉快，注意适当休息，不宜过度疲劳，避免剧烈活动，坚持适量运动，以促进身体恢复。

（3）引流管护理 带管患者注意保持伤口敷料清洁干燥，3～4 天换药一次；保持引流管通畅，防止引流管折叠、脱出，定期更换引流袋，根据医嘱及时拔除引流管。

（4）自我监测　观察尿液颜色，观察有无继发性出血；若出现不明原因的消瘦、贫血、疼痛、咳嗽等非特异性症状，应及时就诊。

（5）定期复诊　术后4～6周进行第一次随访，复查尿常规、血常规、肝肾功能、电解质和腹部CT。5年内每6～12个月随访一次，5年后每2年随访一次。对于行射频或冷冻消融患者，随访应该更严密。

第五节 · 膀胱癌

膀胱癌是泌尿系统最常见的肿瘤，绝大多数来自上皮组织，其中90%以上为尿路上皮癌。膀胱癌在西方国家高发，我国的膀胱癌发病也有明显上升趋势。据统计，2022年全球膀胱癌新发病例约61.4万，死亡病例约22.1万例，分别占全球癌症发病和死亡总数3.1%和2.3%，男性发病率和死亡率均高于女性。南欧等地区发病率最高。在我国，虽然膀胱癌总体发病率和死亡率没有进入前十，但是男性膀胱癌发病谱和死因谱均居第8位，新发病例数和死亡数分别占全球总发病例数和死亡例数的15.5%和19.9%。膀胱癌病因复杂，主要与吸烟和长期接触芳香胺、多环芳烃和氯化碳氢化合物等工业化学品有关。吸烟是最主要的致病因素，约50%的膀胱癌由吸烟引起。此外，膀胱癌与饮食习惯、慢性感染、应用化疗药物环磷酰胺、糖尿病药物吡格列酮、盆腔放疗史、染发等有关，有家族史者发病危险性增加1倍。因此，控制膀胱癌的危险因素，加强全民健康教育，建立多学科协作管理模式，改善患者预后、提高患者生存质量非常重要。

一、膀胱的解剖与生理

（1）膀胱的解剖　膀胱前方为耻骨联合，二者之间称膀胱前隙或耻骨后间隙，在此间隙内，男性有耻骨前列腺韧带，女性有耻骨膀胱韧带，间隙中有丰富的结缔组织及静脉丛。男性膀胱后方与精囊、输精管壶腹和直肠相邻，女性膀胱后方与子宫及阴道相邻。膀胱空虚时全部位于盆腔内，充盈时膀胱腹膜反折线可上移至耻骨联合上方，此时，在耻骨联合上方行穿刺，不会伤及腹膜和污染腹膜腔。空虚的膀胱呈三棱锥体形，分尖、体、底和颈四部。膀胱尖朝向前上方，由此沿腹前壁至脐之间有一皱襞为脐正中韧带。膀胱的后面朝向后下方，呈三角形称膀胱底，膀胱尖与底之间为膀胱体，膀胱的最下部称膀胱颈，男性与前列腺底、女性与盆膈相毗邻（图4-5-1）。膀胱内面被覆黏膜，当膀胱壁收缩时，黏膜聚集成皱襞称为膀胱壁。膀胱底内面，有一位于左右输尿管口和尿道内口之间呈三角形的区域，该区域膀胱黏膜与肌层紧密连接，缺少黏膜下层组织，膀胱无论处于扩张或收缩状态时，它始终保持平滑，称为膀胱三角。膀胱三角是肿瘤、结核和炎症的好发部位。膀胱镜下所见的一苍白带为两输尿管口之间的皱襞即输尿管间襞,是临床寻找输尿管口的标志。

新生儿膀胱位置高于成人，尿道内口在耻骨联合上缘水平。

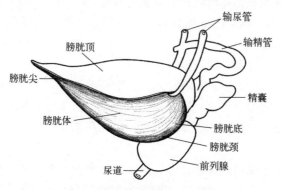

图 4-5-1　膀胱侧面观示意

（2）膀胱的生理功能　主要是储尿及排尿。膀胱是储存尿液的肌性囊状器官，它的形状、大小、位置和壁的厚度随尿液充盈程度而异。正常成人的膀胱容量平均为 350～500mL，最大容量为 800mL。当超过 500mL 后，可因膀胱壁张力过大而产生疼痛。女性的容量小于男性，老年人因膀胱肌张力低而容量大。

二、膀胱癌的病理生理

膀胱癌好发于膀胱侧壁和膀胱三角区近输尿管开口处。肿瘤可为单个，也可为多灶性，大小不等，可呈乳头状或息肉状，也可呈扁平斑块状。镜下癌细胞核浓染，部分细胞异型性明显核分裂象较多，可有病理性核分裂象，细胞排列紊乱极性消失。有的可见乳头状结构和巢状浸润灶。膀胱癌组织学分类包括乳头状瘤、低度恶性潜能乳头状尿路上皮肿瘤及低级别和高级别尿路上皮癌。生长方式分为原位癌、乳头状癌及浸润性癌。原位癌局限在黏膜内，无乳头亦无浸润基底膜现象，与肌层浸润性直接相关。尿路上皮癌多为乳头状，高级别者常有浸润。不同生长方式可单独或同时存在。肿瘤乳头的断裂、肿瘤表面坏死和溃疡均可引起血尿。部分病例因肿瘤侵犯膀胱壁，刺激膀胱黏膜或并发感染，出现尿频、尿急和尿痛等膀胱刺激症状。肿瘤阻塞输尿管开口时可引起肾盂积水、肾盂肾炎甚至肾盂积脓。膀胱移行细胞起源的肿瘤术后容易复发。

三、临床表现

1. 血尿　是膀胱癌最常见的症状，80%～90%的患者以间歇性、无痛性全程肉眼血尿为首发症状。血尿程度可由淡红色至深褐色不等，多为洗肉水色，可形成血凝块。初始血尿常提示病变位于膀胱颈部，终末血尿提示病变位于膀胱三角区、膀胱颈部或后尿道。少数患者仅表现为镜下血尿。血尿持续时间、严重程度和肿瘤恶性程度、分期、大小、数目和形态并不一致。

2. **膀胱刺激症状** 晚期膀胱癌患者可出现尿频、尿急、尿痛的症状，常因肿瘤坏死、溃疡或并发感染所致。少数广泛原位癌或浸润性癌最初可仅表现为膀胱刺激症状。

四、专科检查

1. **超声检查** 是筛查膀胱癌最常用、最基本的检查，具有简便、易操作、廉价等优点。检查前需憋尿，可通过经腹、经直肠、经尿道三种途径进行，经腹部二维超声诊断膀胱癌的敏感性为 63%～98%，特异性为 99%，彩色多普勒超声可以显示肿瘤基底部的血流信号，经直肠超声对于膀胱三角区、膀胱颈和前列腺显示较清楚，能近距离观察肿瘤基底部，适用于膀胱充盈不佳的患者。膀胱癌超声主要表现为膀胱壁不规整，并有宽基底或带蒂的结节状、菜花状中等回声团块突入腔内。

2. **腹部 CT 检查** 可以发现 1～5mm 肿瘤，判断邻近器官是否受侵犯及是否存在转移，不能诊断原位癌。较难准确区分非肌层浸润膀胱癌，也不能区分肿大淋巴结是转移还是炎症。增强 CT 检查在诊断膀胱肿瘤和评估肿瘤浸润范围方面有一定价值。肾功能异常并服用二甲双胍的患者需停药 48h 检查。检查前 2h 嘱患者多饮水，保持膀胱充盈状态，扫描部位为膀胱顶部至坐骨结节下。膀胱癌 CT 显示以菜花状为主，少数呈乳头状、丘地状，平扫多为等密度或稍高密度，部分可见钙化组织；增强扫描显示不同程度强化。

3. **多参数磁共振成像（mp-MRI）** 具有出色的软组织分辨率，能诊断并进行肿瘤分期，对于评估膀胱癌肌层是否受侵有重要价值，敏感性为 90%～94%，特异性为 87%～95%。检查前 2h 嘱患者饮水，保持膀胱适度充盈。膀胱癌 MRI 表现为肿瘤呈乳头状或菜花状，腔内型表现为 T1 等信号，T2 高信号，与低信号尿液有清晰边界；浸润型为局限增厚，T1 上可见清晰病灶，T2 膀胱低信号带中断；腔外型膀胱壁形态异常，T2 上局部膀胱壁信号带连续性欠佳。增强扫描呈不同程度强化。

4. **膀胱镜检查和活检** 是诊断膀胱癌最可靠的方法。可以明确膀胱肿瘤的数目、大小、形态（乳头状或广基的）、部位及周围膀胱黏膜的异常情况，同时可对肿瘤和可疑病变进行活检以明确病理诊断。对于非肌层浸润性膀胱癌，若膀胱黏膜正常时，则不建议活检；只有当尿细胞学检查阳性或膀胱黏膜表现异常时，才建议行选择性活检，以明确诊断。检查前嘱患者排空膀胱，取截石位，检查后适当休息，勿剧烈活动，同时多饮水，以增加排尿次数，预防尿路感染，出现肉眼血尿时卧床休息，一般 2～3 天后症状可缓解。原位癌局部黏膜呈红色点状改变，与充血的黏膜相似。低级别乳头状癌多浅红色，蒂细长，肿瘤有绒毛状分支。高级别浸润性癌呈深红色或褐色的团块状结节，基底部较宽，可有坏死或钙化。

5. **尿细胞学检查** 是膀胱癌诊断和术后随诊的重要手段之一。在新鲜尿液中易发现脱落的肿瘤细胞，留取晨起第一次排尿后 2h 以内的新鲜尿液 100～200mL，尽快送检。建议连续留取 3 天，每天留取后先进行细胞离心与固定，再合并 3 天的尿液进行诊断。尿细胞学检查阳性时，建议进行活检，以明确诊断以及了解肿瘤范围。

五、治疗原则

1. **手术治疗**　主要有经尿道膀胱肿瘤电切术（transurethral resection of bladder tumor，TURBT）和根治性膀胱切除术（radical cystectomy，RC）两种。TURBT 将肿瘤完全切除直至正常的膀胱壁肌层，是非肌层浸润性膀胱癌（NMIBC）的重要诊断方法及主要治疗方式，具有创伤小、恢复快、术后复发风险高的特点，RC 联合盆腔淋巴结清扫术是肌层浸润性膀胱癌的标准治疗方式，能减少局部复发和远处转移，提高患者生存率。手术范围包括：膀胱及周围脂肪组织、输尿管远端，男性患者包括前列腺、精囊（必要时全尿道），女性患者包括子宫、附件及阴道前壁、盆腔淋巴结。术后需要进行尿流改道及重建术，主要包括回肠通道术、输尿管皮肤造口术、原位新膀胱术，其中回肠通道术是首选术式，也是最常用的方式之一。

2. **膀胱灌注化疗和免疫治疗**　膀胱灌注化疗是通过导尿管将化疗药物注入膀胱以杀灭术中播散和创面残留的肿瘤细胞的一种辅助腔内治疗方法，分为术后即刻膀胱灌注化疗、术后早期和维持膀胱灌注化疗。术后即刻灌注可使患者 5 年复发率降低约 35%。低危 NMIBC 患者术中无膀胱穿孔或术后严重肉眼血尿，推荐术后 24h 内即刻膀胱灌注化疗。中、高危 NMIBC 患者推荐术后即刻灌注治疗后再行早期和维持膀胱灌注化疗。膀胱灌注免疫治疗是通过灌注免疫制剂，诱导机体局部免疫反应，以达到预防膀胱肿瘤复发、控制肿瘤进展的目的。卡介苗（BCG）是目前最有效的膀胱内免疫治疗药物，疗效优于膀胱灌注化疗药物，适用于中高危非肌层浸润性膀胱癌和膀胱原位癌。有肉眼血尿、有症状的泌尿系感染、免疫缺陷或损害、活动性结核、对 BCG 过敏者不建议使用膀胱免疫治疗。

3. **新辅助化疗和免疫治疗**　肌层浸润性膀胱癌行膀胱根治性切除术后，仍有近 50%进展为转移性膀胱癌。对于可根治性切除的肌层浸润性膀胱癌，新辅助化疗联合根治性膀胱切除和盆腔淋巴结清扫术是目前治疗的金标准。结合我国具体临床实际，推荐 GC 方案（吉西他滨和顺铂）和 dd-MVAC 方案（甲氨蝶呤、长春碱、多柔比星、顺铂）作为新辅助化疗方案。推荐 PD-1/PD-L1 抑制剂单药、联合化疗或联合 CTLA-4 抑制剂的新辅助免疫治疗方案。

六、护理评估

【健康状况评估】

1. **一般情况**　了解患者有无吸烟史、职业、饮食习惯、用药史、染发情况等，以判断是否有诱发膀胱癌的危险因素。

2. **家族史**　了解家族中有无遗传性疾病，膀胱癌可能与遗传因素有关，有家族史者发病危险增加一倍。

3. **既往史**　了解患者有无膀胱手术史、治疗史，是否合并高血压、糖尿病等疾病。

4. **心理社会评估**　评估患者是否担心手术后复发及并发症的发生；评估患者是否因尿流改道术后排尿形态改变、自身形象紊乱、生活不能自理等情况，而产生自卑及绝望心理。此外，还应了解患者家庭成员对手术治疗的支持配合程度。

【症状与体征评估】

1. **排尿功能的评估**　肿瘤乳头的断裂、肿瘤表面坏死和溃疡均可引起血尿。评估患者有无排尿次数增多，有无尿频、尿急、尿痛和排尿困难症状。评估尿液的颜色以及有无血尿及出现的时间、血尿为间歇性还是持续性等。

2. **盆腔包块的评估**　患者排空尿液，取仰卧位或截石位，触摸耻骨上区有无肿块，如有肿块，应注意其界限、大小、性质、压迫时有无排尿感或尿外溢。

3. **疼痛评估**　疼痛是不可根治切除的膀胱癌患者术后面临的主要问题。晚期/转移性膀胱癌患者，转移性骨病引起的骨骼并发症会加重疼痛。评估患者有无腰部钝痛、肾绞痛、骨痛等，以及疼痛的性质、强度、持续时间等。

七、护理措施

【术前护理】

1. **排尿观察**　观察患者尿液颜色，有无血凝块及排尿困难等症状，嘱患者多饮水，一般可保持排尿通畅，必要时留置导尿管予以膀胱冲洗及药物治疗。

2. **饮食**　给予高蛋白质、高热量、高维生素的食物，纠正电解质、酸碱失衡，纠正贫血及低蛋白血症，改善患者全身营养状况。

3. **术前适应性训练**　①盆底肌训练：患者取坐位，两腿略分开，背部直立，上身可略前倾，尽可能放松盆底肌，嘱患者收缩肛门5s，放松20s，每次约5～10min。注意腹部肌肉不要用力，以免增加盆底肌的负担，加重尿失禁。②腹式呼吸训练：指导患者有规律地锻炼腹肌，仰卧位屈髋屈膝，双手放在肚脐下方，鼻子吸气时将腹部慢慢鼓起，缩唇吐气时收缩腹肌，维持3～5s，吸气时放松，每天4～6次，每次5～10min。③排尿训练：在放松盆底肌的基础上，做腹式呼吸，在呼气末端大声咳嗽两次，达到快速增加腹内压的作用，促进排尿。

4. **肠道准备**　遵医嘱行肠道准备，目前推荐行根治性膀胱切除术及尿流改道术患者在术前1天口服泻药。对于严重便秘等特殊患者，建议术前进行充分肠道准备，术前1天禁食，给予补液；术前1天口服泻药及术前晚进行清洁灌肠。

5. **皮肤准备**　根治性膀胱切除术备皮范围：剑突下至大腿上1/3前内侧及会阴部；彻底清洁腹部皮肤。经尿道膀胱肿瘤电切术备皮范围：髂前上棘至大腿上1/3，包括会阴部，剔除阴毛。

6. **心理护理**　对于需行膀胱根治性切除术与尿流改道术的患者，留置泌尿造口会导致形象改变，患者可能会出现自卑、焦虑、恐惧的心理。因此需评估患者是否能接受手术方式，积极向患者解释病情，说明尿流改道的必要性，帮助患者了解及接受泌尿造口。

【术后护理】

1. 病情观察 密切观察病情，持续心电监测，监测患者血压、心率、呼吸及血氧饱和度；遵医嘱检测电解质，如出现电解质紊乱应及时纠正。TURBT患者观察膀胱冲洗引流液颜色，发现血块堵塞等异常情况及时处理，以免引起急性尿潴留，甚至导致大出血。膀胱根治性切除术后患者应记录24h尿量，以了解肾功能情况。

2. 饮食 经尿道膀胱肿瘤电切术后患者麻醉清醒2h，无明显恶心、呕吐、腹胀者可先给予口服温开水20～200mL，如无胃肠道不适，6h后可进食流质；回肠通道术后患者待肠道蠕动恢复、肛门排气后方可进食，一般先给予少量流质，避免进食牛奶、豆浆及甜食等产气食物，逐步递增至全量流质食物，再过渡至半流质或普食。

3. 休息与活动 手术当天麻醉清醒后可取半坐卧位有利于引流，术后6h可鼓励患者在床上做深呼吸、翻身及四肢主动及被动活动，鼓励患者术后第一天下床活动，要注意避免体位性低血压等因素引起的跌倒事件发生，早期下床活动有利于减少肺部并发症、改善血液循环、促进伤口愈合及肠蠕动恢复、预防压力性损伤及下肢深静脉血栓形成。

4. 引流管的护理 尿流改道术后留置输尿管支架管，主要是为了引流肾盂内尿液并达到支撑作用，但输尿管支架管管腔细小，易被血块、肠黏液堵塞，引起患者腰部疼痛甚至肾积水，密切关注输尿管支架管是否引流通畅，如引流不畅可用生理盐水冲洗，冲洗方法为缓慢低压20～30cmH_2O冲洗，一次冲洗量不宜过多，避免压力过大，引起逆行感染。

5. 泌尿造口护理 尿流改道术后患者留置腹壁造口，作为储存和排出尿液的新途径，患者需终身佩戴造口集尿袋。造口护理中应注意如下。①造口用具的选择：根据患者的活动水平、造口情况等选择合适的造口袋及造口护理用具。②造口观察：观察与记录造口的位置、形状、大小、类型、高度、血供情况及造口周围皮肤情况。③造口皮肤护理：泌尿造口具有持续排放尿液的特点，排泄物对皮肤的刺激性较强，避免皮肤处于持续侵蚀状态，注意观察患者造口周围皮肤是否有红斑、水肿、脱屑伴瘙痒或灼痛感甚至糜烂溃疡等异常表现，出现异常及时予以对症处理。④造口并发症的观察：泌尿造口并发症主要见于回肠通道术后患者，术后4～6周并发症的发生率高达23.5%～68%。若出现乳头回缩或颜色青紫、发黑，造口脱垂，造口旁疝，造口狭窄等异常情况立即告知医师处理。

6. 疼痛护理 由于手术应激、导尿管气囊压迫、持续膀胱冲洗，可引起膀胱痉挛，主要表现为有急迫排尿感、下腹部胀痛。可指导患者做深呼吸、放松全身或转移注意力，适当按摩患者腰骶部及下腹部，变换体位时动作轻柔，必要时遵医嘱使用镇痛药物。

7. 新膀胱冲洗　由于使用肠道进行新膀胱的重建，为防止肠道黏液堵塞造成尿路梗阻甚至新膀胱破裂，术后早期可通过尿管、膀胱造瘘管对新膀胱进行低压间断冲洗、灌流。冲洗液可选择生理盐水或 5%碳酸氢钠注射液，冲洗液温度与患者体温接近，每 6～8h 一次或根据冲洗液性状增减，直至冲洗液澄清为止。冲洗过程注意观察患者有无腹痛，肠道黏液量及引流液量的变化，冲洗液颜色等。冲洗时膀胱内黏液可通过另一通道自然流出或通过注射器抽出。若冲入液体量明显比排出量多或其他引流液量明显增多，应警惕有无膀胱瘘。

8. 膀胱灌注护理　①灌注时机：膀胱即刻灌注化疗一般于术后 24h 内尽早完成；推荐早期进行诱导灌注，即术后 4～8 周，每周 1 次膀胱灌注，之后维持灌注，每月 1 次，维持 6～12 个月。膀胱灌注免疫治疗至少在术后 2 周开始，中危患者推荐使用 1 年，高危患者推荐使用 1～3 年。初始灌注频率为每周 1 次共 6 次，国产菌株推荐"19 次方案"：即在 6 周诱导灌注后，行每 2 周 1 次共 3 次强化灌注，然后开始每月 1 次共 10 次的维持灌注，1 年共 19 次灌注。②灌注药物：膀胱灌注化疗选择吡柔比星、表柔比星、丝裂霉素、吉西他滨等药物；膀胱灌注免疫治疗选择卡介苗（BCG）。③灌注的注意事项：灌注前避免大量饮水并排空膀胱，使膀胱内药物浓度能达到治疗量；灌注时保持病室温度适宜，充分润滑导尿管，以减少尿道黏膜损伤；膀胱内药液保留 0.5～2h，灌注后嘱患者大量饮水以稀释尿液降低药物浓度，减少对尿道黏膜的损伤。④不良反应观察：膀胱灌注化疗不良反应主要为化学性膀胱炎，表现为膀胱刺激症状和血尿，如灌注期间出现灌注药物引起的严重膀胱刺激症状，应延迟或停止灌注以避免发生继发性膀胱挛缩，多数副作用会在停止灌注后自行改善，灌注 6h 后口服喹诺酮类药物可减少不良反应的发生，如出现 BCG 败血症及全身结核症状，须立刻停止 BCG 灌注，可行标准三联抗结核治疗 6 个月，早期可使用激素治疗。

9. 并发症的观察与护理

（1）膀胱穿孔　是尿道膀胱肿瘤切除术后的常见并发症。

① 原因：与电切过深、电切时膀胱过度充盈及闭孔反射有关。

② 临床表现：腹膜内膀胱穿孔常表现为腹痛、高热等急性腹膜炎症状，腹腔内尿液较多时可出现移动性浊音阳性；腹膜外膀胱穿孔时，可引起下腹部疼痛、压痛、肌紧张。

③ 护理措施：一般为腹膜外穿孔，适当延长导尿管留置时间，大多可自行愈合。若为腹膜内膀胱穿孔，穿孔范围较小、症状体征较轻及血流动力学稳定时，可考虑行保守治疗，患者取半坐卧位，留置导尿管保持膀胱处于持续引流状态，进行适度尿道牵引使导尿管低于膀胱低位，遵医嘱使用抗生素，如有腹腔积液则行穿刺引流，密切观察有无持续出血和血块阻塞导尿管情况，必要时低压持续膀胱冲洗。以上保守治疗无效时应及时进行手术治疗。

（2）尿瘘　膀胱根治性切除术后的并发症之一，包括新膀胱与尿道吻合口瘘、新膀胱与输尿管吻合口瘘和（或）新膀胱自身裂开。

① 原因：吻合口瘘主要与缝合欠佳、吻合口血供不足有关；新膀胱裂开可能是由新膀胱尿管、膀胱造瘘管引流不畅、内部压力升高引起。

② 临床表现：当患者术后出现导尿管引流量明显减少，而其他引流管引流量明显增多时，应警惕尿瘘可能。引流液肌酐测定可以明确其中是否含有尿液成分，CT尿路成像或膀胱造影有助于判断尿瘘部位。

③ 护理措施：a. 指导患者养成定时排尿习惯，避免憋尿，以防止新膀胱自发破裂。b. 如发生尿瘘，使用非负压持续引流管，确保引流通畅。c. 加强抗感染治疗，予以营养支持保持患者良好的营养状况。

（3）代谢异常　回肠通道术后的并发症之一。

① 原因：与肠道黏膜对尿液成分的吸收和使用肠道替代后，肠道功能变化有关。

② 临床表现：a. 水、电解质、酸碱平衡失调，术后肠道黏膜将尿液中铵根离子（NH_4^+）、氢离子（H^+）、氯离子（Cl^-）、钾离子（K^+）吸收入血，同时分泌碳酸氢钠进入尿液，导致高氯性代谢性酸中毒、低钠高钾血症。b. 营养失调：切除部分末段回肠可导致胆汁酸吸收减少，影响脂肪的吸收，进而导致脂溶性维生素及维生素 B_{12} 缺乏。c. 膀胱结石：碱性尿液、持续合并感染可促进新膀胱结石形成。

③ 护理措施：a. 遵医嘱定期做动脉血气分析监测患者血 pH 值及电解质水平，及时纠正电解质紊乱。b. 观察患者有无食欲缺乏、体重减轻等相应表现，遵医嘱补充维生素，定期进行营养状况评估，改善患者营养状况。c. 术后规律排空膀胱、适量多饮水，以减少结石发生率。

（4）肠梗阻　是膀胱根治性切除术后常见的早期并发症。

① 原因：可能与手术操作及创伤、阿片类麻醉药物使用导致胃肠蠕动减弱，以及术后肠道水肿和麻痹等有关。

② 临床表现：腹胀、腹痛、呕吐及肛门停止排气排便。

③ 护理措施：a. 饮食应循序渐进，逐步恢复到普食，避免一开始摄入过多食物；如有腹胀、腹痛、呕吐等异常情况，及时告知医生给予对症处理。b. 一旦发生肠梗阻，立即禁食、胃肠减压，给予胃肠外营养支持，纠正水、电解质及酸碱失衡；防治感染及中毒；使用生长抑素减少胃液分泌以减轻胃肠道膨胀，根据患者具体情况使用解痉镇痛药物；必要时予以急诊手术解除梗阻。

（5）尿失禁　是原位新膀胱术后并发症之一。根据患者主诉及尿流动力学情况分为膀胱源性尿失禁、尿道源性尿失禁、混合源性尿失禁、夜间尿失禁和充溢性尿失禁。

① 原因：术后尿道括约肌或神经功能异常，替代膀胱的肠道收缩产生的压力超过尿道阻力；尿道括约肌紧张度降低使尿道关闭能力下降，慢性尿潴留等均可引起尿失禁。

② 临床表现：主要表现为排尿不受意识控制，尿液不自主地流出，夜间症状较重。

③ 护理措施：a. 如病情允许，鼓励患者白天多饮水，入睡前限制饮水，减少夜间尿量。b. 指导患者通过排尿日记监测尿失禁程度。c. 延时排尿：逐渐延长排尿间隔时间，达到 2～3h 排尿一次，以增加新膀胱容量，减少尿失禁。d. 定时排尿：每 2～3h 定时排尿一次并控制每次排尿量保持在合理范围内，以防止新膀胱被尿液过度充溢所导致的器官功能受损及尿失禁。e. 指导患者进行盆底肌训练。

10. 心理护理　密切关注患者心理状况，及时给予心理疏导。尿流改道术后患者由于排尿形态的改变，可能会产生自卑的心理，应多与患者交流并进行造口护理及日常生活的指导，尽量减少对患者生活质量的影响，建立相互信任的护患关系，满足患者合理需求，采取有效的护理措施帮助患者缓解术后不适，避免并发症的发生。

11. 出院指导

（1）泌尿造口指导　①造口袋应至少每周更换一次，换袋时间以早晨起床后或饮水后 2h 为宜，以减少换袋过程中尿液流出，影响造口袋粘贴效果，更换造口袋时注意固定好输尿管支架管，防止脱出。②观察造瘘口颜色、形状、大小，注意有无缺血坏死、变色、造口回缩、造口狭窄、造口周围皮肤是否异常等情况。③肾功能正常、无肾积水的患者，每天饮水量为 2000～2500mL，尿量应为 1500～2000mL，如出现尿少或无尿的情况及时就诊。

（2）饮食指导　清淡饮食，减少葱、姜、蒜等刺激性食物的摄入，加强营养，建议多食新鲜蔬菜水果，补充维生素 C，提高尿液酸性，以防形成尿路造口周围皮肤尿酸结晶。

（3）运动指导　原则上不能进行剧烈运动或对造口有碰撞风险的运动，以免回肠造口患者出现造口旁疝、造口出血等并发症。术后 3 个月开始进行腹部肌肉锻炼，持续至少 1 年以增强造口周围腹壁肌肉强度；控制体重使 BMI 维持在 20～25kg/m²，均可减少造口旁疝的发生。

（4）其他日常生活指导　不能泡澡或泡温泉，手术切口愈合后可淋浴，但淋浴时注意水压不宜过大、水温不宜过高，避免喷头直接冲洗造口处。建议平时着柔软、舒适、宽松衣物，松紧带应避开造口位置。禁止吸烟，对密切接触致癌物质者加强劳动保护。

（5）原位新膀胱训练　应教会患者掌握有效排空新膀胱的技巧，通过锻炼逐渐扩大新膀胱容量，增强排尿可控性。①贮尿功能：夹闭导尿管，定时放尿，初期每 30min 放尿 1 次，逐渐延长至 1～2h。放尿前收缩会阴，轻压下腹，逐渐形成新膀胱充盈感。②控尿功能：收缩会阴及肛门括约肌 10～20 次/天，每次维持 10s。③排尿功能：选择特定的时间排尿，如餐前 30min，晨起或睡前；定时排尿，一般白天每 2～3h 排尿 1 次，夜间 2 次，减少尿失禁。④排尿姿势：患者自行排尿早期可采用蹲位或者坐位排尿，如排尿通畅，男性患者可试行站立位排尿，注意排尿时先放松盆底肌，然后稍微增加腹内压。

（6）定期复诊　保留膀胱术后，每 3 个月进行 1 次膀胱镜检查，2 年无复发者，改为每半年 1 次，5 年后每年 1 次。此外，2 年内每 3～6 个月检查胸腹部 CT 或 MRI，以后每年 1 次。根治性膀胱术后，终身随访，术后 3 个月进行第一次检查，包括体格检查、血液生化检查、胸腹部 CT 或 MRI，怀疑转移时可行 PET-CT 检查，也可采用尿液细胞学和尿液肿瘤标志物检查，视临床分期及有无切缘阳性等高危因素，每 3～6 个月复查一次 CT 或 MRI，若 2 年内未见复发，可改为每年 1 次。

第六节 · 嗜铬细胞瘤/副神经节瘤

嗜铬细胞瘤/副神经节瘤是一种罕见的神经内分泌肿瘤，起源于肾上腺髓质或肾上腺以外的交感神经及副交感神经的副神经节上的嗜铬细胞。嗜铬细胞瘤（pheochromocytoma，PHEO）起源于肾上腺髓质，副神经节瘤（paraganglioma，PGL）起源于肾上腺外的交感神经链，二者合称为 PPGL。主要合成、分泌和释放大量儿茶酚胺（catecholamine，CA），如去甲肾上腺素（norepinephrine，NE）、肾上腺素（epinephrine，E）和多巴胺（dopamine，DA），从而引起患者血压升高和代谢性改变等一系列临床综合征，可造成心、脑、肾、血管等严重并发症，甚至成为患者死亡的主要原因。国外报道 PHEO 的年均发病率为 2～8 例/百万人，10%～20%发生在儿童。PPGL 占高血压患者的 0.1%～0.6%，中位发病年龄在 48～55 岁，女性患病率较高（50.5%～57%）。在我国，约 20% PPGL 患者携带已知致病基因的胚系突变，低于欧美人群的 30%～35%；约 40%携带已知致病基因的体细胞突变，而欧美人群为 30%。

一、肾上腺的解剖和生理

（1）肾上腺的结构　肾上腺是人体重要的内分泌器官，位于肾的上方，左右各一，质软，呈淡黄色，重 6.8～7.2g，与肾共同包裹于肾筋膜内。左侧肾上腺近似半月形，右侧肾上腺呈三角形。肾上腺前面有不太明显的肾上腺门，是血管、神经和淋巴管出入之处。肾上腺表面包裹有结缔组织被膜，少量结缔组织伴随血管和神经伸入肾实质内（图 4-6-1）。

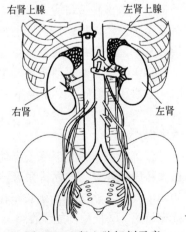

图 4-6-1　肾上腺解剖示意

（2）肾上腺的生理功能 肾上腺皮质分泌盐皮质激素、糖皮质激素和性激素，分别调节体内水盐代谢、碳水化合物代谢，影响第二性征等。肾上腺髓质可分泌肾上腺素和去甲肾上腺素，肾上腺素主要作用于心肌，使心跳加快，心肌收缩力加强；去甲肾上腺素通过收缩小动脉的平滑肌，达到维持血压稳定的作用。

二、嗜铬细胞瘤的病理生理

嗜铬细胞瘤常为单侧单发，大小约 2～6cm，重约 100g，多数附有完整的包膜，呈圆形或椭圆形，表面光滑，可见其旁被肿瘤压迫的肾上腺组织（图 4-6-2）。切面呈灰白或粉红色，暴露于空气后可变为黑色，富有血管、质实，可见出血灶以及坏死和囊性变。镜下瘤组织由纤维条索分隔，肿瘤间质有丰富的血管，瘤细胞大小形态不一，具有细颗粒状嗜碱性或嗜双色性细胞质，可见核内假包涵体，细胞核呈多形性（圆形或卵圆形，部分为多角形），细胞质内可见空泡，可伴有脂褐素、神经黑素和黑色素沉着，淀粉样变、梭形细胞、透明细胞和嗜酸性变少见。铬盐染色后，胞质内可见棕色或黄色颗粒。良、恶性嗜铬细胞瘤在细胞形态学上很难鉴别，只有广泛浸润邻近脏器、组织，或发生转移才能确诊为恶性。

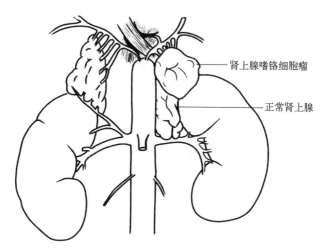

图 4-6-2 嗜铬细胞瘤示意

三、临床表现

主要表现为以肿瘤或增生组织分泌过多的儿茶酚胺为基础的症状和体征。阵发性高血压或持续性高血压伴阵发性发作是本病的典型特征；多数患者伴有代谢紊乱。

1. 高血压 是最常见的症状，发生率为 80%～90%。25%～40%患者表现为阵发性、50%～60%表现为持续性，半数患者在持续性高血压基础上出现阵发性加重；10%～50%的患者合并体位性低血压；多数患者表现为难治性高血压，10%～20%患者血压正常。当肿瘤突然分泌大量儿茶酚胺，患者会出现血压骤升甚至高血压危象，严重者可能导致死亡。

2. 三联征 典型的症状包括"头痛、心悸、多汗"三联征，发生率超过50%。对PPGL诊断特异性及敏感性均在90%以上。但临床上多数患者的临床表现不典型，甚至有些无症状。

3. 代谢紊乱 CA促进肝糖原、肌糖原分解及糖异生，抑制胰岛素分泌并对抗内源性或外源性胰岛素的降血糖作用，使血糖升高，可出现糖耐量减退或糖尿病。由于基础代谢率增加，患者有怕热、多汗、体重减轻等高代谢表现。部分患者有低热，当血压急剧上升时可出现体温进一步升高，有时达38～39℃。少数患者还可能有低钾血症的表现。

4. 儿茶酚胺心肌病 是PPGL较为严重而特殊的并发症。因肿瘤向血液中持续或间断释放大量儿茶酚胺，造成心肌细胞肿胀、出现灶性坏死、变性，随后心肌纤维化，常以心律失常、心力衰竭、心肌肥厚及心肌缺血为主要临床表现。

5. 其他 嗜铬细胞瘤可引起多个器官系统症状。如恶心呕吐、腹痛、便秘、肠梗阻等消化系统症状，血尿、蛋白尿等泌尿系统症状；头痛、失眠、烦躁、意识障碍等神经系统症状，严重时可发生脑血管意外。此外，还可出现发热、白细胞增多等血液系统表现。

四、专科检查

1. 24h尿儿茶酚胺测定 包含肾上腺素、去甲肾上腺素和多巴胺测定，是诊断嗜铬细胞瘤最敏感的方法，敏感性84%，特异性81%，假阴性率14%。结果阴性而临床高度可疑可重复多次和（或）高血压发作时留尿测定，阴性不排除诊断。症状发作时应收集3h尿送检。24h尿儿茶酚胺含量升高2倍以上即有意义。

2. 血儿茶酚胺测定 在高血压发作时测定有重要意义。血浆肾上腺素、去甲肾上腺素和多巴胺测定是诊断嗜铬细胞瘤最敏感的方法，药物试验则适用于临床可疑而儿茶酚胺不高的患者。患者空腹、卧位休息30min后抽血，正常人在平卧及安静状态时血浆NE浓度<500～600pg/mL，E浓度<100pg/mL；大多数PPGL患者血浆NE>1500pg/mL，E浓度>300pg/mL。

3. 甲基肾上腺素类物质（metanephrines，MNs）水平测定 MNs是CA的中间代谢产物，可在血液中稳定存在，即使在非发作期，MNs仍然会升高，已作为PPGL特异性的定性诊断标志物。应激状态、剧烈运动、吸烟、饮用咖啡因、乙醇类、含酪胺/CA类食物、一些严重疾病患者等可导致假阳性结果，检测前至少8h内应避免。

（1）血浆游离MNs 包括甲氧基肾上腺素（metanephrine，MN）和甲氧基去甲肾上腺素（normetanephrine，NMN）。敏感性97%～99%，特异性82%～96%，适用于高危人群的筛查和监测。阴性者几乎能有效排除PPGL，假阴性率仅1.4%且主要为无症状的小肿瘤或仅分泌多巴胺者。检测前应仰卧位或坐位至少休息30min后再采血，从仰卧位到直立位的血浆MNs可升高2～3倍；坐位NMN水平的参考值上限是仰卧位的 2 倍，判断结果时采用相同体位的参考值。

（2）24h 尿 MNs　包括尿分馏的 MNs 和总 MNs。尿分馏的 MNs 须经硫酸盐的解离步骤后检测，故不能区分游离型与结合型，为两者之和，但可区分 MN 和 NMN。特异性高达 98%，但敏感性 69%，适用于低危人群的筛查。24h 尿总 MNs 敏感性 77%，特异性 93%。

4. **双肾 B 超**　主要检查肾上腺大小、形态，有无异常的回声。能清楚显示肾上腺部位的肿瘤，是首选的检查方法。扫描范围广，可反复检查，多用于普查筛检。检查前需空腹，以排除进食对肾上腺的影响。B 超可探及肾上腺内有结节样的回声，一般直径＞3cm 检出率较高，但是对于直径 0.5～1.0cm 左右小的肿瘤，没有 CT 敏感。

5. **腹部 CT**　是 PPGL 定位诊断首选的影像学检查方法，对胸、腹和盆腔组织有很好的空间分辨率，并可发现肺部转移病灶。三维（冠、矢状位）重建及血管显像（CTA）可清楚地显示肿瘤形态、供血及与周围组织的关系。增强 CT 诊断 PPGL 的灵敏性为 85%～98%，特异性为 70%。体内存留金属异物、对碘造影剂过敏、儿童、孕妇等不适合采用 CT 检查。检查前 1 周内不服含重金属的药物，不做胃肠钡剂检查，检查时去除带有金属的内衣和各种物品如头饰、发夹、耳环、项链、玉佩、皮带和钥匙等。增强 CT 前 20min 需静脉注射造影剂。PPGL 在 CT 片上显示为密度不均匀的圆形或类圆形软组织影，肿瘤内常有坏死、出血或钙化；转移性 PPGL 瘤体较大、密度不均、外形不规则、可有周围组织浸润或远处非嗜铬组织转移；如瘤体较小可有假阴性。检查后多喝水加强排泄，促进体内残留造影剂排出体外。

五、治疗原则

1. **手术治疗**　嗜铬细胞瘤定性、定位诊断明确后应尽早行手术切除，非转移性嗜铬细胞瘤切除肿瘤后可治愈；若转移性嗜铬细胞瘤能早期发现，并及时手术，这将有助于控制血压及其他高儿茶酚胺引起的症状，有利于放化疗及同位素治疗，可提高生存，延长患者生命。小型非转移性 PPGL 选择腹腔镜手术；肿瘤直径＞6cm 或转移性 PPGL，应进行开腹手术以确保肿瘤完全切除，防止术中肿瘤破裂，避免局部复发或种植复发。尽可能保留肾上腺，特别是双侧、家族性或具有遗传背景者推荐保留正常肾上腺组织。

2. **非手术治疗**　对不能耐受手术，或未能切除的恶性嗜铬细胞瘤，或术后肿瘤复发等患者，可使用酚苄明、哌唑嗪等药物改善症状，也可用 [131]I-间位碘苄胍进行内放射治疗。

六、护理评估

【健康状况评估】

1. **一般状况**　包含年龄、性别、婚姻、职业、面貌及体态。女性患者有无月经异样等变化，男性患者有无性功能障碍。

2. **既往史** 有无糖尿病、高血压、骨质疏松等，有无手术创伤史。

3. **家族史** 评估患者有无家族性遗传病、嗜铬细胞瘤家族史等。

4. **心理社会评估** 评估患者对嗜铬细胞瘤的认知程度，对手术的顾虑和心理负担，了解其家庭社会支持程度，从而给患者提供具有针对性的心理护理。

【症状与体征评估】

1. **血压评估** 动态评估患者血压变化，了解高血压的特点如阵发性或持续性，或在持续性基础上呈阵发性加重，是否伴有头痛、心悸、多汗三联征；评估患者是否服用抗高血压药，抗高血压药的种类、名称和剂量，是否出现体位性血压，以及血压控制情况。

2. **机体代谢评估** 了解患者近期体重变化，体重有无明显下降或肥胖；评估患者空腹及餐后血糖，有无多饮、多尿、多食、消瘦症状；评估患者有无乏力、腹泻、呕吐等低钾血症表现。

3. **器官系统症状评估** 评估患者意识、体温、饮食、睡眠、大小便的情况，评估患者有无头痛及头痛的程度和持续时间，有无伴随症状，了解有无消化系统、泌尿系统、神经系统、血液系统等相关症状。

4. **腹部评估** 评估是否可触及患者腹部肿块，按压腹部肿块是否出现血压明显升高。

【高血压危象风险评估】

嗜铬细胞瘤分泌的儿茶酚作用于心血管会导致不稳定性高血压、心肌病变及心律失常，高血压呈持续性或阵发性。患者有剧烈头痛、面色苍白、大汗淋漓、恶心、呕吐、视物模糊、复视等临床表现。因此，护理人员应告知患者避免情绪激动、体位突然改变、屏气等动作。一旦发现高血压危象，做好急救配合，吸氧，快速、及时建立静脉通路，保证液体入量，必要时应用血管活性药物如硝普钠、酚妥拉明或尼卡地平静脉泵入，根据血压调整滴数，做好病情观察和记录等。同时关心患者，主动介绍疾病有关知识、治疗方法及注意事项。患者症状发作时，及时到达床边处理并安慰患者，消除患者恐惧和紧张心理。

七、护理措施

【术前护理】

1. **病情观察** 密切监测患者生命体征，尤其注意血压变化，必要时监测中心静脉压。若出现血压急剧升高达 200mmHg 以上，伴头痛、头晕、心悸、气短、胸闷、面色苍白、大汗淋漓、恶心呕吐、视物模糊等情况时，提示发生高血压危象，严重时出现脑出血或肺水肿，及时通知医师处理。

2. **避免诱因** 避免高血压阵发性发作的诱因。如腹部可触及的嗜铬细胞瘤要注意避免不必要的腹部按压；膀胱内嗜铬细胞瘤，由于排尿时膀胱收缩对其压迫，亦可引起阵发性血压升高。故患者排尿时最好有人陪同，避免意外；防止便秘，避免用力排便引起腹压增加。

3. 术前药物准备

（1）术前药物准备的目的 ①阻断过量 CA 的作用，维持围手术期正常血压、心率/心律，改善心脏和其他脏器的功能。②纠正有效血容量不足。③防止手术、麻醉等因素诱发 CA 的大量释放所致的血压剧烈波动，减少急性心力衰竭、肺水肿等严重并发症的发生。对于无明显血压升高或缺乏典型症状的 PPGL 患者推荐术前进行 CA 的阻断处理。术前液体扩容并不改善术中血流动力学稳定性及术后安全性，在充血性心力衰竭或肾功能不全的患者中需谨慎使用。

（2）控制高血压 ①首选 α 受体阻滞剂如哌唑嗪（2～5mg，每天 2～3 次） 口服，用药时间至少 14 天，并观察药物的不良反应。②饮食中增加含盐液体的摄入，以减少体位性低血压的发生。③以下情况需要使用钙通道阻滞剂：单用 α 受体阻滞剂时若血压控制不满意，需联合使用钙通道阻滞剂并减少 α 受体阻滞剂的用量。使用 α 受体阻滞剂时，若副作用严重且不能耐受者，应采用钙通道阻滞剂替代。血压正常或仅间歇升高，使用钙通道阻滞剂替代以免引起低血压或体位性低血压。

（3）控制心律失常 服用 α 受体阻滞剂 2～3 天后，若患者出现儿茶酚胺或 α 受体阻滞剂介导的心动过速（心率＞120 次/分）或室上性心律失常等需加用 β 受体阻滞剂如美托洛尔、阿替洛尔。

（4）术前药物准备充分的标准 ①血压稳定在 120/80mmHg 左右，心率维持在 80～90 次/分。②阵发性高血压发作频率减少，无心悸、多汗等现象，可有轻度鼻塞。③微循环灌注良好如体重呈增加趋势，血细胞比容＜45%，四肢末端发凉感消失或有温暖感、甲床红润。④糖代谢异常及其他高代谢综合征得到改善。

4. 饮食
因患者基础代谢高，损失大量的水分，要鼓励患者多饮水，给予高蛋白质、高纤维素、高热量饮食，忌辛辣等刺激性食物。肾上腺嗜铬细胞瘤患者易出现电解质紊乱，表现为低血钾，因此应监测电解质水平、及时补充钾摄入量。通常采用口服和静脉补充钾盐；合并糖尿病者，应给予糖尿病饮食。避免食用牛奶、豆浆等产气食物，引起腹胀。腹泻患者饮食应少渣、半流质。

5. 体位
注意休息，指导患者床上大小便、翻身、咳嗽等方法。

6. 心理护理
嗜铬细胞瘤患者可能因为情绪波动导致血压急剧变化，增加手术风险。向患者讲解嗜铬细胞瘤的相关知识；告知患者避免情绪激动；高血压患者术前常规服降压药物并做好详细记录。为患者提供一个安静舒适的住院环境，减少不必要的外界干扰，帮助患者保持平和的心态。此外，根据患者的个性特点和心理需求，提供个性化的心理干预，帮助患者更好地应对术前的心理压力。

【术后护理】

1. 病情观察
术后密切观察血压变化，心电监测 48～72h，正确记录 24h 出入水量。监测体温、脉搏、呼吸。建立两路静脉通路，根据 CVP 调整输液量和速度，防止出现左心衰竭、肺水肿、脑水肿等并发症。

2. **饮食** 术后 6h 若无腹胀、恶心等给予流质、半流质食物，再逐渐过渡到普食，饮食要清淡、易消化、富含维生素、纤维素及营养均衡。避免食用豆浆、牛奶、高糖食物，以免引起腹胀。

3. **体位与活动** 术后 6h 若生命体征平稳，可鼓励患者适当翻身及活动。术后第 1 天下床活动并给予耐心指导，预防下肢深静脉血栓和跌倒。定时翻身拍背，预防坠积性肺炎，按摩患者身体受压部位，以防压力性损伤发生。

4. **伤口和引流管护理** 观察伤口敷料有无渗血、渗液及敷料脱落，有无红、肿、热、痛等情况，渗湿或疑有污染时要及时告知医师并了解切口情况，必要时更换敷料。嘱患者不要随意揭开敷料，保持敷料及伤口周围清洁干燥。保持引流管通畅，每班挤压引流管，记录引流液的颜色、性状及量，如发现短期内有大量新鲜血液流出或伤口渗血，应及时报告医师处理。如无异常，一般术后 1～2 天拔除引流管。

5. **预防感染** 术后遵医嘱给予抗感染药物，密切观察体温变化，做好口腔护理，接触患者前后要洗手，防止交叉感染，严格无菌操作；留置尿管期间，保持尿管位置低于膀胱水平，及时倾倒尿液，防止尿液反流，每天擦洗尿道口 2 次。肛门排气后鼓励患者多饮水，起到冲洗尿道的作用，防止泌尿系感染。

6. **疼痛护理** 术后疼痛可导致患者心率及呼吸加快，易出现情绪波动，不利于术后康复。应根据患者的心理特点，给予患者不同的心理疏导。让患者了解有关疼痛的知识和缓解疼痛的方法，使患者提高对疼痛的认知。对于中、重度疼痛患者使用镇痛泵或镇痛药物，翻身或咳嗽时用手按压伤口处，以减轻患者伤口疼痛，从而促进患者快速康复。

7. **并发症的护理**

（1）肾上腺危象

① 原因：感染，术前准备不充分、术后激素补充不足，长期大剂量应用糖皮质激素替代治疗时骤然停药或减量过速等。

② 临床表现：发热，体温可达 40℃以上；恶心、呕吐、腹痛、腹泻；精神萎靡、表情淡漠、嗜睡甚至昏迷；心率增快、血压下降、四肢湿冷等休克表现。

③ 护理措施：a. 术后避免使用吗啡、巴比妥类药物。b. 积极控制感染、避免创伤、过度劳累和突然中断治疗等诱发因素。c. 观察患者意识、生命体征的变化，监测血清电解质及酸碱平衡情况，尤其是血钾、血钠及血糖情况，必要时记录 24h 出入量，纠正水、电解质、酸碱平衡失调及低血糖等。d. 应急处理：一旦发现肾上腺危象迹象，吸氧、保持呼吸道通畅；迅速建立两条静脉通路，遵医嘱补液；立即静脉补充糖皮质激素，最初 1～2h 内迅速静脉滴注氢化可的松 100mg，之后每 6h 滴注一次，若病情缓解第 2 天可以将氢化可的松改为 50mg，病情基本稳定可持续缓慢减量，直到改为口服。高热时抽取血培养，给予物理或药物降温，并观察降温

效果；嘱患者多喝温水，及时更换汗湿衣服及床单被套。

（2）术后出血

① 原因：因肿瘤体积较大、血供丰富、滋养血管较多，由于术中气腹的作用，可使体内较小的血管闭合，但是当压力解除后可出现迟发性出血。

② 临床表现：血压下降、脉搏增快，引流管内引流物为鲜红色，每小时量超过100mL。

③ 护理措施：a. 定时挤压引流管，观察并记录引流液的颜色、量与性质，以及伤口敷料有无渗血，引流量大且呈鲜红色提示腹膜外出血，遵医嘱给予止血药，嘱患者卧床休息，密切观察出血有无持续进展。b. 保持大便通畅，必要时遵医嘱应用开塞露，避免患者用力排便造成腹内压增高导致伤口渗血。

8. 失血性休克的预防和应急处理

（1）预防 由于术后血压高低波动或者术中瘤体清除不彻底，容易出现术后出血。通常快速失血量超过总血量的20%时，即可发生失血性休克。临床表现为心动过速、呼吸急促、脉压缩窄、尿量减少、皮肤湿冷、毛细血管充盈差、CVP 低以及失代偿期低血压和意识改变。伤口敷料大量血性渗出或引流管内突然血性液体流出≥100mL/h。

（2）应急处理 参见第四章第四节肾癌的术后护理。

9. 心理护理 向患者和家属讲解嗜铬细胞瘤手术效果和后续治疗的方法，确保他们对当前状况和未来预期有充分的了解，有助于减少不确定性带来的焦虑。鼓励家庭成员参与患者的术后护理，定期评估患者的心理状态，及时发现心理问题并提供相应的心理干预。

10. 出院指导

（1）用药指导 术后继续行降压治疗或糖皮质激素替代治疗者，遵医嘱服药，切勿自行增减剂量。

（2）饮食指导 加强营养，避免暴饮暴食，减轻肾脏负担。保持大便通畅，避免用力排便引起血压急剧变化。

（3）日常生活 保持乐观情绪，戒除不良嗜好，适当进行体育活动，增强体质，预防感冒。血压稳定者可正常工作和生活。

（4）自我监测 定期测量血压，血压高者，可遵医嘱口服降压药物。患者外出活动时，须有专人陪护，防止因血压变化发生跌倒。一旦发现异常，及时就诊。

（5）定期复诊 术后第 1 年每 3～6 个月随访，第 2～3 年，每 6～12 个月随访。第 4～10 年，每年进行随访。10 年以上，根据临床情况决定随访计划。儿童、青少年、有 PPGL 家族史和有基因突变、转移性 PPGL 3～6 个月随访 1 次。随访内容包括：症状、体征、血压、血/尿 MNs、CA 等检测，腹部和盆腔增强 CT 和胸部 CT（平扫或增强）检查。评估肿瘤有无复发、转移或发生多内分泌腺瘤病（MEN）或其他遗传性综合征，对其直系亲属检测基因和定期检查。

第七节 · 尿道下裂

尿道下裂（hypospadias）是男性泌尿生殖系统常见的先天性畸形，主要表现为尿道开口位置异常，可位于阴茎头部至会阴部的任何一个部位。尿道下裂的发病率在不同人群、不同地区差异较大，我国发病率在（40～90）/（10 万人·年），近年来呈逐渐升高趋势。对于尿道下裂疾病的全面认识、规范治疗，目前仍是一项很大的挑战。目前约只有 20%的尿道下裂病例能找到病因，主要集中在相对严重的尿道下裂。与尿道下裂相关的危险因素可能与雄激素受体异常、遗传基因突变、内分泌失调、胎盘及环境因素等有关，出生低体重患儿有高发尿道下裂风险，母亲妊娠期尤其是头 3 个月使用过雌激素或孕激素可增加尿道下裂的发病率。

一、男性尿道的解剖和生理

（1）男性尿道的解剖　男性尿道起自膀胱的尿道内口，止于阴茎头的尿道外口。成人尿道管径平均 5～7mm，长 16～22cm，分为前列腺部、膜部和海绵体部（图 4-7-1），其中前列腺部和膜部合称为后尿道，海绵体部称为前尿道。前列腺部为尿道穿过前列腺的部分，长约 3cm；膜部为尿道穿过尿生殖膈的部分，长约 1.5cm；膜部位置比较固定，当骨盆骨折时，易损伤此部。海绵体部为尿道穿过尿道海绵体的部分，长约 12～17cm。尿道有三个狭窄、三个膨大和两个弯曲。三个狭窄为尿道内口、尿道膜部和尿道外口；三个膨大为尿道前列腺部、尿道球部和舟状窝；两个弯曲为凸向下后方、位于耻骨联合下方 2cm 处恒定的耻骨下弯和凸向上前方，位于耻骨联合前下方阴茎根与阴茎体之间的耻骨前弯。

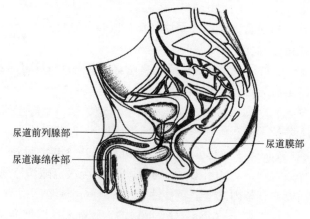

尿道前列腺部　　　　　　　　　　　　　　尿道膜部

尿道海绵体部

图 4-7-1　男性尿道解剖示意

（2）男性尿道的生理功能　男性尿道兼有排尿和排精功能，是既复杂且精细的器官。平时尿道内腔为闭合状态，呈裂隙状，当排尿或排精时，迅速扩张，使尿液或精液得以顺畅排出体外。

二、尿道下裂的病理生理

胎儿发育过程中，在生殖结节腹侧形成一条纵行的尿生殖沟，尿生殖沟自后向前闭合形成尿道，如闭合过程提前停止，则形成不同程度的尿道下裂。尿道下裂主要表现为尿道开口异位、阴茎向腹侧弯曲畸形、阴茎背侧包皮正常而阴茎腹侧包皮缺乏。尿道下裂根据尿道外口位置分为：远段-前尿道下裂（尿道开口位于阴茎头或阴茎远端，为最常见的类型）、中段型尿道下裂（尿道开口位于阴茎体）、近段-后尿道下裂（尿道开口位于阴茎阴囊交界处、阴囊或会阴部）（图 4-7-2）。

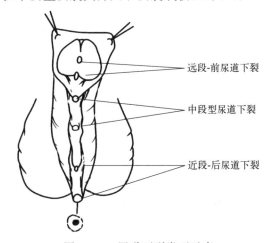

远段-前尿道下裂

中段型尿道下裂

近段-后尿道下裂

图 4-7-2 尿道下裂类型示意

三、临床表现

尿道下裂的典型外观主要表现如下：

1. **异位的尿道开口** 尿道开口位于阴茎腹侧，从正常尿道口至会阴部任何部位。阴茎型、阴囊型及会阴型尿道下裂可影响到性功能和性行为，患者生活中需取坐位排尿，洗澡时别人看见畸形的生殖器等会给患者带来心理障碍。会阴型尿道下裂，阴部外表类似女性，应在婴儿期确定性别，以免被误认，而到成年期造成更严重的心理和生理障碍。

2. **阴茎向腹侧弯曲** 下弯的原因包括：尿道板发育异常；尿道下裂开口周围存在异常的、纤维化的间叶组织；阴茎海绵体背侧与腹侧发育不对称或者腹侧发育异常。

3. **包皮异常分布** 包皮集中在阴茎头背侧，呈帽状堆积，包皮未能在中线融合，因此包皮系带缺如。

4. **常见的伴发畸形** 包括睾丸下降不全、腹股沟疝/鞘膜积液、裂状阴囊、阴茎阴囊反位、阴茎发育不良、苗勒氏管囊肿等。

四、专科检查

出生后由医生查体，根据典型外观，即可诊断为尿道下裂。对于阴茎发育不良、外生殖器性征模糊、尿道下裂开口于会阴部以及合并隐睾的患者，术前应进行性别判定，排除两性畸形可能，主要可做以下检查：

1. **染色体检查**　明确染色体是否正常，尤其是会阴型及阴囊型尿道下裂患者需要做此项检查以确定性别。一般静脉采血 4～5mL 进行细胞培养，无须空腹，要求患者一年内不能有输血史。尿道下裂患者染色体应为 46，XY。

2. **腹部 B 超**　检查有无阴道、子宫、卵巢或卵睾，探查双侧肾上腺大小和形态。患者需适度憋尿，膀胱适度充盈以便于检查者能更清楚地分辨阴道、子宫、卵巢或卵睾等器官。尿道下裂患者无阴道、子宫、卵巢或卵睾，双侧肾上腺大小和形态正常。

五、治疗原则

尿道下裂需做整形手术，其术式可达 300 种以上，至今仍是一个对手术治疗原则、理念及手术技巧非常具有挑战性的疾病。目前公认的治愈标准：①阴茎下弯完全矫正。②尿道口正位于阴茎头。③阴茎头外观接近正常，能站立排尿，成年后能够进行正常性生活。手术宜在学龄前施行，理论上尿道修复最佳年龄为 6～18 个月，可一期或分期完成，手术可包括以下五个方面：

1. **纠正阴茎弯曲**　轻微且无尿道下裂的阴茎弯曲可通过简单的皮肤松解来矫正。部分阴茎弯曲可通过阴茎皮肤脱套、分离阴茎皮肤和尿道、松解腹侧过紧的阴茎皮肤以及皮下筋膜来伸直阴茎。

2. **新尿道成形**　常需应用邻近组织、局部组织皮瓣以及生殖器或生殖器外的组织移植物等作为新尿道的组成材料。

3. **尿道外口及阴茎头部的重建**　重建时不必勉强尿道完全在阴茎头部正位开口，以免出现术后尿道外口狭窄、阴茎头部开裂等并发症。

4. **尿道及阴茎体皮肤覆盖**　新建尿道及阴茎体的皮肤组织覆盖对预防术后尿道瘘的发生非常重要。覆盖组织主要有海绵体组织、睾丸鞘膜、皮下筋膜及阴囊肉膜等。

六、护理评估

【健康状况评估】

1. **年龄**　尿道下裂出生后经查体就能发现，一般于儿童时期进行手术，但有少数患者因各种原因直至成年后才就诊。根据患者年龄，提出个性化护理问题、制订相应护理措施对围术期患者安全非常重要。

2. **既往史**　了解患者出生时是否为早产儿或低体重患儿，有无合并内分泌疾病，既往有无尿道成形等手术史。

3. **家族史**　尿道下裂可能与基因遗传有关，需了解家族中是否有类似的疾病发生。

4. **心理社会评估**　了解患者是否因先天畸形而出现心理障碍，评估患者及家属对畸形、手术及康复的相关知识、性生理的认识程度。评估患者及家属对手术及术后可能发生的并发症（如尿瘘、尿道狭窄等）的心理承受能力和接受度。

【症状与体征评估】

1. **排尿症状**　了解患者排尿时是否出现尿线弯曲、排尿呈喷雾状，是否需要蹲下排尿。

2. **生殖系统**　评估患者阴茎大小、长度，有无弯曲，尿道外口开口位置（个别阴茎头、远端型下裂，包皮完整覆盖阴茎头，需上翻包皮才能显露尿道外口位置），阴囊有无分裂，双侧睾丸可否扪及、有无合并斜疝及其他畸形等。

七、护理措施

【术前护理】

1. **饮食**　禁食辛辣等刺激性食物，适当多饮水，防止粪便干燥。

2. **一般情况管理**　避免受凉感冒，如有鼻塞、流涕、咳嗽、发热等症状及时告知医师。

3. **患儿 24h 陪护**　专人看护，防止走失；妥善固定病床，正确使用床栏，防止跌倒或坠床。

4. **会阴部皮肤准备**　阴茎阴囊处皮肤皱褶较多，细菌数量多，易造成感染，术前可用肥皂水清洁会阴部，保持清洁，预防术后伤口感染，清洗时动作应轻柔。会阴部已长阴毛者应严格备皮。

5. **心理护理**　由于患者先天性生殖器畸形、功能障碍及排尿形态异常，易导致羞怯、孤独、自卑、人格不完整的病态心理形成。其家属焦虑、担忧，造成巨大的心理压力。因此，向患者和家属进行疾病知识的指导，使其对疾病的发生和术后转归有较为清晰的了解尤为重要。尤其是对于发育好的阴茎型或阴囊型尿道下裂，经手术治疗可取得满意的效果；如果睾丸发育正常，还可有生育能力，可以此鼓励患者树立战胜疾病的信心和增强心理承受能力。同时，鼓励患者多与室友谈心、交往，可减轻社会、心理压力。

【术后护理】

1. **病情观察**　①密切观察并记录生命体征及意识状态。②关注血常规等实验室检查结果，关注有无贫血、感染征象。③观察阴茎及尿道口的血运状况及阴囊有无水肿。为预防出血及水肿，阴茎切口处采用弹力绷带加压包扎，包扎时注意松紧适当；每天观察阴茎龟头肿胀、色泽情况，若出现龟头肿胀明显、颜色发绀时应及时通知医师并重新包扎伤口，以解除压迫，防止阴茎缺血坏死。

2. **饮食**　全麻清醒后 2~6h 进食少量温开水，再进食流质、半流质食物，并逐步过渡到普食。鼓励患者多饮水，成人保证每天尿量 2000～3000mL，小儿适当增加饮水量。会阴部切口者为减少大便次数，进食流质食物的时间应根据病情适当延长。给予营养丰富、清淡、易消化的食物，忌食辛辣等刺激性食物；保持大便通畅，预防便秘。此外，观察患者有无腹痛、腹胀、腹泻等症状，防止肠道功能紊乱如腹泻造成会阴部伤口污染，腹泻患者加强肛周护理。

3. 体位与活动 术后当晚可进行翻身、床上移动等活动。术后第 1 天可协助患者坐起或下床活动，活动时动作宜轻、慢，会阴部切口患者不宜久坐。

4. 伤口及导尿管的护理 ①观察伤口敷料渗血、渗液情况，如有伤口敷料渗湿或大量渗血，须及时报告医师处理。②使用支被架或小菜篮托起会阴处被盖，防止被盖压迫伤口局部引起阴茎疼痛及出血等，同时有利于保持局部通风干燥，加速伤口愈合。③观察尿道外口有无溢尿，嘱患者勿用力排尿，防止溢尿污染伤口。④保持导尿管通畅：妥善固定导尿管，观察尿液的颜色、量和性状。儿童术后家长应分散患儿注意力，24h 陪伴，警惕患儿自行牵拉管道导致管道脱出。⑤每天行会阴护理至少两次，预防感染。

5. 疼痛护理 因尿道下裂患者术后长期留置导尿管易出现膀胱痉挛、阴茎勃起造成阴茎部伤口疼痛等因素，术后应及时评估患者疼痛部位、性质（如钝痛、胀痛等）、程度、发生与持续时间，以及是否伴有伤口渗血、恶心、呕吐、心率加快等症状。轻度疼痛一般采用非药物干预方式，如婴儿可口服蔗糖水或葡萄糖水、非营养性吸吮、母乳喂养、襁褓包裹等；儿童及成人可采用呼吸训练法、注意力分散法、想象法等。中、重度疼痛建议非药物联合药物干预方式，注意观察药物的疗效及副作用。

6. 并发症的观察和护理

（1）尿道瘘 是尿道成形术后最常见的并发症。

① 原因：a. 尿道修补材料血供差，局部组织缺血、坏死、感染。b. 局部尿道狭窄，尿液引流不畅，切口张力大。

② 临床表现：主要表现为冠状沟以及尿道吻合口处漏尿。

③ 护理措施：a. 保持导尿管引流通畅及伤口敷料干燥，若出现伤口敷料大量渗液或导尿管内尿液明显减少，及时告知医师进行处理。b. 保持会阴清洁、干燥，及时清除尿道分泌物。c. 术后鼓励患者多饮水，多食新鲜蔬菜、水果，保持大便通畅；便秘时口服缓泻剂或使用开塞露通便。指导患者避免用力排便、剧烈咳嗽、打喷嚏等引起腹压增高的动作，以防腹压升高导致尿液由吻合口缝隙流出，而影响吻合口恢复。d. 必要时遵医嘱按时按量服用雌激素，预防阴茎勃起而造成伤口裂开。e. 尿道瘘一旦形成，建议 6～12 个月后进行手术修补。

（2）感染 尿道下裂术后发生切口感染的发生率约为 3.2%，尿路感染发生率约为 2.3%。

① 原因：a. 伤口敷料被血液、尿液及粪便等污染。b. 手术反应大，阴茎水肿。

c. 尿道皮瓣处有毛囊。d. 术后留置尿管时间过长。e. 术后出现尿瘘、尿道狭窄、尿道憩室等并发症，使尿流瘀滞，增加细菌黏附和定植的机会。

② 临床表现：阴茎肿胀、疼痛；切口红肿甚至出现脓性分泌物、吻合口愈合不良出现漏尿；尿频、尿急、尿痛、发热等。

③ 护理措施：a. 及时清除尿道分泌物，在无菌操作下，戴无菌手套，用无菌纱布在阴茎腹侧从阴茎根部向尿道外口轻轻挤压尿道，促使分泌物从尿道口排出。注意观察阴茎是否肿胀，保持敷料清洁、干燥。b. 保持膀胱造瘘管引流通畅，防止早期受压、折叠、扭曲，确保新成形的尿道在未愈合之前不能有尿液溢出。c. 术前备皮应彻底，尿道皮瓣处如有阴毛，应电灼毛囊，待痂皮脱落后再行手术。d. 术后防止大便污染伤口，便后及时清洗。e. 遵医嘱给予抗生素。f. 观察患者有无发热，遵医嘱监测血常规、降钙素原等感染化验指标，发现异常，及时报告医生处理。g. 病情允许情况下，鼓励患者多饮水，以达到冲洗尿路、预防感染的作用。

（3）血肿与出血 出血部位主要为切口与吻合口。

① 原因：包皮血管内外板交界处血运丰富；术中为保护皮瓣血供，较少使用电凝止血；吻合口发生坏死；阴茎勃起，加之海绵体充血，使吻合口张力增大；感染；术后活动过多以及用力排便等。

② 临床表现：伤口周围血肿或敷料大量渗血。

③ 护理措施：a. 术后监测生命体征，必要时给予持续心电监测，并做好护理记录。b. 密切观察伤口周围有无血肿或伤口敷料有无渗血，如伤口敷料渗湿或突然大量渗血需及时报告医师处理，必要时行伤口加压包扎。c. 若发现术后持续出现尿道外口周围反复渗血、剧烈疼痛等异常情况，则应及时与医生联系，积极配合处理。d. 密切观察尿液颜色，若尿液鲜红应警惕出血，须报告医师，增加液体摄入量以防尿管堵塞。e. 关注血常规检查结果，注意有无贫血。f. 因疼痛和活动因素引起的术后出血，可遵医嘱适度镇静，或局部应用雌激素以防止阴茎勃起而加重出血和疼痛。g. 做好患者及家属的健康教育，告知术后应保持大便通畅，避免腹压增高的各种诱因如用力解大便、剧烈咳嗽等，必要时用缓泻剂或灌肠。h. 做好患者心理护理，通过安抚或转移注意力，使其放松，消除其紧张心理，有助于减少此类并发症的发生。

（4）尿道狭窄 多发生在阴茎头段尿道及阴茎根吻合口处。是尿道下裂成形术后较严重的并发症，发生率为 2.5%～11.0%。常合并尿道瘘、尿道结石及憩室等并发症。

① 原因：a. 术中皮瓣与正常尿道吻合口处皮瓣处理宽度不够。b. 皮瓣血供受损术后吻合口发生坏死、感染及瘢痕形成。c. 局部缝线反应或瘢痕体质。d. 成形尿道发生扭转成角。

② 临床表现：拔除导尿管后，患者出现尿线变细甚至排尿困难的症状。

③ 护理措施：a. 预防感染，鼓励患者多饮水，遵医嘱使用抗生素；保持伤口敷料干燥，如有渗湿及时通知医师更换。b. 选择型号大小适合的导尿管，避免反复粗暴插管，以免加重尿道损伤。c. 一旦出现尿道狭窄，短段狭窄可采用尿道探子、球囊扩张、冷刀、激光切开等处理。复杂的尿道狭窄常需要再次手术，最主要的方法是尿道腔扩大成形术。可采用局部皮肤、皮瓣及口腔黏膜等材料修补。

7. 心理护理 由于担心手术效果、术后并发症及生育等问题，患者及家属易出现焦虑、抑郁的情绪。加之患者大多为小儿，术后多不能忍受伤口疼痛而出现哭闹，这不仅影响患儿自身休息也会给其家属带来一定的消极情绪，护理人员应关注患儿及家属的情绪，担任起患儿妈妈或姐姐的角色，温柔、耐心地抚慰，可利用玩具、绘本、音乐、游戏等方式转移患儿的注意力，必要时遵医嘱应用镇痛药物治疗。此外，护理人员还应详细向患者及家属讲解术后注意事项及护理流程，讲述疾病治疗的关键以及良好的情绪给患者带来的积极作用，可减少患者及家属的不安心理，使患者及家属更好地配合治疗及护理。

8. 导尿管脱出预防及护理 尿道下裂Ⅱ期成形术后留置导尿管两周左右，起到引流尿液及尿道支架的作用，以利于新尿道愈合，预防导尿管非计划性脱出对减少术后尿道瘘、尿道狭窄等并发症的发生至关重要。

（1）导尿管脱出的预防 ①妥善固定、标识清晰，悬挂防脱管警示标识。②应预留足够长度的管道，避免造成患者翻身活动时牵拉/脱出。③对患者和家属进行防脱管健康教育，患者床上翻身活动或下床活动时管道应加强看护。④加强巡视并班班床旁交接管道固定及引流情况，发现问题及时处理。⑤注意倾听患者主诉，做好疼痛评估，当出现疼痛时应及时处理，以免因疼痛原因导致患者自行拔管。⑥关注患者情绪状况，当出现情绪激动经安抚无法缓解或有拔管倾向时可适当使用保护具、约束带。

（2）导尿管脱出的应急处理 ①报告医师：当患者导尿管脱出时，立即赶到患者身边同时报告医师。②检查脱出管道：检查导尿管气囊是否完整，若导尿管气囊不完整，可行膀胱镜取出异物。③评估患者局部及全身情况：评估伤口敷料有无渗血、渗液，伤口周围有无血肿，评估患者生命体征、神志及是否有剧烈疼痛等情况。④重新置管评估：由医师根据患者手术方式、手术时间、出血风险、感染风险等因素综合评估是否需要重新置管。术后早期导尿管脱出需重新置管可能性大，重插导尿管后应密切观察患者导尿管引流尿液颜色、量、性状，导尿管是否通畅；不需重插导尿管者应密切观察患者自解小便情况，观察是否有尿频、尿急、尿痛、血尿、尿潴留等症状，如有异常及时报告医师处理。⑤再次进行患者及家属防脱管健康教育。⑥完善护理记录。⑦上报不良事件、分析脱管原因并进行持续改进。

9. 出院指导

（1）饮食指导 进食营养丰富、清淡、易消化的食物，多吃蔬菜水果，勿食辛辣等刺激性食物；在患者病情允许情况下，遵循医嘱适量多饮水；保持大便通畅，预防便秘，避免用力解大便，必要时可使用开塞露等药物辅助排便。

（2）休息与活动指导　①注意休息，术后全休1个月，术后1个月内勿剧烈运动，不宜久坐、持重物等。②儿童勿玩骑跨玩具，避免阴茎与硬物碰撞。③成人术后3个月内避免性生活。④避免受凉感冒、剧烈咳嗽。

（3）自我观察　保持外阴部清洁，预防切口感染。观察伤口敷料及排尿情况，若出现体温升高、切口剧烈疼痛及大量渗血渗液或有脓液流出；排尿不畅，尿线变细、滴沥、尿液混浊等症状，应及时来院就诊。

（4）带导尿管出院护理　尿道下裂Ⅱ期成形术后一般留置导尿管2周左右，带管期间应注意：①保持引流通畅，避免导尿管受压、扭曲、堵塞、脱出。如导尿管堵塞或管道不慎脱出，应立即来医院处理。②保持尿道口清洁，每天用无菌生理盐水清洁会阴及尿道口至少2次，大便后随时清洁。③保持引流袋位置低于膀胱区，防止尿液逆流加重/引发感染。④未经医师允许严禁夹闭导尿管，也不可自行拔除；遵医嘱按时来院拔管。

（5）定期复诊　术后1个月来院复查，主要项目有以下3项。①查体：由医师检查伤口愈合情况及新尿道的评估。②尿常规检测：主要了解术后有无尿路感染及血尿等情况。③尿流率检查：评估排尿是否正常，尿流是否顺畅等。分期手术者半年后返院视情况行尿道下裂Ⅱ期成形术。

第八节 · 输尿管口异位

输尿管口异位是泌尿系统较少见的一种先天性发育异常，在胚胎期若原始输尿管芽与中肾管发生分离障碍，导致输尿管位置偏低，输尿管开口没有在正常的解剖位置膀胱三角区，则形成输尿管口异位。女性输尿管口异位主要位于尿道、前庭、阴道，男性则主要位于后尿道、精囊、前列腺囊。输尿管开口距离正常开口位置越远，肾发育不良的概率越大。输尿管口异位大多数因其典型临床症状而在儿童时期确诊，成年期发现较少见。因输尿管口异位较罕见，临床易漏诊或误诊。本病的早期诊断和治疗，对改善患者生活质量及预防肾功能进一步恶化有积极意义。

一、输尿管口异位的病理生理

输尿管在发育的过程中，如果输尿管芽从中肾管发生时位置异常高，输尿管芽从中肾管分离延迟或者不分离，就形成输尿管口异位。输尿管口异位常伴有重复集合系统，头侧或上输尿管芽与肾下极相关，而尾侧或下输尿管芽与上级相关。男性输尿管口异位均位于尿道外括约肌上方，女性输尿管口异位避开了尿道外括约肌。输尿管口异位分为单根输尿管口异位和重复肾输尿管口异位，可分为 7 种类型（图 4-8-1）。

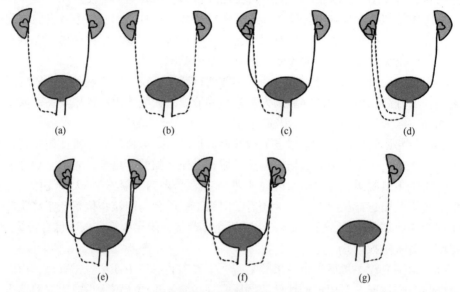

图 4-8-1　输尿管口异位示意

（a）正常肾的一侧输尿管口异位；（b）双侧正常肾的输尿管口异位；（c）单侧重复肾，上肾段的输尿管口异位；
（d）单侧重复肾，两根输尿管口均异位；（e）双侧重复肾，一侧上肾段的输尿管口异位；
（f）双侧重复肾，双侧上肾段的输尿管口异位；（g）孤立肾的输尿管口异位

二、临床表现

1. **肾积水**　输尿管口异位越来越多通过产前超声得以诊断。产前超声肾积水是此病例的常见表现：当异位开口的输尿管通过尿生殖膈时，发生输尿管狭窄或膀胱颈梗阻而导致尿流梗阻。

2. **漏尿**　输尿管口异位的开口位置不在膀胱三角区内，而是在尿道外括约肌以下的尿道，当肾脏产生的尿液，从异位的输尿管口的尿道流出来，它没有受到尿道外括约肌的控制不自主地流出。常表现为正常排尿期以外，呈间歇性滴尿，严重的表现为尿失禁。即正常分次排尿及持续滴尿。男性输尿管口异位多见于后尿道及精囊，受外括约肌控制，故无尿失禁现象。

3. **会阴部湿疹、糜烂**　长期尿液刺激，会阴部皮肤湿疹，严重者皮肤糜烂，查体时可闻到尿骚味。女性输尿管异位开口常在括约肌控制之外，典型症状为正常自行排尿后仍有持续或间断滴尿，导致外阴部皮肤湿疹、糜烂。

4. **尿路感染**　主要表现为尿频、尿急、尿痛、脓尿等，患者可有腰骶部的疼痛，男性患者常伴有附睾炎。

5. **泌尿生殖系统畸形**　输尿管口异位常合并泌尿生殖系统畸形，常见的有肾发育不全或不良，重复肾、重复输尿管、重复尿道、尿道下裂等。

三、专科检查

1. **超声检查**　对输尿管畸形有较高的诊断率，而且无创、方便、经济，是输尿管口异位的首选检查方法。检查当天无须禁食禁饮，避免摄入容易产气的食物，如豆类、薯类等，以免肠胀气影响检查结果；检查前 30min 嘱患者摄入足量的水，适度充盈膀胱；衣着宽松，方便穿脱。检查时患者平卧位、侧卧位，必要时俯卧位。输尿管开口异位超声表现为远端输尿管狭窄，进而表现为输尿管扩张，大多数情况下，沿肾门处扩张的输尿管或在盆腔探查到一段扩张的输尿管，向其远端追踪，可见其向膀胱颈延伸、尿道延伸、子宫、宫颈或阴道（女）延伸等，总之未进入膀胱三角区，即可考虑输尿管开口异位。但超声难以发现重复输尿管的异位开口位置。

2. **静脉尿路造影**（intravenous urography，IVU）　是发现重复肾、重复输尿管常用而可靠的方法，能直接显示双肾盂及双输尿管，是诊断尿路畸形的常用方法，但因其需要进行腹部加压和肠道准备，且伴有肾发育不全或肾积水患者显影不佳或难以显影，故而漏诊和误诊率较高。IVU 造影剂通过肾脏排出，对于肾功能受损者排出不易，容易久留于体内，对患者造成损害。输尿管口异位时，造影剂可能无法顺利进入膀胱，而是在异位开口处积聚，形成异常的显影区域；在某些情况下，造影剂可能通过异位开口缓慢进入膀胱，导致显影时间延迟；当异位开口位于输尿管中段或远端时，造影剂可能无法顺利通过输尿管，导致显影中断。

3. **排尿期膀胱尿道造影**（voiding cystourethrography，VCUG）　是重要的补充检查手段，经输尿管口异位插入导管注入造影剂，能显示扩张的输尿管或与之相连的小肾。但输尿管口异位常因开口狭窄、位置隐蔽，逆行插管造影常较难成功。目前，逆行肾盂造影可在可视监控下进行，可将导管尖端放到任何需要的部位，从而达到最满意的效果。

4. **CT 尿路造影**（computed tomography urography，CTU）　作为一种先进的检查手段，具有分辨率高、成像清晰、可三维重建等优势，能够评价输尿管口异位位置、与膀胱的关系，以及患肾发育情况，是否伴有其他畸形等，能够准确地显示输尿管的解剖结构、病变范围及与周围组织的关系，为外科手术提供依据。

四、治疗原则

输尿管口异位的治疗取决于与异位输尿管相连的上方肾脏功能及输尿管病变的情况。输尿管口异位治疗目标是解决患者临床症状，防止并发症的发生，保持肾功能和消除尿路感染。

1. **手术治疗**　①患侧有严重感染，肾盂、输尿管显著积水，肾功能基本丧失，而对侧肾脏功能又证实良好者，则可行患侧肾切除术，如为重复肾，则做重复肾的上肾段切除术，两者均应尽量将输尿管大部切除，以免发生输尿管残端综合征，防止结扎残端输尿管感染。②如肾功能尚好或受损不严重，应保留肾脏，可行输尿管-

输尿管端侧吻合术或输尿管膀胱再植术加抗反流术。

2. **随访观察** 无症状、无合并症的不需治疗，定期随访观察。

五、护理评估

【健康状况评估】

1. **产前诊断** 了解患者母亲的妊娠史，如孕期有无输尿管异位相关高危因素如有羊水过多、输尿管扩张等；产前是否诊断出泌尿系统相关异常或畸形。

2. **既往史** 评估患者既往疾病史，手术史等，询问既往有无肾积水、漏尿或者尿失禁等症状，输尿管口异位常表现为单纯泌尿系统症状，容易被漏诊、误诊。

3. **家族史** 评估患者有无家族性遗传病、畸形等，有无重复肾、重复输尿管等畸形，有无家属患输尿管口异位相关疾病。

4. **心理社会评估** 输尿管口异位，导致排便形态的改变，可使患者出现自卑、恐惧的心理。因此，评估患者对输尿管口异位的认知，评估有无紧张、焦虑、抑郁、恐惧、自卑等心理，了解其家庭社会支持程度。

【症状与体征评估】

1. **排尿形态的评估** 评估排尿的次数、每次排尿量以及是否通畅，排尿后有无滴尿以及滴尿是间断性还是持续性。评估有无尿频、尿急、尿痛、脓尿等感染症状。

2. **生殖系统评估** 评估尿道外口、阴囊是否正常，触诊双侧睾丸、附睾、精索，是否存在炎症等。

3. **皮肤完整性评估** 评估会阴部有无异味，皮肤是否完好，有无因漏尿导致的失禁性皮炎、皮肤糜烂等。

4. **疼痛评估** 体格检查时有无腰骶部疼痛等。

六、护理措施

【术前护理】

1. **饮食** 术前 6h 禁食，之前可进食淀粉类固体食物；术前 2h 禁饮。

2. **皮肤护理** 输尿管口异位的患者常因为漏尿使会阴部皮肤经常受到尿液浸渍，而有皮肤潮红、湿疹等皮炎表现。保持会阴部清洁干净是术前护理重点。教会患者及家属使用吸水性强透气的消毒卫生垫及内裤，每 4h 更换一次，每天多次用温水清洗会阴部。保持床单位清洁干燥。对于会阴部有皮炎者，予 1：5000 高锰酸钾溶液坐浴，每天 2 次。经常修剪指甲，避免抓伤皮肤。

3. **控制泌尿系感染** 输尿管口异位常容易引起泌尿系感染，应遵医嘱选择合适的抗生素，以达到快速、有效控制感染的目的。针对患者的具体症状，如疼痛、发热等，给予相应的治疗措施，如解热镇痛药、镇痛药等。

4. **心理护理** 由于长期尿失禁，部分输尿管异位的患者身上常有异味，不愿与他人接触，渐渐形成了自卑、孤僻的性格，同时担心不能根治，情绪日渐低落。

另外，陌生的环境，手术期的临近，也会增加患者的焦虑和恐慌。护理人员应以真诚友好的态度鼓励和安慰患者，既要耐心细致地向患者及其家属讲明病情，使其对疾病有充分的认知和了解，又要通俗地介绍手术过程及预后，帮助患者及其家属消除顾虑、增强信心，进而积极主动地配合检查、治疗及护理。

【术后护理】

1. **病情观察**　术后心电监测 6h，吸氧，监测患者生命体征，认真倾听患者主诉，有异常时应及时通知医师。

2. **饮食**　术后 2h 患者完全清醒，无恶心、呕吐等不适，先给少量温开水，术后 4～6h 可给予富含营养、易消化的流质食物，并逐渐过渡到普食。待饮食恢复正常后鼓励患者多饮水，以达到内冲洗的作用。

3. **体位**　术后当天进行翻身、床上移动等活动；术后第 1 天鼓励患者下床活动，但预防意外拔管、跌倒等不良事件发生。

4. **疼痛护理**　动态进行疼痛评估，根据疼痛程度，积极寻找疼痛的原因，解除疼痛刺激源，指导患者减轻疼痛的方法，如取舒适的体位、看报、听音乐、与家人交谈、深呼吸、放松按摩等方法分散对疼痛的注意力；必要时遵医嘱使用镇痛药，并观察用药后效果。

5. **导尿管护理**　保持导尿管通畅，固定导尿管，防止脱出。观察尿液的颜色、量及性状；根据患者的生命体征、入量等判断引流出的尿液是否正常，发现异常时应及时通知医师处理。此外，观察患者会阴部皮肤是否干燥，判断失禁是否缓解或消失。

6. **引流管护理**　妥善固定引流管于床旁并做好标记，避免牵拉、受压、扭曲、打折，保持引流通畅，定期挤压引流管，随时观察引流液的颜色、量、性质，如有异常应及时报告医师处理。若引流管内突然引流出大量鲜红色液体，应及时报告医师，给予处理。定时更换引流袋，严格无菌操作。膀胱周围引流袋每天更换 1 次。

7. **术后并发症的护理**

（1）吻合口狭窄

① 原因：吻合口反复炎症和愈合不良可引起炎性增生，进而瘢痕愈合，导致拔除输尿管支架后出现吻合口处狭窄。

② 临床表现：影像学提示存在梗阻，且患者伴有泌尿系统感染、腰腹部疼痛、发热、肾积水加重等。

③ 护理措施：a. 保持导尿管引流通畅，观察尿液的颜色、性状和量。b. 保持尿道口清洁，定期更换集尿袋，避免逆行感染；合理使用抗生素，减少感染的概率。c. 观察有无肾区疼痛，教会患者深呼吸、放松等缓解疼痛的方法；必要时给予镇痛药物。

（2）吻合口漏尿

① 原因：治疗输尿管口异位时，需重建膀胱与输尿管及尿道，而吻合部位由于伤口容易发生感染而引起吻合口漏尿。

② 临床表现：主要表现为术后引流量增多，常因吻合口漏尿而导致尿液回流至

盆腔，患者机体出现代谢性酸中毒，出现尿性腹膜炎时，可引起发热、腰痛、腹胀、局部肿胀、包块、触痛及肠功能延迟恢复等症状。

③ 护理措施：a. 遵医嘱测量生命体征，尤其注意体温的变化。b. 保持引流通畅，避免打折、受压，观察并记录引流液颜色、性质、量。c. 观察腹部症状和体征，避免增加腹压，如用力排便、咳嗽、打喷嚏等，保持膀胱内压低于输尿管内压力，避免尿液反流。d. 漏尿患者给予半坐卧位，利于引流，减少尿液对腹膜的刺激。

8. 心理护理 医护人员应该通过情绪支持和心理安慰，建立信任关系，通过实施心理护理措施，帮助患者缓解心理压力和恐惧，增强治疗疾病的信心，从而更好地应对疾病带来的挑战。

9. 出院指导

（1）饮食指导 给予高蛋白质、高热量、高维生素的食物，注意饮食卫生，增强机体抵抗力。

（2）休息与活动指导 注意休息，劳逸结合，生活有规律。术后 3 个月内不宜从事重体力劳动，避免剧烈运动。

（3）双 J 管护理 留置双 J 管期间不做伸展性运动和突然下蹲等动作，避免重体力劳动，防止双 J 管滑脱或移位；勤排尿，不憋尿；留置双 J 管期间可出现排尿时腰腹部不适、排尿痛、血尿、尿频等症状，一般经多饮水、减少活动、对症处理可缓解。如症状严重或排尿时出现双 J 管脱出，应及时就诊。

（4）预防感染 出院后口服抗生素一周，伤口换药 3～4 天一次，术后 12 天视伤口愈合情况拆除缝线，导尿管留置 2 周后拔除。指导患者每天饮水量≥2500mL，勤排尿；一般轻微血尿为正常，多饮水即可。拔出导尿管后观察排尿情况，如出现大量肉眼血尿伴明显的尿频、尿急、尿痛、发热及肾区疼痛应立即复诊。

（5）定期复诊 出院 1～2 个月后复查血常规、尿常规、肝肾功能电解质、泌尿系彩超或 CT 等，并拔除双 J 管。

第九节 · 肾损伤

肾深埋于肾窝，受到肋骨、腰肌、脊椎和腹壁、腹腔内脏器、膈肌的保护，故不易受损。但肾质地脆，包膜薄，受暴力打击易引起肾损伤（injury of kidney）。肾损伤以车祸、摔落、运动和遭受攻击引起的闭合性损伤多见，可致肾脏和（或）肾门结构直接受损。与闭合性损伤相比，由刺伤和枪击伤导致的贯通伤一般更加严重，而且复杂多变，城市发生率更高。贯通伤可直接导致肾实质、血管蒂或肾集合系统损伤。高速子弹或碎片可能造成最大程度的肾组织破坏，且常合并多器官损伤。1/3 肾损伤常合并有其他脏器损伤。当肾脏存在积水、结石、囊肿、肿瘤等病理改变时，损伤可能性更大。

一、肾损伤的病理生理

1. **肾损伤的病理分类**　临床上闭合性肾损伤较常见，根据其损伤程度分为肾挫伤、肾部分裂伤、肾全层裂伤、肾蒂损伤 4 种类型（图 4-9-1）。肾挫伤仅局限于部分肾实质，形成肾瘀斑和（或）包膜下血肿，肾包膜及肾盂黏膜均完整。肾部分裂伤是指肾实质部分裂伤伴有肾包膜破裂，可致肾周血肿，如肾盂肾盏黏膜破裂，可有明显的血尿。肾全层裂伤是指肾实质深度裂伤，外及肾包膜，内达肾盂肾盏黏膜，常引起广泛的肾周血肿、严重的血尿和尿外渗。肾横断或破裂时，可导致远端肾组织缺血坏死。肾蒂损伤较少见。肾蒂血管部分或全部撕裂时可引起大出血、休克，患者常来不及诊治就已死亡。突然减速运动，如车祸、从高处坠落等均可引起肾急剧移位，肾动脉突然被牵拉，导致弹性差的内膜破裂，形成血栓可致肾动脉闭塞。若未能及时发现和处理，可造成肾功能的完全丧失。

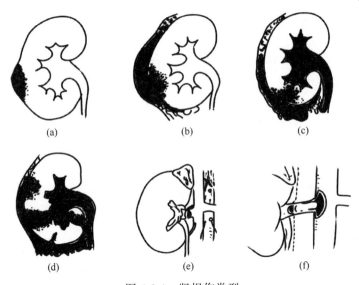

图 4-9-1　肾损伤类型

（a）肾挫伤；（b）肾部分裂伤；（c）、（d）肾全层裂伤；（e）、（f）肾蒂损伤

2. **肾损伤的临床分类**　采用美国创伤外科协会器官损伤定级委员会（AAST）制定的分级标准对肾损伤进行分级（表 4-9-1）。

表 4-9-1　美国创伤外科协会肾损伤分级

分级	类型	临床表现
Ⅰ	血肿和（或）裂伤	局限性肾包膜下血肿或肾实质挫伤
Ⅱ	血肿	Gerota 筋膜下的局限性肾周血肿
	裂伤	肾实质裂伤深度不超过 1.0cm，无尿外渗

分级	类型	临床表现
Ⅲ	裂伤	肾实质裂伤深度超过 1.0cm，无集合系统破裂或尿外渗
Ⅳ	裂伤	肾实质裂伤至集合系统，伴尿外渗；肾盂撕裂和（或）肾盂输尿管完全断裂
	血管损伤	肾静脉或动脉主要分支损伤；血管栓塞导致的部分或完全性肾梗死，不伴活动性出血
Ⅴ	裂伤	肾脏碎裂，解剖结构无法辨认
	血管损伤	主要的肾动脉或静脉撕裂或肾门撕裂；血管离断伴活动性出血

注：双侧损伤应提升一级，直至Ⅲ级。

二、临床表现

1. **血尿** 是肾损伤最常见、最重要的症状。但血尿与损伤程度并不一致。肾挫伤或肾部分裂伤可引起明显肉眼血尿；而肾血管断裂、输尿管断裂或血块堵塞输尿管，可能仅表现为镜下血尿，甚至无血尿。血尿时间延长常与继发感染或动静脉瘘形成有关。

2. **疼痛** 是患者受伤后的首发症状。肾包膜下血肿、肾周围软组织损伤出血或尿外渗等可引起患侧腰、腹部疼痛。血液、尿液进入腹腔或合并腹腔内器官损伤时，可出现腹膜刺激征、腹痛等。血块通过输尿管时，可引起同侧肾绞痛。

3. **休克** 可为创伤性休克和（或）失血性休克，轻度肾损伤很少发生休克，闭合性肾损伤的休克发生率约为40%，开放性肾损伤的休克发生率约为85%。重度肾损伤或合并其他脏器损伤时，因严重失血常发生休克，可危及生命。

4. **发热** 血肿及尿外渗易继发感染并导致发热，但多为低热。若继发肾周围脓肿或化脓性腹膜炎，可出现高热、寒战，并伴有全身中毒症状；严重者可并发感染性休克。

5. **腰腹部肿块** 血液、尿液进入肾周围组织可使局部肿胀，形成肿块，有明显触痛和肌肉强直。肿块可因肾被膜的完整与否而存在局限和弥漫两种情况，肿块的大小视出血量和（或）尿外渗量而异。开放性肾外伤时应注意伤口位置及深度。

6. **其他脏器损伤表现** 当肾损伤症状与临床症状不相符时，应考虑存在其他脏器损伤的可能。合并胸腔脏器损伤者多表现为呼吸和循环系统症状；合并肝脏、脾脏及大血管损伤时，以出血为主要表现腹腔内可抽出不凝血；合并胃肠道损伤以腹膜炎症状为主要表现。

三、专科检查

1. **血常规** 采取静脉血检测血红蛋白、红细胞计数、血细胞比容。血红蛋白、血细胞比容的持续降低提示有活动性出血。血白细胞计数增多，常提示为感染。

2. **尿常规**　伤后不能自行排尿者应行导尿检查。严重休克无尿者，往往要在抗休克、血压恢复正常后方能见到血尿。肾动脉栓塞或输尿管离断时可无血尿。肾损伤时蛋白尿、管型尿、尿沉渣检查阳性。

3. **肾功能**　伤后 1h 内的肌酐测定结果主要反映受伤前的肾功能情况。采取空腹静脉血检测血肌酐、尿素氮、尿酸、β2 微球蛋白等。尿液大量外漏被腹膜腔吸收后可出现血肌酐、尿素氮升高。

4. **超声检查**　是闭合性肾损伤的首选检查方法。对伤情作初步评估，观察肾损伤的部位和程度，有无包膜下和肾周血肿、尿外渗以及其他器官损伤，还可了解对侧肾情况。在评估肾损伤分级方面超声不如 CT，因此，通常超声不用于评估实质器官损伤程度，可作为后续随访检查之用。肾损伤超声显示肾脏表面凹凸不平，甚至有裂隙和断裂、内部回声可出现不均匀或消失，血流信号减少、消失或不规则。

5. **腹部 CT**　增强扫描是"金标准"，是病情稳定患者的首选检查方法。能迅速准确地了解肾实质损伤情况、尿外渗、肾周血肿范围。动脉和静脉相扫描可以显示血管损伤情况；注射造影剂 10～20min 后重复扫描可显示集合系统损伤情况，是肾损伤临床分级的重要依据。同时还可了解对侧肾功能、肝、脾、胰、大血管情况。必要时可重复 CT 检查评估伤情变化。肾被膜下血肿早期为与肾实质边缘紧密相连的新月形或双凸形高密度区，常是邻近肾实质受压变形。肾周血肿早期表现为肾脏周围新月状高密度影，范围广，但限于肾筋膜囊内。肾实质挫伤表现为肾实质内高密度、混合密度或低密度灶。肾撕裂伤表现为局部肾实质不连续，呈带状高密度或低密度影。

6. **腹部 X 线平片及静脉肾盂造影（IVP）**　无 CT 检查条件时的替代检查方法。IVP 检查可了解肾损伤的程度及对侧肾功能情况，同时还可了解有无肾脏原发性疾病。但因检查时应压迫腹部，对急诊外伤患者不适宜。对血压不稳定需要急诊手术探查的患者可在手术室行术中 IVP 检查（单次静脉注射造影剂 2mg/kg）。轻度肾损伤行腹部 X 线平片检查可无重要发现，重度肾损伤可见肾影模糊不清，腰大肌影不清楚，脊柱凹向伤侧，有时可见合并肋骨或腰椎骨折。

四、治疗原则

肾损伤的治疗目的是保存肾功能和降低死亡率。

1. **非手术治疗**　为首选治疗方法，主要用于血流动力学稳定时 I～Ⅲ级肾损伤。目的是有效降低肾切除率，而不增加并发症的发生。闭合性损伤 90% 可以通过非手术治疗获得治疗效果。主要措施包括：①绝对卧床休息 2～4 周，病情稳定，血尿消失后才可以允许患者下床活动。通常外伤后 4～6 周肾部分裂伤才趋于愈合，过早过多离床活动，有可能再度出血。恢复后 2～3 个月内不宜参加体力劳动或竞技运动。②留置导尿管，观察尿液的颜色、性状和量。③遵医嘱早期应用广谱抗生素以预防感染。④及时补充血容量和能量，维持水、电解质平衡，保持足够尿量，必要时输血。⑤密切观察生命体征及局部肿块的变化。⑥合理应用镇痛、镇静和止血药物。⑦定期进行血、尿常规检测及 B 超检查，必要时可重复进行 CT 检查。

2. **手术治疗** 肾脏探查指征：①严重的血流动力学不稳定或液体复苏无好转。②剖腹探查时存在肾周血肿进行性增大或肾周血肿具有搏动性，术前或术中造影发现肾不显影。③Ⅴ级肾损伤、血流动力学不稳定的Ⅳ级肾损伤。④开放性肾损伤。⑤肾脏有其他异常，如肾显影不良或怀疑有肾肿瘤。手术方式包括肾修补术和肾部分切除术、肾切除术或肾血管修补术。肾修补术是最常用的手术方法，适用于肾裂伤的范围较局限、肾脏血液循环无明显障碍者。肾部分切除术适用于存在失活肾组织者，术后常规置肾周引流，以防发生肾盂和输尿管瘘。近年来研究表明，纤维蛋白胶对肾损伤具有良好的止血效果。Ⅴ级肾血管伤中，如仅为肾静脉轻度裂伤，可考虑肾血管修补术；当出现肾动脉及肾静脉的撕裂、断裂以及肾实质伤无法修补时可行肾切除术。

五、护理评估

【健康状况评估】

1. **一般情况** 了解患者的年龄、性别、职业及运动爱好等。

2. **外伤史** 了解患者受伤的原因、时间、地点、部位，暴力性质、强度和作用部位，受伤至就诊期间的病情变化及就诊前采取的急救措施等。

3. **既往史** 既往有无肾脏手术史或合并的肾脏疾病、输血史等。

4. **心理社会状况评估** 患者是否存在明显的焦虑与恐惧；患者及家属对肾损伤伤情与治疗的了解程度，能否配合肾损伤的治疗。

【症状与体征评估】

1. **排尿形态** 评估尿液的颜色、性状和 24h 尿量。结合尿常规结果评估患者有无肉眼血尿或镜下血尿，有无少尿或无尿等急性肾损伤表现。

2. **全身症状** 评估生命体征及尿量，判断有无休克、感染等征象。了解有无肋骨骨折等其他脏器损伤表现。

3. **腰部及腹部体征** 评估患者腰部伤口位置，是否存在瘀斑；肾区是否存在疼痛或压痛，腰部有无不规则增大的肿块，有无腹膜炎、腹肌或腰肌紧张。

【术后压力性损伤风险评估】

肾损伤后行保守治疗的患者，需要卧床 2 周以上，身体局部组织长期受压，血液循环障碍，局部产生摩擦力和剪切力，容易产生压力性损伤。入院后需运用 Braden 危险因素评估表动态评估压力性损伤风险，定期改变体位，保持床单位整洁、干燥，每班评估并交接患者皮肤的颜色、温度、完整性等，尤其关注有无红斑、水肿、疼痛等；同时加强营养，改善患者营养状况。告知患者和家属了解自身皮肤状态及压力性损伤的危害，指导其学习压力性损伤预防的知识和技能，并学会压力性损伤的预防措施。

六、护理措施

【术前护理】

1. **急救处理** 大出血、休克者，应迅速给予输液、输血和积极复苏处理。一旦病情稳定，尽快进行必要的检查，以确定肾损伤的范围、程度及有无合并其他器官损伤，同时做好急诊肾脏探查手术的准备。

2. **休息** 绝对卧床休息2～4周，待病情稳定、血尿消失后患者可离床活动。通常肾损伤后需经4～6周才趋于愈合，过早过多离床活动有可能致再度出血。

3. **病情观察** 密切观察血压、脉搏、呼吸、体温情况，如有异常及时处理。留置导尿管，动态观察尿液颜色变化，若颜色加深，提示活动性出血；观察患者腰、腹部情况，注意有无腹膜刺激症状，局部有肿块者注意其有无增大，观察是否合并有其他内脏损伤；观察疼痛的部位及程度；若病情进行性加重，应及时通知医师。定期复查血尿常规、B超，必要时复查CT。

4. **维持体液平衡** 建立静脉通道，遵医嘱及时输液，必要时输血，以维持有效循环血量，保证组织有效灌注量。合理安排输液种类，及时输入液体和电解质，维持水、电解质及酸碱平衡。

5. **预防感染** ①伤口护理：保持伤口的清洁、干燥，敷料渗湿时及时更换。②及早发现感染征象，若患者体温升高、伤口疼痛并伴有白细胞计数和中性粒细胞升高、尿常规示白细胞计数增多时提示有感染。③用药护理：遵医嘱应用抗生素，并鼓励患者多饮水。

6. **心理护理** 主动关心、安慰患者，稳定情绪，减轻其焦虑与恐惧。加强交流，解释肾损伤的病情发展情况，主要的治疗护理措施，鼓励患者积极配合各项治疗和护理工作。

7. **术前准备** 协助医师做好术前常规检查，特别注意患者的凝血功能是否正常；尽快做好备皮、合血等，条件允许时行肠道准备。

【术后护理】

1. **病情观察** 观察并记录患者生命体征；准确记录24h尿液的颜色、性状和量。合理调节输液速度，避免加重健侧肾脏负担。

2. **饮食** 麻醉清醒后鼓励患者进食温开水10mL，无腹胀、腹痛及恶心呕吐，逐渐增加饮水量，6h后改为流质食物。术后第2天改半流质食物，少量多餐，循序渐进，并逐步过渡到普通饮食。

3. **体位与活动** 肾部分切除术后患者适当卧床休息1～3天，以防继发性出血。若患者生命体征稳定，无恶心、呕吐、谵妄，无中度及以上疼痛及活动性出血，直立后无头晕、心悸、视物迷糊等症状，应鼓励患者尽早下床活动。

4. **伤口及引流管护理** 肾脏术后常留置肾周引流管，保持伤口敷料干燥；保持引流管通畅，妥善固定，观察、记录引流液颜色、性状与量，一般于术后 2～3

天引流量减少时拔除。

5. 疼痛的护理　①减少或消除引起疼痛的原因：避免咳嗽诱发伤口疼痛；患者咳嗽时可协助患者按压伤口，进行深呼吸和咳痰，以减轻疼痛。②多模式联合镇痛：如药物镇痛、物理镇痛、针灸镇痛等相结合，以帮助患者早期下床活动。

6. 并发症的观察与护理

（1）尿外渗　是肾损伤最常见的并发症。

① 原因：肾损伤后肾实质或全层裂伤，出现血尿、肾周血肿，压迫肾盂、输尿管使尿液引流受阻，或因血凝块、脱落坏死组织阻塞输尿管，使肾盂压力增大，肾集合系统损伤后尿液从损伤处溢出，引起尿液大量外渗至肾周。

② 临床表现：主要表现为血尿、腰腹部胀痛及肿块，若外渗尿液量增多可引起巨大肿块。此外，尿外渗易引起肾周感染、积脓，出现发热及全身中毒症状。

③ 护理措施：a. 肾损伤合并轻度尿外渗，严密观察患者生命体征，密切观察渗出部位红肿、疼痛的情况；保持引流管通畅，避免折叠、压迫，定期更换引流袋，防止逆行感染；保持渗出部位皮肤清洁、干净，避免感染。b. 肾损伤合并严重尿外渗是泌尿外科急症，肾损伤程度常为Ⅳ～Ⅴ级，积极对症处理，做好术前准备。

（2）尿性囊肿　是指由于泌尿系统损伤导致的肾脏囊肿形成，这种囊肿通常是由于尿路梗阻、炎症或其他肾脏疾病引起尿液滞留，进而形成的囊状扩张。多数为伤后近期发生，也可发生于伤后 3 周至数年。

① 原因：肾脏损伤后，出现尿路梗阻，尿液排出不畅，进而形成囊性扩张。

② 临床表现：主要表现为腰痛、腹部肿块，囊肿破裂或合并感染时，可出现血尿及尿频、尿急、尿痛等尿路感染症状。

③ 护理措施：a. 密切观察患者生命体征及症状变化，并定时记录。b. 定期进行肾功能检查，防止肾功能衰竭。c. 注意休息，避免剧烈运动。d. 均衡饮食，减少盐分和高蛋白质食物摄入，避免增加肾脏负担，适当增加水分摄入，增加排尿，减少囊肿形成。e. 心理护理，嘱患者保持乐观心态，积极配合治疗。f. 大部分尿性囊肿可以自行吸收，无须处理。若尿性囊肿巨大、持续存在，或出现发热、败血症等全身反应则需经皮囊肿穿刺引流术、肾脏坏死组织清除术、输尿管内支架引流等处理。

（3）肾周脓肿

① 原因：肾周脓肿即肾皮质化脓性感染，约 50%的肾周脓肿感染蔓延至肾被膜并侵入肾周间隙而形成肾周脓肿。肾周脓肿可由各种致病菌引起，主要为大肠杆菌及变形杆菌，金黄色葡萄球菌次之，其他致病菌还包括革兰阴性菌、肠球菌、链球菌、厌氧菌，肾周脓肿约 25%为混合型感染，约 25%既往有糖尿病病史。

② 临床表现：主要表现为寒战、高热、腰痛、腰部肿块及肋脊角叩击痛。

③ 护理措施：a. 疼痛管理，保持舒适体位，减轻疼痛，必要时合理使用镇痛药。b. 引流管护理：保持引流袋位置低于切口水平，保持引流管通畅，观察冲洗液

或引流液的颜色、性质及量，引流管应妥善固定，防止滑脱，直至脓肿吸收方可拔除引流管。c. 感染控制：保持伤口清洁、干燥，必要时使用抗生素。

（4）迟发性出血 发生率不到2%，主要发生在创伤数周内，但通常不会超过3周。

① 原因：a. 肾实质血管损伤，在肾损伤初期，可能由于肾实质内的血管受到轻微损伤，导致血液外渗但并未立即形成明显的出血症状。随着时间的推移，损伤的血管可能再次破裂，导致出血。b. 肾周血肿扩大：肾损伤初期，肾周血肿可能较小且稳定，但随着时间的推移，血肿可能逐渐扩大，压迫肾组织或再次破裂导致出血。c. 继发性感染：肾损伤可能导致肾周或肾实质内的感染，侵蚀血管壁导致血管破裂出血。

② 临床表现：主要临床表现为突然出现的血尿或腰背部疼痛或引流管1h内引出＞100mL血性液，部分患者可能出现肾周血肿扩大引起的腹部包块或腹胀。如出血严重，可能导致失血性休克。

③ 护理措施：a. 监测生命体征，重点关注心率及血压，注意尿液的颜色、性状等，提高安全意识。b. 休息：肾损伤的患者应注意休息，避免剧烈运动及重体力活。c. 一旦发生迟发性出血，嘱患者绝对卧床休息、补液，必要时行选择性血管栓塞术。

（5）肾损伤后高血压 也称肾性高血压。

① 原因：多由于肾实质受压、失活肾脏组织、肾动脉及其分支损伤和动静脉瘘导致肾脏缺血、肾素-血管紧张素系统活性增加引起。损伤后肾血管性高血压的诊断依靠选择性血管造影和肾静脉肾素测定。

② 临床表现：主要表现为头痛、蛋白尿、血尿等。

③ 护理措施：a. 严密观察患者血压变化，必要时使用降压药，定期检测肾功能。b. 饮食：控制每天盐分摄入量，避免血压上升；避免过量饮水导致水肿和加重肾脏负担。c. 休息：合理作息，避免过度劳累。d. 心理护理：嘱患者保持积极乐观心态，配合医生治疗。

7. 心理护理 肾损伤常因车祸等闭合性损伤所致，患者不仅要承受自身疾病的痛苦，而且面临失去亲人的悲痛，一时难以在心理上接受。患者担心血尿会影响肾功能，害怕切除肾脏后会影响今后的生活质量和健康状况。护理人员应安慰、开导患者，告知患者绝大多数情况下，通过卧床休息、补液、抗感染等治疗后能够痊愈；即使切除一侧肾脏后，对健侧肾脏也能代偿，从而消除患者紧张、恐惧的心理，积极配合医护人员的治疗和护理，树立患者战胜疾病的信心。

8. 失血性休克护理的预防和应急处理 肾损伤后失血性休克是由于肾脏受到外力打击、手术操作不当或其他原因导致的肾脏出血，进而引发循环血量减少、组织灌注不足和细胞代谢紊乱的临床综合征。

（1）预防 ①及早诊断：对于疑似肾损伤的患者，应及早进行相关的医学检查，如超声检查、CT等，以便及时发现肾脏损伤并采取相应的治疗措施。②控制出血：对于已经确诊的肾损伤患者，应及时采取措施控制出血，如使用止血药、输血等。同时，要注意观察患者的生命体征，观察患者有无休克征象，如血压下降、心率加快、四肢湿冷、皮肤苍白、尿量减少，甚至出现烦躁不安、神志淡漠、嗜睡等意识障碍及血便等，及时发现并处理失血性休克。③维持体液平衡：肾损伤患者容易出现体液失衡，应及时补充适量的液体，以维持体液平衡。

（2）应急处理　参见第四章第四节肾癌的术后护理。

9. 出院指导

（1）预防出血　保持充足睡眠，指导患者规律生活，出院后继续休息2周，避免过早活动，3个月内不宜参加体力劳动和竞技运动，以免发生再出血。保持大小便通畅，保持心情舒畅。

（2）饮食指导　指导患者多饮水，进食高蛋白质、低脂肪、易消化的食物，保持营养均衡。

（3）用药指导　行肾切除术者，须注意保护健侧肾脏，慎用对肾功能有损害的药物，如氨基糖苷类抗生素等。

（4）自我监测　指导患者观察尿量及颜色，如出现尿频、尿急、尿痛、血尿和尿潴留及伤肾侧肿胀不适等情况时，应及时来医院检查及治疗。

（5）定期复诊　肾损伤后3个月随访内容包括：①体格检查及血压测量。②尿常规、肾功能检查。③影像学检查如肾脏B超、CT扫描、静脉肾盂造影及MRI可帮助明确损伤后的解剖结构。同位素肾扫描可监控肾功能的恢复。

第十节 · 膀胱损伤

膀胱损伤（bladder injury）是指膀胱壁受到外力作用时发生膀胱浆膜层、肌层、黏膜层的破裂，引起膀胱腔完整性破坏、血尿外渗。膀胱为腹膜外器官，空虚时位于骨盆深处，受到周围筋膜、肌肉、骨盆及其他软组织的保护，很少为外界暴力所损伤。膀胱充盈时其壁紧张而薄，伸展高出耻骨联合至下腹部，易遭受损伤。根据致伤原因，膀胱损伤分为非医源性损伤（钝性和穿透性）和医源性损伤（腔内损伤和腔外损伤）。由于膀胱保护较差，儿童在腹部骨盆创伤后膀胱损伤的总体发生率高于成人。穿透性损伤为锐器穿刺伤、枪弹伤或骨折碎片所致，占成人膀胱损伤的14%～35%。医源性膀胱损伤主要见于妇产科、腹部或盆腔手术、腔镜手术或检查时，根据手术类型不同，发生率0.04%～58%。

一、膀胱的解剖和生理

详见第四章第五节膀胱癌的相关内容。

二、膀胱损伤的病理生理

膀胱损伤根据病理改变可分为膀胱挫伤和膀胱破裂。膀胱挫伤仅伤及膀胱黏膜或浅肌层，膀胱壁未穿破，局部有出血或形成血肿，可出现血尿，但无尿外渗，经休息后可自愈。严重损伤者可发生膀胱破裂，有尿外渗，根据损伤后病理改变和腹膜的关系分为腹膜内型、腹膜外型和混合型（图 4-10-1）。膀胱穹隆是膀胱最薄弱的部位，最易发生膀胱破裂。腹膜内型由膀胱内压力突然升高引起，膀胱壁破裂伴腹膜破裂，尿液流入腹腔引起腹膜炎，多在膀胱顶部和后壁，30%发生在腹膜内。腹膜外型大多由膀胱前壁的损伤引起，常伴骨盆骨折。膀胱壁破裂但腹膜完整，尿液外渗至膀胱周围组织及耻骨后间隙，沿骨盆筋膜到盆底，或沿输尿管周围疏松组织蔓延到肾区，大约 60%的膀胱损伤发生在腹膜外。混合型膀胱破裂占 10%，膀胱多处破裂，出现腹膜内型合并腹膜外形膀胱破裂的膀胱损伤状态，常合并多脏器损伤，死亡率高，火器或利器所致穿通伤是其主要原因，可表现为血尿、腹痛等，后期可出现急腹症等相关症状。

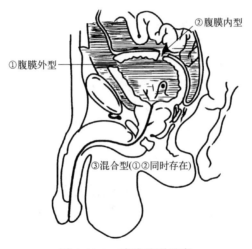

图 4-10-1　膀胱破裂示意

三、临床表现

膀胱壁轻度挫伤仅有下腹部疼痛和少量终末血尿，短期内可自行消失。膀胱全层破裂时症状明显，根据腹膜外型或腹膜内型的破裂不同而有其特殊的表现。

1. **腹痛、腹胀**　腹膜内膀胱破裂时，尿液流入腹腔发展为感染性尿液性腹膜炎时引起腹痛，腹肌紧张。尿性腹水时出现腹胀。腹膜外型膀胱破裂也可引起下腹疼痛，但症状较轻。

2. **血尿和排尿困难**　82%～95%的膀胱损伤患者有肉眼血尿，5%～15%的膀胱破裂患者仅有镜下血尿。膀胱破裂后，尿液流入腹腔和膀胱周围，患者有尿意，但不能排尿或仅排出少量血尿。

3. **休克**　骨盆骨折所致剧痛、大出血可导致休克。感染性尿液外渗或腹膜炎治疗不彻底，继发感染，可引起感染中毒性休克。

4. 尿瘘　开放性损伤时，因体表伤口与膀胱相通而有漏尿。若与直肠、阴道相通，则经肛门、阴道漏尿。闭合性损伤时，尿外渗继发感染后可破溃而形成尿瘘。

5. 氮质血症　当发生腹膜内型膀胱破裂时，大量尿液流入腹腔，由于腹膜有较强的吸收能力，短时间内可出现氮质血症症状。

6. 局部肿胀、皮肤瘀斑　尿外渗于膀胱周围和耻骨后间隙可导致局部肿胀，一旦继发感染发生蜂窝组织炎和败血症，则症状更为危重。闭合性损伤时，局部常有血肿和皮肤瘀斑。

四、专科检查

1. 导尿试验　导尿管插入膀胱后，如引流出 300mL 以上的清亮尿液，基本上可排除膀胱破裂。如顺利插入膀胱但不能导出尿液或仅导出少量血尿，则膀胱破裂的可能性大。此时可经导尿管注入无菌生理盐水 200～300mL 至膀胱，片刻后再吸出。液体外漏时，吸出量会减少；腹腔液体回流时，吸出量会增多。若引流出的液体量明显少于或多于注入量，提示膀胱破裂。此法简便易行，但会出现一定的假阳性或假阴性，可作为膀胱损伤的辅助诊断方法。

2. 膀胱造影　是诊断非医源性膀胱损伤和排查术后疑似医源性膀胱损伤的首选方法。经尿道插入导尿管后，向膀胱内逆行注入 350mL 造影剂，排尿期摄片可见造影剂向后方外渗。腹膜内型膀胱破裂时，可观察到渗漏到腹腔内肠袢或腹腔脏器间的游离造影剂。腹膜外型膀胱损伤的典型征象是膀胱周围软组织处造影剂外渗，常呈火焰状。阴道内出现造影剂提示膀胱阴道瘘。若因尿道断裂无法置入导尿管，可经耻骨上膀胱造瘘完成检查。

3. 膀胱镜检查　是诊断术中发生膀胱损伤的首选检查方法。适用于经耻骨后行微创尿道下吊带术后，检查膀胱或尿道穿孔，以及妇科术后怀疑存在膀胱损伤时，可清晰显示破裂部位并判断其与三角区、输尿管口的位置关系。检查时需充分扩张膀胱，膀胱镜检出现膀胱扩张能力丧失提示大穿孔。

4. 膀胱超声　可以用来观察腹膜内的液体或腹膜外的液体，但单独使用超声检查不足以诊断膀胱损伤。

五、治疗原则

1. 非手术治疗　对于休克者，应积极进行抗休克治疗，如输血、输液、镇静、镇痛、止血等。尽早合理使用抗生素预防感染。膀胱挫伤或早期较小的膀胱破裂，膀胱造影时仅有少量尿外渗，留置导尿管持续引流 7～10 天，裂口可以自行愈合。膀胱周围血肿采用开放固定和内固定的方法治疗骨盆骨折。

2. 手术治疗　膀胱穿透伤、腹膜外膀胱破裂累及膀胱颈部、腹膜内膀胱破裂，伴有出血和尿外渗，病情严重，须尽早施行急诊手术探查。约有近30%的膀胱穿透伤可能合并输尿管损伤，术中注意检查输尿管；膀胱周围的血肿应予以清除以防止脓肿形成。腹膜外破裂做下腹部正中切口，腹膜外显露并切开膀胱，清除外渗尿液，修补膀胱裂口。腹膜内破裂行剖腹探查，了解其他脏器有无外伤，并做相应处理。吸尽腹腔内液体，分层修补腹膜与膀胱壁。也可行腹腔镜膀胱修补术，由于腹腔镜具有创伤小等特点，利用孔道即可观察上腹部其他脏器有无外伤。若发生膀胱颈撕裂，须用可吸收缝线准确修复，以免术后发生尿失禁。膀胱修补术后应留置Foley导尿管或耻骨上膀胱造瘘，持续引流尿液2周。

六、护理评估

【健康状况评估】

1. **一般情况** 了解患者的年龄、性别、职业及运动爱好等。

2. **既往史** 评估既往有无膀胱疾病或膀胱手术史。

3. **膀胱损伤原因** 了解患者受伤的原因、部位、时间、暴力性质、受伤经过以及受伤时膀胱是否充盈，伤后采取的诊疗措施，准确评估伤情，伤后病情发展及处理情况。

4. **心理社会评估** 由于损伤后患者腹痛、排尿困难、血尿等不适，以及对预后的担心，患者及家属易出现焦虑或恐惧的心理反应，评估患者及家属对疾病的认识和对康复的期望值，以便针对性地疏导。

【症状与体征评估】

1. **排尿形态** 评估排尿是否通畅、排尿的次数，尿液的颜色、性状和24h尿量。评估血尿出现是全程、间歇还是终末。腹部伤口、阴道有无尿液渗出等。

2. **全身情况** 评估患者生命体征是否平稳，有无休克的征象，体表皮肤常有皮肤肿胀、血肿和瘀斑；有无合并其他脏器损伤或骨盆骨折，有无尿外渗引起的腹膜炎等。

3. **腹部体征** 评估腹部有无伤口，外形是否膨隆，有无压痛、反跳痛及肌紧张，移动性浊音是否阳性。评估腹痛的部位、性质、持续时间，有无伴随症状等。

【失禁性皮炎风险评估】

失禁性皮炎是指皮肤长期或反复暴露于尿液和粪便中所造成的炎症，伴或不伴有水泡或皮肤破损。这是失禁患者常见的一种并发症，同时也会造成其他并发症的发生，如红斑、丘疹、糜烂、疼痛、感染等。膀胱损伤的患者，由于尿液持续地从膀胱或瘘道中流出，容易造成失禁性皮炎，因此需要对患者进行失禁性皮炎的风险评估，及时给予正确的护理措施，保持皮肤干燥、清洁，避免潮湿，加强营养支持，提高皮肤抵抗力，配合医师进行原发病治疗，增强患者及家属皮肤护理意识，保证皮肤的完整性，促进患者康复。

七、护理措施

【术前护理】

1. **病情观察**　每 1h 监测生命体征，动态观察。密切观察尿液的颜色和量。注意观察腹部情况，有无腹膜刺激症状。

2. **维持体液平衡、保证组织有效灌注量**　合并骨盆骨折者，出血较多，易引起休克，应妥善固定骨盆和下肢，遵医嘱输血、输液，保持输液管路通畅，维持体液平衡、保证组织有效灌注。

3. **饮食**　给予高蛋白质、高热量、营养丰富的食物，如需手术治疗，术前应禁食 6h、禁饮 2h。

4. **体位**　取仰卧中凹位，下肢与躯干抬高 20°～30°。生命体征平稳者，取半坐卧位抬高头部 30°，以减轻伤口疼痛，利于引流。合并骨盆骨折者，可卧硬板床。

5. **预防感染**　做好伤口护理和导尿管护理，遵医嘱应用抗生素，及早发现感染征象。发现异常，通知医师并协助处理。

6. **导尿管护理**　膀胱损伤的患者留置导尿，保持引流通畅，密切观察尿液情况，定时消毒尿道口 2 次/天，导尿管一般留置 7～10 天，膀胱功能恢复正常后拔除。

7. **术前准备**　有手术指征者，在抗休克的同时，紧急做好各项术前准备。

8. **心理护理**　患者面对损伤、疼痛、排尿困难或血尿感到紧张害怕，担心预后，医务人员要理解患者、主动关心、安慰患者及其家属，稳定情绪，减轻恐惧、焦虑情绪。解释膀胱损伤的病情发展、主要治疗措施、鼓励患者及家属积极配合各项治疗和护理工作。

【术后护理】

1. **病情观察**　每 1h 监测生命体征、意识，直到生命体征平稳。

2. **饮食**　术后 2h 若患者意识完全清醒，无恶心、呕吐等不适，先给少量温开水，并逐渐加量。术后 4～6h 给予流质、半流质并逐步过渡到普食。饮食以高热量、高蛋白质、高维生素为原则，以加强营养，促进伤口愈合。

3. **体位与活动**　术后鼓励患者尽早下床活动，以避免深静脉血栓等并发症形成。若合并骨盆骨折，睡硬板床，指导在床上进行肢体功能锻炼、踝泵运动。下床时根据患者耐受情况进行适当活动。

4. **膀胱造瘘管护理**　①保持引流管通畅，妥善固定，防止受压、扭曲、折叠或滑脱，防止逆行感染。②保持造瘘口周围皮肤清洁、干燥，定期换药。③观察记录引流液的颜色、性状、量及气味。膀胱造瘘管引流液为正常尿液，术后颜色为淡红色，且颜色逐渐变浅，若引流液颜色变为鲜红，且量较多，提示活动性出血的可能，应报告医师及时处理，必要时配合医师做好紧急手术准备。④膀胱造瘘管一般留置 14 天左右拔除，拔管前需先夹管，目的是观察尿路是否通畅、有无尿液外渗、排尿痛及是否能正常排尿，待试行排尿通畅 2～3 天后，才可以拔除，拔管后用纱布堵塞并覆盖造瘘口。

5. 伤口及导尿管护理　导尿管一般于术后 5～10 天拔除；若是复杂性损伤或伴伤口愈合不良者，拔尿管前需进行膀胱造影，以排除尿外渗并确定膀胱伤口是否愈合。保持伤口敷料干燥，并做好会阴部皮肤护理。

6. 膀胱冲洗的护理　膀胱损伤术后一般不需常规进行膀胱冲洗，如果引流液颜色鲜红或有血凝块，应持续或间断膀胱冲洗。护理措施见第四章第二节良性前列腺增生术后护理相关内容。

7. 疼痛护理　膀胱损伤后，因为创伤、手术创伤及导尿管牵拉的原因，患者容易引起疼痛。因此，应妥善固定导管，防止过度牵拉。进食后鼓励患者多饮水，以达到冲洗尿路的目的。动态评估患者疼痛的时间、部位、性质、强度、规律及伴随症状，遵医嘱给予相应镇痛措施。对使用自控镇痛泵（PCA）者，应观察患者是否出现恶心呕吐、皮肤瘙痒、尿潴留、镇静过度、血压下降、呼吸抑制等不良反应，如出现，应及时通知医师处理。

8. 并发症的护理

（1）膀胱痉挛　是指膀胱平滑肌或膀胱括约肌痉挛性收缩，是术后常见的并发症。

① 原因：严重的血尿导致膀胱内血块刺激膀胱，加上膀胱内手术创面以及留置导尿管的刺激，会发生难以忍受的频繁的膀胱痉挛性疼痛。

② 临床表现：以尿淋漓、暂时性闭尿或尿性腹痛为主要特征。膀胱痉挛发作间隙数分钟到数小时不等，严重痉挛发作时，患者大汗淋漓、疼痛难忍、躁动不安，部分患者伴随肛门坠胀甚至大便失禁。在膀胱冲洗过程中发生膀胱痉挛，表现为冲洗液注入缓慢或不通畅甚至逆流，冲洗液血色加深，甚至呈全血色。

③ 护理措施：a. 合理调整留置导尿管的气囊，每 30～60min 由近端向远端挤压导尿管。保持导尿管引流通畅，妥善固定导尿管，防止扭曲、受压或脱出。b. 置硅胶三腔导尿管，采用密闭式引流装置以生理盐水持续膀胱冲洗，速度 80～100 滴/分，根据引流液的颜色调节膀胱冲洗的速度，如引流液为鲜红色或伴有血凝块时以直线状的速度冲洗，以利于膀胱内血块的排出，防止凝成血块阻塞尿道。c. 血凝块堵塞导尿管出现膀胱痉挛时，及时用灌洗器将血凝块冲出，冲洗时注意严格无菌操作，每次注入的生理盐水以不超过 50mL 为宜。d. 必要时给予双氯芬酸钠栓肛门塞入，可有效缓解膀胱痉挛。

（2）尿瘘　根据瘘管发生的部位分为膀胱阴道瘘、膀胱子宫瘘、膀胱尿道阴道瘘等，其中以膀胱阴道瘘最常见。

① 原因：膀胱损伤时，尿液从直肠、阴道或腹部伤口流出，往往同时合并尿路感染。

② 临床表现：膀胱阴道瘘主要表现为阴道不自主漏尿。漏尿出现的时间可因产生尿瘘的原因而异，压迫性坏死形成瘘孔者多在产后、术后 10 天左右组织脱落后开始漏尿；手术损伤形成瘘孔又未经修补者，术后即漏尿。漏尿量的多少因瘘孔的部

位、大小和患者体位而异。损伤范围不累及尿道内括约肌者，膀胱仍能保留一定量的尿液，能自控排尿。膀胱阴道瘘的瘘孔大者，完全失去自控性排尿；瘘孔小或瘘道弯曲者，不但漏尿量少，且平卧时不漏尿，站立后才漏尿。此外，患者外阴及臀部皮肤因长期受到尿液的浸渍易继发皮炎。不少患者可并发泌尿系感染，伴有阴道瘢痕狭窄则可导致阴道结石形成、性交困难等，甚至影响夫妻感情，以致因精神抑郁而发生继发性闭经。

③ 护理措施：a. 留置导尿管期间，嘱患者多饮水，保持引流通畅，避免感染的发生。b. 一旦发生尿瘘，行静脉肾盂造影（IVP）或增强 CT 及三维重建（CTU），观察造影剂的外泄部位。膀胱镜检查明确瘘口的数量、位置、大小及与输尿管开口的距离等，亚甲蓝试验鉴别膀胱阴道瘘与输尿管阴道瘘。c. 严密观察患者漏尿的情况，对于少数早期且瘘孔小的膀胱瘘，可以留置导尿管，持续引流，直至瘘孔自行愈合。d. 保护瘘孔周围的皮肤，确保皮肤完整性。e. 若留置导尿管后仍有漏尿，则建议行修补手术，应积极配合医师做好患者术前准备。

9. 心理护理 膀胱损伤常合并骨盆骨折，尽管医护人员鼓励患者下床活动，但因留置导尿管及膀胱造瘘管导致疼痛、活动障碍，生活部分自理，患者担心疾病预后，害怕拖累家属，容易产生焦虑心理。护理人员应关心和体贴患者，及时告知患者及家属目前存在的问题、治疗方法、注意事项以及预后，鼓励患者主动参与诊疗活动，以消除焦虑、紧张情绪，树立战胜疾病的信心。

10. 感染性休克的预防和应急处理

（1）预防 ①监测生命体征：遵医嘱测量患者生命体征，尤其是关注体温和呼吸的变化，高热患者抽血查血培养行病原学监测。遵医嘱定期抽血检测血常规、C反应蛋白（CRP）。②预防感染：膀胱损伤患者容易发生感染，应常规进行预防感染治疗，如使用抗生素等。同时，要保持伤口的清洁干燥，避免感染的发生。③保持引流通畅：膀胱损伤患者，应保持引流管通畅，确保尿液顺利流出，避免尿液在膀胱内滞留，从而减少感染的风险。

（2）应急处理 ①严密监测生命体征：保证供氧，保持呼吸道通畅，绝对卧床休息，避免不必要的搬动。②维持循环稳定：建立至少 2 条静脉通路，以备补液及抢救用药，准确记录 24h 出入水量，根据患者血压、心率和尿量等指标，及时补充血容量，纠正休克状态。③控制感染：遵医嘱合理使用抗生素、抗真菌药物控制感染。④营养支持：根据患者情况选择合适的营养支持途径，定期调整营养支持方案，提供高热量、高蛋白质、易消化的食物，保证患者的营养摄入，增强抵抗力。⑤预防并发症：预防深静脉血栓、压力性损伤等并发症。⑥心理护理：给予患者心理支持和安慰，给予必要的心理疏导和支持，减轻焦虑和恐惧。⑦术前准备：积极抗休克的同时，配合医师进行原发病对症处理。

11. 出院指导

（1）饮食指导 适宜进食高热量、高蛋白质、易消化及富含维生素和膳食纤维的食物。

（2）其他日常生活指导　保持心情舒畅，适当休息，注意劳逸结合。

（3）预防感染　多饮水保持大小便通畅，预防泌尿系感染；并观察小便有无异常，若有尿频、尿急、尿痛、血尿、尿潴留，应及时就医检查。

（4）膀胱造瘘管的护理　部分患者需带膀胱造瘘管出院，需注意引流管和引流袋的位置切勿高于膀胱区，间断轻柔挤压引流管以促进沉淀物的排出，发现阻塞时不可自行冲洗，应随时就诊；如出现膀胱刺激征、尿中有血块、发热等应及时就诊。

（5）定期复诊　膀胱损伤的患者复诊时间根据损伤的严重程度、治疗方法和恢复情况进行个性化调整：第一周主要观察患者生命体征及伤口恢复的情况；第一周至第一个月内主要关注患者排尿功能恢复的情况，以及有无出血、疼痛等症状；第一个月至第三个月主要评估膀胱功能恢复的情况，包括尿液的储存和排出功能；第三个月至第六个月：此阶段主要进行长期随访，观察患者有无膀胱功能障碍、感染、结石等并发症；第六个月以后：如果患者恢复情况良好且无并发症，可适当减少复诊频率。但仍需定期随访，以确保患者膀胱功能的长期稳定。复诊项目如下。①体格检查：检查患者伤口情况，是否有红肿、疼痛、渗液等症状。②尿液分析：了解患者是否有尿路感染或其他异常情况。③影像学检查：如超声、CT 等，用于评估患者的膀胱形态、结构和功能恢复情况。④排尿功能评估：通过询问患者排尿情况、观察排尿过程、测量尿量等，评估患者的排尿功能是否恢复正常。

第五章

▶▶ 烧伤、整形外科疾病护理

第一节 · 热力烧伤

热力烧伤（thermal injury）是指因高温液体、高温固体、火焰等热力刺激人体，引起皮肤组织损伤，造成皮肤发红、水疱、疼痛等，同时还可损伤皮肤深层、真皮层，严重影响患者生活质量，甚至可发生感染、休克、多器官功能衰竭而危及生命。烧烫伤为临床常见病，热力烧伤为最常见的烧伤类型，占烧伤的 85%～90%，烧伤部位多见于头颈部和四肢。

一、皮肤的解剖和生理

（1）皮肤的结构　由表皮、真皮、皮下脂肪组织及附件组成（图 5-1-1）。表皮由角质层、透明层、颗粒层、棘层和基底层（生发层）组成。真皮由血管、毛囊和神经等组成。皮下组织主要由脂肪细胞组成，皮肤附件包括汗腺、皮脂腺、毛囊等皮肤的附属结构。按面积和重量计算，皮肤是人体最大的器官，成人皮肤的平均面积为 1.5～2m^2，其重量（含表皮、真皮、皮下组织）约占体重的 16%。

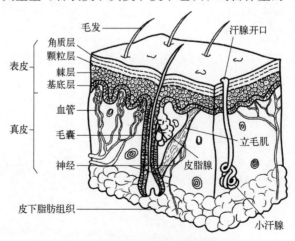

图 5-1-1　皮肤解剖示意

（2）皮肤的生理功能　皮肤是人体最大的器官，具有屏障、体温调节、感觉、吸收、分泌、排泄、免疫、修复、营养等多种重要的生理功能，参与全身的机能活动，维持人体的健康。皮肤对外界物理刺激、化学刺激和微生物刺激有一定防御能力。皮肤是人体的被覆器官，也是个体生理特征和审美识别的重要组成部分。皮肤颜色的差异是区别不同人种的直观依据，在人类的社交活动中，皮肤在呈现美学印象、气质魅力和自我认知方面起到重要作用。

二、热力烧伤的病理生理

热力对局部皮肤及组织造成的损害，表现为水肿和炎症，蛋白质凝固、脱水、炭化。损伤区域由受热中心向外分为三个带，中心部位为凝固区，中间为淤滞区，外周为充血区。凝固区组织完全坏死，为不可逆损伤；淤滞区血液循环淤滞，局部损伤为可逆性；充血区是组织细胞对损伤的炎症反应，表现为充血、水肿，该区毛细血管大量开放、扩张，炎症细胞向损伤中心趋化，并释放生长因子，进而调整创面的愈合过程。

三、临床表现及分期

1. 临床表现　分为局部表现和全身表现。

① 局部表现：Ⅰ度烧伤又称红斑烧伤，伤及表皮浅层，生发层健在。局部皮肤发红、微肿、烧灼痛，无水疱形成。浅Ⅱ度烧伤又称水疱性烧伤，伤及部分生发层或真皮乳头层。创面红、肿、剧痛，可见大水疱，水疱内含黄色液体，去除水疱腐皮后，可见创面潮红、脉络状或颗粒状扩张充血的毛细血管网，伤后1～2天更明显。拔毛试验阳性。愈合后短期内可见痕迹或色素沉着，但不留瘢痕。深Ⅱ度伤及乳头层以下的真皮深层，但汗腺、毛囊、皮脂腺等部分残留。创面肿胀，感觉迟钝，有小水疱，创面基底呈红白相间，可见细密的网状皮内栓塞血管网。拔毛试验阳性。如无感染，一般需要3～4周愈合，有瘢痕。Ⅲ度烧伤又称焦痂性烧伤，伤及皮肤全层，深达皮下组织、脂肪、肌肉、骨骼。创面肿胀，呈皮革样，失去弹性，苍白或炭化，干燥无水疱，无疼痛感，可见栓塞粗大的树枝状血管网。3～5周焦痂分离出现肉芽组织，植皮愈合。

② 全身表现：小面积、浅度烧伤无全身症状；大面积、重度烧伤患者伤后48h内易发生低血容量性休克，主要表现为口渴、脉搏增速、血压下降、皮肤湿冷、尿量减少、烦躁不安等。感染发生后可出现体温骤升或骤降，呼吸急促、心率加快、创面骤变，血白细胞计数骤升或骤降；其他如尿素氮、肌酐清除率、血糖、血气分析等都可能变化。

③ 吸入性损伤：又称呼吸道烧伤，是指吸入火焰、蒸汽或化学性烟尘、气体等所引起的呼吸系统损伤。其致伤因素为热力或燃烧时雾中的化学物质，如一氧化碳、氧化物等，兼有呼吸道腐蚀和毒性作用。多见于头面部烧伤患者，面、颈、口鼻周围常有深度烧伤创面，鼻毛烧毁，口鼻有黑色分泌物；刺激性咳嗽，痰中有炭屑；呼吸困难，声音嘶哑，肺部可闻及哮鸣音。

2. 临床分期　烧伤是一种全身性疾病，虽然各个烧伤患者临床表现各不一样，但烧伤的临床过程有一定的规律性。一般划分为急性液体渗出期、感染期、康复期。①急性液体渗出期：即休克期，烧伤后体液渗出立即开始，2～3h 最快，8h 达高峰，48h 基本停止。此期以体液渗出、组织水肿、低血容量性休克为主要特征。②感染期：一般在伤后 6h 后到创面愈合，都存在着感染的可能，贯穿于整个创面修复的过程，以脓毒血症发生率高、代谢障碍和内脏并发症的发生率高为特征。③康复期：深度创面愈合后，可形成瘢痕，严重者影响外观和功能，遵医嘱外用预防瘢痕增生的药物，结合加压治疗、体疗、理疗等方法防止瘢痕过度增生，指导并协助患者保持肢体功能位，尽早进行各关节功能锻炼，从而减少瘢痕挛缩和关节僵直。深Ⅱ度和Ⅲ度烧伤创面愈合后，由于大部分汗腺被毁，机体散热调节体温能力下降，常有瘙痒或疼痛、反复出现水疱，甚至破溃，发生感染，形成残余创面，需要 2～3 年来调整适应过程。

四、专科检查

1. 烧伤面积和深度估计

（1）烧伤面积　以相对于体表面积的百分率表示。估计方法有多种，目前国内多采用中国新九分法和手掌法。

① 中国新九分法：将全身体表面积划分为 11 个 9% 的等份，另加 1%，其中头颈部为 9%（1 个 9%）、双上肢为 18%（2 个 9%）、躯干（包括会阴）为 27%（3 个 9%）、双下肢（包括臀部）为 46%（5 个 9%+1%）（表 5-1-1、图 5-1-2）。儿童头较大，下肢相对短小，可按以下方法计算：头颈部面积=［9+（12-年龄）］%，双下肢面积=［46-（12-年龄）］%。

表 5-1-1　中国新九分法

部位		占成人体表面积/%		占儿童体表面积/%
头颈	发部	3	9×1	9+（12-年龄）
	面部	3		
	颈部	3		
双上肢	双手	5	9×2	9×2
	双前臂	6		
	双上臂	7		
躯干	躯干前	13	9×3	9×3
	躯干后	13		
	会阴	1		
双下肢	双臀	5*	9×5+1	9×5+1-（12-年龄）
	双大腿	21		
	双小腿	13		
	双足	7*		

*成年女性的双臀和双足各占 6%。

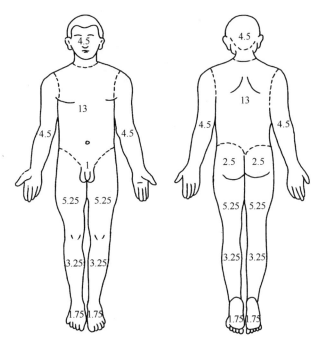

图 5-1-2　成人体表各部位表面积的估算（单位：%）

②　手掌法：用患者自己的手掌测量其烧伤面积。不论年龄或性别，若将五指并拢、单掌的掌面面积占体表面积的 1%（图 5-1-3）。此法适用于小面积烧伤的估计，也可辅助九分法。

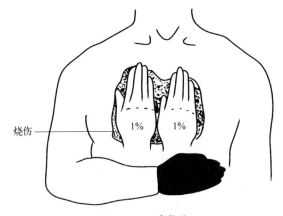

图 5-1-3　手掌法

（2）烧伤深度　目前普遍采用 3 度 4 分法，即 Ⅰ 度、浅 Ⅱ 度、深 Ⅱ 度、Ⅲ 度。其中，Ⅰ 度及浅 Ⅱ 度烧伤属浅度烧伤；深 Ⅱ 度和 Ⅲ 度烧伤属深度烧伤。烧伤深度的判断见表 5-1-2。

表 5-1-2　烧伤深度判断

烧伤深度		组织损伤	局部表现	预后
红斑性	Ⅰ度	表皮浅层	皮肤红斑、干燥、烧灼痛、无水疱	3～7 天脱屑痊愈
水疱性	浅Ⅱ度	表皮全层、真皮浅层	红肿明显，疼痛剧烈；有大小不一的水疱，疱壁薄，创面红润、潮湿	1～2 周内愈合，多有色素沉着，无瘢痕
	深Ⅱ度	真皮深层	水肿明显，痛觉迟钝，拔毛痛；水疱较小，疱壁较厚，创面微湿、红白相间	3～4 周愈合，常有瘢痕形成和色素沉着
焦痂性	Ⅲ度	皮肤全层，皮下、肌肉或骨骼	痛觉消失，创面无水疱，呈蜡白或焦黄色甚至炭化，皮肤凝固性坏死后形成焦痂，触之如皮革，痂下可见树枝状栓塞的血管	3～4 周后焦痂自然脱落，愈合后留有瘢痕或畸形

2. 烧伤严重程度判断　按烧伤的总面积和烧伤的深度将烧伤程度分为 4 类（通常情况下，烧伤总面积的计算不包括Ⅰ度烧伤）。

（1）轻度烧伤　Ⅱ度烧伤总面积在 10% 以下。

（2）中度烧伤　Ⅱ度烧伤面积在 11%～30%，或Ⅲ度烧伤面积在 10% 以下。

（3）重度烧伤　烧伤总面积 31%～50%，或Ⅲ度烧伤面积 11%～20%；或总面积、Ⅱ度烧伤、Ⅲ度烧伤面积虽未达到上述范围，但已发生休克、有较重吸入性损伤或有较重复合伤者。

（4）特重烧伤　烧伤总面积在 50% 以上，或Ⅲ度烧伤面积在 20% 以上，或存在较重的吸入性损伤、复合伤等。

五、治疗原则

1. 现场急救

（1）迅速脱离热源　①断开热源：将伤员从潜在的燃烧源包括热源、电源和化学品中移开。如火焰烧伤应尽快脱离火场，脱去燃烧衣物，就地翻滚或是跳入水池灭火。可就近用非易燃物品（如棉被、毛毯）覆盖，以隔绝灭火。忌奔跑呼叫或用双手扑打火焰。②流动水冲洗创面：对于热液、火焰烧伤，使用清洁的流动水冲洗烧伤创面 15～20min，既可减轻疼痛，又可防止余热继续损伤组织。③保暖：冷疗后及时寻求医疗帮助同时注意患者的保暖。

（2）保护创面　剪开取下伤处的衣裤，不可剥脱；创面可用干净敷料或布类简单包扎后送医院处理，避免受压，防止创面再损伤和污染。避免用有色药物涂抹，以免影响对烧伤深度的判断。

（3）保持呼吸道通畅　火焰烧伤后呼吸道受热力、烟雾等损伤，可引起呼吸困难、呼吸窘迫，应特别注意保持呼吸道通畅，必要时放置通气管、行气管插管或切开。如合并一氧化碳中毒，应移至通风处，给予高流量氧气或纯氧吸入。

（4）其他救治　尽快建立静脉通道，给予补液治疗，可适量口服淡盐水或烧伤饮料，避免单纯大量饮水，以免发生呕吐及水中毒。转送路程较远者，留置导尿管监测尿量。安慰和鼓励患者保持情绪稳定。疼痛剧烈者遵医嘱使用镇静、镇痛药物。

（5）妥善转运　在现场急救后，轻患者即可转送。烧伤面积较大者，如不能在伤后1～2h内送到附近医院，应在原地输液、抗休克治疗，待休克控制后再转送。转运途中应建立静脉输液通道，保持呼吸道通畅。

2. 防治休克

（1）补液总量　根据烧伤早期体液渗出的规律估计补液总量。国内通常按患者的烧伤面积和体重计算补液量。①伤后第1个24h补液总量的一半应在伤后8h内输入。每1%烧伤面积（Ⅱ度、Ⅲ度）每千克体重应补充胶体液和电解质液共1.5mL（儿童为1.8mL，婴儿为2mL），另加每日生理需要量2000mL（儿童60～80mL/kg，婴儿100mL/kg）。即第1个24h补液量=体重（kg）×烧伤面积×1.5mL（儿童1.8mL，婴儿2mL）+2000mL（儿童60～80mL/kg，婴儿100mL/kg）。②伤后第2个24h电解质液和胶体液为第1个24h的一半，再加每日生理需要量2000mL。

（2）补液种类　胶体液和电解质液的比例为1:2，大面积深度烧伤者与小儿烧伤其比例可改为1:1。胶体液首选血浆，紧急抢救时可用低分子量的血浆代用品，但总用量不宜超过1000mL，Ⅲ度烧伤患者可适量输全血。电解质溶液首选平衡盐液，并适当补充碳酸氢钠溶液。生理需要量一般用5%～10%葡萄糖注射液。电解质液、胶体和水分应交叉输入。

3. 处理创面

（1）初期清创　在控制休克之后尽早清创，即清洗、消毒、清理创面。Ⅰ度烧伤创面不需要特殊处理，能自行消退。浅Ⅱ度创面的小水疱可不予处理，大水疱可用无菌注射器抽吸，疱皮破裂可用无菌油性敷料包扎。深度创面应去除坏死组织。清创后创面根据烧伤的部位、面积及医疗条件等选择采用包扎疗法或暴露疗法。

（2）包扎疗法　包扎可以保护创面、减少污染和及时引流创面渗液。适用于面积小或四肢的浅Ⅱ度烧伤。创面清创后用油性纱布覆盖创面，再用多层吸水性强的干纱布包裹，包扎厚度为2～3cm，包扎范围应超过创面边缘5cm。包扎松紧适宜，压力均匀，为避免发生粘连或畸形，指/趾之间要分开包扎。

（3）暴露疗法　将患者暴露在清洁、温暖、干燥的空气中，使创面的渗液及坏死组织干燥成痂，以暂时保护创面。适用于头面、会阴部烧伤及大面积烧伤或创面严重感染者。创面可涂1%磺胺嘧啶银霜、碘伏等外用药物。

（4）手术治疗　对深度烧伤创面，应及早采用手术治疗，包括切痂（切除烧伤组织达深筋膜平面）、削痂（削除坏死组织至健康平面）、剥痂（手术予以成片剥离，颜面、会阴等部位），并立即植皮。小面积深度烧伤者，可采用自体游离皮片移植、皮瓣移植等方法，以修复皮肤与组织的严重缺损，减轻功能障碍。大面积烧伤者，因自体供皮区不足，可采用大张异体皮开洞嵌植小块自体皮、异体皮下移植微粒自体皮、网状皮片移植等方法，以尽量覆盖创面，减少感染机会，减轻瘢痕挛缩，降低致残率。

4. 防治感染 积极纠正休克，维护机体的防御功能，保护肠黏膜屏障；正确处理创面；防治全身性感染。深度烧伤创面应早期切痂、削痂，并加以严密覆盖。根据创面细菌培养和药物敏感试验结果针对性地选择局部抗生素。由于部分抗生素具有细胞毒性，可能影响创面愈合，局部抗生素的种类、浓度和使用持续时间应权衡烧伤创面感染与创面延迟愈合的风险。

六、护理评估

【健康状况评估】

1. 一般情况 了解患者的年龄、性别、职业、饮食及睡眠情况等。

2. 烧伤史 了解患者烧伤原因和性质、受伤时间、现场情况；迅速评估有无合并危及生命的损伤；现场采取的急救措施、效果如何，途中运送情况。

3. 有无吸入性损伤 根据受伤史及临床症状，有下列情况考虑有吸入性损伤的可能：①发生在密闭或不通风环境的火焰或蒸汽烧伤，特别是爆炸伤。②头面部、前胸部深度烧伤，尤其是口鼻腔邻近部位深度烧伤。③鼻毛烧焦或口腔、咽部黏膜烧伤。④早期出现咳嗽、声嘶、呼吸困难及哮鸣音等。

4. 心理社会评估 评估患者及家属对突受打击的心理承受程度及心理变化；评估其对治疗及康复费用的经济承受能力；评估患者对康复期功能锻炼知识的知晓程度。

【症状与体征评估】

1. 创面评估 评估局部皮肤的颜色、温度；有无肿胀、疼痛，以及疼痛的性质；皮肤是否干燥，有无渗液、水疱甚至焦痂。

2. 休克症状评估 评估生命体征是否平稳，有无口渴、面色苍白或发绀、皮肤湿冷、尿量减少、烦躁不安或意识障碍等休克表现。

3. 呼吸道症状评估 评估有无声音嘶哑、刺激性咳嗽、痰中有炭屑甚至呼吸困难等症状，听诊肺部有无哮鸣音。

4. 烧伤面积、深度和程度评估 按照中国新九分法或手掌法评估烧伤的面积，按照3度4分法评估烧伤的深度，根据烧伤面积和深度评估烧伤的程度。

【窒息风险评估】

窒息是吸入性损伤中危及患者生命的主要凶险急症。窒息的发生主要与热力吸入损伤气道、黏膜水肿、含碳粒的痰、坏死黏膜脱落等因素有关。烧伤后应尽快判定患者有无吸入性损伤以及评估呼吸情况，如出现呼吸困难、躁动不安、声嘶、哮鸣音等早期征象、估计有上呼吸道梗阻或气管插管困难，应尽早行气管切开术，保持呼吸道通畅，有效吸引痰液，清除气道分泌物和脱落的坏死组织，保持气道湿化。如痰多干结，大量炭末颗粒不易咳出者，行气管灌洗吸引，预防和减少窒息的发生、发展。

七、护理措施

【非手术治疗护理/术前护理】

1. 维持有效呼吸

（1）保持呼吸道通畅，防止气道梗阻 ①及时清除呼吸道分泌物，对于有头面颈部烧伤患者，无论有无吸入性损伤的可能，尽可能采取半坐卧位（30°～45°）或者坐位、颈部后仰体位进行体位引流。鼓励患者深呼吸、用力咳嗽、咳痰，必要时辅助人工排痰技术。②密切观察呼吸情况，若患者出现刺激性咳嗽、咳黑痰、呼吸困难、呼吸频率增快、血氧饱和度下降等表现时，应积极做好气管插管或气管切开术的准备，并注重术后护理，在保证气管套管固定良好的情况下加强气道湿化、雾化。③对于中重度吸入性损伤患者，可根据吸入性损伤病理生理改变过程进行分阶段、精细化气道护理。

（2）给氧 吸入性损伤患者多有不同程度缺氧，一般用鼻导管或面罩给氧，氧浓度 40%左右，氧流量 4～5L/min。合并一氧化碳中毒者可经鼻导管给高浓度氧或纯氧吸入，至少 6h。有条件者应积极采用高压氧治疗。高压氧治疗一氧化碳中毒的指征有：碳氧血红蛋白水平高于 25%，意识丧失，脏器缺血，孕妇有胎儿窘迫或碳氧血红蛋白水平超过 20%。中重度吸入性损伤患者经高浓度吸氧或经鼻高流量氧疗仍不能改善低氧血症时，应尽快行有创机械通气。

2. 维持有效循环血量

（1）轻度烧伤 口服淡盐水或烧伤饮料（100mL 液体中含食盐 0.3g、碳酸氢钠 0.15g、糖适量）。

（2）重度烧伤 ①迅速建立 2～3 条快速输液的静脉通道，以保证各种液体及时输入。②遵循"先晶后胶，先盐后糖，先快后慢"的输液原则，合理安排输液种类和速度，以尽早恢复有效循环血量。③根据动脉血压、中心静脉压、心率、尿量、末梢循环、精神状态等判断液体复苏的效果。

（3）液体复苏有效的指标 ①成人每小时尿量为 30～50mL，小儿每千克体重每小时不低于 1mL。②患者安静，无烦躁不安。③无明显口渴。④脉搏、心跳有力，成人脉率在 120 次/分以下，小儿脉率在 140 次/分以下。⑤收缩压维持在 90mmHg以上，脉压在 20mmHg 以上，中心静脉压为 5～12cmH$_2$O。⑥呼吸平稳。

3. 加强创面护理 有包扎疗法护理、暴露疗法及特殊烧伤部位的护理。

（1）包扎疗法护理 ①抬高肢体并保持各关节功能位。②保持敷料清洁和干燥，敷料潮湿时，立刻予以更换。③密切观察创面，及时发现感染征象，如发热、伤口异味、疼痛加剧、渗出液颜色改变等，需加强换药及抗感染治疗，必要时改用暴露疗法。④包扎松紧适宜，压力均匀，达到要求的厚度和范围，注意观察肢体末梢血液循环情况，如肢端动脉搏动、皮肤颜色及温度。

（2）暴露疗法护理 ①严格消毒隔离制度：保持病室清洁，空气流通，室内温度维持在 28～32℃，湿度适宜，每日空气消毒 2 次。床单、被套等均经高压蒸汽灭菌处理，其他室内物品每日用消毒液擦拭消毒，便器用消毒液浸泡；接触创面时要戴无菌手套，接触另一烧伤患者创面时要更换手套，防止发生交叉感染。②保持创面干燥，渗出期应定时以消毒敷料吸去创面过多的分泌物，表面涂以抗生素，以减少细菌繁殖，避免形成厚痂。若发现痂下有感染，立即去痂引流，清除坏死组织。③定时翻身或使用翻身床，交替暴露受压创面，避免创面长时间受压而影响愈合。④创面已结痂时注意避免痂皮裂开引起出血或感染。⑤极度烦躁或意识障碍者，适当约束肢体，防止抓伤。

（3）特殊烧伤部位的护理　①眼部烧伤：及时用无菌棉签清除眼部分泌物，局部涂烧伤膏或用烧伤纱布覆盖加以保护，以保持局部湿润。②耳部烧伤：及时清理流出的分泌物，并在外耳道入口处放置无菌干棉球并经常更换；耳周部烧伤应用无菌纱布铺垫，尽量避免侧卧，以免耳郭受压，防止发生中耳炎或耳软骨炎。③鼻烧伤：及时清理鼻腔内分泌物及痂皮，鼻黏膜表面涂烧伤膏以保持局部湿润、预防出血；合并感染者用抗菌药液滴鼻。④会阴部烧伤：多采用暴露疗法。及时清理创面分泌物，保持创面干燥、清洁；在严格无菌操作下留置导尿管，并每日行膀胱冲洗及会阴冲洗，预防尿路及会阴部感染。

4. 防治感染　①遵医嘱应用抗生素，观察全身情况及创面变化，若患者出现寒战、高热、脉搏加快，创面出现脓性分泌物、坏死或异味等，应警惕创面感染、全身性感染的发生。②因预防性使用抗生素并不会减少全身性感染脓毒症的发生，在烧伤后的5～10天内不建议预防性使用抗生素。③大面积烧伤患者，真菌感染导致的病死率更高，及时诊断创面是否真菌感染。④严格执行感染控制措施，减少院内烧伤感染的发生，如使用单独隔离病房；医师接触患者时穿戴无菌衣和手套，并在访视每位患者前后洗手等。⑤定期监测创面微生物谱及对抗生素的敏感性，以及院内感染病原微生物种类的变化趋势。

5. 饮食　①烧伤早期：给予清淡、易消化、富含营养的少渣流质食物，如粥、肉汤、果汁等。对于头面部烧伤，食欲不佳及张口进食困难的患者，应给予鼻饲饮食，大面积烧伤营养不良的患者必要时给予静脉营养。②感染期：给予高蛋白质、高维生素、高热量的食物，如蒸鸡蛋、炖肉、新鲜蔬菜水果等。③恢复期：要多吃蔬菜水果，尤其是富含维生素C的水果，以减轻皮肤色素沉着。

6. 体位与活动　①保持肢体适当抬高，促进血液和淋巴回流，加速肿胀吸收，减轻水肿机化。②利用泡沫垫、枕头、支架、夹板等将患肢置于适当的功能位，防止关节僵化于非功能位置，如：肩部烧伤，取卧位，肩外展90°，水平内收20°。踝关节烧伤，可使用楔形足垫或矫形器使踝关节置于中立位，预防足下垂。③无论烧伤面积大小，都应尽早开始活动和（或）行走训练，辅助装置可促进烧伤患者伤后的活动或行走，以提高运动的可靠性、安全性和独立性。

7. 并发症的护理

（1）肺部并发症　多发生于伤后2周内，肺部感染与肺水肿占多数，肺不张次之。

① 原因：主要与人工气道污染，口咽部分分泌物及上消化道反流物误吸，烧伤创面感染直接扩散或远处感染病灶的血行传播，以及吸入性损伤破坏了呼吸道黏膜的完整性，气管切开直接带入病原菌有关。

② 临床表现：a. 胸部 X 线片显示肺部有新的持续性渗出改变、实变或空腔化。b. 脓毒症。c. 脓痰或痰量改变。d. 组织氧合不良，表现为氧分压和血氧饱和度下降、代谢性酸中毒、动脉血乳酸增加等。

③ 护理措施：a. 按时翻身叩背，鼓励患者有效咳嗽及排痰，尤其是严重烧伤、老人及小儿患者，更要加强背部护理。b. 注意保暖，保持恒定室温（28℃），进行清创、暴露疗法时要避免受凉。c. 保持呼吸道通畅，抽吸呼吸道内分泌物，特别是气管切开或者神志不清的患者。同时加强雾化吸入，稀释痰液，避免痰液黏稠、结痂堵塞呼吸道。d. 预防气管、支气管阻塞。呼吸道烧伤，特别是严重的呼吸道烧伤，由于气管、支气管黏膜被破坏，不仅失去了正常的排痰功能，而且坏死黏膜脱落容易引起呼吸道阻塞。此种情况多见于伤后 3 周内，护理时应注意观察患者呼吸情况及痰液的形状，如咳出黏膜或痰痂时要加强灌洗，发现异常及时处理。e. 防止吸入性肺炎。进食时应将头部抬高。鼻饲前，一定要先测试胃管是否在胃内，以免引起误吸。

（2）应激性溃疡　与烧伤程度有关，烧伤面积越大，并发症发生率越高。最早在烧伤后 6h，绝大多数患者在伤后 30 天内发病。

① 原因：主要与胃肠道黏膜灌注不良及防御机制的破坏和组织缺血缺氧有关。

② 临床表现：主要表现为恶心、呕吐等消化道症状。呕吐物多为胃内容物，发生黏膜糜烂出血时，呕吐物可呈咖啡色或血性，解柏油样或鲜红色血便。

③ 护理措施：a. 保持病室安静和床单位的整洁。绝对卧床休息，做好基础护理。b. 建立 1～2 条静脉通道，保持给药的途径通畅，常规给予抗酸、抗胆碱药物以保护胃黏膜。遵医嘱应用抑酸药物如奥美拉唑、兰索拉唑等，降低胃液氢离子浓度。c. 抽血进行血型鉴定和交叉配血试验，通知血库备血。d. 加强生命体征的观察，正确记录呕血，大便的色、量、质和出血的时间，并保留标本做检验，监测血红蛋白数值，严密观察出血症状。e. 出血时应禁食，根据病情逐渐给予流质、半流质食物。

8. **心理护理**　大面积烧伤可能会给患者造成畸形、功能障碍。头面部烧伤患者因担心面部留下瘢痕影响以后的生活和工作，出现恐惧、焦虑、绝望等负性情绪，尤其是未婚女青年，表现更为突出，甚至会产生自杀的意念。①耐心倾听患者对烧伤的不良感受，给予真诚的安慰和劝导，取得患者的信任。②解释病情，说明各项治疗的必要性和安全性，使其了解病情、创面愈合和治疗的过程，并消除顾虑、积极合作，如面部烧伤的患者 24h 内会出现颜面部水肿，给患者睁眼及张口进食带来不便，这时要告诉患者不必害怕，这是疾病发展的过程，3 天后水肿会自然消退。③利用社会支持系统的力量，鼓励配偶等家庭成员关怀并参与到患者的康复过程。

这有利于情感沟通，负性情绪的改善，提高生活质量。④鼓励患者积极参与社交活动和工作，减轻心理压力、放松精神和促进康复。

9. **手术患者术前准备** ①完善术前辅助检查，包括血生化检查、血气分析及胸部正侧位 X 线片等。②术前禁食 6h，禁饮 2h。③受皮区术前用生理盐水湿敷。取皮前天剃除供皮区毛发，勿损伤皮肤；用肥皂、清水清洁皮肤。

【术后护理】

1. **病情观察** 予以吸氧、心电监测，密切观察生命体征及血氧饱和度变化。

2. **饮食** 术后 2～6h 进食流质食物，逐渐过渡到普通饮食，忌食辛辣等刺激性食物。

3. **体位与功能锻炼** 根据手术部位制订患者活动方案及早期康复锻炼计划。①头颈部烧伤：患者生命体征平稳后予以半坐卧位，有利于消除头面部水肿。②双上肢烧伤：上肢外展 90°，若上肢伸侧为深度烧伤则保持屈肘位，前臂置中立位，手术或换药包扎时尤应注意前臂既不要旋前，也不要旋后。③手部烧伤：保持腕背屈，虎口张开，掌指关节屈曲，指间关节伸直，使侧幅韧带处于最紧张状态。可每日帮助患者主动、被动进行指关节、掌关节及腕关节旋 转、屈伸、抓捏、对掌等训练 3～5 次，每次 20min。④双下肢烧伤：保持双下肢外展，膝前深度烧伤保持屈膝，双踝保持背屈 90°，必要时辅以可塑性夹板固定，防止出现足下垂。鼓励患者早期下床活动，从练习床上坐起开始，每日练习无不适可练习床边坐起，无不适再练习直立，随后行走。

4. **创面护理** ①供皮区：包扎或半暴露，保持创面干燥，若有渗血、异味、剧烈疼痛应及时检查，出现异常情况及时报告医师处理；头部取皮后包扎 48h 后清除外层敷料，继续保留异种脱细胞真皮；在侧胸或侧腹处取皮后，予以腹带包扎，以减轻伤口张力，术后 2 周拆线，继续给予腹带包扎。②植皮区：包扎或暴露，保持清洁，防止受压；植皮区部分应适当固定制动，若需移动植皮肢体，应以手掌托起，切忌拉动；植皮肢体禁止使用止血带和测量血压。

5. **疼痛护理** 因烧伤创面的神经暴露，手术伤口，伤口换药、翻身、植皮等均可引起疼痛，患者常伴有阵痛或烧灼样疼痛。告知患者植皮是一种有创操作，术后难免疼痛，缓解患者焦虑和紧张情绪，提高疼痛耐受度。护理操作时，动作轻柔，减少操作痛。改变体位时避免拖、拉、拽等方式引导致患者疼痛；必要时使用药物镇痛。

6. **皮瓣血运的观察及护理** ①皮瓣颜色：皮瓣的正常颜色呈淡红色或与健侧皮肤相同；如呈苍白色，说明动脉血流不畅；如呈暗紫色并有淤点及瘀斑，则静脉回流不畅或阻塞；若动静脉同时栓塞，皮肤则由灰暗色转洋红色至紫黑色。②皮肤肿胀程度：动脉血流供给不足时，组织干瘪；静脉回流障碍时，组织肿胀明显；动静脉同时阻塞时，肿胀不发生。③毛细血管充血反应：正常时局部充血反应快，1～2s 可恢复。动脉栓塞时，皮肤苍白，反流不明显；静脉栓塞时，反流早期增快、后期减慢；动静脉同时受阻时，血管内有残留淤血，虽有反流现象，但速度明显减慢。

④注意皮瓣有无出血、渗血情况，注意观察敷料有无渗出情况。

7. 并发症的护理

（1）创面出血 出血均发生在深度烧伤创面，且发生时间多在坏死组织溶解时和切痂术后早期。

① 原因：多由于患者凝血功能障碍、术中止血不彻底、包扎压力不足、术后躁动明显等所致。

② 临床表现：创面包扎敷料有血性液体渗出，如短时间内创面敷料及周围有大量血性液体积聚，颜色为鲜红色时，提示有活动性出血。

③ 护理措施：嘱患者手术肢体抬高，以减少术区渗液、渗血；术区渗血量少时应给予适当的加压包扎，渗血速度快、量多时应打开敷料，止血后重新加压包扎，并遵医嘱给予止血药物。对于凝血机制障碍患者，除了遵医嘱补充凝血因子对症治疗外，要查找病因，予以全面治疗。

（2）创面感染 感染仍然是烧伤死亡的主要原因之一。感染发生率与患者年龄、烧伤严重程度、基础疾病等诸多因素有关。

① 原因：由于患者全身情况差、创面污染严重、清创不彻底、无菌操作不到位、用药不对症等情况所致。

② 临床表现：创面或创周出现局部发红、肿胀、皮温升高和疼痛，分泌物增多或出现脓性分泌物且有异味等感染指征。

③ 护理措施：a. 指导患者进食高蛋白质、高热量、高维生素、粗纤维的营养膳食。b. 加强病房环境管理，严格遵守手卫生规范及无菌技术操作流程。c. 及时清理创面分泌物，减少病原微生物对创面的污染或在创面定植。d. 协助医师尽快进行创面局部处理，包括积极行清创手术，彻底去除创面坏死组织，必要时清除可能感染组织，辅以系统性抗菌药物治疗。

（3）皮瓣血运障碍 好发于术后 24～48h，发生率为 10%～30%。

① 原因：皮瓣远侧血运供应不足，供皮瓣区选择不当，组织不健全或本身就有血管疾病，或者皮瓣区域较多的瘢痕。手术操作不当和术后处理不当。术中粗暴损伤了供养血管或剥离时层次不在同一平面，缝合时蒂部扭曲，皮瓣转移角度大造成蒂部扭曲，或在固定皮瓣时有牵拉的张力或有过深的折叠，影响血供或静脉回流受阻。还包括术中止血不彻底，使皮瓣或皮管内出现血肿。血肿不仅仅使局部张力增大，压迫血管影响血运，血肿的毒性作用还可引起皮肤血管痉挛，危及血运，造成远端坏死，血肿形成后 12h 内予以清除，尚可挽救皮瓣，超过 12h 就很难挽救。

② 临床表现：皮瓣颜色苍白、局部温度下降为动脉供血不足的表现。皮瓣发绀，为静脉回流不畅的表现。多发生在皮瓣的远端皮管制备后的中央段，一般在术后 2、3 天内即出现，逐渐加重且范围扩大，5 天后逐渐不再发展。

③ 护理措施：a. 术后保持室温在 25～28℃，以免吻合血管因寒冷而发生痉挛，若长时间处于痉挛状态，就可造成血流不通，进而血栓形成。b. 受区位置高于心脏

水平 15°左右，若过高，会供血不足；若过低，则回流慢，容易使肿胀加剧。术区要适当制动和稳妥固定，以免静脉受压形成血栓，同时使患者处于舒适位置。c. 有效镇静镇痛，消除患者的精神紧张。保持病室安静、清洁、舒适，保证患者安静休息和充足睡眠。d. 术后一周内严禁活动，定期改变受压部位，防止压力性损伤及肺部感染。保持大便通畅。在搬动患者时动作要轻柔，术后一周，可让患者在床上进行适当活动。e. 注意观察皮瓣血运情况。f. 遵医嘱应用抗凝血药、抗血管痉挛药物和抗感染药物。g. 皮瓣术后拆去固定物后，应从小范围到大范围地进行功能锻炼，可适当做理疗、体疗、功能训练等运动。

8. 心理护理 ①树立重生信心：烧伤后部分患者因忍受不了疼痛的刺激，产生绝望、暴躁甚至谩骂、攻击等行为和不良心理。护士要有极大的忍耐力，谅解患者，使患者在心理上摆脱死亡的威胁，激发出求生的动力和信心。②观察患者的情绪变化：听取患者的倾诉，掌握情绪变化的原因，进行有针对性的指导和帮助，并通过介绍成功病例以增强患者对治疗的信心，从而减轻焦虑，缓解心理压力，使者以良好的心态面对现实。③克服自卑心理：医护人员要给予患者精神上的鼓励和关怀，消除自卑心理；指导并协助患者进行功能锻炼，结合理疗、体疗、红外线照射等辅助治疗促进康复，使患者最大限度地恢复自信心和生活自理能力。④回归社会角色：医护人员向患者和家属讲解功能锻炼的重要性，让患者及家属共同参与制订一个切实可行的训练计划，帮助患者完成角色转换，摆脱依赖心理，参与力所能及的自我照顾活动，早日回归社会。

9. 出院指导

（1）创面护理指导　如仍残存创面，应根据创面处置方法进行指导。不论何种处置方法，应保持肢体抬高，防止下垂致创面充血、水肿加重；保持创面敷料清洁、干燥，防止感染，如有污染或潮湿，及时来医院进行换药治疗；尽量避免创面受压致创面加深或愈合延迟。愈合后创面尽量避免日光照射，防止色素沉着；穿宽松舒适的棉质衣物，防止摩擦新生皮肤引起瘙痒或破溃。

（2）饮食指导　给予高蛋白质、高热量、富含维生素、清淡、易消化的食物，少量多餐，以保证机体的高代谢需求。食物要多样化，注意荤素搭配。避免辛辣等刺激性食物，如浓茶、咖啡等。禁烟、酒。

（3）用药指导　指导患者及其家属正确使用止痒、预防瘢痕增生、软化瘢痕的药物。

（4）指导患者坚持佩戴弹力套　佩戴弹力套的松紧以不影响血运为宜；每日除洗澡外，需 24h 持续佩戴，至少佩戴 6 个月，最好坚持 1 年至 1 年半；松紧度不够时应及时更换重做。

（5）功能锻炼指导　指导患者保持肢体功能位置或抗挛缩位，完成主动或被动运动，以维持正常的关节活动范围，抑制挛缩的发生。若挛缩已形成，可以根据患者的具体情况使用夹板、矫形器等用具进行各种理疗，严重者也可考虑手术。

第二节 · 电烧伤

电烧伤是指与电流有关的各种因素所致的损伤。通常包括电弧烧伤和电接触烧伤两类,前者是高压电弧的瞬时高温对人体的直接损伤或引燃衣服后对人体的烧伤,多以深度烧伤为主,其临床特征及病理、生理变化基本与热力烧伤相同,所以处理原则也与热力烧伤一致;后者是指人体与电流直接接触后,电流进入人体,造成人体大量深部组织,如肌肉、神经、血管、脏器甚至骨骼的损伤,其损伤程度与电流的种类、强度、电压、与人体的接触时间、通过人体的途径等多方面因素有关。若不及时治疗,会呈渐进性坏死而进一步致残或致死。电烧伤在烧伤损伤所占比例,发达国家为3%～5%,而发展中国家高达27%,多发生在夏秋季节,6～9月相对集中。农村地区发生电击事故远高于城市,多因违章操作和误操作低压设备而造成触电事故。

一、电烧伤的病理生理

人体是电流的导体,不同组织和器官的电阻不同。各组织电阻大小关系为:骨骼＞脂肪＞肌腱＞皮肤＞肌肉＞血管＞神经。通过组织的电流强度决定机体损伤程度,多数情况下,由于肌肉、血管、神经电阻小,电流经过人体时往往经过电阻小的组织传导,因此在电烧伤时,血管、神经及肌肉的损伤往往重于皮肤、骨骼等。同样,机体接触电源的面积大小也直接影响损伤的程度。接触面积越大,局部电流密度越小,组织损伤越轻。由于在高压电作业中,出口相对较小,因此出口处的损伤往往重于入口处。

二、临床表现

电烧伤是电流通过人体引起的烧伤,电流进入人体内转变成热能而造成深层的肌肉、肌腱、神经、血管、内脏、骨关节的严重烧伤,往往有一个或数个入口及出口。入口处的皮肤多呈凝固坏死,炭化脱落,形成一个口小底大凹陷状创面。创面的周缘呈灰白或焦黄色,以后逐渐变为黑色。在深陷的进口里,常可见到较广泛的坏死肌肉、血管和神经,甚至骨骼,大量的肌肉坏死可导致肌红蛋白阻塞肾小管,引发急性肾功能衰竭。因此不能仅以烧伤面积来反映烧伤的严重程度。出口处创面表现为组织干枯、炭化及创面中心凹陷。除入口外,在关节屈面还可存在"跳跃伤",这是由于四肢部位触电后,引起肌肉强烈的收缩,四肢呈屈曲状态,屈面皮肤远、近端彼此接触形成一条阻力较低的通路,造成一个跨关节的局部电烧伤。严重电击伤后可致患者昏迷及心跳、呼吸骤停等,电流对头部和心脏的损伤严重可致中枢神经系统改变,可引起心脏迟发型心肌纤维和传导系统的损伤;导致内脏坏死和穿孔。

三、专科检查

详见第五章第一节热力烧伤的相关内容。

四、治疗原则

1. 现场急救

（1）接警调度员接警后以最短时间问清现场地址、联系方式以及伤情。同时告知报警者迅速切断电源，保证周围环境的安全以及自身的安全。院前出诊人员接到通知后应带好一切急救物品以最快的时间到达现场。

（2）现场急救出诊人员到达现场后首先确认电源是否断开，确保自身安全以及周围环境的安全。对于普通电线，可用木棒、竹竿等绝缘工具将其撬开。对于断落的高压线，必须首先拉闸断电，禁止旁人接近触电者或者用绝缘物挑开电线，以免发生不测。抢救者要注意自我保护，脚下垫上木板或穿上胶鞋，切不可用手去拉触电者。对于危重患者实行先救命后治伤的原则。

（3）迅速判断意识及呼吸　把伤者安置在安全地点后，如患者意识清醒，但感觉心悸、乏力、面色苍白等不适时，应将伤者平躺，防止心力衰竭或继发休克。如发现伤者呼吸微弱或停止，颈动脉搏动消失，立即解开衣领，松开衣扣，将伤者头后仰，开放气道，实施心肺复苏，转运途中也不可中断。有呕吐者将头转向一侧，及时清除分泌物，保持呼吸道通畅。密切观察病情变化，至少每 5～15min 监测一次生命体征，尽快送医院进一步检查与治疗。

2. 液体复苏　早期补液量应多于一般烧伤。对深部组织损伤应充分估计，由于肌肉和红细胞的广泛损害，释放大量的血红蛋白和肌红蛋白，在酸中毒的情况下，很易沉积于肾小管，导致急性肾衰竭。为此，在多补充液体的同时，遵医嘱输注 5%碳酸氢钠以碱化尿液，成人维持尿量在 1～1.5mL/（kg·h）。

3. 防治感染　详见第五章第一节热力烧伤治疗原则第 4 点。

4. 处理创面　①创面采用暴露疗法时，遵医嘱定时涂 1%碘酊，保持创面干燥。②包扎创面，保持敷料固定、外观清洁、无渗血、渗液，在位。一旦发生异常，及时报告医师进行处置。

5. 高压氧治疗　将患者置于高压氧舱，起到抑制厌氧菌及改善脑细胞缺氧的作用。

6. 手术治疗　电击伤出现大面积烧伤，待患者病情稳定后，可行皮瓣修复术治疗。有截肢指征者，宜尽早进行，以减少坏死组织吸收和预防大出血的发生。

五、护理评估

【健康状况评估】

1. 一般情况　了解患者的年龄、性别、职业、居住地等。

2. **烧伤史** 了解患者电烧伤的受伤时间、电压高低、电流的种类和强度、电流通过身体的途径以及身体接触电流的时间等现场情况；迅速评估有无合并危及生命的损伤；现场采取的急救措施，途中运送情况。

3. **心理社会评估** 评估患者对康复期功能锻炼的认知和心理承受能力；评估患者及家庭对治疗及康复费用的经济承受能力。

【症状与体征评估】

详见第五章第一节热力烧伤的相关内容。

【继发性出血风险评估】

继发性出血为电烧伤后常见的并发症，多发生在伤后 2～3 周，由于电流经血管造成血管受损，暴露或埋于坏死组织中。当坏死组织溶解脱落时，很容易引起血管破溃造成大出血。因此，为了预防动脉破溃大出应行髂外动脉结扎术。术前床头应备止血带和止血包，以防不测行紧急处理，密切观察创面，受伤肢体要暴露于被服，以免影响观察出血情况。

六、护理措施

【非手术治疗护理/术前护理】

1. **维持呼吸及循环系统** 对呼吸、心搏骤停的患者，应立即进行有效的人工呼吸和胸外按压，直到心搏、呼吸恢复为止。

2. **维持有效循环血量** 同等面积的烧伤，电烧伤时受损组织量较一般热力性烧伤为多，且常伴有血红蛋白尿和肌红蛋白尿，一般输液量比体表烧伤计算公式高 4 倍以上，由于肌肉的大量损伤，大量肌红蛋白释出，为了及时将游离的肌红蛋白及血红蛋白排出体外以减轻对肾脏的刺激损伤，预防急性肾衰竭，开始时应使用甘露醇利尿，同时使用 5%碳酸氢钠碱化尿液，并纠正酸中毒。

3. **抗感染** 电烧伤为开放性损伤，且伴有深层组织的广泛坏死，为深部组织的厌氧菌感染提供了条件，因此，厌氧菌感染的发生率较高。临床上早期常规注射破伤风抗毒素和类毒素尤为必要。为防止其他厌氧菌感染，尤其是梭状芽孢杆菌，可常规注射大剂量青霉素和（或）甲硝唑，直至坏死细胞彻底清除干净。

4. **加强创面护理** 搬动患者时动作轻柔，防止深度烧伤创面外露的血管破裂出血。床旁常规备止血带和缝线盒等抢救用物，并告知患者及家属备用这些用物的目的和意义。

5. **饮食、体位与活动** 详见第五章第一节热力烧伤非手术治疗护理/术前护理。

6. **并发症的护理**

（1）急性肾功能不全 急性肾功能不全是严重电烧伤常见的并发症之一。

① 原因：由于电流通过肾脏或使肾血管受损，受损伤组织释放大量毒性物质、异性蛋白和严重休克均可引起急性肾功能不全。

② 临床表现：出现明显的肌红蛋白尿，酱油色尿提示有发生急性肾衰竭的危险。

③ 护理措施：a. 应立即建立静脉通路，快速补液，遵医嘱输入 5%碳酸氢钠碱化尿液。b. 留置尿管，监测每小时尿量，成人维持尿量在 $1\sim1.5mL/(kg\cdot h)$。c. 测量尿比重，观察尿的颜色，做好护理记录。

（2）继发性出血　是电烧伤后最常见的并发症之一。出血时间多在伤后 3 周内，有时可延长至 4 周以上。

① 原因：由于电流经过血管导致血管损伤，暴露或埋于坏死组织中。当坏死组织溶解脱落时，容易引起血管破溃造成大出血。尤其是肢体动脉，如肱动脉、桡动脉、尺动脉等损伤。

② 临床表现：血管损伤处破溃流血，当出血量在 400mL 左右时，患者会出现头晕、心慌、气短、胸闷等表现。当出血量在 800mL 左右时，患者会出现休克前期的表现，如浑身湿冷、心慌。当出血量进一步增加，患者会出现典型的休克表现以及脉速、血压下降、尿量减少等临床表现。

③ 护理措施：a. 一旦发生动脉大出血，取床旁止血带近心端结扎，并就近取无菌棉垫压迫止血；同时呼叫值班医生到场。b. 推急救车至床旁，准备清创包，配合医师给患者彻底止血。c. 建立两条以上静脉通路，遵医嘱快速补液，使用止血药物。d. 给予吸氧、心电监测，监测各项生命体征，尤其是血压的变化。e. 立即配血，与血库联系血制品，保证患者在最短时间内输血。f. 给予患者心理安抚，减轻紧张、恐惧心理。g. 及时记录抢救过程，完善抢救记录。

七、电烧伤安全防护健康教育

1. **雷雨天气防范**　①当发生雷雨天气时，避免在树下避雨；远离高压线和变电设备；不宜停留在临时性的棚屋、岗亭等无防雷设施的建筑物旁及里面；远离水面、湿地或者水陆交界处。②尽量待在室内，出行时提前关注天气预报，尽量避开强降雨和雷雨时段，带好防雨工具等。③打雷天在户外不要接听和拨打手机，以免触电。

2. **注意家用电器安全**　①避免使用劣质电器：如劣质电水壶、电熨斗、电吹风、电热毯、插座等，属于无生产日期、无质量合格证以及无生产厂家的"三无"产品，因电阻发热丝绝缘性不好而容易漏电。②避免使用劣质插座：劣质插座因电线铜丝、接触铜片直径和厚度不达标，使用时容易因超过负荷而发热、冒火花；有儿童的家庭建议使用儿童防触电插座等。③安装漏电保护器：防止电路和用电设备出现破损、老化或受潮等导致漏电，造成人身触电伤亡事故。④正确使用电吹风和打电话：浴室空气潮湿，手也湿，水和水蒸气容易形成导体，容易漏电。因此，远离潮湿的环境到干爽干燥的地方使用电吹风，不要用潮湿的手接听正在通电的手机电话。

3. **避免触碰高压电线**　远离高压电线、电线杆等，不可在高压电线下钓鱼，以免在甩鱼竿过程中触碰高压电线引起触电。

4. **避免接触不安全的线路** 架设的供电线路不符合安全要求，如临时急用线路架设过低。架设者应用警示红线圈围出来，并标示有触电危险，请行人绕行避开。

5. **规范施工作业程序** 严格按照安全规章制度办事，不要一味蛮干；施工现场一切电气设备必须由有上岗资格证的专业人员进行安装维护。

第三节 · 先天性小耳畸形

小耳畸形（congenital microtia）是一种常见的先天性颅面部畸形，常由胚胎时期第一鳃沟及其附近的第一、二鳃弓发育异常引起。耳郭发育不全是小耳畸形的常见临床表现，常伴有中耳畸形，外耳道狭窄或闭锁，可出现不同程度的听力损害。部分患者合并其他畸形，如先天性心脏病、脊柱畸形及泌尿系统畸形等。先天性小耳畸形在全球发病率为 2.06/万，我国约为 3.06/万，且有逐年上升趋势。男性多于女性（2：1），以单侧发病为主，右侧畸形较多见，双侧畸形在 10% 左右。小耳畸形的发病原因尚不明确，一般认为是环境和遗传因素共同作用的结果，环境因素中在母亲妊娠早期由于病毒性感冒、妊娠反应过重、家庭装修的有毒物质等都是可能导致小耳畸形发病的因素，有小耳畸形家族史的患者遗传发病率大致 2.9%～33.8%。

一、外耳的解剖和生理

外耳包括耳郭、外耳道和鼓膜三部分。

（1）耳郭 位于头部的两侧，凸面向后，凹面朝向前外（图 5-3-1）。耳郭的上方大部以弹性软骨为支架，外覆皮肤，皮下组织少。下方为耳垂，无软骨，仅含结缔组织和脂肪，为临床常用采血的部位。耳郭的前外面高低不平，卷曲的游离缘称耳轮。耳轮的前方有一与其平行的弧形隆起，称对耳轮。对耳轮的上端分叉形成对耳轮上、下脚。两脚之间的三角形浅窝称三角窝。耳轮和对耳轮之间的狭长凹陷称耳舟。对耳轮前方的深窝称耳甲，耳甲被耳轮脚分为上部的耳甲艇和下部的耳甲腔。耳甲腔通入外耳门。耳甲腔的前方有一突起称耳屏，后方的对耳轮下部有一突起，称对耳屏。耳屏与对耳屏之间有一凹陷，称为耳屏间切迹。对耳屏的下方为耳垂。耳郭的外部形态为中医耳针定穴的标志。

（2）外耳道 外耳道是从外耳门至鼓膜的管道。成人长约 2.0～2.5cm。外耳道外 1/3 为软骨部，与耳郭的软骨相延续；内 2/3 为骨性部，是由颞骨鳞部和鼓部围成的椭圆形短管。两部交界处较为狭窄。外耳道呈弯曲状，由外向内，先向前上，继而稍向后，然后弯向前下。

（3）鼓膜 是位于外耳道底部的一层半透明薄膜。系椭圆形、淡灰色、半透明的薄膜，作为外耳与中耳的分界。

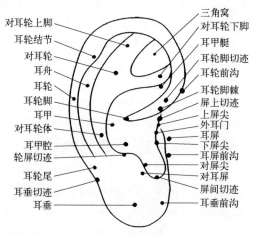

图 5-3-1　耳郭解剖示意

（4）外耳的生理功能　耳朵基本的生理功能是听觉，即收集、感知外界声音，耳郭有收集声波的作用，收集声波后，通过中耳将声音传递到内耳，并产生神经冲动，产生听觉。同时耳朵是一个重要的平衡器官，耳朵内有半规管、前庭，都是产生平衡感觉的重要结构，对于维持平衡功能发挥重要作用；若半规管、前庭等出现了疾病状况，就有可能会引起眩晕的症状，出现视物旋转感，不能站立或行走。

二、先天性小耳畸形的病理生理

耳郭起源于胚胎第一鳃弓（下颌弓）和第二鳃弓（舌骨弓）。在胚胎第 5 周，鳃弓的一部分将会发育成耳郭，大致在胚胎第 5～9 周耳郭发育成形。在胚胎第 6 周，外胚层和间充质在下颌弓和舌骨弓激活、增殖后出现 6 个小丘状隆起，1、2、3 小丘出现于下颌弓尾部，以后形成耳屏、耳轮脚和外耳轮上部，4、5、6 小丘出现于舌骨弓头部，发育为对耳轮、对耳屏和耳垂。6 个小丘增生融合形成凸起的耳郭，第一鳃裂向内凹陷形成外耳道。在耳郭的发育阶段，胚胎受到遗传或外界因素影响，容易出现耳郭的多种发育畸形。如母亲妊娠早期由于病毒性感冒、妊娠反应过重、家庭装修的有毒物质等都是可能导致小耳畸形发病的因素。

三、临床表现

先天性小耳畸形患者的临床特征涉及的部位主要是耳郭、外耳道和中耳，内耳往往不受累。根据病变部位，先天性小耳畸形分为耳郭畸形、外耳道畸形、中耳畸形。本节主要讨论耳郭畸形。按照耳郭畸形程度，将先天性小耳畸形分为四种临床类型（图 5-3-2）。

1. **Ⅰ型** 耳郭的各解剖结构基本存在可辨认，耳甲腔存在但稍小，耳郭总体轮廓（纵、横径线）小，常合并杯状耳或招风耳等耳畸形。

2. **Ⅱ型** 耳郭的部分解剖结构存在可辨认，耳舟与三角窝融合，耳郭上部分形态明显缩窄，耳甲腔狭小较明显。根据耳郭软骨卷缩量与临床治疗方法不同可分为：①ⅡA型，耳郭上部分横径较宽，折叠的软骨量较多，舒展后预计耳郭扩大明显并可恢复部分解剖结构；②ⅡB型，耳郭上部分横径较窄，折叠的软骨量较少，无耳郭软骨可供舒展或预计即使舒展了软骨耳郭扩展也不明显。

3. **Ⅲ型** 耳郭解剖结构无法辨认，残耳形态不规则，主要近似花生状、舟状、索条状和腊肠状等。

4. **Ⅳ型** 患侧仅为小的皮赘或分散的山丘状隆起，耳郭遗迹完全缺失、局部无任何解剖痕迹也包括其中。

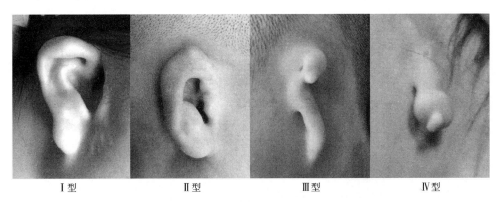

Ⅰ型　　　　　Ⅱ型　　　　　Ⅲ型　　　　　Ⅳ型

图 5-3-2　先天性小耳畸形分型

四、专科检查

1. **颞骨CT检查** 是小耳畸形病理损害诊断的重要检查方法。CT可检查外耳道畸形类型（狭窄或闭锁），中耳、内耳以及颞骨的发育情况，有助于判断是否需要听力重建。另外对于再造耳郭的位置有基本的判断，有助于判断两边耳郭的对称度。听骨链畸形程度，面神经走形情况等。

2. **术耳照相** 包括正侧位、斜位、后位和耳局部像的拍摄，以便于术后比较。采用镜面像技术拍摄健耳的镜面数码图像输入电脑，打印出将要再造患耳的立体相片，作为参照物指导术中耳支架的雕刻。用透明胶片在健侧耳取模样，制成再造耳的模型作为手术定位。耳部医学拍摄包括三种。①正面：画面应包括头部全部边缘及胸锁关节，双眼内眦在同一条水平线，垂直线通过眉中间、鼻尖和水沟中点。双眼外眦与颞侧距离相等，正常闭嘴、牙齿不咬合。②左右斜位45°：双眼内眦同一水平，瞳孔中线与耳郭处同一水平，转动至恰见远侧眼外眦。③左右侧位90°：人中嵴重叠，或使双侧睫毛一致，双眼前视。

五、治疗原则

Ⅰ型及部分ⅡA型治疗方式以局部改形及（或）组织转移为主；ⅡB型、Ⅲ型、Ⅳ型则需要进行耳郭再造手术。

1. **非手术治疗** 无明显耳软骨缺损的轻度耳郭畸形，根据耳郭畸形的具体表型，采用相应的个体化佩戴方法，依耳轮、耳周、颅耳角、耳甲腔等的具体形态个性化应用矫正器配件，将耳郭调整到正常的位置并固定适当的时间。

2. **手术治疗** 通过手术行耳郭整形再造术，是目前治疗的唯一理想方法和最终治疗手段。耳郭再造手术方法很多，主要有耳郭再造一期手术法、皮肤扩张法和分期手术法（Tanzer 四期再造术和 Brent 再造术）三种术式，耳郭支架常为患者肋软骨雕刻而成。治疗时机的选择目前多倾向于患儿的手术年龄为 6 岁左右。此时患儿正常发育的肋软骨已够用作支架，切除肋软骨后一般不会引起胸廓发育畸形。

六、护理评估

【健康状况评估】

1. **一般情况** 了解患者的年龄、性别、职业等。

2. **外伤史** 了解患者有无头面部外伤史。

3. **既往史** 评估母亲妊娠早期是否患病毒性感冒、妊娠反应情况、是否接触过家庭装修的有毒物质等。

4. **家族史** 评估患者家庭成员是否有耳部疾病等遗传病史。

5. **心理社会评估** 耳畸形直接影响患儿容貌，可伴有听力障碍，患儿可有不同程度的自卑感，性格多孤僻、内向、胆小。年幼儿会对陌生环境产生恐惧，害怕手术疼痛而不安，与医生配合度差。其父母面对患儿有较强的自责心理，迫切渴望矫正小耳畸形，对手术期望值很高，但又怕整形手术失败，从而产生焦虑情绪。因此，需评估患者对疾病的心理承受程度及心理变化，以及家属对疾病的心理承受程度及心理变化并评估其对治疗费用的经济承受能力；评估患者及家属对先天性小耳畸形知识的知晓程度。

【症状与体征评估】

1. **耳郭的评估** 评估外耳畸形的分级程度，残耳耳垂的高度，外耳道是否闭锁，乳突区无毛发区的面积、厚薄、松弛程度，发际线高低，以及健侧外耳长、宽、高和耳颅角角度，颅面骨发育情况。

2. **听力评估** 评估患者是否伴有听力障碍，以及患者的发音、智力发育情况等。

3. **伴发畸形的评估** 评估是否伴发先天性心脏病、脊柱畸形及泌尿系统畸形等。

七、护理措施

【术前护理】

1. 手术时机 耳郭再造的手术时机原则上建议在患儿 6 周岁后进行，并满足如下条件：身高在 120cm 或剑突水平胸围 55cm 以上。也可以通过 CT 检查肋软骨发育情况作为评估依据，另外健侧耳郭的大小也是参考指标之一。面部严重不对称患者耳郭再造手术的年龄适当延迟，或以肋软骨 CT 检查与参照耳比。

2. 术耳准备 ①术耳照相，范围包含全部头部、颈部、胸骨上端止点水平线以下 5cm 范围，且不遮挡健侧外耳；体位包括：正位、双 45°斜位、双侧位、双侧外耳正位、后位。必要时可加照其他位置。②确定再造耳的位置，术前应先确定再造耳的位置，手术时充分考虑新耳郭的位置，力争再造耳与参照侧的对称协调。有条件者可结合三维模拟及 3D 打印等技术指导该过程。③选择供区，根据患者肋软骨发育情况，可选择第 6、7、8、9 肋软骨，根据用量需要，以不超过 3 根为限。供皮区可以选择胸部、腹股沟、头皮或其他区域。

3. 饮食 术前禁食 6h，禁饮 2h。

4. 体位与活动 ①向患者及家长讲解术后正确卧位的重要性，单耳再造患儿取健侧卧位，双耳再造患儿取仰卧位，指导其习惯此卧位，防止再造耳郭受压引起皮瓣血运障碍及支架外露。②指导患者深呼吸、有效咳嗽、翻身及健侧单手起床的方法，以利于减轻疼痛和促进呼吸道分泌物的排出。③必要时还应进行头部制动及床上排尿的训练。

5. 皮肤准备 术前 2~3 天，用中性肥皂清洗患侧残耳及周围皮肤，对皮肤皱褶处的污垢，可用棉签仔细擦洗干净。术前 1 天行全身淋浴清洁的同时再对手术部位进行重点清洗。剔除患侧耳上三横指头发或者剃光头，保持术野和缝合时的无菌要求。备皮时患耳皮肤应重点保护，动作轻柔，避免剃破，同时备好供肋骨区及供皮区的皮肤。

6. 心理护理 ①对听力障碍者要多亲近，耐心讲解，说话声音要洪亮，语速要慢，必要时用图片、写字或简单的手语。②对年龄尚小的患儿，要俯身与患儿交流，目光与之平视，让患儿感到安全感和亲切感，多用鼓励和表扬的语言，取得患儿信任，使其愿意配合。③对于具备理解能力的患儿/患儿家属，采用通俗易懂、形象生动的语言向患者讲解手术的方式、麻醉方式、配合要点。④向患者及家长解释胸部取肋骨后不会影响患儿的生长发育和正常生活；告知手术是基于原耳郭畸形基础之上的改善，再造耳不可能在形态上与健侧完全一样，不要过度关注耳郭的细小差异，患儿及家属以现实和乐观的心态积极配合治疗。

【术后护理】

1. 病情观察 每小时监测患者心率、呼吸、血压、血氧饱和度的变化，6h 后若患者生命体征平稳可停止心电监测。

2. 饮食 ①局麻术后患者可正常饮食。全麻术后患者待完全苏醒后先给予少量、温热的白开水，观察 30min，无恶心、呕吐可给予稀饭、牛奶等流质，并逐渐恢复到正常饮食。②鼓励患者摄入高蛋白质、富含维生素、易消化的食物，如鸡蛋、瘦肉、鱼虾等。避免刺激性食物、戒烟限酒，以免影响切口愈合。③建议术后 1 周内避免吃硬质食物。

3. 体位与活动 术后改变体位时避免压迫患侧，同时避免挤压、揉捏及碰撞再造耳。因二期手术敷料加压包扎，敷料沉重，对于年龄较小的患儿，一定保证卧床后头颈的功能位，预防长时间压迫，造成术后斜颈等问题。

4. 切口护理 ①保持耳部敷料清洁干燥，密切观察有无渗出物及异味，注意倾听患者主诉，如患者主诉耳部有流水样的感觉，敷料有新鲜渗液，则提示有出血，及时报告医师处理。②胸部供肋软骨区切口术后用胸带加压固定，以减少出血；注意患儿的呼吸形态和精神状态，有无反常呼吸和胸闷的主诉，对可疑气胸者应听诊两侧肺部呼吸音，如有异常及时通知医师处理；嘱患者勿私自拆除胸带，避免因活动造成胸带移位。

5. 皮瓣护理

（1）注水扩张期　①观察扩张的皮肤色泽是否红润、表面有无弹性、血运是否良好，注水过程中询问患儿感觉，如出现皮肤苍白或疼痛较剧烈时，应停止注水并回抽部分液体，以防张力过度引起局部皮肤坏死。②注意观察扩张器有无打折成角，防止扩张器破裂和渗漏。

（2）养皮期　①保持扩张皮肤的清洁，注意养护。②注意睡姿，严禁挤压及用力揉搓。③冬季如有皮肤皲裂可涂抹红霉素软膏，夏季要防蚊虫叮咬、防晒，局部有毛囊炎等感染时可用碘伏消毒。④正确佩戴耳罩，防止扩张皮瓣意外损伤。

（3）耳郭成形期　①术后第 2 天开始每日或隔日换药 1 次。②注意观察皮瓣的色泽、温度及血运，可用指压法轻触皮瓣表面，正常充盈时间为 1~2s。如局部皮瓣苍白、皮温低、毛细血管充盈反应不明显或术后 3 天疼痛不减轻反而加重，表明皮瓣存在血运障碍，可加强皮瓣保温，给予抗凝解痉药物治疗，并适当减轻塑形包扎的压力。如皮瓣水肿加重、皮纹消失、颜色暗紫、触诊可及浮动感，表明可能有皮下积液，应及时检查负压引流是否通畅，迅速清除皮瓣下积液，并给予适当压力包扎。③术后 3~5 天注意有无皮瓣感染，因移植的软骨感染是最严重的并发症。术后严密观察体温和血常规的变化，观察局部有无肿痛不适，遵医嘱给予静脉抗感染治疗，如有感染立即引流，并用含抗生素的生理盐水冲洗，防止炎症累及软骨及软骨支架造成软骨吸收。

6. 伤口负压引流管护理 ①术后常规留置负压引流管，一期术后 2~3 天拔除，二期术后保留 5 天左右。②观察引流液的颜色、量及性状。若引流液呈血红色、量突然增加，伤口局部肿胀疼痛、有波动感，提示皮下血肿，立即报告医师并予以处置。③妥善固定引流管，防止引流管扭曲、受压、折叠等，检查各连接口有无松动，防止意外拔管。

7. 疼痛护理　由于耳部、胸部处手术创伤等因素引起疼痛。术后评估患者疼痛部位、程度、性质、起始和持续时间，以及疼痛时是否伴随恶心、呕吐、心率加快等症状；对于年龄小的患儿，对疼痛的耐受力差，语言表达能力有限，护士积极与患儿家属沟通，可采用 Wong-Baker 面部表情疼痛量表（FPS-R）评估患儿的疼痛程度。指导采用腹式呼吸，协助咳嗽或咳痰时用双手扪按胸部，转移注意力、改变体位等方法以减轻疼痛，必要时遵医嘱应用镇痛药物，观察用药后不良反应，及时评价镇痛疗效。

8. 并发症的护理

（1）血肿　是皮肤软组织扩张术早期最危险的并发症，也是最常见的并发症，多发生在术后 3 天内。

① 原因：术中注射了含肾上腺素生理盐水容易导致小血管收缩，掩盖出血点致术后继发出血，或由于牵拉等操作导致血管痉挛掩盖了未结扎的血管出血。术后皮瓣面和基底面均有渗血，单埋于基底部的一根引流管未能充分引流。

② 临床表现：伤口敷料被血液渗湿，引流液呈鲜红色，引流量在短时间内突然增加，与置入的扩张器大小不符。术区局部皮肤肿胀、剧烈疼痛。皮肤表面呈现青紫且严重时会出现水疱。

③ 护理措施：耳部置入扩张器术后 6h 予半坐卧位。术后 6h 进食温凉流质食物，减少咀嚼、说话，1 周内避免吃硬质食物。术后返回病房搬运时避免压迫术区，导致破裂而引起活动性出血。对于带有负压引流管的患者，观察引流液的颜色、量及性状，保持负压引流通畅，避免弯曲折叠。一旦发生血肿，必须立即协助医师清除积血并保持引流通畅。

（2）感染　多继发于血肿之后，一旦发生会严重影响扩张的进行，造成皮肤溃破，从而直接影响手术的效果。

① 原因：由手术过程中局部皮肤屏障被破坏，细菌进入并繁殖导致。

② 临床表现：手术部位表现为红肿热痛，皮下积液或积脓，敷料有渗出或异味，体温升高，最高可达 39℃。

③ 护理措施：a. 术后更换引流装置时应避免引流液反流，污染引流管接头处。b. 术后 7 天内观察患者体温的变化，以及切口局部有无红肿热痛、皮肤温度升高等症状。c. 术中及注水扩张时严格遵守无菌操作原则，伤口局部出现红肿热痛，分泌物增加或有脓性分泌物等症状时，应立即停止注水，先用络合碘消毒伤口周围皮肤黏膜，必要时遵医嘱行药敏试验，合理应用抗生素，预防感染。d. 对于扩张囊内有波动感时，应在波动感最强的下方放置细管引流，用生理盐水加 0.1%庆大霉素反复冲洗感染的扩张器间隙，若感染症状得到控制，2 周后可继续注水扩张，若感染仍未能控制，需取出扩张器，3 个月后重新置入扩张器。e. 扩张器注水当天应禁止盆浴、淋浴，以防清洗液通过注射壶渗入扩张器内引起感染。

（3）扩张器外露　是发生率较高的并发症之一，一旦发生，通过保守治疗进一步扩张是很难的，往往需要提前取出扩张器，从而影响最终的治疗效果。

① 原因：注水扩张时局部压力过大，睡眠时易受压所致。

② 临床表现：扩张皮肤处出现破溃坏死，手术缝合处切口裂开，临床上发生外露部分的主要是扩张囊。

③ 护理措施：术后需注意切口的选择保护，密切观察软组织血运情况，防止局部组织缺血坏死导致扩张器外露。在注水治疗期间可以建立注水治疗手册，认真记录注水的时间及每次注水的量，在切口愈合前不要急于注水扩张，首次注水不可过多，根据扩张器的容量和手术部位选择注水量，以后每次向扩张器内注射的量取决于皮肤的松弛度。告知患者及家属做好"五防一注意"，即防碰撞、防受压、防冻伤、防蚊虫叮咬、防皮肤破溃，注意观察反应局部。

9. 心理护理　患儿对手术会有一种恐惧感，害怕疼痛，害怕看到医护人员，所以护理人员应和蔼可亲，关心体贴患儿，多与患儿接触，通过非语言性沟通，如抚摸患儿的头发等，多运用鼓励赞扬的语言，还可以赠送时下流行的动画贴纸或者小玩具等鼓励患儿，以缩短与患儿之间的心理距离，转移患儿的注意力，消除患儿的恐惧感。

10. 出院指导

（1）保护再造耳　指导患者及家属使用耳罩保护再造耳3～6个月，6个月内避免再造耳受压，并防止再造耳受冻、暴晒、牵拉及损伤。再造耳郭如有瘙痒可用手指轻叩，切忌搔抓，耳郭的结痂要自然脱落，禁用手指挖，以免术区破溃造成继发感染。适时选用合适方法进行再造耳脱毛处理。

（2）日常生活指导　保持局部清洁，待创面完全愈合后方可洗澡，洗澡时勿用力揉搓。术后3个月避免剧烈咀嚼运动及表情运动。保护双肋软骨处需佩戴胸带4周，避免剧烈活动。拆线后1周坚持使用抗瘢痕药物6～12个月。

（3）采用扩张器注水扩张皮肤的患者，定期注水，注水期间注意保护扩张器，注意观察反应局部。指导患者及家属学会观察皮瓣血液循环的方法。

（4）定期复诊　指导患者规律随访，随访时间建议为术后1个月、6个月、1年。查看再造耳的恢复形态以及术区抗瘢痕情况等。

第四节 · 瘢痕性脱发

瘢痕性脱发（cicatricial alopecia，CA）一组毛囊被结缔组织取代的疾病，根据损害的靶点是否针对毛囊可将瘢痕性脱发分为原发性和继发性两种。原发性瘢痕性脱发是一组以毛囊为炎症攻击靶点，破坏毛囊干细胞导致脱发的疾病。继发性瘢痕性脱发是由于烧伤、手术、感染、肿瘤等因素，导致真皮全层非特异性破坏、毛囊不可逆损害导致的永久性脱发。引起毛囊损害的病因主要有发育缺陷，如皮肤发育不全、表皮痣、汗管角化等；物理因素如卷发、烫伤、放射性皮炎；感染如头黄癣、脓癣、疖、痈、毛囊炎、寻常狼疮、麻风等；肿瘤如汗管瘤等；以及病因不明皮肤病如扁平苔藓、红斑狼疮、硬皮病、结节病、毛囊性黏蛋白沉积病等。

一、瘢痕性脱发的病理生理

瘢痕性脱发包括脱发性毛囊炎、盘状红斑狼疮、脓癣、头部脓肿性穿掘性毛囊周围炎。①脱发性毛囊炎少见，好发于青壮年男性，病程可达数年或数十年；大多数无明显自觉症状，偶伴瘙痒、疼痛；好发于头皮，也可以发生于胡须、腋窝及腹股沟，多数患者伴有皮脂溢出或长期脂溢性皮炎病史。其皮损表现最初为毛囊性红斑、丘疹，后演变为脓丘疱疹，愈合后留有圆形或椭圆形萎缩性瘢痕，瘢痕附近毛囊逐渐受累，不断向周围扩大形成新的皮损。②盘状红斑狼疮好发于青年女性，病情较轻，少数可自行缓解，日晒后皮损加重；一般发生于面部、头皮、唇部等曝光部位；典型皮损表现为持久性、暗红色、境界清楚的盘状红斑，常伴毛囊口扩张、表皮萎缩及瘢痕性脱发。头皮盘状红斑狼疮可以导致毛囊破坏、头发脱落及萎缩性瘢痕，最终导致永久性脱发。③脓癣多由白癣或黑癣发展而来，是为亲动物性或亲土性真菌引起的头皮和头发感染，是机体对真菌的强烈炎症反应。患者大多为儿童，患处皮损初为群集性毛囊性脓疱，迅速发展为一片或数片痈状肿块，质软，界限清楚，表面有多个蜂窝状小孔，可挤出脓液。头发出现松动和折断，病发极易拔出，炎症和化脓处可遗留瘢痕和永久性脱发。可有程度不一的疼痛和压痛，严重者可有发热、疼痛和耳后及枕后淋巴结肿大。④头部脓肿性穿掘性毛囊周围炎是一种少见的头部慢性化脓性疾病。成年男性多见，病程可达数年至数十年之久。一般无自觉症状，少有疼痛。皮损好发于头皮的项部和枕部，亦可见于上胸、后背及臀部。初起为毛囊炎和毛囊周围炎，逐渐增大形成半球形或细长形结节，结节软化后可形成脓肿，脓肿破溃后形成皮下互通的窦道，探针容易探及，挤压后可从相近或一定距离的瘘孔中排出脓液，分泌物恶臭。结节可融合成脑回状的嵴和皱襞，皮损愈合后形成瘢痕和永久性脱发。

二、临床表现

（1）脱发特征　瘢痕性脱发（图5-4-1）是一种突然发生的局限性脱发，主要影响身体任何长毛部位。脱发区表现为圆或椭圆形的脱发斑，大小可从甲盖至钱币不等。脱发斑的数目和大小可能各不一样，毗邻的脱发斑可迅速融合。脱发为永久性，即脱发部位瘢痕表面不再有毛囊孔，也不能再生长头发。

（2）头皮症状　早期可能看到一些原发性疾病的损伤，如皮肤炎症、感染等。后期头皮可能出现萎缩、干燥，脱发区边缘不整齐，形成形态不规则的斑状脱发。毛囊口的消失，头皮的萎缩和干燥是后期的主要特征。

（3）毛囊症状　在斑秃边缘，可见毛囊周围的红晕、毛囊开口的鳞屑样损害。脱发区中央的毛囊丢失，触之较光滑，皮肤弹性和硬度可能异常。

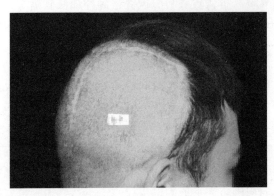

图 5-4-1　瘢痕性脱发

三、专科检查

1. **皮肤镜/毛发镜**　在瘢痕性脱发的诊断中具有重要意义。用于评估患者与非瘢痕性脱发鉴别的主要线索之一。根据病因及炎症浸润情况的不同，瘢痕性脱发毛发镜检查表现：毛球周围、血管周围和外毛根鞘的单一核细胞浸润，主要为 T 细胞和巨噬细胞。还可见毛囊萎缩、色素异常及毛基质变性。瘢痕性脱发的活动期可在镜下观察到色素沉着、纤维性白点征、粗分枝状血管、毛囊角栓等疾病征象。

2. **头皮活检**　是诊断瘢痕性脱发的金标准，可客观反映患者头皮毛囊及其周围组织炎症的浸润范围、深度以及毛囊受损情况，对疾病诊断和治疗方案的制订均具有重要指导意义。与其他皮肤病不同，毛发疾病的头皮活检需要 4mm 环钻取 2 处头皮组织并同时进行横切及纵切后制片，以全面观察、综合评估患者组织学层面的受累情况。

四、治疗原则

1. **非手术治疗**　疾病活动期患者，早期药物干预可减轻毛囊周围炎症，减缓甚至阻止脱发进展。淋巴细胞性瘢痕性脱发常使用糖皮质激素、羟氯喹等免疫抑制药物，而中性粒细胞性瘢痕性脱发则需要积极的抗炎、抗生素治疗。部分患者，还可遵医嘱酌情（根据病因、病程以及脱发严重程度）应用低能量光照射、头皮微针、PRP/CGF 等物理或中胚层治疗手段，控制脱发进展，促进毛发新生。

2. **手术治疗**　稳定期或晚期患者，经专业医生评估后，可考虑行一次或分次手术切除瘢痕组织或进行自体毛发移植治疗。手术方法包括头皮瘢痕切除、头皮软组织扩张术和毛发移植术。头皮瘢痕切除适用于头皮瘢痕松软弹性好的患者，能有效去除小的瘢痕或缩小大的瘢痕，手术最宽可以切除 2～3cm 的瘢痕，对于一些瘢痕较大的患者，可以分次切除。头皮软组织扩张术是指将扩张器埋入正常皮下组织，通过增加扩张器内容量来扩张皮肤组织，获得额外皮肤软组织来修复缺损皮肤的一种手术方法。适用于头部瘢痕比较大的，瘢痕宽度超过 5cm 左右。第一次手术在正常头皮下埋置扩张器，经过 3 个月左右的注水扩张，将正常头皮面积扩大。第二次手术将瘢痕切掉，用扩张出的正常头皮覆盖创面。这种手术能修复大面积的瘢痕，只是治疗周期长，患者需要合理安排时间。毛发移植术通过提取正常头皮的毛囊，移植到头皮瘢痕上，让瘢痕上长出头发，遮盖瘢痕。较以往术式创伤小、操作简便、术后美观自然，更易被患者接受，近年来在瘢痕性脱发治疗中的应用逐渐广泛。适用于小面积瘢痕，瘢痕有一定厚度且质地柔软。由于瘢痕的血液循环比正常头皮差，毛发的成活率会低一些，如果瘢痕上植发一次术后的毛发密度不能满足需要，就需要再次手术进行加密才能达到较好的效果。

五、护理评估

【健康状况评估】

1. **一般情况** 评估患者年龄，性别，职业，皮肤发育情况、生活习惯、日常护理等。

2. **既往史与家族史** 了解患者的既往疾病史和家族遗传史，有助于评估患者的整体健康状况和可能存在的风险。

3. **心理社会评估** 评估患者是否出现焦虑、抑郁、沮丧等负性情绪，是否因脱发而感到自卑，缺乏自信，明确患者诉求，了解患者对治疗的效果的期望，患者获得的社会支持程度及因治疗脱发而产生的经济负担。

【症状与体征评估】

1. **脱发程度与范围** 评估患者脱发的程度、范围以及是否伴有头皮萎缩、毛囊开口减少等体征，有助于医师了解病情的严重程度和制订手术方案。

2. **头皮状况** 观察头皮有无红肿、疼痛、瘙痒等炎症表现，以及有无瘢痕、色素沉着等体征，这些表现可能提示头皮存在感染或其他疾病。

3. **头发情况** 评估患者头发的质地、密度、生长情况等，有助于医师了解头发的健康状况和预测手术效果。

六、护理措施

【术前护理】

1. **皮肤准备** ①术前每日清水清洁手术区域，凹凸不平处反复冲洗，动作轻柔，避免损伤皮肤。②备皮：备皮时先检查手术区皮肤是否完整，有无破裂、皮疹、灼烧、感染等。根据手术部位向患者说明备皮范围，备皮时告诉患者不要紧张，在备皮时如有不适，随时告诉护士。患者取舒适体位，备皮者左手绷紧患者皮肤，右手持剃刀紧贴皮肤顺着毛发根剃除毛发。先剃正常皮肤处，再剃瘢痕周边皮肤。小心剃除瘢痕边缘与正常皮肤衔接处的毛发，夹角过小或瘢痕隐窝处毛发无法剃除时，可用小剪刀将毛发根部剪断，动作应轻柔，放慢速度，避免损伤皮肤。备皮范围为手术区域和切口周围 15～20cm 的毛发。

2. **一般护理**　成人术前禁食 8h，禁水 4h。术前备血、完成血常规、凝血功能、肝功能、心电图等各项检查；术晨留置尿管，防止术中和术后尿液污染伤口及敷料。若存在全身营养情况不良或贫血，需纠正后再行手术治疗。术前 30～60min 预防性应用抗菌药物。

3. **心理护理**　由于本病的特殊部位，家属表现出自责、自卑、哀怨的特殊心理，患者表现为紧张、焦虑、恐惧心理。护理人员应充分了解病情，耐心地与患者沟通，多鼓励安慰患者，讲明手术的利弊，介绍手术方式和术后护理，使其了解手术经过、术中术后可能发生的特殊病情变化及采取的相应措施。使他们感到温暖、体贴、平等，从而增强战胜疾病的信心。同时做好家属的心理护理，消除家属的思想顾虑，增强父母参与照顾的能力。

【术后护理】

1. **病情观察**　密切观察患者生命体征变化，保持呼吸道通畅，防止发生窒息，患者躁动时适当约束，防止体位变化过度皮瓣受到牵拉扭曲等影响皮瓣的存活。

2. **饮食**　术后 6h 可进食温凉流质食物，3～5 天后可进食半流质或普通食物，以高热量、高蛋白质、富含维生素为主。不吃辛辣等刺激性食物，如火锅、辣椒、大蒜、芥末等；术后维持机体正常营养需求。

3. **体位与活动**　术后 6h 予以半坐卧位，减轻头面部肿胀，以防出血和头面部肿胀。术后 1 周内绝对卧床，制动体位，抬高床头。术后 2 天内避免弯腰低头，术后 1～2 周避免参加体力劳动或剧烈运动，术后 3～4 周后可逐渐恢复正常运动。置入皮肤扩张器的患者限制剧烈运动，防止扩张器受到撞击、挤压等导致扩张器破裂、渗漏。

4. **伤口护理**　注意切口保护，保持伤口清洁干燥，如不慎打湿切口，应及时使用无菌纱布擦干，用 0.5%碘伏消毒处理。按医师要求换药和拆线，拆线 24h 后，患者可以洗澡，建议短时间淋浴，禁止泡浴。

5. **并发症的护理**

（1）血肿　详见第五章第三节先天性小耳畸形术后并发症护理。

（2）扩张器外露　多见于切口处外露和扩张顶端表面皮肤破溃，有扩张囊外露和阀门外露两种情况。

① 原因：a. 扩张器未充分展平，折叠成尖角并不断刺激、磨损致局部皮瓣坏死发生外露。b. 术后切口愈合不良，即注水扩张致切口裂开发生扩张器外露。c. 扩张器注水晚期，一次注射过多使扩张皮瓣出现血运障碍或坏死致扩张囊外露。d. 意外损伤也可导致扩张器外露，如冬季的冻伤或相邻扩张区的皮肤摩擦伤等。

② 临床表现、护理措施：详见第五章第三节先天性小耳畸形术后护理。

6. 心理护理 向患者耐心解释手术过程和预期效果，以及可能出现的并发症和应对措施。强调手术的成功率和积极的治疗效果，增强患者的信心。给予患者情感上的支持，鼓励他们积极面对手术带来的变化。倾听患者的感受和想法，提供适当的安慰和鼓励。对于出现焦虑、抑郁等情绪问题的患者，提供专业的心理辅导。提醒患者注意生活习惯和饮食调整，避免不良因素对手术效果的影响。强调术后护理的重要性，指导患者正确进行头皮清洁、按摩等护理操作。术后定期随访患者，了解他们的恢复情况和心理状态。

7. 出院指导

（1）保护皮瓣 避免暴力或锐器等直接作用于扩张皮瓣表面；不注水期间，保持扩张皮肤的清洁卫生和完整无破损。勤洗澡，保持局部清洁，预防伤口感染；沐浴、洗头时勿烫伤或用力揉搓，使用指腹轻柔按摩清洗，避免抓破扩张皮肤。

（2）扩张器注水指导 根据切口愈合情况，术后 5～8 天开始注入生理盐水，每次注入量为扩张器容量的 10%～20%，每周 1～2 次。注入量应以患者感觉紧绷、头皮微发白或轻微不适为度。当注水达到预定量后，需继续扩张 2～3 周，以减少后期皮瓣回缩。注水总时长平均 3 个月。

（3）饮食指导 高蛋白质、高维生素、清淡、易消化的食物，避免辛辣等刺激性食物及油炸食物，多吃富含维生素 C 的蔬菜、水果。戒烟酒。

（4）休息与活动指导 避免剧烈活动，伤口愈合后可规律运动，以有氧运动为主如慢跑、快走、游泳等，每周不少于 150min。

（5）其他日常生活指导 尽量避免去人多的地方，预防感冒；紧贴扩张皮肤表面的衣物应宽松、柔软，减少摩擦；夏季防晒伤，防蚊虫叮咬，冬季防冻伤。如发生扩张器外露，应立即使用无菌纱布包扎外露的扩张囊，并立刻来院就诊。

（6）自我监测 学会自我观察，发现局部红、肿、热、痛，皮瓣颜色改变等，有液体渗出或扩张器外露等情况时，应及时来院就诊。扩张器埋置注水期间。

（7）定期复诊 一般术后第 1、3、6、9、12 个月门诊复诊，以了解毛发生长情况，指导患者观察毛发生长情况和提供术后抗瘢痕措施。

第五节 · 面部瘢痕挛缩畸形

面部瘢痕挛缩畸形大多数是由于深度烧伤后瘢痕挛缩而形成的后遗症，大多数是由于热力烧伤引起，少部分可因电、放射线和化学烧伤所致。此外，交通、工伤事故、动物咬伤、皮肤坏死和手术切口等也可能导致面部瘢痕挛缩畸形。发生面部瘢痕挛缩畸形常影响颜面部的生理功能和外貌，严重者可有不同程度的器官组织缺损，影响到患者发声、进食和视物等功能，如在面部与眼睑缘、口唇边缘垂直的瘢痕，造成的眼睑外翻、眼睛闭合不全，还有小口畸形、张嘴受限，甚至进食、呼吸都很困难。常给患者带来生理上、心理上的双重打击，其要求治疗的迫切性很高，手术上既要解除生理功能障碍，又要尽量修复颜面外形。

一、瘢痕的病理生理

瘢痕（cicatrix of skin；scar of skin）是皮肤组织受到损伤愈合后形成的痕迹。研究表明，人出生后当皮肤受到深及真皮网状层的损伤时，任何部位的创面愈合都会伴有不同程度的瘢痕形成。从病理学方面来讲，皮肤瘢痕只分为正常瘢痕（生理性瘢痕）和病理性瘢痕两大类，后者主要包括增生性瘢痕（hypertrophic scar，HS）和瘢痕疙瘩（keloid，K）两类。

1. **增生性瘢痕**　表层由数层上皮细胞形成很薄且光滑的覆盖层，表皮萎缩变薄，有时可出现角化或细胞增生，无皮钉，但可有棘皮样改变，向下伸展，其下真皮层为胶原纤维所替代，真皮乳头消失。在光学显微镜下可见其内部含有大量的玻璃样变性的胶原纤维，周围有数个成纤维细胞围绕，形成胶原纤维团，胶原纤维较厚，排列紊乱，成纤维细胞异常增殖，极性消失，有明显的交叉重叠现象，有的区域呈向心性或旋涡状结构，但有与其长轴平行的倾向，纤维团内血管少，纤维间充溢着黏液性基质。这些弧形、长索状胶原形成旋涡状的组织学支架，其中有大量成纤维细胞增生、浸润。成纤维细胞数量多，体积大，核大呈梭形，核仁清晰，胞质有长的突起，成纤维细胞有助于大量不规则的组织基质形成，如细胞外基质中胶原、蛋白多糖、糖蛋白等的过度沉积。在电子显微镜下可见成纤维细胞胞质内充满大量扩张成囊泡状的粗面内质网、胞质外围区可见数量不等的微丝、质膜外有胶原纤维附着；胶原纤维粗大，数量多，成束状紧密排列，其走行呈平行状或纵横交错状，周期性横纹粗大而清晰，在纤维与细胞间可见无定形的基质物质。

2. **瘢痕疙瘩**　以成纤维细胞过度增生和过剩的细胞外基质（尤其是胶原）沉积为特征，主要由大量致密的、较粗的、呈旋涡状不规则排列的胶原纤维构成。胶原纤维束嗜酸性，着色淡，呈透明状；成纤维细胞很多，均呈扁平长梭形，并有分裂象；表皮角质形成细胞明显增生，细胞层次明显增加，中央部及边缘部细胞均排列紊乱，极性消失，普遍存在细胞交错重叠现象；瘢痕中黏液样间质较多，新生血管形成较多，无弹性纤维。

二、临床表现

颜面部瘢痕挛缩常造成颜面器官畸形。一种是组织器官的缺损，如眼睑、眉、鼻、口唇、耳等；另一种是组织器官被牵拉移位畸形，影响其外表及功能，如小口畸形或口角歪斜、张嘴受限、进食困难等。主要表现为瘢痕坚硬、平坦或略高于皮肤表面，与深部组织如肌肉、肌腱、神经等紧密粘连。瘢痕局部血液循环极差，呈淡红色或白色，表皮极薄，不能耐受外力摩擦或负重，容易破溃而形成经久不愈的慢性溃疡甚至癌变，挛缩性瘢痕具有很大的收缩性，可牵拉邻近的组织、器官，而造成严重的功能障碍。

三、专科检查

1. **羟脯氨酸测定** 血清和尿中羟脯氨酸含量是观察瘢痕增生程度和动态观察瘢痕情况的参考指标。羟脯氨酸为胶原蛋白的特征性氨基酸，在血中以游离、肽结合及蛋白结合三种形式存在。血清羟脯氨酸水平测定需在空腹状态下采集静脉血样，避免食物影响结果准确性；尿液羟脯氨酸浓度测定需留取晨起第一次排泄的中段尿液样本，确保尿液样本的清洁。血清和尿中羟脯氨酸含量与瘢痕面积有关，可作为评价瘢痕的客观指标之一。

2. **B 型超声瘢痕厚度测定** 可用 B 超对特定部位的瘢痕厚度进行测定，脉冲超声波的分辨率达 0.05mm，频率为 10～15MHz，根据两个主要峰之间的距离计算出瘢痕的厚度，还可检测瘢痕疙瘩的血流情况以了解瘢痕疙瘩的活性。超声测量具有分辨率高、省时、省力、经济、方便的优点。有报道用多普勒彩色超声，行检查时要清洁瘢痕区皮肤。

3. **组织活检术** 瘢痕组织的组织病理学检查是鉴别瘢痕、瘢痕疙瘩与瘢痕癌或其他皮肤恶性肿瘤诊断的可靠依据，其意义远大于其他检查。可以通过直接穿刺、手术活检等方式进行活检，在检查时应避免过度紧张，以免导致检查不顺利，引起不必要的疼痛。①直接穿刺：一般需要在局部麻醉下进行穿刺，如果局部的肿物组织在皮肤的浅表部位，可以用手进行定位，然后将穿刺针插入病灶部位，将病变组织取出。如果是比较深的肿物，需要借助其他检查，比如 B 超检查等，确定病变部位，然后进行穿刺。②手术活检：此种方式是在手术过程中，直接切除病变组织，进行检查。此种手术方式创伤面积比较大，但能够精准地取样，通常不会出现漏诊、误诊的情况。

4. **图像记录** 一些瘢痕呈不规则形态，准确描述很困难，图像留取除记录病情，还用于术前后或治疗前后效果对比。目前临床主要以照相机摄取为主，记录瘢痕的位置、大小、形状、颜色、质地等，以及患者的个人信息和拍摄时间。

四、治疗原则

面部瘢痕畸形修复包括植皮、皮瓣移植和皮肤扩张技术。①植皮技术是按照面部分区行大张自体皮片移植。面颈部植皮以全厚皮片和中厚皮片为主，供皮区越接近面部越好，一般以上胸部、上臂内侧和大腿内侧等处为佳。②皮瓣移植术是指在保持原有血供的状态下，用供区的一块完整皮肤组织修复邻近或远处组织缺损，皮瓣在受区建立新的血运并充分获得，以及完成转移的全过程。皮瓣组织由于具有可靠的血供、含有一定厚度的皮下组织、移植后不发生收缩，在修复颜面部畸形方面有着突出的优势，结合皮肤扩张技术，可以提供较多的可供修复的组织量。因皮瓣大小有限，修复后通常外观臃肿，不适合面部表情的展现。③皮肤扩张技术是将皮肤软组织扩张器经手术埋植于正常皮肤的皮下，定期注入生理盐水来扩张，皮肤逐渐得到伸展，从而获得"额外"的皮肤软组织；转移新增加的皮肤软组织修复缺损。在颜面部修复重建中，皮肤扩张技术已经成为被广泛应用的治疗手段。

五、护理评估

【健康状况评估】

1. **年龄** 患者年龄越小，组织生长旺盛，创伤后反应性强，皮肤张力大。瘢痕增生比率更高。

2. **既往史** 了解患者有无烧伤、交通事故、工伤事故、动物咬伤、皮肤坏死和手术切口等病史。

【症状与体征评估】

1. **瘢痕的评估** 查体明确瘢痕的部位、范围、边界、质地。

2. **局部皮肤评估** 评估局部皮肤有无痛痒改变，有无分泌物。

3. **面部功能评估** 评估有无眼睑外翻、眼睛闭合不全、小口畸形、张嘴受限、进食困难、呼吸困难等。

六、护理措施

【术前护理】

皮肤准备、一般护理、心理护理 详见第五章第四节瘢痕性秃发的术前护理。

【术后护理】

1. **病情观察** 全麻术后常规监测生命体征 6h，每小时观察患者心率、呼吸、血压、血氧饱和度的变化，若患者出现恶心、呕吐或生命体征改变等情况及时汇报医师给予对症处理。保持呼吸道通畅，防止发生窒息。患者躁动时适当约束，防止体位改变过度引起皮瓣牵拉、扭曲等影响皮瓣的存活。

2. **饮食** 术后先给予少量、温热的白开水，再给予流质食物。术后 1～3 天进高蛋白质、高维生素的流质食物，如低糖牛奶、果汁、菜汁、豆浆等，术后第 4 天改为少渣半流食物，术后 1 周后改为普通软食。避免辛辣刺激性食物。口周植皮者应避免患者吸吮，饮食可用注射器缓慢注入。

3. **体位与活动** 术后制动体位，抬高床头，术后返回病房后，病房护士应协同护送者，将患者谨慎安全地移至病床，术后大多采用大棉垫加绷带固定，以保护伤口且便于伤口、尿管的护理，注意保持床铺清洁平整，适当翻身，防止压力性损伤的发生。

4. **伤口及负压引流管护理** ①保持伤口敷料保持清洁、干燥，观察伤口有无渗血、渗液，皮片/皮瓣移植者注意打包敷料有无松动。②观察局部伤口有无感染征象，出现红、肿、热、痛甚至全身发热、脉搏加快等感染征象时及时报告医师处理。

③伤口换药时严格执行无菌操作，避免发生伤口感染。④伤口置负压引流管者，应保持引流通畅，确保负压引流效果，观察引流液的色、量，发现异常及时报告处理。

5. 皮瓣护理　①保持病室环境安静和整洁，室内禁烟，室温维持在25～28℃。②卧床休息，抬高床头15°～30°，术区制动，保持术区无张力体位，防止皮瓣受压或牵拉。③术区应用无菌棉垫或负压材料覆盖，局部可遵医嘱持续60W灯烤保暖，距离皮瓣30～40cm。④避免进食粗糙、较硬或辛辣等刺激性食物，如辣椒、咖啡等，可进食含高蛋白质、高维生素、粗纤维、易消化的流质或半流质食物，防止嘴角咀嚼食物增加缝线张力，引起活动性出血及皮瓣血运。⑤感染预防护理。保持术区敷料清洁、干燥，如有渗出及时报告医师进行处置。⑥要严密观察皮瓣的血运情况，做到早发现、早处置。

6. 并发症的护理

（1）伤口出血

① 原因：与术中止血不彻底以及术后瘢痕受到打击、摩擦等外部刺激有关。

② 临床表现：局部皮肤青紫、血肿，切口或敷料处有渗血，伤口引流液呈鲜红色或引流量突然增多。出现大汗淋漓、乏力、皮肤苍白、心悸等出血症状。

③ 护理措施：a. 严密监测患者的生命体征。b. 如出血量比较少，可使用无菌纱布，通过局部按压的方式，能达到止血的效果。如出血量通过局部按压止不住血，抽血查血常规，建立静脉通路，做好血管探查术或伤口缝合术术前准备。c. 合理调整饮食习惯，避免吃辛辣等刺激性食物，比如辣椒、麻辣小龙虾等。d. 注意伤口清洁卫生，短时间内避免沾水，避免用手抓挠，以免导致皮肤破裂。e. 合理调整个人情绪，保持愉悦心情，可以适当听舒缓的音乐，或与家人交流谈心。f. 必要时遵医嘱使用维生素K_1注射液、酚磺乙胺注射液等药物治疗。

（2）伤口感染　术后伤口感染是术后常见的并发症之一。

① 原因：主要由于瘢痕组织及周围有潜在细菌感染、手术时间较长、术中无菌操作不严格、脂肪坏死，在缝合过程中有异物存在，长时间的存留不能及时吸收，患有基础疾病：如糖尿病、贫血等基础性疾病患者，会由于身体抵抗力下降，从而导致伤口愈合不良，继发感染。

② 临床表现：因感染程度出现不同的症状，轻者表现为局部伤口的红肿热痛，伤口处出现从显性脓液到梭状芽孢菌感染的酸馊"洗碗水"样分泌物不等。严重者可能出现全身炎症反应，如发热、畏寒、心动过速、呼吸急促等。

③ 护理措施：a. 保持伤口敷料清洁、干燥，每2～3天进行伤口换药；伤口污染或渗湿应及时换药；术后7～10天，伤口愈合后及时拆线。b. 留置引流管的患者，视引流的情况在48～72h后及时拔除。操作期间遵守无菌原则，防止发生感染。

7. 心理护理　面部瘢痕畸形对患者的外观、机体舒适度及心理方面均造成严重影响。主动向患者介绍面部烧、创伤后继发瘢痕畸形发病率，不同瘢痕的发病原因及机制，现有治疗方法及其局限性，可能出现的治疗结果及并发症，同时给患者讲述手术过程及恢复时间，减轻患者压力，适当降低患者容貌恢复预期，观看其他患者术前、术后照片，使其充分了解治疗整体过程。对患者的抑郁、自卑、焦虑和易怒等情绪，给患者讲述面部瘢痕、创伤和畸形患者所面临的社会环境，可能面对的不公正待遇及解决办法，其他患者的心理状况及解决办法，特别要注意鼓励患者及其家人敞开心扉，勇敢面对外界歧视，积极缓解不良情绪，不要过分看重外表，人们的审美第一印象来自外貌，但更重要的是心灵，自己不过分注意则他人的关注度亦会降低。通过微信、谈话和读书等方式转移患者注意力，适当欣赏音乐缓解抑郁、焦虑情绪，鼓励患者相互交流，加强医患沟通，增强患者的审美自信和人格自信，鼓励患者家人、朋友和同事参与护理工作，尽可能多地让其参与社会活动和聚会，不刻意亲近或照顾，建议患者适当化妆，鼓励患者化妆并不代表不自信，而是对自己的保护和他人的尊重，缓解其反感、抵触情绪。

8. 出院指导

（1）伤口护理　①拆线前：伤口需保持清洁干燥，避免沾水以防感染。可用75%乙醇或碘伏每日清洁伤口，外涂消炎药膏如金霉素眼膏等每天3~5次。②拆线后3天：伤口可接触水，但仍需保持清洁。建议使用温和的清洁用品，避免使用刺激性强的产品。避免外部刺激。③拆线后至术后3个月：避免伤口受到摩擦、撞击等外部刺激，防止组织损伤和出血。

（2）饮食指导　戒烟酒、辣椒、姜、蒜等刺激性食物，以防刺激伤口，影响恢复。摄入富含蛋白质食物，如瘦肉、鱼类、豆类以及新鲜水果蔬菜，特别是富含维生素C的食物，有助于促进伤口愈合和组织再生。

（3）活动与休息指导　保证充足的休息和睡眠时间，有助于身体自我修复机制发挥作用，减轻因活动引起的不适感。避免剧烈运动和重体力劳动，以免增加血液循环、加快代谢而加剧炎症反应。

（4）抗瘢痕药物指导　应遵循医嘱使用硅凝胶进行抗瘢痕治疗，每天使用3~4次外涂，以促进瘢痕软化和平整。

（5）防晒指导　外出前半小时涂抹防晒霜，外出时打遮阳伞，以减少紫外线照射，降低色素沉着的发生率。

（6）定期复诊　一般3个月复查一次，直到术后2年，以便手术医生评估术后抗瘢痕措施的效果。如果出现切口发红、发硬、高出皮肤表面和伴有痒痛不适，提示有瘢痕增生，应及时到医院复查。

第六节 · 乳房肥大

乳房肥大（macromastia）又称巨乳房，是乳房形态异常中的一种，是指腺体、脂肪及结缔组织过度增生使乳房体积异常增大的一种疾病。正常的乳房体积为

250～350mL，350～500mL 为轻度肥大，500～800mL 为中度肥大，800～1500mL 为重度肥大，大于 1500mL 为巨乳症。乳房肥大可分为生理性乳房肥大和病理性乳房肥大，生理性乳房肥大是指没有明确的原发性疾病，在机体生长发育过程中表现出来的特发性乳房肥大，主要发生于乳腺生长发育的两个时期，表现为青春期乳房肥大和哺乳后乳房肥大。病理性乳房肥大是指继发于某些原发性疾病的乳房肥大，是某些疾病的部分临床表现，如继发于内分泌异常的乳房肥大，乳房肥大的发生与血液循环中的激素水平没有关联，其机制可能与乳腺组织局部雌激素增多和(或)靶细胞对雌激素的敏感性增强有关。

一、乳房肥大的病理生理

从组织病理学上来分，乳房肥大包括内分泌异常性乳房肥大、少女性乳房肥大和妊娠性乳房肥大。内分泌异常性乳房肥大多伴有性早熟的相关症状和体征，其治疗方案中除手术缩小乳房体积外，应针对引起内分泌异常的病因进行有针对性的治疗，如垂体、肾上腺、卵巢肿瘤的切除等。女性乳房肥大通常表现为一侧或两侧乳房快速生长至巨大体积，可在青春发育期的任何年龄发生，严重肥大者可表现为乳头乳晕膨大，浅表静脉明显扩张，皮肤变薄或因张力过大而致皮肤溃烂或坏死、乳房硬化或呈弥漫结节状，但不伴有腋窝淋巴结肿大和泌乳。妊娠期乳房肥大是妊娠时发生的一种特发性乳房肥大，并不一定发生于第一次妊娠。但如果初次妊娠时发生，则于以后每次妊娠时均可发生。

二、临床表现

主要临床表现为乳房外形改变和颈肩疼痛。患者站立位时乳房有程度不等的下垂，与躯体明显失调，影响患者的形体美感。乳房肥大症还有很多的伴随症状，如平卧时胸部有压迫感、乳房疼痛坠胀、体态臃肿活动不便、天气炎热时乳房下皱襞皮肤湿疹甚至糜烂、增加腰背部负重从而导致肩背酸痛，重者可诱发脊柱变形和腰椎间盘突出。

三、专科检查

乳腺超声，排除乳腺其他疾病，以免误诊或漏诊。双乳及引流区淋巴结彩超不仅可以观察乳房内部血流的情况，同时可以测量可疑病灶血流的频谱，可判断病灶的良恶性程度。乳房包括三种类型的组织：脂肪、结缔组织和腺体。增生可以三种组织中的任何一种为主，也可见几种组织混合增生。乳房脂肪结缔组织的过度增生，超声表现为低回声区域；乳房腺体层增厚，回声可能表现为中强回声带夹杂有中低回声。

四、治疗原则

1. 保守治疗 体重控制可能会在一定程度上控制乳房体积。对于有明确诱因导致的乳房增大，如使用激素类药物等，先去除病因。

2. **手术治疗** 是最有效的治疗措施。除极个别患者可以单纯通过脂肪抽吸改善乳房肥大外，绝大多数患者还是需要通过手术缩小乳房体积，去除多余皮肤、脂肪组织，用所保留的组织蒂带乳头乳晕重塑乳房的轮廓和形态，调整乳房的位置。以减轻乳房过大造成的身体负担。常用手术方式包括垂直切口上方蒂法、双环法、L形缩乳术、倒T形缩乳术等，手术方案的选择主要根据乳房肥大程度和患者意愿决定。

五、护理评估

【健康状况评估】

1. **一般情况** 了解患者的年龄、营养状况、月经史、婚育史，有无熬夜、生活无规律等不良生活习惯。

2. **既往史** 评估患者既往有无乳腺相关疾病和手术病史。

3. **服药史** 评估患者有无呼吸道感染，有无使用抗凝血药、阿司匹林等。

4. **家族史** 评估患者有无家族性遗传病、乳房肥大家族史等。

5. **心理社会评估** 患者因乳房肥大，感到苦恼、自卑，青少年时期及老年时期更为显著。评估患者对疾病的认知程度，了解其家庭社会支持程度。

【症状与体征评估】

1. **疼痛的评估** 评估患者乳房及周围组织有无疼痛，肩背有无酸痛。准确评估疼痛部位、性质、疼痛强度和持续时间，有无周期性或规律性。

2. **双侧乳房的评估** 评估患者双侧乳房是否对称，立体测量乳头的位置和乳房下皱襞线，评估乳房下垂的程度。①轻：乳头位于乳房下皱襞或稍低。②中：乳头位于乳房下皱襞1～3cm。③重：乳头位于乳房下皱襞3cm以上。

3. **局部皮肤的评估** 评估乳房下方和胸壁局部皮肤有无糜烂、浸渍、皮疹和感染。

六、护理措施

【术前护理】

1. **一般护理** ①术前2周，戒烟酒，禁用激素类、阿司匹林镇痛类及抗凝血药，避免引起术中大出血。②术前晚保证良好的睡眠，必要时可给予患者口服或肌内注射地西泮，保持情绪稳定，避免精神过分紧张影响手术。③入手术室前，将患者眼镜、发夹、手表、首饰、义齿等物品交由家属妥善保管，嘱患者排空小便。

2. **术前拍照** 配合医师为患者拍照并标记切口线，拍照范围上至颏部，下至脐部，左右包括双肩和双臂，照正面、左右侧面、左右半侧面相片，以便于进行术前与术后效果对比，为术中判断切除组织量多少提供依据。

3. **皮肤护理** 术前1天嘱患者淋浴彻底清洁皮肤，尤其是褶皱处，不要用力过大以免搓破皮肤；更换清洁宽松的衣服；严格检查术区皮肤有无毛囊炎、皮疹，乳房下皱襞处有无湿疹，术前 2h，为患者剃除术区毛发，备皮范围上至肩部，髂部，剃除腋毛。

4. **饮食**　术前 6h 禁食固体食物，术前 2h 禁食清流质食物。

5. **心理护理**　乳房肥大患者长期受身体与精神的双重折磨，容易存在焦虑、自卑等不良情绪，对手术愿望迫切且期望值较高。因此，护士应密者的情绪变化，向其耐心细致地介绍手术的过程、预期的效果以及术后的注以帮助患者缓解紧张、焦虑的情绪，解除患者的疑虑，增强患者的自信应委婉地向患者说明术后可能出现外观不理想或瘢痕过大，使其以客观并接受手术。

【术后护理】

1. **病情观察**　加强巡视，密切关注患者的病情变化：术后心电监严密监测患者的体温、血压等生命体征，认真倾听患者主诉，有异常及

2. **饮食**　患者返回病房后可少量饮水，如无恶心、呕吐，可少量淡、易消化的食物。术后第 1 天起，鼓励患者进食高热量、高蛋白质易消化的食物，以增强抵抗力，促进组织生长修复，有利于伤口愈合。

3. **体位与活动**　术后半坐卧位或适量床上活动；术后 24h 即可开建立每日活动目标，术后 1～3 天可进行指掌及手部力量练习，术后 4部及肘部屈伸运动。

4. **伤口及引流管护理**　密切观察患者的伤口敷料有无渗血、渗液听患者的主诉。如有术区急性肿胀，触痛，双侧不对称，瘀斑，最明显痛，则提示可能有血肿形成，应及时通知医师进行处理。术后妥善固定流管，做好标识，保持伤口引流管通畅及有效负压，勿扭曲、折叠、受同时观察引流液的颜色、性状和量并准确记录。

5. **疼痛护理**　详见第二章第十四节乳腺纤维腺瘤术后护理。

6. **观察乳头、乳晕血运**　密切监测毛细血管充盈反应、皮温及皮察乳头、乳晕血运及感觉。大多数乳头、乳晕血运障碍是由于动脉的供血常是切除乳房组织量大，乳头、乳晕供血的蒂较长的情况下发生。动脉供表现为乳头、乳晕苍白和灰暗，组织内很少或没有血液灌注，切口边缘无出脉回流障碍时表现为乳头、乳晕复合体的充血，深色的静脉血自切口边缘出现乳头、乳晕血运，及时告知医师进行处置。乳头乳晕感觉减退或消失现为乳头乳晕对触觉、压觉不敏感，可能是术中牵拉神经或神经受损所患者在术后 1 年内能恢复乳头乳晕的感觉。

7. **并发症——伤口出血的护理**　大多发生在术后 24h 内。原因护理措施，详见第二章第十四节乳腺纤维腺瘤术后并发症护理。

8. **心理护理**　①与患者建立友好信任的关系，主动关心并重视题。②可向患者介绍几种缓解紧张情绪的方法，例如深呼吸、听音

励患者主动表达不适，护理人员态度和蔼、热情、耐心对患者进行必要的解释和
解答患者及家属提出的问题，缓解其紧张、焦虑的情绪，发现问题尽早处理。

出院指导

伤口指导　保持伤口清洁干燥，避免感染，术后 2～3 天定期换药，术后
视伤口愈合情况拆线。

用药指导　拆线后 1 周开始进行抗瘢痕治疗，至少坚持 6～12 个月，至瘢
，可联合激光治疗预防瘢痕增生。

食指导　进食高蛋白质、高维生素、易消化的食物，以利于伤口的恢复。

息与活动指导　伤口拆线 24h 后可淋浴，避免用力揉搓伤口处，以免伤
择合适的弹力文胸固定或穿弹力背心 3～6 个月，以减少伤口处张力。巨
2 周内避免上肢高抬活动，术后 1 个月内避免上肢过度活动，如上肢运
般提重物等。3 个月之内避免剧烈运动，剧烈运动会加重乳房的颠簸，
肪液化等。

复诊　术后 1 个月、3 个月进行复诊，查看伤口及乳房形态恢复情况，
治疗效果。复诊项目包括专科体格检查、实验室检查、乳腺超声等。如
、乳房肿胀、乳头感觉异常等情况及时到医院就诊。

第七节 · 婴幼儿血管瘤

血管瘤（infantile hemangioma，IH）是最常见婴幼儿良性肿瘤，是指由
血管组织增生而形成的，以血管内皮细胞异常增生为特点，发生在皮肤
良性肿瘤。黄种人发病率 1%，女孩多见，约为男孩的 3～5 倍。病变多
呈鲜红色或暗红色，因外观像草莓，曾被称为"草莓状血管瘤"。具有快
发消退的独特自然病程。其发病机制尚未完全明确，增生期病灶由大量
细胞构成，为实质性肿瘤。大多数血管瘤体积较小，对健康影响不大，少
可能引起出血、溃疡和疼痛等并发症，甚至危及生命。部分血管瘤可能影
给患儿及家属带来长久的精神压力和沉重的经济负担。

婴幼儿血管瘤的病理生理

病灶通常在出生时或出生后两周左右出现，快速增大增厚，3 个月前最
逐渐减慢，持续约 1 年。1 岁后处于消退期，血管瘤逐渐自然消退，
残留纤维脂肪组织和皮肤毛细血管扩张，该期持续约 3～6 年。病理
内皮细胞团和外膜细胞构成的界限清晰的血管小叶，这些血管小叶
表现为边界清楚的腔隙样结构，根据 IH 所处的解剖层次不同，腔
同的色调，如：红色、蓝紫色。

二、临床表现

婴幼儿血管瘤可发生于患儿的任何部位，最常见于头面部（60%），其次为躯干（25%）、四肢（15%）。婴幼儿血管瘤根据病灶深浅可分为浅表型、深部型和混合型。浅表型常以针尖样红色斑点或毛细血管扩张斑块为前期表现，病灶突出于皮肤表面、边界清晰、压之不褪色，状如草莓。深部型的增生出现在皮肤深层、皮下甚至肌层，外观上稍突起，颜色正常或呈浅蓝色，一般可触及质地较硬的包块。其表面可见数条扩张的微小引流血管或一些扩张的毛细血管。深部型血管瘤患儿哭闹后易肿胀而经常被误诊为静脉畸形，而通过患儿病史结合彩色多普勒超声或磁共振检查即能明确诊断。混合型血管瘤兼具二者特点。

三、专科检查

1. **彩色多普勒超声检查** 是婴幼儿血管瘤一种常规检查方法。可以准确判断血管瘤的位置、大小、形态以及血流情况。对于深部型婴幼儿血管瘤，彩色多普勒超声能够清晰地显示肿瘤与周围组织的关系，有助于排除其他血管性疾病的干扰。在治疗过程中，彩色多普勒超声还可用于监测血管瘤的变化情况，评估治疗效果，为医生制订下一步治疗方案提供参考。在检查过程中，家长应积极配合医师做好检查前的准备如安抚患儿情绪、保持患儿安静等，以确保检查的顺利进行。IH 超声的声像图特征取决于其所处的自然阶段。在灰阶超声图像上，IH 和 VM 多见于皮下软组织，但 VM 可侵犯肌肉。大多数 DIH 表现为强回声结构，具有明确的边界，并且是回声均匀的，而大多数 VM 表现为混合回声和无回声结构，边界不清，并且是不均匀的。

2. **对比增强磁共振成像（MRI）** MRI 可用于评估深部或大病灶的 IH 范围，在 MRI 上，IH 在 T1 加权图像上有肌肉等信号，在 T2 加权图像上呈高信号，并显示强烈、均匀的强化。而大多数 VM 是浸润性 T2 高信号病变，具有变化不均的内部对比增强，并且大多数 VM 中均存在静脉石。少数位于头皮、骶尾部及重要器官周围的瘤体，需行 MRI 检查，以了解是否侵及周围组织器官及其程度。位于眼周、耳周等部位的瘤体，需眼科、耳鼻喉科等相关科室会诊，评估眼、耳等器官功能是否受损。因 MRI 检查时间较长，婴幼儿在检查过程中可能因镇静效果不好、用药量不足等原因导致检查效果不佳，因此检查前需要确保婴幼儿处于良好的镇静状态。

四、治疗原则

治疗原则抑制血管内皮细胞增生、促进瘤体消退和减少瘤体残留。治疗方法包括药物治疗、激光治疗、手术治疗。

1. **药物治疗** β受体阻滞剂或皮质类固醇激素，前者疗效及安全性更优，已成为首选药物。适合各部位体积较大或生长迅速的病灶。国际最新的指南提出，大多数婴儿可以在门诊启用普萘洛尔治疗，最常用的给药方案是每天两次，每次 1mg/kg。

该方案在门诊环境中被证明是安全可行的，并且每天两次给予普萘洛尔是有效的。β 受体阻滞剂外用药物，如普萘洛尔软膏、噻吗洛尔乳膏等，外涂于瘤体表面，每天 2～4 次，持续用药 3～6 个月或瘤体颜色完全消退。类固醇皮质激素［复方倍他米松注射液（得宝松）］或博莱霉素/平阳霉素进行瘤体注射，适用于较小的、具有一定厚度的病灶。

2. 激光治疗　对于增生期血管瘤的浅表病灶，脉冲染料激光（pulsed dye laser，PDL）可作为选择性治疗方案。治疗过程需使用较低的能量、循序渐进的方式，以控制血管瘤的生长、促进消退为原则。

3. 手术治疗　适用于眼睑、鼻部、口唇等部位的美容性治疗。在药物治疗效果不佳时，手术切除避免功能损害和器官变形，并用于消退后的继发畸形整复。在非手术治疗无法达到有效控制病情时，如影响视力发育、呼吸道阻塞、外观畸形、出血、对非手术治疗无效的溃疡，可以选择手术治疗。IH 通常不会侵袭肌肉和骨骼，不会对关节活动造成影响，容易通过手术摘除和重建。

五、护理评估

【健康状况评估】

1. 年龄　血管瘤好发于 1 岁内婴儿，大部分都是在出生数周内出现；偶尔比较深的皮损可能直到出生后数月才明显。皮损大小和血管分布迅速增加，通常在 1 岁左右达到顶峰。12～18 个月起皮损大小和血管分布开始缓慢地减少消退，10 岁时达到最大程度。

2. 个人史　了解患儿出生体重、母亲分娩方式、喂养方式，是否为足月产等。

3. 既往史　评估患儿既往手术史，是否按计划进行预防接种。了解患儿有无心脏病、肺炎和支气管炎病史、哮喘病史。

4. 家族史　评估患儿有无家族性遗传病。

5. 心理社会评估　了解婴幼儿平时哭闹程度。

【症状与体征评估】

1. 皮损的评估　评估患儿血管瘤形状或类型、发生部位、表面颜色、形态大小、病变累及范围，是否高出皮肤等，表面有无渗液或破溃、出血。

2. 机体功能的评估　位于面部或咽部的皮损，需评估患儿有无视力障碍；位于腰骶部、尿道口或肛门附近的皮损，需评估排尿、排便情况。

3. 疼痛的评估　评估患儿血管瘤及周围组织有无疼痛，包括性质、强度、持续时间等。

六、护理措施

【术前护理】

1. 病情观察　①密切观察血管瘤瘤体局部、大小变化、表面张力等，并做好记录。当瘤体短期内迅速增长、颜色发生改变、向周围组织器官蔓延时，应立即进行有效的治疗。②血管瘤压迫呼吸道时，应指导家属给患儿取侧卧位或抬高头部，有助于减少血管瘤对喉部或气管的压迫，从而改善呼吸；如出现呼吸困难，及时进行吸氧，必要时切开气管。③血管瘤合并血小板减少及溃疡出血时，应每天坚持观察局部及全身皮肤出血点、瘀斑、青肿有无增加，采用记号笔标记出血范围，以了解局部出血的消退或进展的情况，同时注意牙龈、鼻腔、消化道等部位有无出血倾向；操作时动作轻柔，尽量避免损伤性操作，避免洗脸、洗澡水温过高。④婴幼儿很小，还不能忍受血管瘤的疼痛，只能以简单的哭闹来表达自己疼痛的感觉，家长在护理的时候要正确识别宝宝哭闹的原因，从而采取相应的护理措施。

2. **用药护理** 药物普萘洛尔治疗血管瘤时，其不良反应包括低血糖、低血压、支气管痉挛和心动过缓，诱发支气管哮喘等，用药前了解患儿有无心脏病、肺炎、支气管炎和哮喘，用药期间应严格监测患儿的心率、呼吸，观察有无其他异常的症状或体征，出现异常情况及时报告医师处理。

3. **饮食** 对于母乳喂养患儿，应保证母亲饮食清淡，避免食用辛辣等刺激性食物。同时母亲的饮食应以优质蛋白质、钙质和铁质为主，还要注意食物种类齐全、烹调方法合理，以及避免食用含致敏物的食物。对于全麻母乳喂养患儿，术前禁食4h；而配方奶粉喂养患儿，术前禁食6h，同时需要考虑摄入量。患儿饮食尽量做到多样化，进食高蛋白质、多维生素、低动物脂肪、易消化的食物及新鲜水果、蔬菜，不吃陈旧变质或刺激性的食物，少吃熏、烤、腌泡、油炸、过咸的食物，主食粗细粮搭配，以保证营养平衡。

4. **皮肤准备** 保持患儿身体清洁，常洗澡，以免汗液浸湿血管瘤表皮。婴幼儿喜欢用手乱抓挠，特别是面部，因此要经常修剪指甲以免抓破血管瘤。此外，瘤体处减少摩擦，避免破溃出血；如果不小心破溃出血，立即用无菌纱布或棉球压迫止血。

【术后护理】

1. **病情观察** ①术后常规监测生命体征6h，发现异常情况及时汇报医生处理。②保持呼吸道通畅，观察患儿有无恶心、呕吐等情况，防止呕吐引起误吸。

2. **饮食** 全麻患儿麻醉完全清醒后可进饮，建议先进食少量温开水，观察2h再进行母乳或适量配方奶喂养，提倡母乳喂养持续至2岁或以上，少量多餐，满6月龄起在继续母乳喂养同时应开始添加辅食。6～23月龄患儿应摄入多样化膳食如动物性食物、蔬菜和水果等。

3. **伤口护理** 瘤体术区包扎固定完好，观察有无渗血渗液，如有渗出及时按压、重新加压固定，并及时通知医师。预防术区感染，避免磕碰抓伤，保持创面干燥清洁，根据医嘱输入消炎药物或者使用外用的预防感染药物，若有汗渍浸湿或不小心沾到水或弄脏应当及时擦拭干净，及时补擦药物以减少感染机会。

4. **防晒和衣物** 治疗部位注意防晒，外出期间撑伞或者戴帽，减少色素沉着产生。衣物材质尽量选择棉质及柔软型的，避免衣物摩擦而引起患处破溃、出血。对婴幼儿建议衣袖长过手指，避免乱抓乱挠而引起患处破溃、出血。

5. 疼痛护理 由于婴幼儿不能用言语准确表达疼痛及强度，可使用 CRIES 评分法或 FLACC 评分法评估患儿的疼痛。

（1）CRIES 评分法（新生儿疼痛有关行为和生理指标量表）（表 5-7-1） 适用于 0～6 个月的婴幼儿疼痛评估。①评估方法：从患儿的哭闹、维持氧饱和度＞95%所需的氧浓度、心率和血压、表情和睡眠困难 5 个维度进行评分。每项分值 0～2 分，总分为 10 分。②分值意义：表格中 6 项评分总和＞3 分应进行镇痛治疗，4～6 分为中度疼痛，7～10 分为重度疼痛。③疼痛干预：轻度疼痛，指导家属安抚患儿，给患儿听音乐放松，非营养性吸吮，置患儿于舒适体位，指导袋鼠式护理等，分散患儿对伤口疼痛的注意力。中、重度疼痛，可遵医嘱给予镇痛药物进行干预处理。并及时评价疼痛效果，必要时遵医嘱在换药前预防性使用镇痛药物，如布洛芬混悬液、对乙酰氨基酚片。

表 5-7-1 CRIES 评分法

项目	0 分	1 分	2 分
啼哭	无	高声哭，可安抚	高声哭，不可安抚
维持 SpO_2＞95%是否需要吸氧	否	FiO_2＜30%	FiO_2≥30%
心率、血压变化	无变化	上升＜20%	上升≥20%
表情	无	做鬼脸、扭歪	做鬼脸、咕哝
睡眠	安静入睡	间断苏醒	经常苏醒

（2）FLACC 评分法（特殊患者疼痛评估量表）（表 5-7-2） 适用于 0～3 岁婴幼儿。①评估方法：由经过培训的护士站在患儿床边 10min，观察外露的身体和下肢，根据观察的患儿情况与量表中的内容对照，将所有项目的评分相加即为患儿最后评估总分。②分值意义：0 分，为放松、舒服；1～3 分，为轻微不适；4～6 分，为中度疼痛；7～10 分，为严重疼痛。③疼痛干预：FLACC 疼痛评分≤3 分，对患儿进行非药物干预；FLACC 疼痛评分＞3 分，及时遵医嘱予镇痛药物，如布洛芬混悬液、对乙酰氨基酚片。

表 5-7-2 FLACC 评分法

项目	0 分	1 分	2 分
面部	表情自然或微笑	偶尔皱眉、面部扭歪、表情淡漠	经常下颌颤抖或紧咬
肢体	自然体位、放松	不自然、紧张、不安静	踢腿或腿部僵直不动
活动	静卧、活动自如	局促不安、来回动	身体屈曲、僵直或急扭
哭闹	不哭	呻吟、呜咽、哭泣	持续哭泣、尖叫或抽泣
安慰	无须安慰	轻拍可安慰	很难安慰

6. 预防跌倒/坠床护理 住院期间患儿需24h陪伴，专人看护。室内光线充足，设床头灯，夜起大小便使用地灯或床边进行。楼道有扶手，地面设防滑标识，厕所坐便旁有警报器等。病床两侧设有安全护栏，睡觉时请将护栏拉起，患儿需要离床时，请将患儿抱起，不得让患儿单独留在病床，预防患儿坠床。不要让患儿在床上做跳跃、走动及玩气球、输液架等危险动作。多余物品尽量放于床头柜或床下，不要妨碍通道，保持走廊通畅。

7. 并发症的护理

（1）伤口出血 在婴幼儿血管瘤中发生率高达10%。

① 原因：大部分血管瘤面积较小，出现并发症的概率并不高，但部分血管瘤由于发病部位的特殊性，瘤体面积过大，瘤体受到挤压、刮蹭或撞击，或者合并其他疾病等原因。

② 临床表现：a. 出血：闭合性出血可表现为局部皮肤青紫、血肿；开发性血管破裂表现为伤口处有鲜血流出。b. 生命体征改变：患儿出现脉搏增快、躁动、出冷汗等低血容量表现时，考虑有活动性出血。

③ 护理措施：及时修剪患儿及家属的指甲，避免抓破或尖锐物品划破血管瘤。在日常生活和活动中，如换尿布、穿衣服、抱举患儿时，要格外小心，避免瘤体受到挤压、刮蹭或撞击。定期为患儿洗澡，但要避免血管瘤部位直接被水冲击或长时间浸泡，洗澡后使用柔软的纸巾轻轻沾干瘤体表面，避免用力擦拭或来回摩擦，减少破溃风险。

（2）伤口感染 术后伤口感染是术后常见的并发症之一。

① 原因：无菌操作不严格，术后伤口护理不当如未及时更换敷料等。

② 临床表现：手术区域红肿热痛、皮下积液或积脓，甚至出现发热、寒战等症状。

③ 护理措施：a. 严格无菌操作，术后密切观察伤口情况，定期更换敷料，保持伤口敷料干燥清洁，如有污染或渗湿及时更换。b. 提高患儿免疫力，婴儿坚持母乳喂养，母乳中的乳铁蛋白、溶菌酶和抗体等抗感染蛋白质，能够结合铁并阻止细菌生长，杀死细菌，以保护婴儿免受感染。c. 帮助患儿建立规律的睡眠习惯，早睡早起，作息规律，有助于免疫力的提高。

8. 心理护理 对于术后恢复过程中可能出现的疼痛、不适等情况，要及时给予患儿和家长心理支持。可以通过安慰、鼓励、陪伴等方式来减轻他们的痛苦和焦虑情绪。密切关注患儿的情绪变化，及时发现并处理他们的不良情绪。对于年龄较小的婴幼儿，可以通过抚摸、拥抱等方式给予他们安慰；让家长参与到患儿的术后护理中来，让他们了解护理的方法和要点，以及需要注意的事项。可以让家长了解患儿的病情和恢复情况，增强他们的信心。

9. 出院指导

（1）用药指导 出院后继续口服盐酸普萘洛尔片，每日两次，早晚两次服药间隔 12h；不可随意停药或更改剂量；服药后请及时进食以防低血糖。避免空腹服药。如漏服或者是服药后呕吐，不可补服。

（2）伤口指导　伤口出现水疱及结痂者，一般 1～2 周结痂可自行脱落，注意不要人为撕落痂皮。若超过 2 周未脱痂者可用植物油外敷促进痂皮脱落，或者到医院进行处理。

（3）饮食指导　婴儿坚持母乳喂养，患儿如有溢奶，应立即头偏向一侧，及时将呕吐物清理干净，防止误吸。幼儿进食高蛋白质、多维生素、低动物脂肪、易消化的食物。

（4）自我监测　①每日监测心率并详细记录，当心率超出正常范围（＞130 次/分）且较长时间不能恢复时，应及时就诊。②非重要部位，体积不大且生长缓慢的病灶，可随访，待其消退。③记录瘤体的大小、颜色的变化。由于血管瘤压力大，不要用手抓揉或用力挤压，避免磕碰瘤体发生破溃；如瘤体破溃出血，立即用干净纱布压迫止血，压迫时间 10～15min，出血较多或止血困难者，立即医院就诊。瘤体周围皮肤不可接触化妆品、肥皂或刺激性药品和物品。④如有盗汗、憋气、精神状态不佳等症状时，应及时就诊。

（5）定期复诊　半个月后门诊复诊，检查心率、血糖、肝功能是否正常，体重每增加 1kg 需调整用药剂量。每 3 个月到医院复诊评估血管瘤的治疗效果及时调整治疗方案。

第八节 · 黑色素瘤

黑色素瘤是一类起源于黑色素细胞的高度恶性肿瘤，好发于皮肤、眼球血管膜、上消化道黏膜、肛门及阴道黏膜等组织，其中又以皮肤黑色素瘤最为多见。黑色素瘤发展迅速且预后极差，占全身恶性肿瘤的 1%～2%，在癌症死亡病例中约占 1%，且发病率呈逐年上升趋势。我国黑色素瘤与欧美白种人差异较大，两者在发病机制、生物学行为、组织学形态、治疗方法以及预后等方面差异较大。我国近年来的恶性黑色素瘤死亡率约为 0.36/10 万，明显低于欧美地区。在亚洲人和其他有色人种中，原发于肢端的黑色素瘤约占 50%，原发部位多见于足底、足趾、手指末端及甲下等肢端；原发于黏膜的黑色素瘤占 20%～30%。黑色素瘤的病因尚不明确，可能与严重的日光晒伤史、皮肤癌病史、遗传因素、肢端皮肤有色素痣、慢性炎症及盐腌、切割、针挑、绳勒等不恰当处理有关。

一、黑色素瘤的形成与病理生理

1. **黑色素细胞的形成**　黑色素细胞起源于神经，分布于皮肤基底层、毛囊、大多数鳞状上皮细胞覆盖的黏膜、软脑膜及其他部位。黑色素细胞具有特殊的细胞器，能合成酪氨酸酶，后者能使酪氨酸氧化成多巴，并使多巴进一步氧化，逐渐形成黑色素体，完成其黑色素化，产生的一种不溶性色素，即黑色素，并分泌到周围的上皮细胞。

2. **黑色素瘤的病理生理**　依据黑色素瘤的病因和遗传学背景将其分为 4 种基本类型：肢端型、黏膜型、慢性日光损伤型、非慢性日光损伤型。皮肤黑色素瘤最常见的 4 种组织学类型为表浅播散型、恶性雀斑型、肢端雀斑型和结节型；少见组织学类型包含促结缔组织增生性黑色素瘤、起源于蓝痣的黑色素瘤、起源于巨大先天性痣的黑色素瘤、儿童黑色素瘤、痣样黑色素瘤、持续性黑色素瘤等。黏膜黑色素瘤一般为浸润性病，可以伴有黏膜上皮内佩吉特样播散；肿瘤细胞可呈上皮样、梭形、浆细胞样、气球样等，伴或不伴色素，常需借助黑色素细胞特征性标志物经过免疫组织化学染色辅助诊断。

二、临床表现

1. **黑色素瘤典型特征**　绝大部分的恶性黑色素瘤是原发的，也有一部分是由良性色素痣恶变而来，良性的色素痣和早期的恶性黑色素瘤鉴别起来有困难。恶性黑色素瘤的早期表现是正常皮肤上出现黑色皮损，或原有的黑痣近期内扩大，色素加深，随着病灶的增大，病损隆起呈斑块或结节状，也可呈菜花状，表面易破溃、出血，周边可有不规则的色素晕或色素脱失晕。若在皮下生长时，则呈皮下结节或肿块，若向周围扩散，可出现卫星状病灶、溃疡、反复不愈、区域淋巴结转移和移行转移。晚期黑色素瘤可转移到肺、肝、骨、脑等器官并引发相应的症状，眼和直肠来源的黑色素瘤容易发生肝转移。

2. **皮肤黑色素瘤 ABCDE 法则**　皮肤黑色素瘤多由痣发展而来，早期恶变症状可总结为以下 ABCDE 法则。A——不对称性（asymmetry）：色素斑的一半与另一半看起来不对称。B——边界（border）：边缘模糊、不规则，边缘不整或有切迹、锯齿等，不像正常色素痣那样具有光滑的圆形或椭圆形轮廓。C——颜色（color）：正常色素痣通常为单色，而黑色素瘤色素分布不均匀，表现为污浊的黑色，也可有褐、棕、棕黑、蓝、粉、黑甚至白色等多种不同颜色。D——直径（diameter）：色素痣直径＞6mm 或色素痣明显长大时要注意，黑色素瘤通常比普通痣大，对直径＞1cm 的色素痣最好做活检评估。E——发展变化（evolution）：一些早期的黑色素瘤，整个瘤体会有突然变大、破溃和出血等变化。

3. **甲下黑色素瘤 ABCDEF 法则**　A——年龄较大的成年人或老年人（age），亚洲人和非裔美国人好发（Asian or African-American race）。B——纵形黑甲条带颜色从棕色到黑色，宽度＞3mm（brown to black）。C——甲的改变或病甲经过充分治疗缺乏改善（change）。D——指/趾端最常受累顺序，依次为拇指＞拇趾＞示指，单指/趾受累＞多指/趾受累（digit）。E——病变扩展（extension）。F——有个人或家族发育不良痣及黑色素瘤病史（family history）。

三、专科检查

1. 皮肤镜检查　皮肤镜是一种成像诊断技术，可以观察活表皮、浅层真皮和其他看不见的微观结构和特征。黑色素瘤的皮肤镜表现主要是不规则的形状和轮廓边界、不均匀的颜色和色深、脱屑或出血、出现结构异常等皮肤病变，还可以观察是否出现了溃疡、糜烂等情况。在黑色素瘤的辅助诊断中，皮肤镜具有比较高的应用价值，可以显著提高其诊断的准确性。皮肤镜检查前需保持皮肤清洁干燥，避免涂抹药物或化妆品。检查时配合医生，保持静止。检查后注意皮肤护理，避免感染。

2. 超声检查　主要用于区域淋巴结、皮下结节性质的判定，为临床治疗方法的选择及手术方案的制订提供重要信息。实时超声造影技术可以揭示灶的血流动力学改变，特别是帮助鉴别和诊断小的肝转移、淋巴结转移等方面具有优势。检查过程中，患者应配合医师的指导，保持呼吸顺畅，减少不必要的动作，以确保检查的准确性，有瘙痒等不适时及时告知医师，黑色素瘤超声检查可见转移部位的明显肿块及肿大淋巴结。

3. CT检查　常规采用平扫+增强扫描方式（常用碘对比剂）。可用于黑色素瘤临床诊断及分期，也可用于黑色素瘤的疗效评价，还可以评估肿瘤体积，以及肺和骨等其他脏器有无转移。黑色素瘤在CT平扫表现为规则或不规则的软组织密度灶，增强扫描可见明显强化。部分肿瘤可能出现出血、坏死等征象，并可能伴有淋巴结转移。

4. MRI检查　是黑色素瘤诊断和疗效评价的常用影像技术。常规采用平扫+增强扫描方式（常用对比剂钆喷酸葡胺），因其无辐射影响，组织分辨率高，可以多方5位、多序列参数成像，并具有形态结合功能（包括弥散加权成像、灌注加权成像和波谱分析）综合成像技术能力。黑色素瘤在MRI上的信号特征通常表现为T1加权图像上的高信号和T2加权图像上的低信号，但也可能出现非典型表现如等长信号。颅内黑色素瘤MRI可呈短T1、短T2信号改变。

5. 病灶活检　目的是了解病变性质及范围。皮肤黑色素瘤的活检方式包括切除活检、切取活检和环钻活检，一般不采取削刮和穿刺活检。对于临床初步判断无远处转移的黑色素瘤，活检一般建议完整切除活检，切缘0.3~0.5cm，切口应沿皮纹走行方向（如肢体一般选择沿长轴的切口），切取活检和环钻活检一般仅用于大范围病变或特殊部位的诊断性活检，比如在颜面部、手掌、足底、耳、手指、足趾或甲下等部位的病灶，或巨大的病灶，完整切除活检无法实现时，可考虑进行切取活检或者环钻活检。

四、治疗原则

1. 手术治疗　主要以扩大切除术为主。早期黑色素瘤在活检确诊后应尽快做原发灶扩大切除手术。扩大切除的安全切缘是根据病理报告中的肿瘤浸润深度

（Breslow 厚度）来决定。前哨淋巴结活检是病理分期评估区域淋巴结是否转移的手段，前哨淋巴结活检阳性者需进行淋巴结清扫。局部复发或者肢体的移行转移可采取的治疗方法有手术、隔离肢体热输注化疗和隔离肢体热灌注化疗。对于局部复发，手术仍是最主要的治疗方法。

2. 放射治疗 一般认为黑色素瘤对放射治疗（简称放疗）不敏感，但在某些特殊情况下放疗仍是一项重要的治疗手段。放疗包括：不能耐受手术、手术切缘阳性但无法行第二次手术患者的原发病灶根治性放疗；原发灶切除安全边缘不足，但无法再次扩大切除手术患者的原发灶局部术后辅助放疗；淋巴结清扫术后辅助、脑和骨转移的姑息放疗以及小型或中型脉络膜黑色素瘤的治疗。

3. 靶向治疗和免疫治疗 在黑色素瘤发生发展、侵袭转移的过程中，靶向治疗和免疫治疗为不可切除或伴有全身转移的患者提供新的治疗方法，能有效延长患者生存期及改善患者生活质量。靶向治疗药如贝伐珠单抗、阿西替尼、卡博替尼等和免疫治疗药如 PD-1/PD-L1 抑制剂等。同时，对于没有禁忌证的晚期黑色素瘤患者，全身治疗可以减轻肿瘤负荷，改善肿瘤相关症状，提高生活质量，延长生存时间。

五、护理评估

【健康状况评估】

1. 日常生活形态 了解患者的性别、年龄、职业，评估患者是否长时间暴露在紫外线下，有无抽烟、嗜酒、生活无规律等不良生活习惯。

2. 既往史 评估患者既往有无黑色素瘤或其他手术，是否使用免疫抑制剂以及是否有免疫功能缺陷病史。

3. 家族史 评估患者有无家族性遗传病、黑色素瘤家族史，以及家族中是否有多发性肿瘤灶的患者等。

4. 心理社会评估 患者担心手术不能彻底治愈疾病，对自身疾病及手术的了解不够，以及担心术后疼痛及生活质量问题，因而产生焦虑、恐惧心理。此外，恶性黑色素瘤患者死亡率高，会引发患者对死亡的恐惧。

【症状与体征评估】

1. 瘤体的评估 评估患者瘤体的部位、大小、性质、边界、活动度，以及出现的时间，其间的症状变化。

2. 疼痛的评估 评估瘤体及周围组织有无疼痛，包括疼痛的性质、强度、持续时间等。

六、护理措施

【术前护理】

1. 饮食 术前禁食 6h，禁饮 2h，以防围手术期呕吐引起误吸或窒息。

2. 皮肤准备 术前 1 天，全身淋浴清洁的同时再对手术部位进行重点清洗，保持患者植皮区清洁、干燥，保证手术顺利，防止发生术后感染。剔除患侧毛发，以防止对手术术野和缝合时异物的干扰。

3. **心理护理** 术前了解患者的心理特点，与其建立良好的护患关系，以诚恳的态度主动与其沟通，向患者耐心讲解该病的病因、发病机制、治疗方案、手术过程及其配合要点等相关知识，使其积极主动配合治疗；术前多安慰患者，在不影响护理与治疗的前提下多倾听，共情，鼓励患者表达内心真实感受，讨论患者感兴趣的话题分散其注意力，减轻患者焦虑情绪，向患者解释情绪平稳对疾病恢复的重要性。

【术后护理】

1. **病情观察** 遵医嘱测量生命体征，如有异常，及时汇报医师给予对症处理。

2. **饮食** 术后 6h 可进食流质或半流质食物，术后第一天饮食要求应确保清淡、易消化的软质食物，逐渐过渡到普通食物，选择富含蛋白质、维生素和无机盐的食物，如牛奶、鸡蛋、鱼虾等，以促进伤口愈合和身体恢复。

3. **体位与活动** 患者麻醉清醒后取半坐卧位，根据具体情况，协助患者合理摆放体位。如下肢手术患者需抬高患肢、健侧卧位或平卧位，以促进血液循环和伤口愈合。术后应早期进行康复锻炼，逐渐增加活动范围，避免过度活动或过早负重，必要时使用辅助器具，以促进身体康复。

4. **伤口及引流管护理** ①保持伤口敷料清洁、干燥，观察伤口是否出现渗血、渗液或出现红、肿、热、痛等局部感染征象。对于皮片/皮瓣移植的患者，需观察打包敷料有无松动，以免移植组织暴露于空气中，影响成活率。②伤口换药时应严格执行无菌操作，确保所用器械、敷料等均为无菌状态，以减少细菌污染伤口的风险。③保持负压引流管通畅，以及时排出伤口内的积液、积血，减少感染风险。此外，应观察引流液的颜色、量、性质；一旦发现异常，及时报告医师处理。④对于病变部位在四肢的患者需观察患肢远端血运，若出现皮肤发绀、皮温下降、动脉搏动无法扪及，提示肢端血液循环受损，应及时对症处理。

5. **并发症护理——切口感染** 术后切口感染是术后常见的并发症之一。

① 原因：伤口术区潮湿、未严格遵守无菌技术操作等。

② 临床表现：伤口红肿热痛、局部皮温升高，伤口处渗液。

③ 护理措施：伤口处不要碰水，保持清洁干燥，防止伤口感染，等结痂并脱落后方可碰水洗澡；忌粗暴碰触伤口；密切观察伤口渗血渗液及伤口周围红肿情况，定时进行伤口换药；合理使用抗生素。

6. **心理护理** 通过改善不良情绪、规范饮食作息、增加日常活动、改善自我形象、家人支持等方法减轻患者心理负担；通过适当体育锻炼、心理放松、养心安神等措施改善睡眠，缓解焦虑、抑郁等情绪。

7. **出院指导**

（1）伤口护理 保持伤口敷料清洁干燥，每 2 天换药 1 次，根据伤口在身体位置的拆线时间按时到医院进行拆线，如：头面颈部 4～5 天、背部 7～9 天、四肢 10～

12 天。伤口愈合后外用硅酮凝胶及瘢痕贴预防瘢痕增生及色素沉着，坚持至瘢痕软化变白，一般需 6～24 个月。

（2）饮食指导　进食高蛋白质、高热量、富含维生素的清淡、易消化食物，少量多餐。

（3）其他日常生活指导　注意防晒，避免暴露在较强的阳光下，减少户外暴晒；避免抠、摸伤口，若出现表面破溃或新的瘤体生长，需及时就医。保持心情舒畅，避免不良情绪刺激，作息规律，劳逸结合，保证充足的休息时间，锻炼需循序渐进，切勿劳累。

（4）定期复诊　术后 3 个月开始随访，推荐频次为 1 年内 3 个月复查 1 次，2～5 年每半年复查 1 次，5 年以后每年复查 1 次。复查内容包括颈部、胸部、腹部增强 CT 及血常规、肝肾功能、C 反应蛋白等实验室检查；根据病情选择全身 PET-CT、骨扫描、头颅 MRI。

第九节 · 会阴部瘢痕挛缩畸形

会阴部瘢痕挛缩畸形是会阴部遭受烧伤后创面愈合产生瘢痕挛缩所致。会阴部烧伤多发生于儿童和大部分大面积烧伤的成人，其发生率占烧伤瘢痕畸形总数的 1.5%～2.6%。儿童因穿开裆裤会阴外露，不慎跌入沸水或火中等造成烧伤；电烧伤和放射烧伤也可伤及，其发生率相对较小。由于会阴部烧伤皮肤松弛，烧伤后易发生瘢痕挛缩畸形，影响大小便排泄和性功能，严重者导致性器官移位、缺损或畸形，儿童性器官发育也受到影响。造成患者严重精神和肉体痛苦。

一、瘢痕的病理生理

详见第五章第五节面部瘢痕挛缩畸形的相关内容。

二、临床表现

会阴部瘢痕挛缩畸形根据瘢痕挛缩程度和范围的不同，可分为以下两种类型。

（1）周围型　瘢痕主要累及会阴周围、大腿内侧、臀部和阴阜等处。少数患者累及骶尾纵沟，影响排便，有的表现为外生殖器移位畸形。该型会阴中央常保留有较正常的皮肤，可发生会阴前后横蹼，使会阴部形成一喇叭口形，造成外生殖器或肛门假性闭锁，给女性患者月经的卫生处理带来不便和痛苦。

（2）中心型　多为烧伤源直接烧伤会阴部所致，常造成肛门或外生殖器开口的闭锁或缺损。特别是由于高压电或放射性损伤时，多伤及深部组织，瘢痕形成或组织缺损较为严重。一般会阴部烧伤累及范围较广，但多限于皮肤损伤，修复亦较容易。若为会阴后区严重烧伤，常可发生肛门瘢痕性狭窄，并常伴有臀部骶尾纵沟、大腿后内侧蹼状瘢痕挛缩畸形。女性外生殖器由于部位特殊，一般烧伤时，发生瘢痕挛缩仅限于阴道前庭区，常因瘢痕牵引而变形，很少引起瘢痕性阴道狭窄，偶尔发生大、小阴唇粘连，形成假性阴道闭锁。

三、专科检查

B 型超声瘢痕厚度测定组织活检术，详见第五章第五节面部瘢痕挛缩畸形专科检查。

四、治疗原则

治疗原则主要是切除松解瘢痕，解除挛缩，恢复外生殖器的位置，矫正外生殖器、外阴及肛门畸形，以恢复大小便的排泄功能和性功能。从而解除患者肉体上和精神上的痛苦，提高生活质量。

1. **非手术治疗**　包括夹板固定、早期复健行走、持续地进行瘢痕按摩、瘢痕加压等，可以在一定程度上防止严重的瘢痕挛缩。此外，局部外用硅胶类药物、甾体类激素注射等也有一定效果。

2. **手术治疗**　针对会阴瘢痕挛缩畸形的手术治疗，由于瘢痕挛缩的程度、范围以及导致的器官移位情况各异，治疗方法需个体化设计。对于深度烧伤等创伤致会阴部瘢痕形成的则常需手术干预。手术的目标是切除瘢痕、彻底松解挛缩并恢复器官正常位置。常用的手术方式包括皮片移植法、阴股沟皮瓣转位修复法、腹股沟岛状皮瓣法、双大腿内侧旋转皮瓣法、肛门瘢痕性狭窄的修复等。

五、护理评估

【健康状况评估】

1. **一般情况**　评估患者性别、年龄、生活习惯，以及儿童是否有家长陪伴等。

2. **既往史**　了解患者有无会阴部烧伤、电烧伤和放射烧伤等病史。

【症状与体征评估】

1. **瘢痕的评估**　查体明确瘢痕的部位、大小、边界，明确瘢痕的范围、质地、形状。

2. **皮肤评估**　评估烧伤处皮肤有无痛、痒等改变，有无分泌物；了解身体其他部位有无瘢痕及其有关情况，避免诊断时遗漏，保证治疗方案的完整性。

3. **评估机体功能**　评估外生殖器畸形严重程度，大、小便及性功能受损伤的程度，评估膝关节、髋关节、双侧大腿功能是否受影响及影响程度。

六、护理措施

【术前护理】

1. **肠道准备**　对有肛门闭锁而无慢性肠梗阻者，入院后即予缓泻剂，以利粪便排泄。术前 3～5 天进流质食物，并口服肠道灭菌药物，如新霉素 0.4g，每日 4 次；甲硝唑 0.4g，每日 3 次，儿童酌情减量。术前禁食 8h，禁水 4h，术前晚及术晨清洁灌肠，肠道灌洗过程中应严密观察患者的面色、脉搏、呼吸等，发现异常则立即停止灌肠。年龄较小的患者对于灌肠有抵触心理，应有患者家属陪同，降低其抵触感，插管时动作要轻柔，防止肠穿孔。对于瘢痕组织累及直肠黏膜的严重肛门狭窄患者，多有慢性肠梗阻症状存在，宜在术前三个月做暂时性结肠造瘘术，解除慢性肠梗阻，改善营养情况后，再行会阴肛门整复手术。

2. **皮肤准备** 会阴部瘢痕挛缩畸形多有皱褶存在，加之便后清洁处理困难，局部常有积垢存在，故须仔细清洁会阴部皮肤，尤其瘢痕凹陷处，应予以彻底清除，并保持干燥。着宽松、纯棉的内裤，每日更换。术前 3 天使用 40℃ 左右的 1∶5 000 的高锰酸钾溶液坐浴，坐浴时间为每次 15～30min，每日 2 次。

3. **术前体位训练** 患者应提前适应手术及术后体位。教会患者术后所需的体位，患者术后会阴部需要充分暴露，平卧后双大腿尽量外展，膝关节稍屈，膝下垫软枕，使患者能适应术后强迫体位。

【术后护理】

1. **病情观察** 详见第五章第四节瘢痕性秃发术后护理的相关内容。

2. **饮食** 术后 6h 可进食温凉流质食物，术后 7 天进无渣食物，如牛奶、米汤、果汁等。使患者术后 7 天无粪便排出，防止过早排便污染术区。术后 1 周后改为普通软食。会阴部瘢痕患者术后的饮食原则以高热量、高蛋白质、多维生素为主，如蛋奶类、新鲜蔬菜水果等，保持大便通畅，不吃辛辣等刺激性食物，避免暴饮暴食，以免对伤口造成不良影响。

3. **体位与活动** 术后卧床 7 天，取平卧位，植皮术后双腿屈曲外展 60°，采用大棉垫加绷带固定。对于儿童必要时用蛙形石膏制动髋关节及下肢。保持床单位清洁平整，定期翻身，防止压力性损伤的发生。床上使用拱形支被架，以保护伤口且便于伤口、尿管的护理。

4. **伤口及负压引流管护理** 详见第五节面部瘢痕挛缩畸形术后护理。

5. **石膏护理** 对于蛙式石膏固定患者护理需注意：①保持石膏妥善固定，协助患者保持舒适的体位，避免长时间压迫石膏固定部位。指导协助患者定时更换体位，以减轻石膏固定部位的压迫和疼痛。②定期检查石膏边缘附近的皮肤状况，如果出现红肿、疼痛、瘙痒等症状，应及时处理。③定期清洁石膏周围的皮肤，保持干燥，避免滋生细菌。避免石膏与衣物、床单等物品产生摩擦，可以垫上柔软的物品保护石膏和周围的皮肤，防止石膏相关压力性损伤发生。

6. **两便管理** 术区污染主要来自二便，因此会阴部应保持清洁、干燥。

（1）**导尿管护理** ①常规留置导尿 7～10 天，女患者保留尿管至拆线，以防尿液污染敷料，导致伤口感染，每日行会阴冲洗两次。②留置尿管期间应做好留置尿管的护理，防止尿液污染、浸湿敷料，保持尿管通畅，鼓励患者多喝水，以防产生尿结晶堵塞尿管，以尿色清亮为佳。

（2）排便护理　①便后需及时擦净，可用醋酸氯己定溶液清洗肛周皮肤，减少排便可降低粪便对术区的污染。②观察肛门周围有无粪便外溢现象，如有污染现象应立即清洁局部皮肤，如敷料被污染则应立即更换敷料。③肛门狭窄者，可定期做扩肛治疗。④拆除缝线后须保持大便通畅，排便时切勿用力，必要时可使用小剂量油剂保持灌肠，软化大便。

7. 并发症的护理

（1）出血和血肿　出现在术中或者术后24h。

① 原因：由术中血管损伤和术后患者活动不当或剧烈运动所致。

② 临床表现：局部皮肤青紫、局部血肿，表明可能有潜在的出血。切口或敷料处有渗血，可能是血液从伤口中渗出。伤口局部有积液、皮瓣不能紧贴基底，这可能是血肿形成的表现。伤口引流液突然增多，如在1~2h内引流超过200mL血性液体，呈鲜红色，有血凝块，这是活动性出血的明显指征。患者出现血压下降、脉搏增快、躁动、出冷汗等低血容量表现时，提示可能有大量出血，需立即处理。

③ 护理措施：密切观察患者生命体征。会阴部的手术区采用加压方式包扎，内层压力不宜过大，建议维持13~20kPa，保证局部血运正常。术后双下肢处于外展状态，严格制动。

（2）伤口感染　详见第五章第五节面部瘢痕挛缩畸形术后并发症护理的相关内容。

（3）皮瓣血运障碍　详见第五章第一节热力烧伤的相关内容。

8. 心理护理　①术后加强病房的巡视，在治疗过程中，患者出现疼痛、皮瓣血运障碍等情况时，及时予以处理，并安慰患者，降低患者焦虑不安的情绪，减少患者的情绪波动，提高医患信任。②提高护理操作技能，尽量避免因护理操作不当给患者带来痛苦。③保护好患者的隐私，在换药、烤灯照射等须暴露会阴部时做好遮挡。④患儿语言表达能力较弱，在护理过程中应观察患儿表情、动作，从中判断患儿有无异常及不适，并进行针对性护理，同时联合家属进行心理安抚。

9. 出院指导

（1）会阴部伤口指导　术后8~10天拆线，告知患者植皮区隐蔽、潮湿，应注意保持会阴部清洁卫生，保持局部干燥，避免发生感染。局部使用瘢痕贴或外涂硅酮凝胶抗瘢痕挛缩治疗6~12个月。

（2）功能锻炼　术后2周开始进行两侧髋关节功能锻炼，3周后开始下蹲、外展锻炼，并逐渐增加强度，持续3~6个月。

（3）日常生活指导　指导患者选择合适的弹力底裤，在瘢痕切除术后起到了加压固定伤口的作用，有助于防止瘢痕增生。要求每日穿12h以上，坚持3~4个月，在穿戴弹力底裤时，所有的瘢痕都要被压力裤覆盖，活动时不可露出。压力裤的长度要超过瘢痕边缘至少 5cm。

（4）自我监测　学会自我观察，发现局部红、肿、热、痛，皮瓣颜色异常等，有皮瓣颜色变紫、局部肿胀等情况时，应及时来院就诊。

（5）定期复查　术后第 1、3、6、12 个月各复查一次。

第一节 · 肝移植

肝移植是指临床上因致命性肝病，经各种治疗无效，预计不久于人世或终身致残者，通过手术植入一个健康的肝脏，使肝功能得到良好的恢复，是治疗急性肝衰竭和慢性终末期肝病的有效方法。来自国际肝移植学会的数据，每年约有 200 万人死于与肝病相关的疾病，其中包括肝硬化、肝癌等，占据全球死亡人数的 4%[1]。2021年，全球共进行了 34694 例肝移植手术，比 2015 年、2020 年分别增长 20%、6.5%[2]。目前，肝移植面临巨大的挑战，对肝移植的需求远远超过了可移植的数量，在未来增加可用的死亡供体、扩大标准供体、减少器官弃用率是解决供体匮乏的重要手段。随着手术技术、围手术期护理和免疫抑制治疗的改进，肝移植受者的预后逐渐改善，全球 5 年生存率为 72%～84%[3]。肝移植根据供体来源分为活体肝移植和死亡供体肝移植，本节重点介绍成人死亡供体肝移植护理。

一、肝移植的适应证和禁忌证

1. 适应证

（1）终末期肝硬化 是肝移植的主要适应证。包括乙型肝炎后肝硬化、丙型肝炎后肝硬化、酒精性肝硬化、自身免疫性肝炎肝硬化。

（2）急性肝功能衰竭 病因包括各型肝炎病毒或其他非嗜肝病毒、氟烷和特异体质药物反应、捕蝇蕈属毒菌类中毒、肝豆状核变性（Wilson 病），以及妊娠性急

---

[1] Terrault　N A, Francoz C, Berenguer M,et al. Liver Transplantation 2023: Status Report, Current and Future Challenges[J]. Clin Gastroenterol Hepatol，2023，21(8):2150-2166. doi: 10.1016/j.cgh.2023.04.005. Epub 2023 Apr 20. PMID: 37084928.

[2] Pollok J M, Tinguely P, Berenguer M, et al. Enhanced recovery for liver transplantation: recommendations from the 2022 International Liver Transplantation Society consensus conference[J]. Lancet Gastroenterol Hepatol，2023，8(1):81-94. doi: 10.1016/S2468-1253(22)00268-0. Erratum in: Lancet Gastroenterol Hepatol，2023，8(2):117. doi: 10.1016/S2468-1253(22)00429-0. PMID: 36495912.

[3] Devarbhavi H, Asrani S K, Arab J P, et al. Global burden of liver disease: 2023 update[J]. J Hepatol,2023,79(2):516-537. doi: 10.1016/j.jhep.2023.03.017. Epub 2023 Mar 27. PMID: 36990226.

性脂肪肝等。

（3）终末期非酒精性脂肪性肝病。

（4）胆汁淤积性肝病 包括行 Kasai 手术无效的先天性胆道闭锁患者、卡罗利病（Caroli disease）、原发性胆汁性肝硬化、原发性硬化性胆管炎、家族性胆汁淤积病、广泛肝内胆管结石和继发性胆汁性肝硬化等。

（5）先天性代谢性肝病 包括肝豆状核变性（Wilson 病或铜蓄积症）、α1-抗胰蛋白酶缺乏症、酪氨酸血症、血色素沉积症、Ⅰ型和Ⅳ型糖原累积综合征、家族性非溶血性黄疸（Crigler-Najjar 综合征）、原卟啉血症、Ⅱ型高脂蛋白血症、家族性铁累积性疾病、血友病 A、血友病 B、脂肪酸氧化代谢病、海蓝组织细胞增生症、Ⅲ型尿素循环酶缺乏症、Ⅰ型高草酸盐沉积症、C 蛋白缺乏症、家族性高胆固醇血症、鸟氨酸转移酶缺乏症，以及尼曼-皮克病（Niemann-Pick disease）等。

（6）肝脏肿瘤

① 肝脏良性肿瘤：包括肝巨大血管瘤、肝多发性腺瘤病和多囊肝等，切除后残肝无法维持生存者宜行肝移植术。

② 肝脏恶性肿瘤：原发性肝脏恶性肿瘤包括肝细胞癌、胆管细胞癌、肝血管内皮肉瘤、肝囊腺癌、平滑肌肉瘤和黑色素瘤等，范围广泛或伴有重度肝硬化而肝外尚无转移者可施行肝移植。目前国际上肝癌肝移植包括米兰标准、加州大学旧金山分标准校和杭州标准。米兰标准：a. 单个肿瘤直径≤5cm。b. 多发肿瘤≤3 个，每个直径≤3cm。c. 无大血管浸润及肝外转移。加州大学旧金山分校标准：a. 单一癌灶直径≤6.5cm。b. 多发癌灶≤3 个，每个癌灶直径≤4.5cm，累计癌灶直径≤8cm。c. 无大血管浸润及肝外转移。杭州标准：a. 无大血管侵犯和肝外转移。b. 所有肿瘤直径之和≤8cm，或所有肿瘤结节直径之和＞8cm，但甲胎蛋白（AFP）＜400ng/mL，且组织学分级为高、中分化。

（7）其他 如先天性肝纤维化、囊性纤维化肝病、多囊肝、新生儿肝炎、肝棘球蚴病（包虫病）、布加综合征和严重的复杂肝外伤等。

2. 禁忌证

（1）绝对禁忌证 ①难以根治的肝外恶性肿瘤。②难以控制的感染（包括细菌、真菌和病毒感染）。③严重的心、肺、脑和肾等重要器官实质性病变。④难以控制的心理或精神疾病。⑤难以戒除的酗酒或吸毒。

（2）相对禁忌证 ①年龄＞70 岁。②依从性差。③门静脉血栓形成或门静脉海绵样变。④HIV 感染。⑤既往有精神疾病史。

二、专科检查

1. 供者检查

（1）实验室检查 血、尿、粪常规，肝、肾功能，肝炎全套、血脂、血糖、电解质、凝血功能、血型及输血前检查，病毒学检测；肿瘤标志物以及感染相关指标检测。尤其是通过了解血清肌酐评估肾功能，了解胆红素、转氨酶等评估肝功能；并注意有无院内感染、菌血症等。

（2）影像学检查　通过胸部 X 线、腹部 B 超、CT 平扫和增强，以评估肝实质以及血管情况。当存在可疑脂肪肝或供者体质量指数（BMI）＞25kg/m² 时，考虑对供者者行肝穿刺活检。可了解供肝大小、供肝有无纤维化、脂肪变性程度以及有无占位等问题。

2. 患者检查

（1）实验室检查　血、尿和粪常规，肝肾功能、电解质、血糖、血脂、凝血功能，血气分析、肝炎全套、乙肝全套定量、病毒全套检测；肿瘤标志物：AFP、癌胚抗原、糖类抗原 19-9 和糖类抗原 125 等。

（2）免疫学的检查　血型（ABO 和 Rh 系统）及输血前检查。要求供、受者血型相同或相容，至少要符合输血的原则，否则移植后容易发生抗体介导的排斥反应、胆道并发症、感染、血栓性微血管病以及急性肾损伤等并发症。

（3）影像学检查　①常规行心电图，胸部 X 线，心脏和腹部彩色多普勒超声（含门静脉血流测定），腹部增强 CT；肿瘤患者行胸部 CT、头颅 MRI 或 CT 及全身骨扫描等排除肝外转移；胃十二指肠镜。②肝癌肝外转移不能明确者可选择 PET-CT 检查；心电图异常或有心脏病病史、体征的受者，可选择行动态心电图、运动平板试验以及冠状动脉 CTA 或冠状动脉造影；60 岁以上或有心肺疾病（肝肺综合征和门脉性肺动脉高压）者，行肺功能测定。

三、手术方式

1. 经典原位肝移植　是将肝后下腔静脉连同受者病肝一起完整切除，将供肝肝上、肝下下腔静脉与受者下腔静脉残端吻合的手术方式。

2. 背驮式与改良背驮式肝移植　与经典肝移植术的不同之处在于切除病肝时保留肝后下腔静脉，将供肝的肝上下腔静脉与受者肝静脉吻合或供受者下腔静脉侧侧吻合。该术式简化了供肝植入的手术操作，术中仅部分阻断下腔静脉，对患者无肝期血流动力学影响较小，不需要静脉转流，肾功能损害较轻。改良背驮式肝移植指供肝下腔静脉和受体 3 支肝静脉开口，分别扩大成相同形状的三角形开口进行吻合，有利于流出道的畅通。

3. 减体积肝移植　以 Couinaud 肝段解剖为基础，根据供、受者体重比，取部分肝如左外叶肝段、左半肝和右半肝做移植，常用于儿童及供、受者体积差别较大的肝移植。

4. 劈离式肝移植　将一个成人尸体供肝通过劈离技术分离成两个具有独立结构和功能的移植肝，分别移植给 2 个受者。达到"一肝两受"缓解供肝短缺。

四、护理评估

【供者评估】

（1）一般情况 评估供者性别、年龄、身高、体重；原发病及其发展过程；生命体征、尿量的变化；机械通气及血氧饱和度的变化、血管活性药物及其他相关药物使用情况。供体维护目标达到"4个100"：动脉收缩压、血氧分压、血红蛋白和尿量分别达到100mmHg、100mmHg、100g/L和100mL/h。

（2）既往史 评估供者有无活动性肝炎或酒精性肝硬化等病史；有无高血压、动脉硬化、结核病、败血症、糖尿病、明显的细菌感染、恶性肿瘤等。既往患有恶性肿瘤的供者需根据肿瘤部位和分期来决定供肝是否可用。传播风险较高的肿瘤（如黑色素瘤、绒毛膜癌、淋巴瘤、乳腺癌、肺癌、肾癌及结肠癌等）供者供肝不宜选用。恶性程度低、转移风险小的肿瘤供者供肝，如非黑色素瘤、良性中枢神经系统肿瘤和原位癌，应当在充分告知的情况下谨慎用于等待期死亡风险较高的受者。

（3）冷缺血时间 理想的供肝冷缺血时间应≤8h，冷缺血时间＞12h是供体器官存活率下降的独立危险因素。

【患者健康状况评估】

1. 一般情况 性别、年龄、身高、体重、腰围、婚姻状况、文化程度、职业、饮食、睡眠、大小便、皮肤状况等；是否吸烟、饮酒及程度，有无药物依赖成瘾和吸毒史等。

2. 原发病 原发性肝脏疾病的种类、病因、病程、临床表现、治疗情况以及是否合并全身性疾病或重要器官的严重并发症；评估患者的意识及生命体征，了解患者有无肝性昏迷先兆。

3. 既往史 评估患者既往腹部手术或器官移植手术史，既往是否接受过糖皮质激素或其他免疫抑制剂治疗及具体情况；有无肝炎、结核及服药史、过敏史等。

4. 家族史 家族其他成员有无肝脏疾病；有无明显的糖尿病、心血管疾病、消化性溃疡、遗传病、家族性精神疾病史以及肿瘤家族史。

5. 心理社会评估 评估患者是否愿意接受肝移植术，能否很好地配合治疗，尤其是术后坚持服用免疫抑制剂的依从性；评估有无足够的经济能力支持肝移植手术及术后的治疗。

【患者症状与体征评估】

1. 肝脏的评估 肝脏的大小、部位、质地是否较硬、表面是否光滑；或肝萎缩或脾肿大程度；有无肝浊音界上移、黄疸、腹水及水肿等体征。评估患者肝脏及周围组织有无疼痛。

2. 全身状况 评估有无消瘦及恶病质表现；有无上消化道出血及各种感染，

如肺炎、败血症和压力性损伤等；有无食管、胃底和腹壁静脉曲张表现。

五、护理措施

【术前护理】

1. **用药护理**　遵医嘱给予免疫抑制剂，预防排斥反应；遵医嘱使用抗生素预防感染；输注血小板或冷冻血浆预防术中术后出血，纠正凝血功能异常；积极纠正低蛋白血症、腹水症状；肝性脑病或严重黄疸患者必要时行人工肝治疗。

2. **饮食**　术前禁食水 4～6h，减少胃内容物，以防止术后发生呕吐窒息和误吸，必要时做肠道准备。

3. **功能训练**　指导患者掌握腹式呼吸、缩唇呼吸和有效咳嗽排痰方法；指导患者床上翻身、下床活动、大小便的方法，预防压力性损伤、跌倒/坠床的发生。

4. **术前准备**　①做好手术区域的皮肤准备，上自下颌，下至大腿上 1/3，两侧至腋后线。②术前备浓缩红细胞、新鲜血浆、20%人血白蛋白、血小板、冷沉淀、凝血酶原复合物、纤维蛋白原等。③留置胃管，防止气管插管过程中患者误吸。④留置导尿管，便于术中监测尿量。外周血管条件较差者，给予术前置入经外周留置中心静脉导管。

5. **心理护理**　向患者及家属讲解肝移植术前后的护理知识，使患者及家属了解术后可能出现的并发症及应对方法，缓解术前紧张焦虑情绪。

【术后护理】

1. **保护性隔离**　肝移植术后患者安置在层流隔离病房，定期对房间物表及仪器设备使用消毒液擦拭消毒。所有进入监护病房人员均需穿隔离衣、戴口罩、帽子、换鞋，医护人员严格落实无菌操作及手卫生制度，防止交叉感染。

2. **病情观察**　①观察患者意识、瞳孔、生命体征、血氧饱和度、平均动脉压、中心静脉压；观察患者体温和皮肤黏膜的颜色；患者术后出现短暂精神异常、癫痫等神经系统症状，可给予镇静治疗保证患者安全和充足睡眠。②准确记录 24h 出入量，术后 72h 内，至少 2 天液体出入量负平衡（≤-300mL）可有效预防肺部并发症。定期抽血查血常规、血电解质、肝肾功能、凝血功能，根据检测指标，给予抗感染、止血、抗凝、血管活性药物以及补充胶体、晶体、电解质等，保证有效循环，为移植肝提供良好的血供。③保持大便通畅，观察大便的次数、颜色、量与性状，必要时使用缓泻药。若出现腹泻应及时送大便做细菌、真菌培养，以排除感染；大便呈暗红色、鲜红色或黑便，提示消化道出血；大便呈白色或陶土色，伴有黄疸、腹水、肝性昏迷等情况，说明肝功能严重受损，应积极采取护肝措施。

3. **呼吸道管理**　保持呼吸道通畅，气囊压力适当、管道无漏气、预防气管插管滑脱。落实呼吸机相关性肺炎预防措施，严格无菌操作，加强气道湿化，采取密闭式吸痰装置及时吸痰；使用呼吸机期间床头抬高 30°，每班测量插管长度并有效固定管道。持续监测患者术后呼吸频率、血氧饱和度变化，根据临床指标和动脉血气结果及时调整呼吸机参数，待患者麻醉清醒、血气结果正常、肌张力良好应尽早脱呼吸机拔除气管插管。拔管后给予氧气吸入或经鼻高流量辅助呼吸治疗，湿化器温度 30～35℃。落实口腔护理，协助患者翻身拍背，雾化吸入，指导患者有效咳嗽咳痰。

4. 饮食 术后少食多餐，保证营养摄入。给予高蛋白质、高碳水化合物、高维生素及低脂肪的食物，优先考虑口服和（或）肠内营养，术后 12～24h 内逐渐完成流质到普通饮食的过渡及增量。注意饮食卫生，鼓励患者摄入营养丰富、易消化、无刺激的清淡、低脂食物。术后早期应避免饮用牛奶、豆浆及过甜的产气食物；避免服用人参、木耳、蜂王浆等提高免疫力的食物；在医师指导下谨慎服用葡萄汁、西柚汁等升高他克莫司、环孢素和西罗莫司等免疫抑制剂药物浓度的食物。

5. 体位与活动 术后当天待血压稳定后，可采取半坐卧位，上身抬高 30°～45°，床上进行上肢握拳、屈肘抬臂及下肢抬高训练，改变体位时肝区禁止受压。术后第一天起进行床上坐起、床旁站立，再尝试下床活动，并预防发生跌倒等意外事件。

6. 血糖管理 术后禁食补液期间定时监测随机血糖，血糖高时单独通道静脉泵入胰岛素，禁止在泵入过程中从该通道推注药物。当患者恢复饮食后测量空腹及三餐后血糖，可以通过改善饮食结构，结合皮下注射胰岛素来调控血糖，必要时使用皮下植入胰岛素泵控制血糖。胰岛素治疗期间严密监测血糖变化，预防低血糖的发生。

7. 免疫抑制剂的护理 ①术后给予以钙调磷酸酶抑制剂（CNI）为基础的三联免疫抑制治疗，如环孢素或他克莫司+霉酚酸酯+糖皮质激素口服。由于个体间药物代谢动力学存在差异，环孢素、他克莫司等药物需要通过监测血药浓度来调整剂量。在有效预防排斥反应的前提下，维持期酌情减量，最终达到剂量最小化，避免免疫抑制过度，减少因免疫功能降低所致感染和肿瘤等并发症的发生。同时，在保证治疗作用的同时，兼顾减轻患者经济负担。②环孢素用药剂量及不良反应：环孢素初始剂量为 6～8mg/（kg·d），分 2 次口服。环孢素血药浓度测定一般以谷值为参考值，术后 1 个月内维持在 200ng/mL 左右，1～6 个月内为 150ng/mL 左右，6～12 个月内 100～150ng/mL。环孢素的不良反应主要为肾毒性和高血压，此外还有肝毒性、神经毒性、高胆固醇血症、高尿酸血症、高钾血症、震颤、牙龈增生、糖尿病和多毛症等。③他克莫司的用药剂量及不良反应：剂量一般为 0.05～0.15mg/（kg·d），分 2 次口服。进食中等程度的脂肪餐后服药可导致他克莫司口服生物利用度下降，为达到最大口服吸收率，须空腹或餐前 1h、餐后 2～3h 服用。他克莫司的血药浓度测定一般以谷值为参考值，术后 3 个月内 8～12ng/mL，3～6 个月 7～10ng/mL，6～12 个月 6～8ng/mL，12 个月以后维持在 5ng/mL 左右。主要不良反应为肾毒性、神经毒性和糖尿病，以及震颤、细菌感染、CMV 感染和消化道反应。

8. 凝血功能的检测 术后监测凝血酶原时间、国际标准化比值、血常规等。观察腹腔引流液的颜色、量和性状以及尿色的变化，防止腹腔内出血和膀胱出血。同时还要密切观察口腔、穿刺针眼及全身皮肤黏膜有无出血点、瘀斑等出血倾向，有无呕血、黑便，护理操作尽量集中，减少动静脉的穿刺，每次穿刺后，局部要给予确切止血，注射部位按压 2～3min，确保无出血后方可离开。

9. 伤口及管道护理 ①保持伤口敷料干燥，及时更换敷料，防止感染。腹带包扎腹部切口，减少胶布的使用，防止皮肤破溃。②腹腔引流管：肝移植术后常规留置文氏及膈下引流管，引流腹腔内创面的血液和渗出液。防止膈下积液和脓肿形成。应保持引流管通畅，观察引流液的颜色、性状及量，选取适合的材料进行管道有效固定。同时，标注管道名称、置管时间。对躁动、意识不清的患者采取合理的约束方式，防止意外脱管的发生。引流液正常为淡红色，后期混有腹水为淡黄色。混有黄绿色液体则警惕胆漏的发生；引流血性液体＞100mL/h，提示活动性出血应及时报告医师。腹腔引流管引流出清亮液体，24h 引流量＜50mL，患者进食无腹胀、恶心、呕吐等自觉症状，可以考虑拔除腹腔引流管。③胃管：持续胃肠减压，观察有无血性引流液，如血性液体＞100mL/h，提示活动性出血应及时报告医师。经胃管给予免疫抑制剂后应夹闭胃管引流至少 1h，保证药物的吸收。④尿管：观察尿液的颜色、性状和量，记录 24h 尿量，落实会阴部清洁防止泌尿系统感染。

10. 疼痛护理 使用视觉模拟评分 VAS 或数字评分量表 NRS 定期评估患者的疼痛强度、性质、位置、持续时间，遵医嘱给予镇痛药物，指导患者深呼吸、渐进性肌肉放松等技巧减轻疼痛和焦虑，同时监测镇痛药物可能引起的副作用，并及时通知医师调整治疗方案。

11. 并发症的护理

（1）排斥反应 大多数受者术后可能发生 1 次或多次排斥反应，并导致 5%～10%的移植肝失功。按照排斥反应发生的时间和组织病理学特征，肝移植术后排斥反应分为超急性排斥反应、急性排斥反应、慢性排斥反应和移植物抗宿主病。其中急性排斥反应最常见。

① 原因：a. 超急性排斥反应，受者体内预存针对供者抗原的抗体，该抗体与供者抗原结合后激活补体继而诱导体液免疫反应。b. 急性排斥反应：严重的缺血再灌注损伤，受者免疫反应较强，ABO 血型不合等。c. 慢性排斥反应：多由多次急性排斥反应所致。

② 临床表现：a. 超急性排斥反应，移植肝开放血流后数分钟至数小时内出现严重肝功能异常、凝血功能障碍、难以纠正的酸中毒、意识障碍及门静脉血栓形成、肝动脉栓塞等。移植肝迅速肿胀，质地变硬，表面颜色变黑。b. 急性排斥反应：一般发生于移植术后 5～7 天。表现为发热、烦躁，移植肝肿大和肝区局部压痛，出现黄疸或进行性加重，胆汁分泌量突然减少、胆汁稀薄且颜色变淡。血清胆红素和转氨酶持续升高、碱性磷酸酶和 γ-谷氨酰转肽酶（γ-GT）升高以及凝血酶原时间延长等。病理学检查是诊断急性排斥反应的金标准。组织病理学改变为汇管区炎性细胞浸润、内皮炎和胆管损伤三联征。c. 慢性排斥反应：碱性磷酸酶 γ-GT 及胆红素升高，调整免疫抑制方案及糖皮质激素治疗均无明显效果，最终发生移植肝失功。组织病理学表现为：肝内小胆管明显减少或消失；中央静脉周围肝细胞胆汁淤滞、气球样变性、脱失

及坏死；汇管区纤维化，同时浸润的炎细胞逐渐减少；动脉管腔狭窄或闭塞。

③ 护理措施：a. 超急性排斥反应，避免使用 ABO 血型不相合供肝，供、受者血型符合交叉配血主侧相合的原则。超急性排斥反应一旦发生，急诊再次肝移植是唯一有效的治疗手段。此外，血浆置换可清除受者循环中预存的抗体，对于预防超急性排斥反应有一定作用。b. 急性排斥反应：术后密切监测患者生命体征、意识、引流液情况，评估肝功能及肝区有无疼痛、腹胀等不适。术后给予三联免疫抑制治疗，根据血药浓度调整药物剂量。轻度急性排斥反应，密切观察并适当提高他克莫司剂量，多数可缓解；一旦病理证实排斥反应已缓解或消失，应及时减量以避免药物中毒。中、重度急性排斥反应，一般首选静脉注射甲泼尼龙冲击治疗，治疗期间需联合应用抗细菌、抗真菌和抗病毒药物。使用环孢素的受者可更换为他克莫司，糖皮质激素冲击治疗无效的严重排斥反应可使用 ALG、ATG 或抗 CD3 单克隆抗体。发生不可逆排斥反应时应考虑再次肝移植。c. 慢性排斥反应：目前尚无有效治疗方法，发展至移植肝失功后需再次肝移植治疗。

（2）腹腔出血　是术后常见的并发症，多发生于术后 72h 之内，可导致急性肾功能衰竭等并发症和移植物失功能，甚至导致患者死亡。

① 原因：主要由外科手术和机体凝血功能障碍所致。

② 临床表现：持续性腹腔血性引流液，患者高度腹胀及血压进行性下降。部分患者因血块堵塞表现为腹腔引流管无引流液流出。

③ 护理措施：密切监测患者意识、生命体征、中心静脉压、血常规、凝血功能；观察伤口敷料有无渗血，腹腔引流液颜色、性状及量；皮肤有无淤点瘀斑；大便的颜色及性状。如出现血压下降、脉搏细速、无明显原因的腹部胀痛、腹腔引流量明显增多且色泽鲜红、便血、黑便等，应及时报告医师，加快输液速度，给予止血、升压、输血等治疗。遵医嘱急查血常规、凝血功能；配合医师行床边彩超或其他相关检查，必要时准备急诊手术探查止血。

（3）胆漏　是最常见的并发症之一。

① 原因：a. 早期胆漏的发生可能与血管并发症导致的胆管血供不足、胆管断端活动性出血、过度剥离胆管周围组织、胆管吻合张力过大、胆囊管残端缝合不当或使用电刀止血等因素相关。b. 晚期胆漏的发生可能与 T 管过早拔除有关。

② 临床表现：a. 右上腹剧烈疼痛、发热、食欲减退、黄疸、瘙痒等，严重者出现胆管炎、腹膜炎、败血症。b. 肝功能异常，如血清胆红素、γ-谷氨酰转移酶或碱性磷酸酶（ALP）升高。c. 腹腔引流液出现胆汁样改变。

③ 护理措施：a. 观察患者有无发热、寒战、腹痛、腹胀、黄疸加重等表现，准确记录 24h 出入量，纠正水、电解质紊乱。b. 保持腹腔引流管通畅，观察并记录引流液的颜色、性状及量。c. 定期监测胆红素、白细胞。d. 观察患者大便颜色、性状及量。e. 出现胆漏，应动态监测患者体温变化，高热时，做好患者的高热护理，遵医嘱留取引流液送检培养；合理使用抗菌药物，积极预防感染。胆汁引流量相对

较少，腹腔内无明显积液时，可行经内镜逆行胰胆管造影术（ERCP）置入胆道支架或鼻胆管引流，术后遵医嘱定期监测血淀粉酶、脂肪酶的变化，持续泵入生长抑素，预防消化道出血及穿孔可能，妥善固定鼻胆管，保持引流管通畅，观察引流液的颜色、量及性状，有胆汁外渗时注意保护引流管周围的皮肤。

（4）肝动脉血栓　是术后血管并发症中较为严重的一种，常发于术后10天内，偶见于肝移植数年之后。

① 原因：与供受者动脉内膜损伤、剥脱或粥样斑块，肝动脉口径纤细或不匹配，供体侧肝动脉冗长扭曲，脾动脉盗血综合征，动脉狭窄致流速异常，急慢性排斥反应，吻合操作技术，血液高凝状态等因素相关。

② 临床表现：右上腹疼痛、恶心、呕吐、发热、黄疸；引流管内胆汁明显减少；肝功能异常如转氨酶逐渐升高，凝血酶原时间延长。

③ 护理措施：密切监测患者的生命体征、中心静脉压、腹内压、尿量、腹部体征等变化，若出现肝区疼痛、发热、黄疸等症状，及时报告医师。遵医嘱定期监测肝功能、凝血功能；一旦发生肝动脉血栓，应积极配合医师进行药物溶栓治疗，必要时进行介入手术治疗。

12. 心理护理　肝移植患者不仅身体上处于危机状态，还因担忧过高的手术费会给家庭造成负担，常有焦虑、紧张、恐惧、抑郁等不良情绪。应多关心、鼓励和安慰患者，耐心向患者解释疾病的有关知识及进行肝移植的必要性，使其对手术有初步的认识，做好充分的心理准备，避免患者因对手术过度顾虑而产生不合作的行为。

13. 腹腔内大出血的预防和应急处理

（1）预防　改进术中吻合技术，术中彻底止血，避免低体温。术后密切观察患者的生命体征和引流液情况，早期发现出血迹象。监测患者的凝血功能，包括血小板计数、纤维蛋白原水平等，及时纠正凝血功能障碍，使用抗凝药物须平衡抗凝和出血风险，避免过度抗凝导致出血。

（2）应急处理　立即评估患者心率、血压、尿量、中心静脉压等；建立2条及以上输液通道；对于凝血功能紊乱者，输入血液制品，如新鲜冰冻血浆、血小板和凝血因子，以改善凝血功能；维持血流动力学稳定，遵医嘱使用血管活性药物和快速补液。对于活动性出血，须紧急再次手术探查以确定出血源并进行止血。

14. 出院指导

（1）饮食指导　给予优质蛋白质、低盐、低脂、低胆固醇、低糖并富含维生素及纤维素的食物，保持大便通畅。尽量不食用反季蔬果，避免食用腌制品、隔夜食物；尽量避免食用葡萄和柚子，以免降低免疫抑制剂的浓度；尽量避免食用木耳、香菇、大枣、蜂蜜、人参、党参等增强免疫功能的食品，戒烟酒。

（2）用药指导　指导患者及家属知晓免疫抑制剂的名称、作用、剂量、时间、用法、不良反应等，并监督其服药依从性，服药时间应安排在餐前1h或餐后2h，保证服药准时、准量；定期测量免疫抑制剂血药浓度，如未能按时服药或服药后出现呕吐、腹泻等症状时，应及时联系医师，调整服药时间或剂量。

（3）预防感染　保持手卫生、口腔清洁、养成良好的个人卫生习惯。不可饲养宠物、不养植物盆景。术后半年内尽量避免前往人群密集的公共场所，外出需佩戴口罩，天气变化时应增减衣物，注意保暖，防止感冒。

（4）自我监测　观察移植肝区有无不适或疼痛；关注尿、粪、皮肤、巩膜颜色；有无恶心、乏力、食欲缺乏、腹胀、体力下降等不适；注意保护移植肝区免受挤压和冲击。家中备体温计、血压计、体重计，血糖异常患者或出现移植术后新发糖尿病的患者需备血糖仪。指导患者掌握正确监测体温、体重、血压及血糖的方法。

（5）定期复诊　术后 3 个月内每周复查 1 次，术后 3～6 个月，每 2 周复查一次，术后 6～12 个月，每月复查一次，术后 1 年以上每 1～2 个月复查 1 次，术后 5 年以上至少每个季度复查 1 次。检查项目包括血常规、电解质、凝血功能、肝肾功能和免疫抑制剂血药浓度。术后 3 个月时应全面复查，除以上项目外，增加乙型肝炎血清学五项指标、CMV 和 EB-DNA 以及移植肝超声、胸部 CT，必要时行上腹部增强 CT。

第二节 · 肾移植

同种异体肾移植术是用手术的方法，将整个保持活力的肾脏器官移植到另外一个个体的某一部位，维持正常的肾脏功能，以达到挽救患者的生命，提高生活质量的目的。肾移植是治疗终末期肾病的最佳治疗方法。是世界上开展最多，成功率最高的大器官移植。与长期透析相比，可以改善患者的生活质量，降低病死率。数据显示[1]，截止到 2021 年，美国长期透析接受治疗的患者已超过 78.6 万，巴西为 15 万。2022 年全球已实施 75502 例死亡供体（deceased donor，DD）肾脏移植。随着医疗行业的不断发展，肾移植技术也得到了较大的进步，患者存活时间更长。据统计[2]，DD 肾移植术后 3 年、5 年人/肾存活率已达到 93%/89%、86%/78%。我国每年等待器官移植的人数高达 30 万以上，但每年真正能够接受器官移植的患者仅 1 万例左右，剩余的那些无法接受移植的患者，只能接受血液透析等其他肾脏替代治疗，导致部分患者因无法及时有效的移植器官而死亡。肾移植根据供体来源分为活体肾移植和死亡供体肾移植，本节重点介绍成人死亡供体肾移植。

一、肾移植的适应证与禁忌证

1. 适应证　主要为各种原因导致的终末期肾病。

[1] Hernández D, Caballero A. Kidney transplant in the next decade: Strategies, challenges and vision of the future[J]. Nefrologia (Engl Ed)，2023，43(3):281－292. doi:10.1016/j.nefroe.2022.04.008.

[2] Hariharan S,Rogers N, Naesens M, et al.Long-term Kidney Transplant Survival Across the Globe[J]. Transplantation，2024.

① 肾小球肾炎：是最常见的适应证。但对于一些移植术后有复发倾向的原发性肾病，应在病情稳定的非活动期行肾移植术，这些原发病包括：局灶节段性肾小球硬化；膜性肾病；膜增生性肾小球肾炎（Ⅰ、Ⅱ型）；IgA肾病；抗肾小球基底膜性肾炎；过敏性紫癜性肾小球肾炎。

② 慢性肾盂肾炎、慢性间质性肾炎。

③ 遗传性疾病：遗传性肾炎［如奥尔波特（Alport）综合征］、多囊肾、肾髓质囊性变。

④ 代谢性疾病：糖尿病性肾病、原发性高草酸尿症、胱氨酸肾病、法布里（Fabry）病、肾淀粉样变及痛风性肾病。

⑤ 尿路梗阻性疾病。

⑥ 血管性肾病：高血压肾病、肾血管性高血压、小动脉性肾硬化症等。

⑦ 中毒性肾损害：镇痛药性肾炎、阿片滥用性肾病、重金属中毒。

⑧ 系统性疾病：系统性红斑狼疮性肾炎、血管炎性肾炎、进行性系统硬化病性肾炎、溶血性尿毒症综合征。

⑨ 肿瘤：肾胚胎肿瘤、肾细胞癌、骨髓瘤。

⑩ 先天性畸形：先天性肾发育不全、马蹄肾。

⑪ 急性不可逆性肾衰竭：双侧肾皮质坏死、急性不可逆肾小管坏死。

⑫ 其他：肾严重外伤、神经源性膀胱、德尼-德拉什（Denys-Drash）综合征等。

2. 禁忌证

（1）绝对禁忌证　肝炎病毒复制期、近期心肌梗死、活动性消化性溃疡、体内有活动性慢性感染病灶、未经治疗的恶性肿瘤；各种进展期代谢性疾病：如高草酸尿症等；伴发其他重要脏器终末期疾病如心、肺、肝衰竭等（除器官联合移植外）；尚未控制的精神病；一般情况差，不能耐受肾移植手术者。

（2）相对禁忌证　过度肥胖或严重营养不良；癌前期病变；依从性差，不能坚持按医嘱服用免疫抑制剂和随访；酗酒或药物成瘾；严重周围血管病变，如髂动脉病变和腹主动脉瘤。

二、专科检查

1. 配型检查

（1）血型　一般原则是供受体血型相同或符合ABO输血原则，即O型血供体可移植到任何血型的受体，AB型血受体可接受任何血型的供体器官，但要严格限制，以免O型血受体的供体短缺。抽血要求EDTA抗凝血2mL。

（2）人类白细胞抗原抗体（HLA）配型　采用血清学或DNA分型方法，先后对移植供受体进行HLA分型。先对等待移植的受体群进行HLA分型，将其资料制成数据库，当有合适的供体时，再对供体进行HLA分型。然后将供体HLA分型结果与受体群的HLA分型结果进行对比，按照HLA六抗原配型原则或氨基酸残基配型原则，采用人工方法或配型软件，筛选出相匹配的供受体。HLA 配型要求清晨空腹采集 ACD 或 EDTA 抗凝血 2mL，样本新鲜备检，在 18～25℃的室温环境中，8h 内完成检测。为维持样本的稳定性，在 2～8℃保存最多不超过 7 天。

（3）群体反应性抗体（PRA）的检测　PRA 是受者血清中产生的针对 HLA 的一系列抗体。常用 ELISA 法和 LABScreen 法对等待移植受体群进行检测，高危人群需每 3 个月监测一次。PRA 检查要求清晨空腹采集患者血清 2mL 尽快送检。结果判定：未致敏，PRA 为 0%～10%；轻度致敏，PRA 为 10%～50%；中度致敏，PRA 为 50%～80%；高度致敏，PRA＞80%。

（4）淋巴细胞毒试验（CDC）　采用供体活淋巴细胞（外周血或脾脏来源）作为抗原，与等待移植受体的血清共同孵育，如存在相应抗体，在补体的作用下，发生抗原抗体反应导致淋巴细胞死亡，根据淋巴细胞死亡数量百分比判断交叉配型结果。CDC 检查要求清晨空腹采集供者肝素抗凝的外周血 5mL 和受体血清 2mL 尽快送检。结果判定：阴性，死细胞为 0%～10%；弱阳性，死细胞为 11%～20%；阳性，死细胞为 21%～40%；强阳性，死细胞＞40%。

2. **血药浓度测定**　由于个体间药动学存在差异，环孢素、他克莫司等药物需要通过监测血药浓度来调整剂量，避免因免疫抑制不足所致排斥，免疫抑制过度所致感染和肿瘤等并发症的发生。

（1）环孢素血药浓度监测　术后可监测血药峰浓度（C_2）和（或）谷浓度（C_0）。移植术后早期隔日监测一次，直至达到环孢素的目标浓度；当患者出现肾功能下降，提示排斥反应或环孢素肾毒性的发生，或出现可能影响血药浓度的因素时，随时测定环孢素浓度。检查时于受者次日晨服药前和服药后 2h 采集 EDTA 抗凝血 2mL 送检。环孢素目标浓度：术后 1 个月内，C_0 150～300ng/mL，C_2 1000～1500ng/mL；1～3 个月，C_0 150～250ng/mL，C_2 800～1200ng/mL；4～12 个月，C_0 120～250ng/mL，C_2 600～1000ng/mL；1 年以上，C_0 80～120ng/mL，C_2＞400ng/mL。

（2）他克莫司血药浓度监测　术后一般监测血药谷浓度。监测频率同环孢素。检查时于患者次日晨服药前采集 EDTA 抗凝血 2mL 送检。他克莫司目标谷浓度：术后 1 个月内，8～10ng/mL；1～3 个月，6～10ng/mL；4～12 个月，4～10ng/mL；1 年以上，4～8ng/mL。

3. **供体特异性抗体（DSA）**　是指受者接受器官或组织移植后体内产生的针对供者组织抗原的特异性抗体，主要包括 HLA 抗体和非 HLA 抗体。根据单抗原微珠法动态检测 DSA 水平，为临床早期诊断、合理制订个体化治疗方案以及评估治疗效果提供客观的参考依据，同时也有助于检测机体对治疗的反应，以及制订精准化的个体治疗方案。DSA 要求采集患者血清 2mL。为监测早期抗体介导的排斥反应 AMRR，移植前 DSA 阳性的患者：最佳监测时间为 1～8 周（移植前、移植当日及移植后的第 1、2、4、8 周）；移植前 DSA 阴性的患者：监测时间为移植后 6、12 个月，即每半年 1 次。

4. **移植肾穿刺活检**　主要适用于移植肾原发病的复发或移植肾新发肾小球疾

病、移植肾的肾功能损伤以及移植肾排斥反应的诊断。严重高血压无法控制者、有明显出血倾向者不适宜行肾穿刺活检。术前训练患者呼吸屏气动作；抽血查血常规及凝血功能；留尿查尿常规等排除尿路感染。术后穿刺点加压包扎 6h，卧床休息 24h，密切观察血压、脉搏及尿液改变。有肉眼血尿时，延长卧床时间，多饮水。结果判定：①移植肾缺血-再灌注损伤 IRI，轻微的损伤表现为肾小管上皮细胞刷状缘消失和少许肾小管上皮细胞核消失；较为严重时可见肾小管上皮细胞明显水变性而形成大小不一及不规则的空泡，在此基础上较多的小管上皮细胞核消失；严重者表现为肾小管上皮全层坏死并大量脱落于小管管腔内，小管基膜裸露。②急性 T 细胞介导性排斥反应（TCMR）：移植肾组织间质内单个核炎症细胞浸润、肾小管炎和（或）血管内皮炎。③慢性活动性 TCMR：慢性移植物动脉血管病、移植肾间质炎症和肾小管炎的基础上，伴有肾间质纤维化和肾小管萎缩。④活动性急性抗体介导性排斥反应（AMR）：动脉管壁纤维素样坏死和（或）广泛微血栓栓塞致移植肾缺血性或出血性坏死，间质内明显水肿及大量中性粒细胞浸润。⑤慢性活动性 AMR：移植肾肾小球病，严重的肾小管周毛细血管基膜多层；慢性移植物动脉血管病，尤其是在增厚的动脉内膜层内有炎症细胞浸润。

三、手术方式

肾移植手术多采用异位移植（图 6-2-1），移植肾多放在髂窝内，其次为腹膜后移植。将供肾的肾动脉与受者的髂内或髂外动脉做端端或端侧吻合，将供肾的肾静脉与受者的髂外静脉做端侧吻合，供者输尿管经过一段膀胱浆肌层形成的短隧道与受者膀胱黏膜吻合，以防止尿液回流。一般无须切除受者的病肾，某些特殊情况如肾肿瘤、严重肾结核、巨大多囊肾、多发性肾结石合并感染等必须切除病肾。通常在输尿管膀胱吻合处放置双 J 管以防止输尿管并发症。

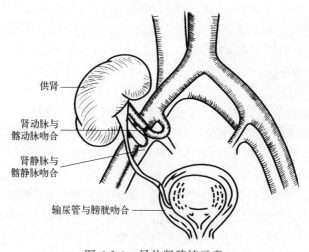

供肾

肾动脉与
髂动脉吻合

肾静脉与
髂静脉吻合

输尿管与膀胱吻合

图 6-2-1　异位肾移植示意

四、护理评估

【供者评估】

（1）一般情况 评估供者年龄（一般不超过65岁）、身高、体重、原发病、受伤部位等；死亡原因，是否为溺水；有无肺部感染；ICU住院时间、用药情况；是否用血管活性药物以及剂量和持续时间。

（2）既往史 评估有无高血压或糖尿病史。供者要求无药物滥用史；无恶性黑色素瘤、转移性恶性肿瘤，或不可治愈的恶性肿瘤，无活动性的、未经治疗的全身细菌、病毒或者真菌感染；未经控制或治疗的败血症；无HIV血清学阳性及存在HIV感染风险病史。难以控制的高血压、长期使用胰岛素控制血糖的糖尿病；静脉注射毒品史、同性恋或双性恋男性、血友病或凝血机制紊乱的供者不宜捐赠。

（3）心肺复苏 评估抢救次数，有否心肺复苏及次数和时间。心肺复苏时间＜10min，肾脏一般可以利用；心肺复苏时间在10～30min，需在全面评估供者的血压、每小时尿量、肾功能等指标的基础上，对供肾质量进行综合评估来确定是否可以利用；若恢复自主循环时间＞30min，供肾缺血缺氧损伤严重，一般弃用。

（4）低血压 评估有无低血压及程度和持续时间；下列心肺复苏后持续低血压的供肾可以利用：①收缩压＜100mmHg且不超过4h；②收缩压＜80mmHg且不超过2h；③收缩压＜50mmHg且不超过30min。

（5）肾功能 评估是否有尿，每小时的尿量；有无血液透析、滤过及原因和目的；供者要求肾功能基本正常，各种原因导致肾功能低下的供者不宜捐赠。

【患者健康状况评估】

（1）一般情况 评估患者性别、年龄、体重指数、生命体征、营养状况、婚姻状况；饮食、睡眠、大小便；是否吸烟、饮酒及程度，有无药物依赖和吸毒史等。

（2）原发病 评估原发病、排尿情况；透析的方式、开始时间和频次、净体重、用药情况；有无透析并发症，如水、电解质、酸碱代谢紊乱，水潴留，低钠血症，高钾血症和代谢性酸中毒等。

（3）既往史 有无肝炎、结核病史；有无输血史、免疫接种史、用药史及过敏史；女性患者了解月经史、孕产史；有无器官移植病史，包括既往配型、手术记录、免疫抑制剂方案、移植肾失功原因、移植肾是否切除等。

（4）家族史 评估家庭成员有无肾脏疾病、糖尿病、心血管疾病、消化性溃疡；有无多囊肾、遗传性肾炎等遗传病；有无家族性精神病以及肿瘤家族病史。

（5）心理社会评估 评估患者是否对手术有恐惧、犹豫不决、不安等情绪，家属对肾移植手术的风险接受程度以及高额医药费用的承受能力。

【患者症状及体征的评估】

（1）透析管路评估 评估腹透置管或动静脉内瘘或静脉插管是否通畅，局部有无感染，以及动静脉造瘘侧及肢体局部情况。

（2）双肾评估　评估双肾的大小、质地，有无疼痛、压痛、叩击痛；疼痛的性质、范围和程度。

（3）全身状况　评估颜面部及四肢有无水肿，以及发生时间及其严重程度，皮肤有无破溃或继发感染。评估患者是否有疲乏、皮肤黏膜苍白等症状，了解贫血的严重程度。

五、护理措施

【术前护理】

1. 营养评估　评估患者体重指数、肌肉质量、营养摄入量，以及血清白蛋白、前白蛋白和胆固醇水平等指标，给予低蛋白质、高碳水化合物、高维生素、低盐低脂的食物，蛋白质摄入量为 0.6～0.8g/（kg·d）。对于营养状况较差的患者，应在术前进行纠正。

2. 休息与活动　术前指导患者床上解大小便，深呼吸、有效咳嗽、翻身等适应性锻炼，预防术后压力性损伤等并发症发生。

3. 术前透析　维持性透析患者，术前1天行血液或腹膜透析，以维持水电解质平衡，但不需过度脱水，以避免术中大量补液。非择期手术患者手术当天行透析治疗。

4. 肠道准备　术前禁食6h、禁饮2h。若患者无糖尿病，术前2～4h饮用12.5%碳水化合物饮料250mL。

5. 免疫诱导治疗　术前晚（移植前12h）及手术当日口服免疫抑制剂，以预防术后排斥反应；对排斥反应风险较高的肾移植患者，使用淋巴细胞清除性抗体，如兔抗胸腺细胞球蛋白（rATG）、抗胸腺细胞球蛋白（ATG-F）进行诱导治疗，使机体尽快达到免疫抑制效果，以推迟首次急性排斥反应发生的时间。因输血、妊娠、二次以上移植的高致敏患者，移植前行血浆置换或免疫吸附以清除抗人类白细胞抗原（HLA）抗体，大剂量免疫球蛋白有助于降低抗体水平，以消除淋巴细胞抗体及免疫复合物，降低移植术后超急性排斥反应的发生。一般在术前进行2～4次。

6. 术前检查　①免疫学检查：血型及输血前检查，HLA分型、群体反应性抗体和淋巴细胞毒交叉配合试验。②生化检查：肝肾功能、电解质、血脂全套、血糖、凝血功能检查；肝炎全套、乙肝五项定量、BK病毒、巨细胞病毒；血、尿、粪常规。③影像学检查：X线，必要时行胸部CT；肝胆脾胰+双肾输尿管膀胱+双髂血管彩超，了解全身各部位有无器质性病变，了解血管情况，便于选择移植部位及手术方式；心脏彩超和心电图：年龄>50岁的患者，如果合并糖尿病、透析时间长，需行负荷试验或冠脉CTA检查，术后大量补液，也需了解患者心脏情况，是否可耐受手术。④尿、咽拭子和血液等培养。⑤胃镜检查：术中和术后会使用大剂量激素冲击，了解胃部有无溃疡，防止发生消化道出血。

7. 控制血压、纠正贫血　高血压患者使用降压药物，使血压控制在140/90mmHg以下；应用促红细胞生成素（EPO）改善患者的贫血，以达到不输血或少量输血的目的。若发现患者有荨麻疹、头痛、关节痛、恶心等症状，考虑为 Epo 的副作用，应引起警惕。

8. 预防感染　常规预防性应用抗生素。药物选择根据移植类型和供者感染风险决定。

9. 心理护理　患者需要面对种种与治疗相关的压力，如疾病、经济、情感、家庭、社会等问题，大多数患者存在不同程度的焦虑、抑郁，影响术后早期康复。因此术前需通过谈话、量表（包括焦虑自评量表、抑郁自评量表等）等方式对受者进行心理状态评估和疏导，必要时请精神卫生专科医师参与评估和治疗。

【术后护理】

1. 保护性隔离　肾移植术后早期由于大剂量免疫抑制药物的应用，患者处于免疫抑制状态，易罹患各种感染。因此，患者术后保护性隔离 1～3 天，隔离区内减少人员流动，进入隔离区需换鞋或穿鞋套、戴口罩、帽子。保持隔离区循环通风，定时室内空气消毒。避免家属探视，以免交叉感染。

2. 病情观察　①术后持续心电监测，监测体温、脉搏、呼吸、血压等变化，头 1～3 天每小时 1 次，之后每 4～6h 1 次。②记录每小时尿量及 24h 出入水量，维持水、电解质及酸碱平衡。③补液原则：首选晶体溶液，量出为入，维持术后早期 CVP 6～12cmH_2O，血压＞110/70mmHg，确保肾脏有足够的血液供应；持续静脉输液的患者每日评估体重、总摄入量和输出量、尿比重、生命体征、中心静脉压；同时监测患者血清生化和血红蛋白水平，以确定静脉输液的类型。④多尿期容量管理：术后早期尿量＞100mL/h 时，24h 不间断循环补液。根据尿量、血压、病情、心肺功能等调节输液速度，保证 24h 出入量误差不超过 1000mL。第 1 个 24h 尿量＜200mL/h 时，应控制输液速度；尿量＜100mL/h 时，结合血压、CVP 及受者口唇、皮肤情况控制输液速度；当尿量＞500mL/h，补充出量的 2/3～3/4，同时，应适当减少糖的入量。避免输液速度过快导致心力衰竭，进食后尽量减少或停止静脉补液。⑤少尿期容量管理：限制液体入量，避免入量过多导致心力衰竭、肺水肿。根据尿量及生理需要量等计算每日液体入量。每日液体需要量=尿量+非显性失水+每日额外液体丢失量+内生水量。接受透析或持续性床旁血液滤过治疗时，还应注意脱水量的补充。

3. 饮食与营养　①术后 6h 给予流质，2～3 天逐渐恢复到普通饮食。②保证营养均衡，少食多餐，给予优质高蛋白质、高热量、高维生素及低盐、低脂食物。常规监测血糖、血清白蛋白、前白蛋白、血红蛋白、转铁蛋白、血清铁等指标，强化营养支持，必要时补充白蛋白、铁剂等辅助药物。③避免食用人参、木耳、蜂王浆等免疫增强剂，以及葡萄汁、西柚汁等食物，以免影响免疫抑制剂的药物浓度。

4. 体位与活动　①术后绝对卧床休息，禁患侧卧位，患侧下肢制动 24～48h，避免过度屈曲并禁止输液。观察移植肾侧下肢足背动脉搏动及血运情况。②术后第 2 天或更早开始下床活动并完成每日制订的活动目标，如术后第 2 天下床活动 1～2h；

若不能耐受下床，可以嘱其坐在床沿，双腿下垂并晃动，至出院时每天下床活动 8～10h，以预防术后深静脉血栓形成。同时，进行腹式呼吸、缩唇呼气法等呼吸功能训练，以预防术后肺不张和肺部感染等并发症。

5. 移植肾功能监测 ①术后给予三联免疫抑制治疗方案，如他克莫司/环孢素+霉酚酸酯+糖皮质激素口服，预防术后排斥反应。术后早期每日监测肾功能、血常规和尿常规，术后每日或隔日监测钙调磷酸酶抑制剂（CNI）及霉酚酸酯类药物浓度，确保其在安全有效的范围内，根据药物浓度及时调整药物剂量；定期监测肝功能，预防药物性肝损伤的发生。此外，需观察药物不良反应；如服用霉酚酸酯者应观察有无如腹泻、腹痛、腹胀等胃肠道反应，发现异常，应遵医嘱及时调整用药并对症处理。②了解移植肾的大小、质地，判断移植肾有无异常。肾移植术后第 1 天和出院前均需行移植肾彩超检查移植肾血流及肾周积液情况，早期发现问题、尽早处理。

6. 疼痛管理 术后预防性经静脉或硬膜外导管自控镇痛，达到持续镇痛和迅速抑制爆发性痛，保障患者早期下床活动。采用视觉模拟评分法、数字等级评定量表对患者进行疼痛评估，对中、重度疼痛患者给予对症处理，治疗过程中观察患者有无恶心呕吐、瘙痒、肠麻痹等不良反应，并进行疗效评估。

7. 血糖监测 移植术后≤45 天为术后应激期及早期恢复期，患者易出现血糖升高。术后常规监测空腹及三餐后血糖，营养液输入应注意持续、匀速，避免血糖波动；并积极处理术后应激性高血糖。

8. 伤口及管道护理 保持伤口敷料干燥，如有渗出，及时更换。术后留置导尿管、移植肾周引流管、双 J 管，1 个月内在膀胱镜下拔除双 J 管。在肾功能恢复到一定程度脱离透析后尽早拔除血液透析和腹膜透析导管。①移植肾周引流管：经常挤压引流管保持通畅、防止受压、扭曲。观察引流液颜色、量和性状，当引流量较多时，需注意是否有出血、尿漏、淋巴漏或感染等，明确病因后给予对症处理。②导尿管：定时监测尿量，了解肾脏功能。经常挤压导尿管保持通畅，以免血块堵塞；更换体位时，不要压迫、扭曲管道；尿袋要保持低于膀胱水平，防止引流液反流造成逆行感染；保持会阴部清洁，防止泌尿系统感染。

9. 并发症的护理

（1）排斥反应 根据排斥反应的发生机制、病理改变、发病时间与临床特点将其分为超急性排斥反应、急性加速性排斥反应、急性排斥反应和慢性排斥反应。

① 原因：a. 超急性排斥反应（HAR）和急性加速性排斥反应，与供受者 ABO 血型不相容，患者多次妊娠、反复输血、长期血液透析、再次肾移植、细菌或病毒感染致敏等有关。b. 急性排斥反应：包括急性 T 细胞介导性排斥反应（TCMR）和急性抗体介导性排斥反应（AMR），与供受者 HLA 错配、移植物损伤、患者免疫抑制不足、再次或多次肾移植、高血压、受者服用免疫抑制剂的耐受性和依从性差、输血、妊娠等因素相关。c. 慢性排斥反应：与缺血-再灌注损伤、移植肾功能延迟

恢复（DGF）、多次发生急性排斥反应、免疫抑制剂剂量不足、CNI 肾毒性、高血压等因素相关。

② 临床表现：a. 超急性排斥反应，多发生在移植术后数分钟至数小时内，也可发生在 24h 内，个别延迟至 48h。发生在术中，供肾重新恢复血供后数分钟，移植肾出现花斑、体积增大、失去光泽，移植肾由饱胀变柔软、体积缩小、肾静脉塌陷，继而肾脏搏动消失，泌尿停止；发生在术后，可出现血尿、少尿或无尿，肾区疼痛，血压升高等，少数病例可出现寒战、高热等全身危重症表现。b. 急性加速性排斥反应，多发生在移植术后 2～5 天内。术后移植肾功能恢复过程中突然出现少尿或无尿，移植肾肿胀、疼痛，原已下降的血清肌酐又迅速回升，可伴有体温上升、血压升高、血尿，病情严重、进展迅速，甚至导致移植肾破裂。c. 急性排斥反应：最常见，多发生在移植术后的前 3 个月内。急性 TCMR 典型的临床表现为无明确原因的尿量减少，连续几日体重增加，已下降的血清肌酐又持续回升、移植肾肿胀和压痛、出现蛋白尿和血尿，突发的不明原因的血压升高、发热（以低热为主）、乏力、关节酸痛、食欲减退、心动过速、烦躁不安等。急性 AMR 表现为尿量突然显著减少伴体重增加，已经恢复正常或正在恢复中的血清肌酐快速回升，2～3 天内可进展到需血液透析治疗的程度，移植肾彩超早期显示移植肾无明显增大，阻力指数（RI）正常或轻度增高，随着排斥反应病理损伤的进展，移植肾出现肿胀、血流减少，RI增高，甚至无明显血流。d. 慢性排斥反应：发生于移植手术 3 个月之后。表现为移植肾功能进行性减退，血肌酐升高、内生肌酐清除率下降、少尿或无尿。

③ 护理措施：a. 超急性排斥反应，确诊后应尽早切除移植肾，防止危及患者生命。b. 急性加速性排斥反应和急性排斥反应，密切观察患者的生命体征，观察移植肾区有无疼痛、肿胀，保持导尿管引流通畅，观察尿液的颜色、量及性状，准确记录 24h 尿量，控制入量，量出为入。遵医嘱定期监测肾功能。一旦发生，遵医嘱尽早应用兔抗人胸腺细胞免疫球蛋白治疗，并预防感染。c. 慢性排斥反应（CR）：督促患者按时随访，定期监测肾功能、血药浓度等。发生慢性排斥反应后，依据移植肾穿刺活检结果，结合临床表现，优化免疫抑制剂治疗方案，缓解病情发展。肾功能不可逆时行透析治疗，等待再次肾移植术。

（2）移植肾功能延迟恢复（DGF） 是常见的早期并发症。

① 原因：a. 供者因素，供者性别、年龄，原有基础疾病如高血压、糖尿病等。供肾获取前低血压、低灌注，供肾缺血再灌注损伤；供肾热、冷缺血时间较长等。b. 受者因素：糖尿病、BMI 高、透析病程长、群体反应性抗体高以及多次移植等。c. 其他因素：HLA 基因型错配数多、ABO 血型不相容等。

② 临床表现：术后少尿或无尿，或早期开始尿量增多、随后尿量骤减，经透析替代治疗后尿量逐渐恢复正常，可伴有低血压或高血压、水肿、胸闷等症状。

③ 护理措施：a. 维持血压稳定，术后了解患者基础血压及术中血压，对血压偏低者运用小剂量多巴胺升压，保证肾脏充足的血流灌注。b. 血液透析：发生 DGF

后行血液透析过度治疗，避免脱水过度，如有出血倾向，血液透析时应减少抗凝剂使用剂量或行无肝素透析。c. 液体管理：根据尿量、血压、中心静脉压及全身状况来控制液体入量，维持患者体内水、电解质和酸碱平衡。d. 透析过渡期间，调整免疫抑制剂剂量，急性排斥反应风险较大者可考虑抗胸腺细胞球蛋白（ATG）、抗淋巴细胞球蛋白（ALG）抗排斥治疗。

（3）伤口出血　大多数发生在术后 3 天内。

① 原因：a. 髂内动脉远端、腹壁下动静脉的结扎线松脱；b. 移植肾血管吻合口或血管破裂出血；c. 凝血功能异常，尤其是手术当日行肝素化血液透析、女性患者月经期手术、术前使用抗凝血或抗血小板药物、ABO 血型不相容供肾；d. 切口感染致血管破裂出血；e. 排斥反应等。

② 临床表现：切口渗血或血肿形成，移植肾周引流管引流出血性液体，每小时引流量大于 100mL，伤口周围有胀痛感；严重出血表现为：全身冷汗、面色苍白、脉搏细速、血压下降甚至休克；切口引流管引出大量新鲜血液；切口胀痛或隆起、腹胀、腰痛，腰背部皮下瘀斑；尿量减少甚至无尿。

③ 护理措施：a. 密切监测患者生命体征，嘱患者咳嗽，咳嗽时用手轻按伤口，避免因用力咳嗽而破裂出血。b. 观察伤口敷料有无渗湿，移植肾区有无肿胀、疼痛，保持移植肾周引流管引流通畅，观察引流液的颜色、量及性状，发现异常及时报告医生。c. 告知患者避免用力排便，少食多餐，进食易消化食物。d. 嘱患者卧床休息，必要时局部压迫止血，急诊床旁 B 超确定有无出血，必要时手术探查。

（4）尿漏　是常见的早期并发症。

① 原因：可能与输尿管与膀胱吻合张力过大、吻合口愈合不良、膀胱功能异常、排斥反应、输尿管坏死等因素有关。

② 临床表现：移植肾周引流管引流出大量黄色液体，伴或不伴尿量减少；引流不畅时，伤口敷料可能反复渗湿，或出现逐渐增大的包块；切口引流管拔除后发生尿漏时会局部水肿、包块、下腹部疼痛；如尿漏引流不畅，可出现发热、血清肌酐升高。超声检查可示局部积液。

③ 护理措施：观察伤口渗液情况，伤口敷料渗湿时应及时更换，保持局部皮肤干燥；观察并记录移植肾周引流液的颜色、性质及量，当移植肾周引流出较多黄色液体时，及时通知医师，留取引流液做肌酐水平的测定，当引流液中的肌酐浓度明显高于血浆中的浓度时，表明引流液是尿液。处理：a. 漏尿量少，可加强导尿管的护理及尿液引流，以及局部切开引流或负压引流，数日至数周后多能自行愈合。b. 移植肾穿刺造瘘可保护肾功能，改善患者全身状况，行肾盂输尿管膀胱造影明确诊断确定尿漏部位。c. 遵医嘱应用抗生素预防感染，经过充分引流和减压后仍有尿漏，应及时手术，重新做吻合。

10. 移植肾破裂出血的预防和应急处理

（1）预防　①密切观察患者生命体征、面色、伤口敷料，移植肾区有无肿胀、疼痛等。②保持引流管通畅，观察移植肾周引流液的颜色、量及性状。③遵医嘱按时给予兔抗人胸腺细胞免疫球蛋白等生物制剂预防排斥反应的发生。④卧床休息，患者术后 24h 内移植肾侧下肢不宜过度屈曲，协助患者健侧翻身，保护移植肾，避免外力撞击。⑤术后保持大便通畅，便秘者给予缓泻剂，避免排便时腹压过高。

（2）应急处理　①严密观察患者生命体征的变化，如患者出现面色苍白、冒冷汗、血压迅速下降时，立即通知医师。②绝对卧床，迅速建立静脉通道，遵医嘱备好充足的血量，并用纱带压迫止血。③对于移植肾区剧烈疼痛、肿胀及肌紧张，考虑移植肾自发性破裂可能，做好抢救准备，一旦局部疼痛加重、血压下降、心率增快，立即做好紧急手术探查的准备。④若破裂口表浅、范围局限、肾功能尚好者考虑保留肾脏，行血肿清除术，若破裂口深、多部位破裂、出血不止、肾功能丧失，应及时切除移植肾，挽救患者生命。

11. 出院指导

（1）用药指导　应按时按量服用抗排斥药物及其他辅助用药，熟知药物的名称、剂量、目的及其不良反应，不可随意停药或加药，定期监测药物浓度。

（2）饮食指导　选择优质高蛋白质、低盐低脂、高维生素食物，避免生冷刺激性食物，禁烟酒，避免服用影响药物浓度的食物，终身禁止服用增强免疫力的补品，禁食柚子。

（3）预防感染　术后早期和流感季节应尽量减少到超市等人群集中且通风设施差的场所，避免接触呼吸道感染的患者。居室保持清洁卫生和良好通风，勤换衣服，不去潮湿阴冷的环境中，不翻阅旧报纸和书籍，不拆洗旧棉被等。

（4）自我监测　应每日观察尿量和移植肾区状态，监测体温、血压、脉搏、血糖等，血压应控制在 130/80mmHg 以下；移植后稳定期（＞术后 45 天）血糖控制目标：空腹血糖＜7.0mmol/L，餐后 2h 血糖＜10.0mmol/L，糖化血红蛋白＜7.0%，高龄、基础情况较差者可适当放宽，并避免低血糖。

（5）定期复诊　①术后 1 个月内，每周随访 1～2 次；术后 1～3 个月每 1～2 周随访 1 次；术后 4～6 个月，每 2～4 周随访 1 次；术后 7～12 个月每月随访 1 次；术后 13～24 个月每月随访 1 次或每季度随访 2 次；术后 3～5 年每 1～2 个月随访 1 次，术后 5 年以上至少每个季度随访 1 次。②复查内容包括血尿常规、肝肾功能、环孢素/他克莫司血药浓度，必要时行移植肾 B 超检查。③术后 1 个月以上需进行病毒检测（BK 病毒、巨细胞病毒、EB 病毒、乙型肝炎病毒等）、供体特异性抗体（DSA）、肿瘤标志物等检查，必要时行移植肾穿刺活检。④肾移植术后常规进行糖代谢筛查，术后早期（≤术后 45 天）至少每日监测一次午餐后血糖，高危患者增加血糖监测频次，必要时进行 OGTT 筛查。新发糖尿病患者术后第 3、6、12 个月检测 HbA1c，以后每年检测 1 次；如果 HbA1c 结果不可靠，则进行 OGTT 检测，并定期监测血脂水平。

第七章 ▶▶ 外科专科护理技术

第一节 · 腹腔引流管护理

腹腔引流管护理是腹部术后用于将腹腔内的渗血、渗液引流至体外，便于观察引流液情况以判断有无腹腔出血、腹腔积液、感染或吻合口瘘等发生，促进伤口愈合的一种护理技术。

一、适应证和禁忌证

1. 适应证

（1）腹部手术止血不彻底，有可能继续渗血、渗液者。

（2）腹腔或腹腔脏器积脓、积液切开后，放置引流，使伤口腔隙逐渐缩小而愈合，减少并发症发生。

（3）腹部伤口清创处理后，仍有残余感染者。

（4）肝、胆、胰术后，有胆汁或胰液从缝合处渗出和积聚时。

（5）消化道吻合或修补后，有消化液渗漏者。

2. 禁忌证

（1）患者有出血倾向。

（2）患者有肝性脑病的先兆或者包虫病或者巨大卵巢囊肿。

（3）患者有严重的电解质紊乱，禁忌大量放腹水者。

（4）患者有严重的胃肠扩张、肠麻痹，由于肠腔内压力过高，穿刺时容易造成误伤穿孔，肠内容物外溢污染腹腔者。

（5）腹腔广泛粘连，怀疑有肠管广泛粘连的，如果穿刺容易刺入肠腔。

二、操作流程

1. 核对 核对医嘱、床号、姓名、手腕带等信息。

2. 评估

（1）患者评估 评估患者病情、生命体征，评估腹部体征，有无腹痛、腹肌紧张及反跳痛，观察腹腔引流管引流通畅情况及引流液的颜色、性质和量，伤口及敷料情况，腹腔引流管周围皮肤有无侵蚀。

（2）环境评估　环境清洁、光线充足，有隔帘，室温适宜。

3. **准备**

（1）用物准备　护理车；无菌巾、无菌橡胶手套、无菌纱布、无菌引流袋、血管钳、固定胶布、引流管标识、引流管固定带；弯盘、无菌棉签、络合碘、速干手消毒剂。

（2）自身准备　护士着装整齐、规范，洗手，戴口罩。

4. **操作步骤**

（1）身份识别、操作告知　将用物备齐，按使用顺序置于护理车上，推至患者床旁，核对患者床号、姓名、腕带，向患者或其家属讲解腹腔引流管护理的目的、方法及配合要点。

（2）体位　协助患者取半坐卧位或平卧位。

（3）观察　腹腔引流液的颜色、性状和量。

（4）更换引流袋　①止血钳夹闭腹腔引流管近端，将待换引流袋挂于床边。②戴手套，取治疗巾铺于引流管下方，消毒引流管接口端及周围，分离导管接口，将已更换的引流袋放入医用垃圾袋中。③络合碘棉签消毒腹腔引流管接口端及周围，在无菌纱布内将腹腔引流管与待换引流袋接头紧密连接。④松开止血钳，观察引流装置是否密闭，确认引流通畅。

（5）固定　做好管道二次固定：近肢体端采用医用胶布或固定带固定于腹壁，外接引流管长度适当，用挂钩固定于床边，并留有一定的活动度，便于患者在床上活动。

（6）标识　粘贴引流管标识：注明引流管名称、置管时间、引流袋注明更换引流袋时间，标识粘贴于引流管末端上方2～5cm处。

（7）脱手套，洗手。

（8）协助患者取舒适体位，整理床单位。向患者或其家属交代注意事项，告知患者目前引流情况，如何预防意外拔管。

（9）整理用物，洗手，记录。

三、护理要点

1. **妥善固定**　妥善固定引流管，标识清楚，确保引流管保持自然弯曲，避免过度牵拉或压迫。

2. **保持引流通畅**　避免因患者翻身、改变体位等引起引流管折叠、扭曲及受压，加强巡视，若发现引流量突然减少，患者感到腹胀、伴发热，应检查引流管有无阻塞或引流管是否脱落。

3. **密切观察**

（1）观察引流液　每班观察并记录引流液的颜色、性质、量和气味，准确记录

24h 引流量，并观察有无引流异常，以判断患者病情发展趋势。如果局部引流量逐渐减少、患者不适症状逐渐好转，则说明引流效果较好。如果局部引流液量减少、患者不适症状加重，就说明可能出现引流管堵塞的情况。如果引流液突然增加，颜色鲜红，则提示有出血，应通知医师及时处理。

（2）观察引流管留置时间　一般腹部引流管留置时间不宜过长，如果需要长时间留置腹腔引流管，则需要定期更换引流袋，定期更换引流袋。

4. **活动与休息**

（1）适当活动　翻身时勿牵拉引流管；若病情允许，鼓励患者尽早下床活动，以促进有效引流和身体快速康复。

（2）休息充足　保证充足的休息时间，避免过度疲劳，有助于伤口愈合和病情恢复。

（3）避免剧烈运动　在引流管放置期间，应避免剧烈运动，以免引流管脱落或造成不适。

5. **预防感染**　保持引流管周围皮肤干燥清洁，有渗液时及时更换伤口敷料，以减少伤口感染的发生。由于腹腔引流管对机体而言，属于异物，随着留置时间的延长，就可能导致局部感染，为了减少软组织感染的发生，在留置腹腔引流管后，需要定期换药来观察伤口情况。如果伤口出现异常，也可以早期给予处理。若引流口处出现渗液，尽快换药。

6. **拔管**　当引流液明显减少、颜色变淡、性质正常且腹部症状明显改善，B超显示无积液时，可以考虑拔除引流管。在拔除引流管后，要注意观察腹部皮肤有无渗血、渗液等情况，以及腹部症状是否改善。

四、并发症的观察和护理

1. **消化道瘘**　减少引流管对吻合处和缝线处刺激，避免引流管置入过深，留置时间不宜过长。

2. **肠粘连**　注意观察患者有无腹痛等不适，根据患者病情及时拔除引流管，留置时间不宜过长。

3. **引流管断裂落入腹腔**　拔除时必须均匀用力，遇到阻力时严禁暴力扯拽。若引流管断裂时，可在 B 超等引导下试行手术或及时手术，不可盲目夹取，以免加重脏器或组织损伤。

4. **感染**　①引流位置应该在患者切口平面以下，瓶体内引流液在一半以上时，及时倾倒引流液，以防止液面过高发生逆行感染。②搬运患者时，将引流管夹闭，防止引流液逆流。③确保引流管与伤口、黏膜接触部位的洁净度，伤口敷料渗湿及时通知医师更换。

5. **拔管困难、拔管后腹膜炎**　①固定缝线不能过紧、不要误缝引流管、引流管留置时间不宜过长。②拔管时动作宜轻柔，避免疼痛刺激致腹肌痉挛。③不要急于强行拔管，强行拔管可能拔断引流管致引流管残端滞留腹腔内或撕破大网膜致腹腔内出血甚至撕破肠壁、胆管壁致弥漫性腹膜炎，严重时需再次手术。

6. 引流管意外脱落　①提高护理人员的综合素养，科室内部应该组织科室的护理人员进行业务学习与培训，讲解引流管护理的理论知识以及专业的操作技术，使其树立风险管理意识，自觉在日常工作中落实脱管风险的预防管理方法，对于留置腹腔引流管患者，加强巡视。②加强患者的健康教育，采用图文并茂的方式，将腹腔引流管留置的重要性、自行拔管的危害性、留置注意事项等相关知识制作成册，发放给患者。护理人员也可采用通俗易懂的语言或科普视频告知患者在实施翻身、坐起、下床活动时，应注意动作的轻柔缓慢，分析引流管是否出现牵拉，若发现引流管出现固定不良的情况，需要立即通知医护人员及时处理。③规范腹腔引流管护理操作，按照正确的方法固定引流管。

五、健康指导

1. 告知患者及家属留置腹腔引流管的目的与意义。
2. 引流袋应保持切口平面以下，以免发生反流引起逆行感染。
3. 防止引流管牵拉、脱出，避免提举重物或过度活动；变换体位或活动时，引流管应有足够长度，并妥善固定；下床活动时，穿引流袋专用衣裤。
4. 若带管出院，应定期复查；若发现引流液异常或身体不适等，应及时就诊。

第二节 · T 管引流护理

T 管引流是利用 T 形管（简称 T 管）将患者的胆汁引流至体外，可以支撑胆道，减轻胆道压力，防止胆汁渗漏引起胆汁性腹膜炎；也可排出部分胆道结石残渣，或经窦道行胆道造影取出残余结石，防止胆管狭窄、梗阻。T 管引流护理是胆道外科手术常用的专科技术，规范化 T 管护理能够保证手术效果，减少并发症的发生。

一、适应证和禁忌证

1. **适应证**　肝胆管结石行胆总管探查术、胆管狭窄修复整形手术、肝门部胆管癌、壶腹部周围癌行姑息性手术、胆道重建手术等留置 T 管引流的患者。
2. **禁忌证**　急性胆道感染未予控制者及不能耐受麻醉和手术者。

二、操作流程

1. **核对**　核对医嘱、床号、姓名、手腕带信息等。
2. **评估**
（1）患者评估　评估患者的病情，生命体征和腹部体征，有无发热、腹肌紧张及压痛与反跳痛、黄疸，皮肤及巩膜黄染消退情况及大便颜色等。评估 T 管引流情况，检查 T 管周围皮肤有无胆汁侵蚀，观察引流液的颜色、性状和量。

（2）环境评估　环境清洁、光线充足，有隔离帘，室温适宜。

3. 准备　同本章第一节。

4. 操作步骤

（1）身份识别、操作告知　将用物备齐，按使用顺序置于护理车上，推至患者床旁，核对患者床号、姓名、腕带，向患者或其家属讲解操作的目的（保证引流的有效性；观察胆汁的量、颜色和性质）、方法及配合要点。

（2）体位　协助患者摆好体位，暴露 T 管及右侧腹壁，注意遮挡，保护患者隐私。

（3）观察　切口敷料及 T 管引流液的颜色、性质和量，必要时给予换药。

（4）更换引流袋　①铺无菌巾于引流管连接处下方，用血管钳在距引流管末端上 3cm 处夹闭引流管。②卫生手消毒，检查无菌引流袋的完好性，并放于治疗巾上，拧紧引流袋出口处。③管袋分离：戴无菌手套，取无菌纱布，一手捏住引流管末端，另一手捏住引流袋自接口处断开，竖直抬高引流管，使引流液全部引入引流袋内，反折接头塞放于床垫下或放于医用垃圾袋中。④用络合碘棉签消毒引流管末端横截面及引流管末端（长度≥2cm）2 次，去掉引流袋的外保护帽，与引流管紧密连接。⑤松开血管钳，再次挤压引流管，检查是否通畅。

（5）固定　妥善固定引流管及引流袋，引流袋位置必须低于切口平面，保持引流管通畅，避免打折、扭曲、受压。

（6）标识　在引流管末端，距引流袋接口 2～5cm 处标识管道名称、置管日期，引流袋上标注更换日期、更换人。

（7）保护皮肤　T 管周围皮肤有胆汁渗漏时，可用氧化锌软膏保护。

（8）撤去无菌巾，脱手套，洗手。

（9）协助患者取舒适卧位，整理床单位，向患者或其家属交代注意事项：①告知患者更换体位或下床活动时保护 T 管的措施。②告知患者放置或更换引流袋的注意事项。③如患者需带 T 管回家，指导其管路护理及自我监测的方法。④指导患者进清淡饮食。⑤告知患者如出现不适及时通知医务人员。

（10）整理用物，洗手，记录。

三、护理要点

1. 妥善固定　将 T 管妥善固定于腹壁，防止翻身、活动时牵拉造成管道脱出。

2. 密切观察　观察并记录 T 管引流出胆汁的量、色和性状。正常成人每天分泌胆汁 800～1200mL，呈黄绿色、清亮、无沉渣，且有一定黏性。术后 24h 内引流量约 300～500mL，恢复饮食后可增至每天 600～700mL，以后逐渐减少至每天 200mL 左右。如胆汁过多，提示胆总管下端有梗阻的可能；如胆汁混浊，应考虑结石残留或胆管炎症未完全控制；如引流血性液体，提示胆道有出血。

3. **保持通畅** 防止 T 管扭曲、折叠、受压。引流液中有血凝块、絮状物、泥沙样结石时要定时挤捏，防止管道阻塞。必要时用生理盐水低压冲洗或用 50mL 注射器负压抽吸，操作时需注意避免诱发胆道出血。

4. **预防感染** 长期带管患者，及时倾倒引流液，定期更换引流袋，更换时严格无菌操作。平卧时引流管的远端不可高于腋中线，坐位、站立或行走时不可高于引流管口平面，以防胆汁逆流引起感染。引流管口周围皮肤覆盖无菌纱布，保持局部干燥，防止胆汁浸润皮肤引起炎症反应。

5. **拔管护理**

（1）拔管指征 黄疸消退，无腹痛，无发热，大小便正常；胆汁引流逐渐减少，颜色呈黄色或黄绿色，无脓液、结石，无沉渣及絮状物；夹管无不良反应，行胆道造影证实胆道下端通畅。

（2）拔管方法 拔管前应试行夹管，术后一个月左右，患者全身情况好，无腹痛、发热、黄疸可试行夹管。先饭前饭后夹管 1h，如无不良反应，可改为白天夹管，夜间开放，再行持续夹管 72h，如无不良反应，即可考虑造影后拔管。

（3）拔管的注意事项 ①拔管前必须行胆道造影，如造影无异常，再持续开放 T 管 24h 充分引流造影剂后再次夹管 2～3 天，患者仍无不适即可拔管。②拔管后残留窦道可用凡士林纱布填塞，1～2 天可自行闭合。③若胆道造影发现有结石残留，则需要保留 T 管 6 周以上，再作取石或其他处理。④长期使用激素者，低蛋白血症，营养不良，老年人等 T 管周围窦道形成时间长者，均应延迟拔管。⑤拔管时忌暴力，防止撕裂胆管及窦道。⑥拔管后一周内，应警惕胆汁外漏，甚至发生腹膜炎，观察体温，有无黄疸与腹痛发作。有异常者应及时报告医师作处理。

四、并发症的观察和护理

1. **胆汁渗漏** 切口敷料渗出胆汁样液体 50mL/h 以上，腹腔引流管内引流出胆汁样液体常提示发生胆瘘，患者可出现发热、腹痛、腹胀等临床表现。在 T 管护理中，保持有效引流，定时挤压引流管，预防 T 管发生堵塞、脱管等；严密观察患者生命体征及腹部体征变化，对于可疑或高危患者，应遵医嘱预防性给予生长抑素、生长抑素释放抑制激素（施他宁）等药物。

2. **胆道感染** 患者出现腹痛、发热、黄疸，应警惕发生胆道感染。护理中应密切观察患者体温、皮肤巩膜有无黄染、胆汁性状、腹部体征等，遵医嘱使用抗生素、定期监测血常规。保持引流管通畅，患者平卧、站立或活动时引流袋低于切口平面，严格无菌操作，定期更换引流袋。防止胆汁逆流诱发感染。

3. **胆道出血** T 管引流出血性胆汁或鲜血，提示胆道出血。护理措施：观察引流液的颜色、性状、量，评估患者有无凝血功能异常，了解术中有无出血等情况。一旦发生出血征象，应绝对卧床休息，密切观察患者意识、生命体征变化、尿量等指标，建立静脉输液通路，遵医嘱应用止血等药物，及时输血输液等，同时做好急诊手术准备。

4. T管滑脱　主要临床表现为 T 管无胆汁流出或胆汁突然减少，患者出现腹部不适等症状。护理措施：评估患者有无脱管的高危因素，包括年龄、意识、情绪、活动、疼痛、配合度、导管固定等情况。床旁挂防脱管标识，引流管长度适宜，T 管皮肤处用缝线固定于腹壁皮肤，并给予二次固定、腹带包扎保护。术后神志不清或躁动患者，可适当约束肢体，以防止 T 管滑脱。

5. T管堵塞　主要表现为胆汁引流液突然减少，持续发热，黄疸不减退。护理措施：密切观察胆汁的颜色、性状，如胆汁成分浑浊，需警惕结石沉积导致堵塞，应定时挤压引流管，必要时可用无菌生理盐水 20～30mL 低压缓慢冲洗 T 管，以协助判断阻塞情况。

五、健康宣教

患者带 T 管出院时，应告知其留置 T 管引流的目的（减轻胆管内压力，防止胆汁外漏或发生逆行感染），指导其进行自我护理。

（1）给予高蛋白质、高维生素、低脂肪、清淡、易消化的食物，少食多餐，忌暴饮暴食。

（2）妥善安置 T 管，规范放置引流袋，防扭曲或受压。

（3）避免举重物或过度活动，以防 T 管脱出或胆汁反流。

（4）沐浴时应取淋浴方式，并用保鲜膜覆盖 T 管引流伤口处。

（5）伤口每天换药一次，敷料被渗湿时，应及时更换，以防感染，必要时伤口周围以氧化锌软膏保护。

（6）每周更换引流袋，并记录引流液的性状、颜色及量。若引流管脱出，引流液异常或身体不适，应及时就医。

（7）拔管后需观察患者食欲，大便颜色，黄疸消退情况，有无腹痛、发热情况。

第三节 · 胃肠减压护理

胃肠减压是利用负压吸引原理，通过胃管将胃肠道积聚的气体和液体吸出，以降低胃肠道内压力和张力，改善胃肠壁血液循环，有利于炎症的局限，促进伤口愈合和胃肠功能恢复的一种治疗措施。

一、适应证和禁忌证

1. 适应证

（1）单纯性及麻痹性肠梗阻，如急性原发性腹膜炎、出血性小肠炎、低血钾性肠梗阻等，解除肠内压力。

（2）大型腹部术后，减少术后并发症。

（3）胃肠道穿孔患者，可减少胃内容物流入腹腔。

（4）胆道、胰腺疾病、急性腹膜炎等疾病的治疗。

2．禁忌证

（1）食管-胃底静脉曲张患者。

（2）食管癌和食管梗阻患者。

（3）食管和胃腐蚀性损失患者。

（4）严重的心肺功能不全患者。

二、操作流程

1．核对　核对医嘱、床号、姓名、手腕带信息等。

2．评估

（1）患者评估　评估患者病情，意识，生命体征，合作程度；口腔有无损伤，口腔有无活动性义齿；鼻腔黏膜有无肿胀、息肉及鼻中隔偏曲，鼻孔是否通畅等；询问有无插管经历，有无食管静脉曲张；评估腹部体征及胃肠功能恢复情况。

（2）环境评估　环境清洁、光线充足，有隔离帘，室温适宜。

3．准备

（1）用物准备　治疗盘内置：胃管（大小型号合适）、治疗碗2个（分别盛纱布、镊子和温开水、吸水管）、压舌板、50mL注射器、治疗巾、液状石蜡、棉签、胶布、手电筒、听诊器、弯盘、无菌手套、胃肠减压装置；速干手消毒剂。

（2）自身准备　护士着装整齐、规范，无长指甲，洗手，戴口罩。

4．操作步骤

（1）身份识别、操作告知　用物备齐，治疗车推至患者床旁，核对患者床号、姓名、腕带，向患者或其家属讲解操作的目的（吸出胃肠内气体和胃内容物，减轻腹胀；改善胃肠壁血液循环，促进消化功能恢复等）、插胃管过程中的配合及要求等。

（2）体位　协助患者取半坐卧位或仰卧位。

（3）清洁和检查鼻腔　用湿棉签检查和清洁鼻腔；备好胶布；颌下铺毛巾；弯盘置于患者口角旁。

（4）打开胃管包　将治疗盘放于床旁桌，打开胃管包；检测胃管的型号与质量，置一次性胃管和10mL注射器于胃管包内。戴无菌手套，用注射器注入少量空气以检查胃管是否通畅。

（5）测量插管长度　插入长度为鼻尖经耳垂至胸骨剑突处的距离，一般成人45～55cm，小儿14～18cm，并做标记，液状石蜡润滑胃管。

（6）插胃管　告知患者开始插胃管，左手持纱布托住胃管，右手用钳子夹住胃管前端，沿选定侧鼻孔轻轻插入，插入14～15cm（咽喉部）时，嘱清醒患者做吞咽动作，继续将胃管插入；插管时若患者出现恶心时应稍作休息，嘱患者深呼吸再轻轻插入；若出现呛咳、呼吸困难、发绀等情况，应立即拔出，休息后再重新插入。昏迷患者，取平卧位，插入 15cm 时，左手托起患者头部，使下颌贴近胸骨柄，加大咽部通道弧度，顺势插至所需刻度。插管过程中需检查胃管是否盘于口中。

（7）确认胃管在胃内　①胃管末端连接注射器抽吸，能抽出胃液。②置听诊器于患者胃部，快速经胃管向胃内注入 10mL 空气，听到气过水声。③将胃管端置于盛水的治疗碗中，无气泡逸出。④X 线是确认胃管位置的金标准。

（8）固定与连接　证实胃管插入胃内后，将治疗碗移至患者颌下毛巾上，用血管钳夹住胃管置于治疗碗内，用胶布将胃管妥善固定于鼻翼。连接胃肠减压器与接头，排尽空气，将接头的另一端与胃管相连。用胶布固定胃管于患者脸颊，负压引流装置固定于患者肩上，做好管道标识（标明管道名称及置管的时间）；松开血管钳，检查胃管是否通畅，观察引流液的颜色、性状及量。

（9）清洁患者口鼻及面部。

（10）撤去治疗巾，脱手套，洗手，取口罩。

（11）协助患者取舒适体位，整理床单位。向患者或其家属交代注意事项：告知患者目前引流情况，胃肠减压期间禁止饮水和进食，保持口腔清洁，留置胃管期间不能自行拔管，并预防胃管脱出，如有不适及时告知医护人员。

（12）整理用物，洗手、记录。

三、护理要点

1. 妥善固定胃肠减压装置。当患者活动或出汗引起胶布松脱时应及时观察胃管是否向外滑出或自行脱出，并更换胶布。

2. 每班检查胃管是否通畅，防止胃管扭曲、折叠等；鼻饲前后予以温开水 20mL 脉冲方式冲洗胃管。若引流不畅或堵塞，遵医嘱用少量生理盐水低压冲洗。食管和胃部术后，冲洗有阻力时，应通知医师采取相应的措施，不可强行冲洗。胃肠减压装置应放置低于胃水平，保持一定的负压，引流装置内的气体以及液体需及时排空或倾倒。

3. 严密观察病情变化，如神志、精神以及生命体征，观察患者有无恶心、呕吐等不适。

4. 观察并记录胃液的颜色、量及性状。胃术后胃液呈红色或暗红色，陈旧性血液为咖啡色，胆石症患者胃液为草绿色，肠梗阻患者胃液呈淡黄色，如胃内引流出大量鲜红色液体，说明有胃出血征象，应立即告知医师处理。

5. 胃肠减压期间应禁食和饮水，给予患者静脉营养支持。恢复饮食后，从流质食物逐渐过渡到半流质食物、普食。如必须经口服药者，应在服药后停止减压 2h。

6. 持续胃肠减压，禁食禁水会使患者咽部出现干痛不适，应予以口腔护理 2次/天，或漱口 4～5 次/天，保持口腔清洁，预防口腔感染。

7. 长期胃肠减压患者应依据胃管的材质及时更换胃管，从另一侧鼻孔插入。

8. 患者活动的标准：下床或坐起无虚汗，心率无明显增加，面色无改变。注意观察患者水电解质及胃肠功能的情况。

四、并发症的观察和护理

1. **堵塞**　患者腹胀无缓解或加剧，负压引流装置无引流物引出或突然减少，引出的量低于正常量。注射器回抽时阻力增大；注气时胃部听诊无气过水音；冲洗胃管，引流量明显小于冲洗量。护理措施：出现堵塞，先将胃管送入少许，如仍无液体引出，再慢慢将胃管退出，边退边回抽胃液，更换体位，配合医师通管。若上述方法都无效时，则拔除胃管，更换管道重新插入。

2. **插管困难**　反复插管引起剧烈咳嗽，鼻黏膜和咽部黏膜水肿、损伤甚至出血，重者呼吸困难。护理措施：插管前做好患者心理护理，取得患者的配合。医护人员熟练掌握操作技术。昏迷患者，插管前去枕，头后仰，当胃管插入 15cm 时，将患者头部托起，使下颌贴近胸骨柄，以增大弧度。插管困难时，嘱患者深呼吸，若患者出现剧烈呛咳则立即停止插管，拔出，休息后再行插管。反复插管困难者，可在胃管内置导丝辅助插管或胃镜的配合下进行插管。

3. **胃黏膜出血**　轻者胃管内可抽出少量鲜血。出血量较多时，可抽出咖啡色血液，患者排柏油样便。护理措施：插管动作熟练轻柔。患者出现恶心、呕吐时应暂停插管，待缓解后再插入。如发现引流液为鲜红色，应停止引流，遵医嘱予以补充血容量及制酸、止血药物治疗。出血量较大时可行急诊胃镜检查，及早确定出血部位。根据出血原因，采取胃镜下介入治疗方法。

4. **呼吸困难**　表现为呛咳、呼吸急促，张口呼吸、发绀。护理措施：插管过程中，严密观察病情变化，如患者出现呼吸困难症状，立即停止插管；若胃管盘旋在口腔或误入气管，立即拔出胃管，休息片刻后再重新插管。反复多次插管或长时间胃肠减压的患者，可遵医嘱予以糜蛋白酶或地塞米松雾化吸入，以消除喉头水肿引起的呼吸困难，必要时给予氧气吸入。

5. **吸入性肺炎**　表现为高热，伴有寒颤、胸痛、咳嗽、痰黏稠、呼吸增快或呼吸困难；肺部听诊可闻及湿啰音及支气管呼吸音；胸部 X 线检查可见肺部有斑点状或云片状的阴影；痰中可以找到致病菌，血常规检查可见白细胞增高；严重者有呼吸衰竭的表现。护理措施：密切观察病情变化。插管后确定胃管在胃内，方可引流或冲管。鼓励患者咳嗽排痰，不能咳痰者，加强翻身拍背。保证胃肠减压引流通畅，怀疑引流不畅时及时处理，以防胃液反流。遵医嘱予以氧气吸入、降温、抗生素等对症支持治疗。病情允许情况下，尽早拔管。

五、健康指导

（1）告知患者及家属不要擅自撕下胶布，当胶布有卷曲、松动，被汗液或水浸湿时，及时告知护士予以更换。

（2）告知患者及家属翻身或活动时，避免胃管牵拉、折叠、受压；咳嗽时用手保护胃管；躁动、意识障碍不能配合的患者适当予以保护性约束，必要时遵医嘱使用镇静剂，防止意外拔管。

（3）指导患者及家属胃肠减压期间保持口腔清洁。

（4）告知患者及家属胃肠减压治疗期若出现如恶心、呕吐等不适时，及时报告医护人员给予对症处理，切不可自行拔管。

第四节 · 胸腔闭式引流护理

胸腔闭式引流术（closed thoracic drainage，CTD）是治疗胸腔积液较为有效且经典的治疗方法，可有效地使肺组织复张且恢复相应功能。是将引流管一端经胸壁置入胸膜腔，另一端连接胸腔引流装置，借助重力或气压差引流胸膜腔内的积液、积气，以达到重建胸膜腔内负压、保持纵隔的正常位置、促进肺组织复张的目的。

一、适应证和禁忌证

1. 适应证
（1）各种类型的气胸，经胸腔穿刺治疗肺无法复张者。
（2）中等量以上的血胸，通过抽液不能缓解者。
（3）中等量以上胸膜腔积液，经胸腔穿刺治疗不佳者。
（4）开胸术后引流、开放性胸外伤。
（5）脓胸、乳糜胸者。
（6）食管吻合口瘘、食管破裂、支气管胸膜瘘者。

2. 禁忌证
（1）正在接受抗凝治疗、凝血功能障碍有出血倾向者。
（2）结核性脓胸。
（3）衰弱、病情危重，难以耐受操作的患者。
（4）肝性胸腔积液等漏出液，持续胸腔闭式引流可能导致大量蛋白质和电解质丢失者。

二、操作流程

1. 核对 核对医嘱、床号、姓名、手腕带信息等。
2. 评估
（1）患者评估 评估患者生命体征、血氧饱和度、疼痛及配合程度；评估伤口敷料情况、引流装置的固定、密闭性和通畅性；引流液的颜色、性状、量以及气体逸出情况。

（2）环境评估　环境清洁、光线充足，有隔离帘，室温适宜。

3. **准备**

（1）用物准备　护理车；一次性使用胸腔引流装置（大小型号合适，在水封瓶/腔及调压瓶/腔内加入无菌生理盐水，达到说明书指定位置），引流管标识、胶带、无菌手套、无菌巾、棉签、血管钳、弯盘、无菌棉签、络合碘、速干手消毒剂。

（2）自身准备　护士着装整齐、规范，洗手，戴口罩。

4. **操作步骤**

（1）身份识别、操作告知　将用物备齐，按使用顺序置于护理车上，推至患者床旁，核对患者床号、姓名、出生年月日，向患者或其家属讲解胸腔闭式引流的目的、方法及配合要点。

（2）体位　协助患者取半坐卧位。

（3）观察　观察胸腔闭式引流液的颜色、性状和量，水柱波动情况，有无气体逸出。

（4）更换胸腔闭式引流瓶　①铺无菌治疗巾于引流管和连接管下方。②止血钳双向夹闭引流管，持续时间宜少于60s。③戴清洁手套，分离引流管与连接管。需负压吸引者先关闭负压后再分离吸引装置与引流装置。④消毒引流管口，连接新的引流装置；必要时连接吸引装置与引流装置，恢复吸引至指定负压。⑤松开止血钳，观察引流是否通畅及引流液的颜色、性状、量等。

（5）固定及标识　妥善固定及放置，确保引流瓶直立，放置低于患者胸壁引流口平面60～100cm；粘贴引流管标识，注明引流管名称、置管时间、更换引流装置时间及操作者姓名。

（6）脱手套，洗手。

（7）协助患者取舒适体位，整理床单位。向患者及其家属交代注意事项，告知患者目前引流情况，如何预防意外拔管。

（8）整理用物，洗手，记录。

三、护理要点

1. **病情观察**　①每4h观察患者的生命体征、血氧饱和度，听诊呼吸音，观察呼吸节律、频率、幅度。②每天检查置管部位有无渗液、渗血、皮肤过敏及伤口敷料有无松脱、污染等。③一侧全肺切除术后患者，应遵医嘱全夹闭或半夹闭胸腔引流管，并定时开放引流；气管明显向健侧移位者，在排除肺不张后，应遵医嘱缓慢放出适量的气体或液体，每次放液量宜少于100mL。

2. 密切观察引流液的颜色、性状、量，发生下列情况时，应通知医师处理：①引流装置中出现大量鲜红血液、引流物浑浊或有沉淀、脓栓。②术后引流患者血液量＞200mL/h。③乳糜胸患者引流量＞200mL/d。④突然出现引流装置内大量气体逸出、气体逸出突然停止或气体持续逸出。

3. 操作过程中，应严格无菌操作，并保持引流瓶直立，放置低于患者胸壁引流口平面 60～100cm，尤其是下床活动时，防止逆行感染。

4. **保持管道密闭** ①确保引流管各连接处连接良好，无漏气、漏液，水封瓶长管应至少没入水中 3～4cm，并观察水柱波动。正常情况下，水柱上下波动约 4～6cm，水柱波动过大，可能存在肺不张；若无波动，应考虑引流管不畅或肺已完全扩张；但若患者出现胸闷、气促、气管向健侧偏移等肺受压的症状，应考虑血凝块堵塞管腔或置管位置不当的可能，需加强挤压或调整管口位置，并立即通知医师处理。②转运患者或更换引流瓶时应双重夹闭引流管。

5. **保持引流通畅** ①指导患者取半坐卧位，以利于呼吸与引流。②妥善放置引流管，避免引流管受压、扭曲、折叠。③定时挤压引流管，术后当天每 1～2h 挤压一次，引流液较多时应 15～30min 挤压一次。挤压时及患者用力咳嗽后未见水柱波动、未见液体流出或气体溢出，应考虑引流管堵塞，立即协助医师疏通处理或更换引流管。

6. **疼痛护理** 协助患者取舒适体位，避免引流管与胸膜摩擦。疼痛时，可根据疼痛的程度采用适当的处理方法，轻度疼痛可采用非药物镇痛的方式，如转移注意力、休息、冷热敷等，对于中重度疼痛可采用非药物联合药物镇痛的方式，遵医嘱予以口服或肌注或静滴镇痛药。

7. **拔管护理** ①气体引流患者，在引流通畅情况下，患者咳嗽时无活动性漏气；液体引流患者日引流量小于 200mL/d，且颜色清亮；脓胸患者引流量需小于 50mL/d，引流液清亮且胸膜腔内感染控制；若有胸腔内脏器，如食管、肺等脏器损伤，须待伤口愈合及胸膜腔内无积气、积液；而后经胸部 X 线或胸部 CT 检查证实肺膨胀良好者，则可考虑拔出引流管。若肺膨胀不佳，则考虑是否行进一步手术处理。②拔管前，嘱患者深吸气，并屏气，防止拔管时管端损伤肺脏或疼痛及造成气胸，拔管前可用冰袋冷敷置管部位 15～20min 或遵医嘱使用镇痛药物。③拔管后，指导患者取健侧卧位，观察患者有无胸闷、胸痛、气促、出血、皮下气肿等，发现异常及时通知医师处理。④拔管后避免剧烈运动、提举重物等。

四、并发症的观察和护理

1. **引流管阻塞** 保持引流管通畅，无压迫、打折，定时挤压引流管，观察水封瓶内水柱波动情况。如无水柱波动，且患者伴有胸闷、气促等症状，应考虑引流管阻塞，立即查看有无血凝块堵塞引流管，协助医师挤压或用无菌生理盐水冲洗管路；不能疏通时，应配合医师拔除或更换引流管。

2. **引流管脱出** 妥善固定，避免牵拉。引流管与引流瓶或引流管连接处意外脱出，在患者近心端夹闭或反折引流管，更换引流装置；引流管从胸腔滑脱，嘱患者屏气，勿剧烈咳嗽，立即用凡士林纱布及无菌纱布按压创口，并用胶带将敷料的三边封好，剩下一边提供单向阀功能，以保证胸膜腔内的气体逸出。此外，密切观察患者病情变化，协助医师给予对症处理。

3. **皮下气肿** ①胸腔引流管粗细适宜。②每班评估患者胸部、腹部、颈部、手臂、面部皮肤有无肿胀，触之有海绵样感觉或捻发音等。③一旦发生皮下气肿，立即报告医师，评估患者的生命体征、皮下气肿范围及呼吸道压迫等情况，查找皮下气肿的原因，检查切口周围皮肤及引流管有无堵塞、滑脱。④局限性皮下气肿，可自行吸收，应密切监测生命体征及皮下气肿的范围变化；广泛性皮下气肿，常伴有疼痛、呼吸困难，应协助医师行穿刺引流或皮下切开引流。

4. **纵隔摆动** 患者胸腔内大量积液、积气时，应控制引流速度，每次短时间内引流液不宜超过 500mL，达 500mL 时应夹闭引流管 5～10min，一旦患者出现呼吸困难、神志不清、昏迷，严重时出现休克等循环衰竭症状，应考虑纵隔摆动，须立即配合医师进行抢救。

5. **胸腔内感染** ①更换引流瓶时应严格无菌操作，伤口敷料 1～2 天更换 1 次，如有脱落或污染时应及时更换。胸腔引流管一旦脱落，决不能将原引流管再插入，以免感染。②防止逆行感染：引流瓶应低于胸腔 60～100cm；下床活动时，引流瓶应低于膝盖水平；更换引流瓶时，应双重夹闭引流管。③遵医嘱予以抗感染药物。

6. **复张性肺水肿** ①观察患者的生命体征、痰液性状、血氧饱和度、咳嗽等情况。②成人大量胸腔积液患者引流量达 1000～1500mL/h，儿童达 20mL/（kg·h），或出现剧烈咳嗽、胸痛、呼吸困难、血氧饱和度下降等症状时，应立即通知医师。必要时夹闭胸腔引流管，给予正压通气。

五、健康指导

（1）告知患者及家属留置胸腔闭式引流管的目的与意义。

（2）保持胸腔引流瓶位置合适、引流管长度适宜。

（3）进食高蛋白质、高纤维素食物，保持大便通畅，排便时勿用力过度。

（4）患者如发生胸闷、憋气、呼吸困难、气胸、皮下气肿等，应及时呼叫医务人员。

（5）指导患者行腹式呼吸及有效咳嗽，咳嗽时可使用枕头或用洗净的双手压迫伤口，以减轻疼痛。术后尽早下床活动，下床前每 1～2h 翻身一次，翻身活动时防止引流管受压、打折、扭曲，防止引流管脱出，并指导患者及家属掌握意外拔管的紧急处理。

第五节 · 中心静脉压测定护理

中心静脉压测定是指经锁骨下静脉或颈内静脉穿刺置入中心静脉导管，测量上、下腔静脉及右心房的压力，即中心静脉压（central venous pressure，CVP）的一种护理技术。CVP 是反映临床血流动力学监测的重要指标，正常值范围为 5～10cmH₂O。在临床中，其数值对于了解患者有效循环血容量和心功能状态有重要的参考意义，在一定条件下可正确反映心脏前负荷。

一、适应证和禁忌证

1. 适应证

（1）严重创伤、各类休克和急性循环功能衰竭的危重患者。

（2）各类大或中型手术，尤其是心血管术后患者。

（3）长期输液或短期内需要大量补液、输血者。

2. 禁忌证

（1）凝血机制障碍者。

（2）穿刺或切开处局部有感染者。

二、操作流程

1. 核对 核对医嘱、床号、姓名、手腕带等信息。

2. 评估

（1）患者评估 评估患者病情、有无使用呼吸机（使用呼吸机者，PEEP 值应调零 3min 后测量中心静脉压），并测量患者血压。应在患者处于平静状态时测量，患者出现烦躁、抽搐、咳嗽等情况时不宜测量。

（2）环境评估 环境清洁、光线充足，有隔帘，室温适宜。

3. 准备

（1）用物准备 监护仪、监测 CVP 的测压套件 1 套、三通管、0.9%氯化钠注射液、刻度尺、延长管、无菌手套及消毒用物。

（2）自身准备 护士着装整齐、规范，洗手，戴口罩。

4. 操作步骤

（1）身份识别、操作告知 将用物备齐，按使用顺序置于护理车上，推至患者床旁，核对患者床号、姓名、腕带，向患者或其家属讲解中心静脉压测定的目的、方法及配合要点。

（2）体位 协助患者取去枕平卧位，电子法测量选取腋中线和第 4 肋间交叉部位放置换能器（图 7-5-1）；水柱法测压应将标尺零点对准第 4 肋间腋中线水平。不能采取平卧位时，每次测量应取相同体位。

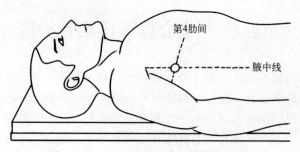

图 7-5-1 CVP 测量的常用参考水平轴

（3）选择测量通路　①首选经锁骨下静脉或颈内静脉穿刺的中心静脉导管通路，亦可选用前端开口无瓣膜的 PICC。②多管腔静脉导管应使用主腔测量 CVP，当主腔不能使用时，应固定同一侧腔测量。③测压管宜直接连接静脉导管，最多增加 1 个三通。④测量 CVP 时应暂停测量管腔的输液，多管腔静脉导管其余管腔输注液体速度宜≤300mL/h。

（4）确定体表零点标志　①应选用下列体表标志之一作为零点标志：患者腋中线第 4 肋间水平；胸廓前后径垂直距离上 1/3 水平；胸骨角下 5cm 水平。②同一患者应采取相同的体表零点标志。③将电子法测量的传感器或水柱法测压标尺的零刻度与体表零点标志保持在同一水平。

（5）连接测压装置　①电子法测量：连接压力监测套件，使用 0.9%氯化钠注射液排尽管道内及测压套件内气体，挂于输液架上，通过压力换能器将静脉导管连接到监护仪上。②水柱法测压：挂液体，输液器下端连接三通管，一端接中心静脉导管，另一端接测压管并固定于输液架上。

（6）校零　①校零前应进行方波试验，波形正常，方可校零。②首次测量前应先校零，当重新连接或更换监护仪、重新连接或更换测压装置、患者体位改变、传感器位置改变时应重新校零。

（7）读取数值　①读取患者呼气末的 CVP 数值。②CVP 随着呼气末正压水平的升高而升高，对于机械通气患者需考虑呼气末正压对 CVP 的影响。③电子法测压：观察心电监护仪显示波形，数值即为中心静脉压。④水柱法测压：连接中心静脉导管后，将输液管放置侧胸壁腋中线第 4 肋间位置，固定在输液架上呈垂直，此时测压管内的液面迅速匀速下降，当液面达到一定水平不再下降时，液平面在量尺上的读数即为中心静脉压。

（8）继续输液治疗；协助患者取舒适体位，整理床单位。告知患者 CVP 值及意义。

（9）整理用物，洗手，记录。

三、护理要点

（1）操作过程中，应严格无菌操作。

（2）测压前检查静脉导管是否通畅，管路连接是否紧密，管腔疑似堵塞时，不应强行冲管，以免发生血管栓塞。

（3）宜选用 0.9%氯化钠注射液进行中心静脉压测定，避免采用胶体溶液、血浆、血液进行测压。

（4）密切观察置管部位有无红肿、疼痛等异常情况，一旦发生立即拔除导管。

（5）患者咳嗽、腹压增高、吸痰、呕吐、躁动时，均可影响 CVP 数值或造成波形异常变化，应在患者安静 10～15min 后，进行测量。

（6）电子法测量时，应持续加压冲洗传感器管路，维持加压袋内的压力为

300mmHg，加压袋内软包装液体不少于 1/4。

（7）压力传感器套装每 96h 更换 1 次。

四、并发症的观察和护理

1. 感染 ①避免选择局部有感染的部位进行穿刺，注意监测患者的体温，观察有无发热，如出现体温升高且置管周围部位出现炎症或化脓性表现时，及时处理并建议进行导管尖端培养。②测压过程中应严格无菌操作，正确选择消毒剂，合理使用敷料，降低中心静脉导管相关性血流感染。③按时评估中心静脉导管穿刺处皮肤是否红肿、敷料是否完好与干燥，如有渗湿或卷边，应及时更换；无菌纱布敷料48h 更换，透明敷料 7 天更换。

2. 心律失常 中心静脉导管插入过深时，其尖端会进入右心房或右心室，刺激心肌会诱发心律失常。置管过程中，应注意保持导管顶端在合适的位置，预防心律失常的发生。

3. 空气栓塞 是中心静脉置管最严重的并发症，操作前应检查管路的密闭性，操作时严格按照操作流程，避免空气通过开放的导管快速进入血液导致空气栓塞。如患者出现呼吸困难、胸痛、咯血等症状时，应考虑肺栓塞，立即通知医师并协助处理。

4. 血栓形成 未使用中心静脉导管测压时，需每 4～6h 冲管一次，避免堵管。中心静脉血栓的发生率与导管留置的时间相关。

五、健康指导

（1）妥善固定中心静脉导管，必要时可对患者进行保护性约束，防止不慎意外拔除导管。

（2）告知患者及家属意外脱管的处理流程，如中心静脉导管断裂，应立即捏住穿刺处导管残端，避免残端完全进入患者体内；如中心静脉导管完全脱出，应立即按压穿刺点，并检查脱出导管的完整性，立即通知医护人员处理。

（3）如患者发生胸闷、憋气、呼吸困难等症状，及时呼叫医务人员处理。

第六节 · 泌尿造口护理

泌尿造口是指因膀胱发生了不可复性病变需要被切除或者功能受到影响，需要外科医师将尿路直接或间接地开口于腹壁，采取新的途径储存和（或）排出尿液。

一、适应证和禁忌证

1. 适应证

（1）肌层浸润性膀胱癌及高危非肌层浸润性膀胱癌（NMIBC）亚组或极高危

NMIBC 亚组患者。

（2）侵犯膀胱的恶性肿瘤需要行全盆腔切除术。

（3）神经性功能减退导致膀胱麻痹。

（4）严重症状的难治性间质性膀胱炎。

（5）结核性挛缩膀胱。

（6）膀胱阴道瘘、膀胱直肠瘘、放射性损伤、严重创伤引起的膀胱损伤。

（7）膀胱先天性畸形。

2．禁忌证

（1）已有远处转移的膀胱癌。

（2）严重心脏、肺、肾功能不全等不能耐受手术者。

二、操作流程

1．**核对** 核对医嘱、床号、姓名、手腕带信息等。

2．**评估**

（1）患者评估 评估患者病情、生命体征；造口周围皮肤是否完好，有无皮肤发红、皱褶、凹陷；造口是否有出血、缺血、隆起或凹陷等异常情况；造口的类型；造口袋内尿液的颜色、性质、量、气味；造口底盘黏胶融化程度；上一次造口袋更换日期。

（2）环境评估 环境清洁、光线充足，有隔帘，室温适宜。

3．**准备**

（1）用物准备 生理盐水、垫巾；造口尺、造口底盘、造口袋、造口剪刀、防漏膏、造口粉、皮肤保护膜；干棉签、换药包、无菌手套；速干手消毒剂。

（2）自身准备 护士着装整齐、规范，无长指甲，洗手，戴口罩。

4．**操作步骤**

（1）身份识别、操作告知 用物备齐，治疗车推至患者床旁，核对患者床号、姓名、腕带，向患者或其家属告知操作的目的、配合要求等。

（2）体位 协助患者取平卧位或半坐卧位。

（3）揭除底盘 协助患者取舒适卧位，造口侧铺垫巾，暴露造口部位，戴手套；一手固定皮肤，另一手自上而下缓慢轻柔撕离已用的底盘和造口袋。

（4）清洁造口 用干棉签蘸生理盐水擦洗造口及周围皮肤，并擦干。

（5）测量造口 使用造口尺测量造口大小，并且在底盘上标注。如果造口形状不规则，可多角度测量。

（6）裁剪底盘 按照测量时标注的刻度裁剪底盘，注意用手将平底盘内侧以免划伤造口黏膜。

（7）保护皮肤 ①造口粉和皮肤保护膜可以有效预防和治疗造口周围皮炎和皮肤浸渍。涂抹方法：先用干棉签将适量造口粉均匀涂抹在造口周围，30s 后再涂皮肤保护膜，待干燥。②造口周围凹凸不平可应用防漏膏或防漏贴环。

（8）佩戴底盘　保护皮肤后，迅速将裁剪好的底盘沿着造口黏膜紧密贴合，用手往上按紧黏胶，如果此时有尿液流出，应擦干皮肤后再粘贴。

（9）扣造口袋并检查造口袋是否粘贴牢固，嘱患者用手轻轻捂住造口部位20min，以便造口粘贴更加牢固。

（10）撤去垫巾，脱手套，洗手。

（11）协助患者取舒适体位，整理床单位。向患者或其家属交代注意事项：告知患者造口及周围皮肤情况，尿液是否正常，以及如何保护造口及周围皮肤，如有不适及时告知医护人员。

（12）整理用物，洗手、记录。

三、护理要点

1. 观察造口的位置、形状、大小、高度、血供情况及造口周围皮肤情况。

2. **尿液评估**　术后尿液会呈淡红色，2～3 天后会逐渐转为淡黄色，伴有白色絮状物，为肠管的分泌物，输尿管支架管拔除后逐渐减少。尿路造口术后，尿液会不受控制地持续流出，每天尿液为 1500～2000mL，若出现尿少或无尿的情况，应及时通知医师处理。

3. **正确使用造口袋**　一件式造口袋不可重复使用，两件式造口袋可以重复使用，使用清水或温和清洗剂清洗，如沐浴露或洗手液等。底盘开口应比造口尺寸大1～2mm。过大会导致皮肤受尿液浸渍发生皮炎，过小会影响造口血液循环。剥离造口底盘时动作宜轻柔，不可强行剥离。底盘与皮肤接触面浸白范围超过 1/2 时，适当缩短造口底盘更换时间，根据实际情况增加更换频率或调整底盘类型。

4. **保护造口周围皮肤**　根据造口情况，可搭配使用造口附件用具；使用柔软的干纸巾/小毛巾配合温水或生理盐水清洗皮肤。

四、并发症的观察与护理

1. **造口水肿**　表现为造口黏膜发亮或呈半透明状态，造口黏膜上的褶皱部分或完全消失，肿胀隆起，弹性差，肠造口水肿时会伴有肠黏液分泌过多等现象。护理措施：①轻度水肿注意卧床休息；血供良好者可用 50%硫酸镁湿敷，每天 2 次，每次 20min，或用高渗盐水湿敷减轻水肿。②中度水肿，根据病因采取对症治疗，如缓解肠管狭窄，必要时可间断拆开周围缝线减压、补充血清白蛋白、使用剪裁口较大的造口底盘等。③重度水肿造口处暗紫加重时应注意造口血供情况，以免造口缺血坏死。

2. **造口缺血坏死**　造口黏膜可呈暗红色、紫色、苍白色等，严重时可出现腹膜刺激症状、全身症状（发热、白细胞增高）等。护理措施：观察造口黏膜情况，若造口黏膜呈暗红色或微黑色，无分泌物增多或有异常臭味时，可去除加重缺血的因素，积极改善血供；肠黏膜颜色苍白或灰白色等需立即就医治疗，预防造口坏死继发造口狭窄、回缩等并发症；重度造口缺血坏死，清除坏死组织，有腹膜刺激症状者需行急诊手术切除坏死肠段，重做造口。

3. 造口回缩　造口与周边皮肤平齐或低于皮肤水平，早期造口回缩表现为黏膜缺血坏死后黏膜脱落肠管回缩，周围缝线固定不牢或缝线过早脱落，容易引起尿液渗漏，造成皮肤损伤。晚期造口回缩多数人表现为体重急剧增加，造口周围脂肪组织过多。护理措施：密切观察造口血供，指导患者控制体重，正确评估造口回缩程度，可使用凸面底盘配合腰带使造口基部膨出，以利于尿液排出纠正造口回缩；如造口缩回严重，需手术重建造口。

4. 造口狭窄　①轻度狭窄：开口细小、难以看见黏膜，可导致肠水肿。可采用手指（小指）扩张法，扩张前剪指甲避免引起出血、疼痛，扩张时切勿暴力插入。②中度狭窄：开口缩窄、紧缩，手指难以进入，易导致尿流不畅、尿潴留等症状。每天1～2次扩张，持续数周。③重度狭窄：伴有周围感染、肠管缺血、克罗恩病、造口周围肉芽组织增生引起瘢痕收缩等。若小指无法通过，应及时就诊，必要时手术重建新的无张力造口。

5. 造口脱垂　肠管全层经造口处突出体外，突出长度不等，轻者肠管外翻1～2cm，重者整个肠管均外翻突出，严重者可发生肠套叠。脱出的肠管摩擦可引起血尿，肠管黏膜可出现水肿、出血、溃疡、嵌顿等症状。护理措施：①肠管血供良好情况下，可用高渗性盐水浸透纱布覆盖于脱出的肠管上避免肠管干燥。②肠管水肿好转后，缓慢将肠管推回腹腔内，挤压过程中，肠管颜色变得深暗，应每隔5～6min稍微放松至肠管恢复血供，重复上述手法直至肠管被完全还纳。③宜选用一件式造口袋，造口底盘裁剪至以能容纳脱垂的肠管为准。④避免剧烈运动，因手术缝合固定不当引发的脱垂及脱垂的黏膜有糜烂、坏死或脱垂伴旁疝时，应积极手术治疗。

6. 造口皮肤黏膜分离　造口黏膜与腹壁皮肤的缝合处的组织愈合不良，使皮肤与黏膜分离形成伤口。护理措施：①部分、浅层分离：定期使用生理盐水清洗造口周边皮肤，待干燥后在造口周围涂抹护理粉，再涂防漏膏后贴造口袋，减少炎症及感染的发生率。②完全、深层分离：分离处可用藻酸盐敷料填充。③完全分离：合并造口回缩者，选用凸面底盘加腰带固定，以避免腹压增高；造口底盘一般每2天换一次，渗液多者需每天更换1次；指导患者多饮水，降低尿液浓度；控制和监测血糖变化。

7. 造口出血　常见于造口黏膜与皮肤交界处渗血、更换造口袋时活动性出血、造口局部黏膜损伤出血等。护理措施：①轻度出血用棉球或纱布压迫止血即可。②出血较多时用云南白药粉外敷或0.1%肾上腺素浸湿纱布压迫止血。③大量出血时，应立即报告医师，积极治疗原发病，必要时手术止血。

8. 造口旁疝　造口周围不适或胀痛；站立时造口旁可出现肿块，平卧时肿块消失或缩小。护理措施：①减轻腹压，术后3个月内避免重体力劳动；咳嗽或打喷嚏时及时用手保护性按压造口的局部。②加强腹壁肌肉的康复训练：可适当进行舒缓型运动及拉伸型卷腹等运动,无特殊基础疾病患者于术后 3～4 天开始进行温和的腹部运动。③平卧可以完全回纳的造口旁疝应佩戴柔软的一件式造口袋,合理使用腹带等腹部支撑工具减少患者腹部肌肉承受的腹压或牵拉张力。④术前进行充分的肠道准备并选择合适的造口位置,当出现绞窄、梗阻或严重影响日常生活或社交,可考虑实施造口旁疝修复手术。

9. **造口周围潮湿相关性皮肤损伤** 造口周围皮肤出现潮红、充血、水肿甚至糜烂、溃疡,患者常伴随皮肤烧灼感、剧烈疼痛等症状。护理措施:①术前由专业人员进行造口定位。②术后加强评估,造口底盘撕除前后查找渗漏原因并去除诱因。③指导选择合适的造口产品、正确排放尿液及更换造口袋的方法,给予以饮食指导,减少并发症发生。

10. **接触性皮炎** 急性过敏性皮炎表现为红斑、水肿、脱屑和角质形成细胞囊泡化样变,伴自觉瘙痒或灼痛感,搔抓后可蔓延产生类似皮肤损伤。慢性过敏性皮炎表现为受损皮肤轻度增生、裂隙、苔藓化、角化过度,多不伴瘙痒感。护理措施:①生理盐水清洗造口周围皮肤,纱布吸干渗液,遵医嘱局部外涂类固醇类药物,保留10min 左右再用清水洗干净,擦干后贴袋。②过敏严重伴有身体其他部位瘙痒时,可遵医嘱使用抗组胺类药物。③皮肤损伤严重者可使用水胶体敷料帮助渗液吸收。

11. **造口周围机械性皮肤损伤** ①医用胶黏剂相关皮肤损伤:主要表现为皮肤发红、表皮缺损、形状不规则、疼痛、渗液。揭除造口底盘时应动作轻柔,必要时可用黏胶剥离去除剂和皮肤保护膜。可调整造口产品及附件,损伤皮肤可使用造口粉、皮肤保护膜、吸收性敷料等。②医疗器械相关压力损伤:表现为局限性的糜烂、溃疡,可能引起坏死。及时消除压力源并更换造口产品,必要时使用水胶体等吸收性敷料、增加更换造口袋频率,直到伤口愈合,以保证底盘下没有积聚多余水分。

五、健康指导

(1)多食新鲜蔬菜水果,补充维生素 C,提高尿液酸性,以防造口周围皮肤尿酸结晶。

(2)肾功能正常、无肾积水的尿路造口患者,每天饮水量为 2000～2500mL 和(或)保持尿量＞800mL/d,预防尿路感染。

(3)术后控制体重,以减少造口旁疝的发生。

(4)定期更换造口袋及底盘,教会患者如何观察造口及周围皮肤情况。

(5)穿宽松、柔软、舒适衣物,避免造口位置受压。可淋浴、不可泡澡,留置支架管期间需佩戴造口袋淋浴,淋浴后直接更换新的造口产品;回肠造口患者拔除支架管后直接去除造口袋进行淋浴,注意水压不要过大,水温不能过高,避免喷头直接冲洗造口处,损伤造口肠黏膜。造口周围皮肤避免使用肥皂等碱性清洁剂。

(6)手术切口愈合、体力恢复后,可从事正常工作与活动,但避免重体力劳动,避免搬运 45kg 以上的重物,避免腹压过高引起造口旁疝或造口脱垂等并发症。

第七节 · 肠造口护理

肠造口是指出于治疗目的将一段肠管拉出腹壁外所做的人工回/结肠开口，以便将粪便由此排出体外。是治疗结直肠癌、难治性炎症性肠病、肠梗阻等疾病的必要手段之一，分为单腔/双腔造口、袢式造口三种。

一、适应证和禁忌证

1. 适应证

（1）左侧结肠或直肠恶性肿瘤伴急性梗阻时作先期减压，待适当时机行二期切除，或一期切除时暂时性肠道转流。

（2）晚期左侧结肠或直肠恶性肿瘤无法切除时作为永久性肠道转流。

（3）直肠癌术后，由于手术已将肛门切除，这时可用乙状结肠来做造口转流粪便。

（4）肠腔因各种原因导致闭塞，而肠管无法做切除吻合时，只能将肠管近端拉出腹壁做造口。

（5）直肠癌术后，依然存在一些高危因素，吻合口有不可靠的情况，因此可在直肠近端做临时预防性、保护性的回肠末端的造口或者横结肠的造口。

2. 禁忌证

严重心脏、肺、肾功能不全等不能耐受手术者。

二、操作流程

1. 核对 核对医嘱、床号、姓名、手腕带信息等。

2. 评估

（1）患者评估 评估患者的病情、生命体征、心理、精神、情感支持状况和配合程度。评估肠造口及周围皮肤（表 7-7-1）；造口底盘黏胶融化程度；造口袋内粪便的颜色、性质、量、气味；上一次造口袋更换日期。

表 7-7-1 造口评估的项目及内容

评估项目	评估内容
位置	□右上腹 □右下腹 □左上腹 □左下腹 □上腹部 □切口正中 □脐部
类型	按时间：□永久造口 □临时造口 按开口模式：□单腔造口 □双腔造口 □袢式造口
颜色	□鲜红色 □苍白 □暗红色或淡紫色 □黑褐色或黑色
高度	造口理想高度为1～2cm，若造口高度过于平坦或回缩，易引起潮湿相关性皮肤损伤；若突出或脱垂，会造成佩戴困难或造口黏膜出血等并发症

续表

评估项目	评估内容
形状	□圆形 □椭圆形 □不规则形
大小	可用量尺测量造口基底部的宽度。若造口为圆形应测量直径，椭圆形宜测量最宽处和最窄处，不规则的可用图形来表示
黏膜皮肤缝合处	□松脱 □分离 □出血 □增生 □其他异常情况
造口周围皮肤	□颜色正常、完整 □红 □肿 □破溃 □水疱 □皮疹 □其他___
袢式造口支撑棒	□松脱 □移位 □压迫黏膜和皮肤
排泄物	□黏稠、黄绿色的黏液或水样便，量约1500mL □褐色、糊样便或软便 一般术后48～72h开始排泄，若排泄物含有血性液体或术后5天仍无排气、排便等均为异常

（2）环境评估　环境宽敞，温湿度适宜，光线充足，窗帘遮挡，保护隐私。

3. 准备

（1）用物准备　生理盐水棉球、垫巾；造口护理用品如造口袋、造口底盘、造口护肤粉、防漏膏/防漏贴环等；造口尺、封口条、腰带；记号笔、镊子、弯剪、换药碗、弯盘、棉签、无菌手套；速干手消毒剂等。

（2）自身准备　护士着装整齐、规范，无长指甲，洗手，戴口罩。

4. 操作步骤

（1）身份识别、操作告知　用物备齐，治疗车推至患者床旁，核对患者床号、姓名、腕带，向患者或其家属告知肠造口护理的重要性和必要性，介绍更换的过程及配合要点，取得患者同意。

（2）体位　协助患者取半坐卧位或坐位。

（3）更换造口袋

① 揭：协助患者取舒适卧位，造口侧铺垫巾，暴露造口部位，戴手套；一只手按住皮肤，另一只手自上而下缓慢轻柔地将底盘揭除，可配合黏胶剥脱剂使用。

② 洗：用生理盐水棉球自外向内清洁造口周围皮肤和造口黏膜，禁用乙醇等消毒液和强碱性肥皂液清洗，再用干纱布/干棉球轻柔地擦干造口周围皮肤，以免损伤皮肤和黏膜。

③ 查：观察造口周围皮肤有无红疹、破损、凹陷等，观察黏膜的颜色有无异常。正常黏膜的颜色呈鲜红或粉红色，黏膜光泽且湿润。

④ 量：用造口测量板测量造口的大小和形状，并描绘于底盘上。圆形造口测量直径，椭圆形造口测量最宽和最窄处，不规则造口用图形来表示。

⑤ 剪：用弯剪沿着记号剪下，剪裁的大小应大于测量直径1～2mm，并磨平底盘内侧。

⑥ 涂：涂撒造口护肤粉，用棉签抹匀并去除造口周围多余的护肤粉。

⑦ 喷：将造口保护剂喷在造口周围，待干燥并形成保护膜。注意喷洒面积大于底盘的面积。

⑧ 填：造口周围皮肤不平整，可在周围使用防漏膏或防漏贴环，并用湿棉签将其抹平，填片凹陷。

⑨ 贴：撕掉造口底盘的保护纸，将底盘开口正对造口自下而上粘贴底盘。先轻轻按压内侧底盘，再由内而外轻轻加压，使其与皮肤紧密粘贴。注意撕掉保护纸后不要用手触碰底盘黏胶部分，同时保证底盘粘贴在干燥、干净的皮肤上。回肠造口大便稀薄，更换动作一定要快，必要时可以用棉球压在造口处。

⑩ 扣：用四点操作法将造口袋安装至底盘上并扣上卡扣，夹闭造口袋尾部。术后早期，患者卧床为主，造口袋开口可偏向一侧床边；恢复期，患者坐位或者站立行走较多时，造口袋的开口应向下对着患者的大腿。

⑪ 捂：用温水毛巾或双手搓热后用手轻轻捂在造口上 5～10min。必要时佩戴腰带，增强粘附力和安全感。

（4）撤去垫巾，脱手套，洗手。

（5）协助患者取舒适体位，整理床单位。向患者或其家属交代注意事项。

（6）整理用物，洗手、记录。

三、护理要点

1. **病情观察**　观察造口黏膜的颜色、形状、高度，观察皮肤黏膜缝线情况、肠造口功能恢复的情况以及有无造口相关并发症，如有异常，及时通知医师和造口专科护士进行处置。

2. **造口袋及底盘的更换**　与造口类型、部位、季节等有关，造口袋一般 3～5天更换 1 次；当造口底盘中心孔黏胶溶解范围达到内径的 1/3～1/2、造口底盘发生泄漏、造口周围皮肤出现烧灼或瘙痒时及时更换，更换时间宜在清晨空腹时进行。

3. **造口产品的选择**　正常造口使用平面底盘，对于造口的排泄口与肚皮表面几乎平齐的造口，选择微凸底盘配合腰带。肠乳头完全回缩到肚皮里，可以使用凸面底盘配合腰带。首选两件式造口袋，可以随时取下更换，方便观察造口的情况。如果患者剪裁造口底盘技术不佳，可以选择免裁剪的可塑底盘。造口有脱垂时选择一件式造口袋。术后早期宜用透明、无碳片开口袋。

4. **心理护理**　评估患者应对和适应造口的程度，鼓励患者参与造口自我护理。术后首次应在清洁造口及周围皮肤后让患者观看造口。可安排同病种患者与其交流沟通、指导教育，增强其参与护理的信心。

四、并发症的观察和护理

1. **造口周围肉芽肿**　黏膜与皮肤交界处或造口黏膜出现一枚或多枚围绕在造

口周围生长的质脆、易出血、不规则的组织。护理措施：根据病情及时拆除造口缝线，避免缝线残留。同时避免使用过硬的底盘，正确测量造口尺寸，底盘修剪后要用指腹将底盘内口抹平光滑，避免底盘摩擦造口边缘引起肉芽增生。造口周围发生肉芽肿，应评估肉芽肿的大小、部位、数量、软硬度、出血情况等，检查造口周围是否有缝线未完全拆除，首次处理肉芽肿时应留标本进行病理学检查。较小肉芽肿（<0.5cm），皮肤消毒后用钳夹去除肉芽肿，局部可以使用藻酸盐辅料或喷洒造口护肤粉并压迫止血。较大肉芽肿（>0.5cm），用硝酸银棒分次点灼，每3天一次，直至完全消退。有蒂肉芽肿者，可用无菌缝线套扎根部阻断血供而使肉芽肿逐渐坏死脱落。

2. **造口周围毛囊炎** 造口周围皮肤毛囊处出现红疹或发红、破皮、小斑点，甚至出现脓包伴随疼痛和瘙痒。护理措施：当造口周围有毛发时，应用剪刀将其剪平，不可用剃毛刀，以免损伤毛囊。揭除底盘时，动作应轻柔，必要时使用黏胶剥脱剂。造口周围发生毛囊炎，应评估造口周围毛囊炎的表现，遵医嘱进行细菌培养以明确感染类型，根据细菌培养结果进行药物治疗；使用抗菌皮肤清洗剂清洗造口周围皮肤，毛发稠密者及时剃除；局部可用生理盐水清洗后外涂抗生素软膏或粉末；有脓肿者，可配合医师切开排脓后使用抗菌敷料加水胶体敷料，再粘贴造口袋。

3. **其他** 造口水肿、造口缺血坏死、造口回缩、造口狭窄、造口脱垂、造口皮肤黏膜分离、造口出血、造口旁疝、造口周围潮湿相关性皮肤损伤、接触性皮炎、造口周围机械性皮肤损伤的观察和护理，详见第七章第六节泌尿造口护理的相关内容。

五、健康指导

1. **饮食指导** 饮食均衡、规律，细嚼慢咽。多吃新鲜蔬菜水果，避免高脂肪及辛辣等刺激性食物；少食红薯、萝卜、豆类易产气食物；少食洋葱、大蒜等易产生异味的食物；少食辛辣、生冷等易导致腹泻的食物。便秘者可多进食粗纤维食物，多饮水，回肠造口每天饮水量不少于2000mL，但应避免一次大量进食或大量饮水。回肠造口和造口狭窄者避免进食木耳、菌菇、芹菜等难消化及纤维过长易成团食物。

2. **其他日常生活指导** ①穿衣：穿柔软、宽松的服装，腰带不宜太紧，不压迫造口，如果裤带压迫到造口，建议穿宽松的背带裤。②洗澡：洗澡可以戴或不戴造口袋。戴造口袋洗澡时，可在底盘边缘粘贴底盘弹力胶，防止水分进入。不戴造口袋洗澡时，尽量选择空腹、两餐之间或睡前，避免排泄物流出，洗澡时水温和水压适宜，动作轻柔，避免使用碱性刺激性肥皂，以免损伤造口黏膜。③运动与旅游：生活规律，适当参加体育锻炼如游泳、跑步等，运动前造口袋周围可粘贴防水胶布或弹力胶贴。外出旅游时带齐造口用品放在随身行李内，以便随时更换。但应避免从事搬运、建筑等重体力劳动，以免引起造口脱垂。④工作和社交：身体恢复后，应尽早回归正常生活、工作和社交，参加工作和社交活动前宜排空造口袋或更换新的造口袋，并随身携带造口护理用品。积极参加造口患者联谊会，学习交流心得体会，重拾信心。⑤性生活：体力恢复后可尝试恢复性生活，性生活前排空造口袋或更换新的造口袋，并检查造口袋的密闭性。

3. 造口护理用品的储存 造口护理用品应储存于室温干燥的环境，避免阳光直射和冰箱储存，避免重物压迫，切勿堆积存放。

4. 造口清洁及更换 教会患者造口袋的更换和应用、造口袋清空和闭合。术后当天鼓励患者观察造口；术后 1 天鼓励患者参与清空造口袋，术后 2 天独立清空造口袋并鼓励患者参与更换造口装置；术后 3～4 天完全自行更换造口装置。造口袋充满 1/3～1/2 的排泄物时，要及时倾倒。

5. 结肠灌洗 乙状结肠造口和降结肠造口患者可每天或隔日进行结肠造口灌洗，若连续发生两次灌洗间隔有排便现象，则宜调整灌洗液量或不再进行灌洗。开始前准备好结肠造口灌洗用品和 500～1000mL 温开水（39～41℃），为患者提供安全隐蔽、独立的卫生间或房间，协助患者坐于马桶上或便器旁。戴手套，用示指探查造口的肠腔走向，将灌洗头插入造口，使灌洗液以 100mL/min 的速度流入造口内，并观察患者的反应。若灌洗过程中患者出现面色苍白、出冷汗、腹痛、头昏眼花或血压骤降、脉搏上升等情况，应立即停止灌洗。灌洗后 15～30min 评估排泄物的颜色、性状、量等。

6. 定期复查 出院后如果出现别肠梗阻、造口周围皮肤炎症、造口旁疝等造口相关并发症时，应随时就诊。

第八节 · 膀胱冲洗护理

膀胱冲洗（bladder irrigation）是利用三腔导尿管和（或）膀胱造瘘管将无菌溶液灌入膀胱内，再利用虹吸原理将灌入膀胱内的液体引出来的方法。其目的是保持引流通畅，防止血凝块形成；清除膀胱内血凝块、黏液、细菌等异物，减轻刺激和疼痛、预防膀胱感染；治疗某些膀胱疾病。

一、适应证和禁忌证

1. 适应证
（1）前列腺电切或前列腺摘除术后。
（2）膀胱术后，如膀胱肿瘤电切术后。
（3）泌尿系统器官不明原因出血、膀胱炎。

2. 禁忌证
（1）急性尿道炎。
（2）急性前列腺炎。
（3）尿道损伤完全断裂。

二、操作流程

1. **核对** 核对医嘱、床号、姓名、手腕带信息等。

2. **评估**

（1）患者评估 评估病情、带管情况、意识状态、自理及合作程度；观察尿液性质、出血情况、排尿不适症状；注意患者反应及心理状态，有无不适主诉。

（2）环境评估 清洁、安静；关闭门窗；屏风或隔帘遮挡。

3. **准备**

（1）用物准备 一次性无菌导尿包、无菌生理盐水冲洗液、冲洗器、精密引流袋、止血钳、无菌垫巾、无菌手套、无菌纱布2块、棉签、络合碘、输液架、绳索（固定输液架用）、膀胱冲洗标识牌、治疗卡、剪刀、屏风；速干手消毒剂。

（2）自身准备 护士着装整齐、规范，无长指甲，洗手，戴口罩。

4. **操作步骤**

（1）身份识别、操作告知 用物备齐，治疗车推至患者床旁，核对患者床号、姓名、腕带，告知患者膀胱冲洗的目的、过程和注意事项。

（2）体位 协助患者取平卧位或半坐卧位。

（3）检查患者所带管道，未带管道者需留置三腔导尿管，排空膀胱。

（4）选择合适的位置，放好输液架，并用绳索固定好，挂好膀胱冲洗标示牌。

（5）将膀胱冲洗液悬挂在输液架上，液面高于床面约60cm，按无菌原则将冲洗器插入冲洗袋接口，排气备用。滴注时液面距床面60cm，产生一定的压力，使药液顺利滴入膀胱。

（6）戴手套，铺无菌垫巾，打开精密引流袋外包装，检查引流袋有无破损、管道扭曲，后将引流袋挂于床旁备用。接精密引流袋的优点：出水口滴速可见；管径粗，不易堵塞。

（7）以血管钳在距导尿管尾端上3~6cm处，夹闭三腔导尿管；常规消毒；分离三腔导尿管细腔引流袋；将冲洗器接入。

（8）常规消毒，分离三腔导尿管粗腔引流袋，精密引流袋接口接入该管口。带双腔导尿管及膀胱造瘘管者，将冲洗器接导尿管，将精密引流袋接膀胱造瘘管；仅带双腔导尿管者可在医师评估后病情允许下更换为三腔导尿管，不能更换尿管者，可利用无菌Y形接头。

（9）松开止血钳，打开冲洗器开关，根据引流液的颜色调节好冲洗速度进行持续冲洗，撤去无菌垫巾。间断冲洗时关闭引流管，开放冲洗管，使溶液滴入膀胱，调节滴速。待患者有尿意，或滴入溶液200~300mL后，关闭冲洗管，放开引流管，将冲洗液全部引流出后，再关闭引流管；病情需要时可进行反复冲洗。

（10）观察冲洗液的颜色、性状及管道是否通畅。

（11）脱手套，洗手。

（12）协助患者取舒适体位，整理床单位。向患者或其家属交代注意事项：告知患者目前冲洗及引流情况，如何预防意外拔管。

（13）整理用物，洗手，记录。

（14）停止膀胱冲洗 冲洗完毕，洗手、戴手套，关闭冲洗液调节器、取下冲洗管，消毒导尿管口，连接无菌引流袋，清洁外阴，妥善固定导尿管。

三、护理要点

1. 严格执行无菌操作，避免感染。

2. **冲洗速度** 根据引流液颜色进行调节，色（红）深则快，色浅则慢，一般为 80～100 滴/分，如引流液鲜红或有血块，应报告医师，可把滴速调至 100～140 滴/分，必要时可全部放开呈直线滴入，冲洗液的压力有压迫止血作用。如果滴入药液，应夹闭导尿管，使药物在膀胱内保留 15～30min 后再引流出体外，或根据需要延长保留时间。

3. **观察要点** ①注意观察引流管是否通畅，引流液排出速度与冲洗液滴入速度应保持一致。若出现管路堵塞应先停止冲洗，及时通知医师处理。②观察记录引流液的颜色、性状及量，排出量减去冲洗量为尿量。电切术后一般均有肉眼血尿，如引流液的颜色鲜红应警惕活动性出血，须及时通知医师处理。③观察患者反应：冲洗时若感觉不适，应减缓冲洗速度及量，必要时停止冲洗，若患者感到剧痛或引流液中有鲜血时，应停止冲洗，并通知医师处理。

4. **冲洗温度** 室温较低的情况下，有条件时冲洗液应加温至 37℃左右，以减少机体的刺激。

四、并发症的观察和护理

1. **膀胱痉挛** 患者有强烈的尿意或便意、肛门坠胀感、下腹部痉挛、尿道及膀胱区疼痛难忍；甚至出现表情痛苦、大汗淋漓、心率增快、血压升高、呼吸急促等症状。若冲洗管路一过性受阻，冲洗液不滴或尿管无液体流出；尿道口或造瘘管周围有尿液或血液溢出，引流液的颜色加深，冲洗液可顺冲洗管道逆流。护理措施：①膀胱冲洗选用光滑、组织相容性强、型号合适的硅胶导尿管。②保持管路通畅，防止导尿管牵拉、折叠、扭曲；根据尿液颜色及时调整冲洗速度，色深加快，色浅减慢，以预防导尿管堵塞。③冲洗液温度适宜。④缓解患者紧张情绪，疼痛时指导患者张口深呼吸。⑤减轻对膀胱三角区的刺激：酌情减少气囊内的液体量；避免频繁翻身活动以减少导尿管牵拉。⑥预防性应用解痉镇痛药物：间苯三酚、复方双氯酚酸钠栓、镇痛泵等。⑦膀胱痉挛的处理：可以减慢冲洗速度，痉挛严重时，按医嘱用镇痛药物，如双氯芬酸钠栓剂塞肛；消除患者紧张情绪，及时安慰患者，指导深呼吸和放松，以缓解疼痛。

2. **管路堵塞** 主要表现为冲洗速度与引流液流出速度突然变慢或停止或两者

速度不等。护理措施：保持引流管通畅，避免引流管受压、扭曲、折叠；根据引流液颜色的深浅调节冲洗速度。一旦发生管路堵塞，应反复挤捏导尿管，以判断尿管是否通畅，通过增加管腔局部压力将导尿管内的血块分解后引流；若无效，通知医师用注射器抽取无菌生理盐水进行反复抽吸直至通畅；若反复抽吸无效，可协助进行 B 超检查，查看膀胱内血块大小，依据血块大小，选择更换三腔气囊导尿管或药物或手术方式清除血块。导尿管堵塞时，不可随意加快膀胱冲洗速度，要注意观察患者膀胱膨胀程度，防止膀胱破裂。

五、健康指导

（1）向患者讲解膀胱冲洗可能发生的并发症、重要性及预防方法。

（2）告知患者及家属不能随意调节冲洗速度，若发生以下情况，请及时通知医护人员。①感到剧痛。②引流液中有鲜血。③引流不畅时，如冲洗速度与引流液流出速度突然变慢或停止时，或两者速度不等时。

（3）指导患者及家属保持引流管通畅，妥善固定；避免引流管牵拉、滑脱、扭曲、受压，防止意外脱管。

（4）指导患者养成良好的饮食习惯，进食清淡、富含营养、易消化的高蛋白质、高维生素、高热量食物，避免辛辣等刺激性食物，以增强机体抵抗力；保持大便通畅，避免用力解大便，以免腹压增高而引起出血。

第九节 · 翻身床使用护理

翻身床是烧伤患者专用的设备，通常由一个可调节的床架和一个特殊设计的翻身装置组成，可在不造成患者不适或伤害的前提下改变体位，以便更好地治疗和促进患者恢复。翻身床使用的目的是充分暴露创面，促进创面干燥，减轻患者痛苦；维持烧伤肢体功能位和对抗瘢痕挛缩；避免创面长时间受压，预防压力性损伤的发生；便于处理大小便、换药，防止创面感染。翻身床使用包括成人和小儿两种，本节重点介绍成人翻身床的使用。

一、适应证和禁忌证

1. 适应证

（1）大面积烧伤，尤其是躯干环形烧伤、臀部、会阴部以及背部烧伤的患者。

（2）骶尾部及全身多发性压力性损伤患者。

2. 禁忌证

（1）严重头面部烧伤、吸入性损伤、大面积烧伤体液渗出期、休克期患者。

（2）严重心、脑血管疾病如冠心病等。

（3）极度衰弱者。

二、操作流程

1. 核对 核对医嘱、床号、姓名、手腕带信息等，翻身床治疗同意书上家属签字。

2. 评估

（1）患者评估 评估患者病情、心肺功能、呼吸道是否通畅、全身或头面部的水肿情况、休克是否得以纠正等，了解患者有无翻身床使用的禁忌证。并向患者及家属解释并说明翻身床的目的和注意事项，取得其配合。

（2）环境评估 环境清洁、光线充足，有隔帘，室温适宜。

3. 准备

（1）翻身床用物准备 翻身床各部件齐全、灵活、牢固和安全。翻身床部件包括：底座、输液架、俯卧床片、仰卧床片、搁手板、搁脚板、转盘、升降手摇柄、撑脚板、撑脚、刹车轮脚、起子；翻身用物：护带、无菌棉垫、一次性中单、翻身床专用床套、薄膜手套、速干手消毒剂。

（2）自身准备 护士着装整齐、规范，无长指甲，洗手，戴口罩。

4. 操作步骤

（1）身份识别、操作告知 用物备齐，翻身床推至患者床旁，核对患者床号、姓名、腕带，向患者或其家属告知操作的目的、配合要求等。

（2）将普通床升高至与翻身床同一高度，由多人协作连同床单将患者由普通床抬至翻身床仰卧床片上，或使用过床器将患者移至翻身床上。

（3）翻身，如果是电动翻身床，请按其说明书操作。

① 戴薄膜手套，移除翻身床附件及杂物、便盆、大型红外线治疗仪等，以免影响翻身。

② 翻身前放置好各种管道，检查翻身床各部件是否到位，如安全弹簧是否插稳，撑脚是否固定等。

③ 铺无菌棉垫：由仰卧翻身为俯卧，于肩锁部、腹股沟部呈"八"字形铺无菌棉垫，腹部及额头部、双大腿下 1/3 及小腿中段各垫合适的无菌棉垫。由俯卧翻身为仰卧时，在肩胛处、臀部呈"八"字形铺无菌棉垫，腰上、枕部、双大腿下 1/3 及小腿中段各垫合适的无菌棉垫，如特别消瘦者，可于脊柱两侧各垫长条棉垫各一块。无论采取何种方法铺无菌棉垫，总的原则是尽量减少创面受压。若完整皮肤，优先将无菌棉垫铺于完好皮肤上，使创面悬空、透气，减少受压，利于保持创面干燥。

④ 腰背部和臀部以下各放置中单一块，暴露会阴部。

⑤ 放置床片，床片的便孔对好患者的会阴部。

⑥ 旋紧床片。固定螺丝，使上、下床片合拢并压紧，防止患者滑动、坠床和擦伤移植皮片。

⑦ 用护带于患者胸背部和双大腿下 1/3 处固定，松紧适宜，以免翻身时滑脱而引起外伤。

⑧ 放开撑脚，拔去安全弹簧，由两人于床端同时快速均匀转动翻身床轴 180° 即可。

⑨ 翻身后立即按紧安全弹簧，固定撑脚后方可拧开床片螺丝，去除护带、床片、中单及敷料。

⑩ 仰卧位时，患者双脚应由撑脚板支撑，预防足下垂。

⑪ 四肢外展，充分暴露创面。

⑫ 将翻身床的附件及杂物、便盆、便壶、大型红外线治疗仪等归位。

（4）脱手套，洗手。

（5）向患者交代注意事项，如卧床时间及可能出现的不适感，如有不适应及时告知医护人员。

（6）整理用物，洗手、记录。

三、护理要点

（1）翻身前后均需测量生命体征，密切观察病情变化。对于危重患者，必要时备急救药品。

（2）每次翻身前，均应检查翻身床上杂物是否移除，床片固定螺丝是否安放妥当。

（3）在上、下床片合拢未翻身之前，将液体从床片上方移至对侧，床旋转方向应同液体悬挂方向一致。上、下床片合拢时压力应适宜，过紧患者会有不适感，过松翻身时患者容易发生左右移动或肢体滑脱而导致坠床或外伤。

（4）翻身前后应先妥善固定各种管道，翻身过程中要保持与患者沟通。

（5）首次俯卧位时间不宜过长，以 1～2h 为宜，头面部烧伤或合并吸入性损伤患者，以半小时为宜，全麻术后应在麻醉完全清醒 12h 后翻身。俯卧位时，如患者出现呼吸困难、憋气、躁动不安等情况时，应立即徒手翻身至平卧位。

（6）有气管切开者翻身时，应注意空出气管切开处，翻身前应检查气道是否通畅，气管套管系带是否牢固。气管切开患者俯卧位前应充分湿化气道，彻底吸痰；俯卧位时应加强叩背，促进排痰。

（7）骨突处均应垫纱垫或海绵垫，俯卧时在胫前垫海绵垫，将小腿抬高，使足背下垂，仰卧时用撑脚板支撑足底，使呈 90° 的功能位，防止足下垂。

（8）翻身床片海绵垫污染要随时更换，翻身床使用后应彻底终末消毒，套好待用并定期检修、上油，以保证性能良好。

四、并发症的观察与护理

1. **窒息** 患者出现呼吸困难、憋气、颜面青紫、口唇发绀、躁动不安等，严重时可能出现呼吸和心跳停止。护理措施：患者俯卧时，应密切观察生命体征。一旦出现窒息，立即徒手翻身平卧，注意不能按常规用翻身床片合拢翻身，以防因两床片的压力作用而加重呼吸道压迫症状。同时，立即加大氧流量至 5～8L/min，早期气道水肿致呼吸道梗阻的患者应立即协助医师行气管切开术或环甲膜穿刺，以迅速缓解呼吸道梗阻症状；气管切开患者立即开放气道，行气道冲洗、吸痰及清除口咽分泌物，必要时予机械通气。有心搏骤停的患者，配合医师行胸外心脏按压，给予心电监测，观察患者呼吸、心率、血氧饱和度情况。清醒患者给予安抚，完善抢救记录。

2. **坠床** 翻身前检查翻身床所有部件，确保其灵活、牢固及安全。翻身后要立即插入安全弹簧，固定支撑脚。首次翻身需介绍翻身的程序及可能出现不舒适感觉，解除患者顾虑，并说明翻身对于烧伤治疗的必要性，取得患者的配合。如发生坠床，立即通知医师，并采取四人搬运法迅速搬至床上。护理措施：观察生命体征，询问患者感受，评估患者意识、受伤部位与伤情、全身状况等。发生心搏、呼吸骤停者，应立即通知医师抢救，复苏后及时将患者抬至翻身床上，以利于进一步的抢救和治疗。伤口敷料松动者用无菌敷料包扎；创面出血者，予压迫止血，协助医师进行伤口处理。疑似骨折或肌肉、韧带损伤的患者，进一步检查和治疗，如 X 线片检查等，协助医师对患者进行处理。患者头部损伤，出现意识障碍等严重情况时，遵医嘱采取相应的急救措施。了解患者坠床时的情况，完善护理记录，填写不良事件报告表并上报护理部，进行科室讨论分析。

五、健康教育

（1）翻身时间基本符合患者的生理习惯，俯卧时间一般为 2h，上午 11 时和晚间 10 时为患者翻身并置于仰卧位，保证足够的午休及夜间 6～8h 的睡眠时间。

（2）根据翻身时间，合理安排进食时间，饭后不能马上翻身俯卧，以防胃内容物被挤压而向上逆行，造成患者反胃和呕吐，而是在进食半小时后方可翻身俯卧，每次翻身俯卧前，应给患者喂适量水果，保证必要的维生素摄入。开饭前半小时为患者翻身并置于平卧位，可予喝少量的水润喉，待患者休息片刻后再进食。

（3）翻身床较窄，嘱患者不要自行翻身或做剧烈活动。神志异常、躁动患者约束时，交代使用约束带的注意事项。

（4）患者臀部有创面，在俯卧位时排便应提前告知，便前预先在创面上铺好一层油纱，防止排便时污染创面。

（5）无论仰卧或俯卧，均需抬高下肢，并将肢体摆放功能位。

（6）翻身时有任何不适，请及时告知或呼叫医护人员。

第十节 · 逐级加压袜的使用

逐级加压袜（graduated compression stocking，GCS）是一种具有梯度压力、可对腿部进行压迫的长袜，其设计按照严格的医学技术规范，采用的梯度压力原理是在足踝处建立最高压力，并沿腿部向心脏方向逐渐降低。GCS 是预防 VTE 最常见的一种机械方式，也是治疗下肢静脉曲张和慢性静脉疾病的常用方法。

一、适应证和禁忌证

1. 适应证

（1）预防 VTE 和下肢浅静脉曲张，如长期卧床者、长时间站立行走或静坐者、重体力劳动者、孕妇、术后下肢制动者等。

（2）下肢浅静脉曲张保守及术后治疗、下肢慢性静脉功能不全、血栓后综合征、下肢静脉畸形等。

（3）淋巴水肿、静脉性溃疡等。

（4）不可逆性淋巴水肿，一般极少应用。

2. 禁忌证

（1）腿部及足部有感染或者感觉迟钝。

（2）下肢畸形导致无法穿着、下肢存在大的开放或引流伤口、严重下肢蜂窝织炎、严重周围神经病变或其他感觉障碍。

（3）严重下肢动脉疾病（如下肢动脉缺血性疾病、下肢坏疽）。

（4）充血性心力衰竭或肾功能不全。

（5）下肢深静脉血栓形成的急性期、血栓性静脉炎。

（6）对压力袜材料过敏。

（7）严重的下肢水肿慎用。

二、操作流程

1. 患者评估　查看患者 D-二聚体、下肢动静脉彩色多普勒、肺动脉 CTA、肺动脉造影等检查检验结果，评估患者下肢肢体情况，以排除禁忌证。肢体评估方法如下：

（1）嘱患者平卧于床上，全身肌肉处于松弛状态；充分暴露评估部位，脱去外裤或将双裤筒卷于髋关节下缘。

（2）问诊　评估肢体有无异常感觉，如胀痛等。

（3）视诊　评估肢体有无肿胀（双侧对比），浅静脉有无曲张，皮肤颜色有无改变（紫绀或苍白）等。

（4）触诊　①评估肢体有无压痛，远端动脉搏动、皮温，感觉有无异常。②查体 Neuhof 征（腓肠肌压迫试验）：双手拇指环形按住胫骨，双手手指环形扣住腓肠肌，适当力度挤压腓肠肌，从髌骨下缘开始，直至踝部，询问患者有无疼痛不适，如有压痛为阳性。③查体 Homans 征（直腿伸踝试验）：使患者下肢伸直，踝关节背屈，询问患者有无疼痛不适，若踝关节背屈时出现小腿肌肉疼痛，则为阳性。

（5）肢体周径测量 协助患者下肢伸直并暴露，使用软尺测量双侧肢体周径，选择骨突点明显处为标志，双侧均以此骨突点上或下若干厘米测量其周径作对比。大腿周径测量：软尺距髌骨上缘以上 15cm 处平行绕大腿一周。小腿周径测量：软尺距髌骨下缘以下 10cm 处平行绕小腿一周。首次测量时，在大、小腿的正、背面沿软尺的上、下缘画约 1cm 的标志线，之后测量时软尺均在两条标志线中间通过。测量部位示意详见图 7-10-1。

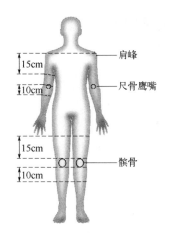

图 7-10-1 肢体周径测量部位示意

2. **选择合适的款式** GCS 包括膝下型、大腿型及连裤型，其中连裤型应用较少。预防 VTE 和下肢浅静脉曲张，优先选用膝下型；下肢浅静脉曲张保守及术后治疗、下肢慢性静脉功能不全、血栓后综合征、VTE 的治疗，优先选用大腿型。此外，款式的选用还应结合医师的判断、患者的依从性等因素综合判断。

3. **选择合适的压力** GCS 依据在脚踝处施加的压力程度进行分级，我国根据欧洲标准（试行）分为 4 级，不同压力级别适用于不同患者。

（1）Ⅰ级压力（15～21mmHg） 预防 VTE 和下肢浅静脉曲张。

（2）Ⅱ级压力（23～32mmHg） 下肢浅静脉曲张保守及术后治疗、下肢慢性静脉功能不全、血栓后综合征、下肢静脉畸形等。

（3）Ⅲ级压力（32～46mmHg） 淋巴水肿、静脉性溃疡等。

（4）Ⅳ级压力（＞49mmHg） 不可逆性淋巴水肿，一般极少应用。

4. **选择合适的尺寸** GCS 的尺寸应根据患者下肢情况和不同产品说明书选择，测量患者双下肢不同部位周径并做好记录，若双下肢周径相差过大，应分别选择不同尺寸的 GCS。尺寸测量如下。①测量体位：宜在患者处于直立位的腿上进行测量；无法站立者，可在坐位或平卧位测量。②测量部位：膝下型（短筒），在踝部最小周长处、小腿最大周长处；大腿型（长筒），在踝部最小周长处、小腿最大周长处、腹股沟中央部位向下 5cm 部位周长处；连裤型，可参照大腿型测量部位。肥胖患者由于腹股沟位置界定偏差大，建议在髌骨上 25cm 处测量大腿最大周径，若无合适尺寸，可联系生产厂家定制或改用弹力绷带进行压力治疗。

5. **GCS 的穿脱** 穿 GCS 时，在脚上套好助穿袜套，一手伸进袜筒直到 GCS 对应足跟处（袜跟），用拇指和其他手指捏住袜跟部中间，将 GCS 由里向外翻出至袜跟，舒展袜身；用双手双指沿袜筒内侧将袜口撑开，四指握住袜身；示指和拇指合力将 GCS 缓慢拉向足跟，直至 GCS 对应足跟位置与患者足跟吻合；将整个袜筒往回翻，拇指在内四指在外，逐步向上以"Z"字形上提拉至腿部；从袜口将助穿袜套缓慢取下，用手抚平并检查袜身，保持其平整（图 7-10-2）。脱下 GCS 时，用拇指沿 GCS 内侧向外翻，自上而下顺腿轻柔脱下。

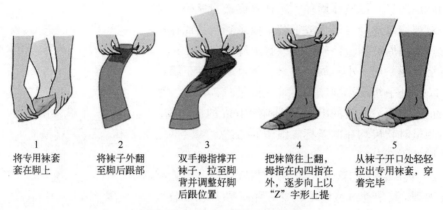

1	2	3	4	5
将专用袜套套在脚上	将袜子外翻至脚后跟部	双手拇指撑开袜子，拉至脚背并调整好脚后跟位置	把袜筒往上翻，拇指在内四指在外，逐步向上以"Z"字形上提	从袜子开口处轻轻拉出专用袜套，穿着完毕

图 7-10-2　GCS 穿着流程要点

三、护理要点

1. **肢体评估**　每天评估双下肢皮温、皮色、足背动脉搏动等末梢循环情况，询问患者有无双下肢疼痛、发热、小腿肿胀等静脉血栓迹象，有无皮肤瘙痒等不适感。若患者自理能力差、皮肤完整性差和感觉不灵敏的，每天评估下肢 2～3 次。

2. **观察 GCS 穿着的不良反应**　①下肢血液循环障碍：表现为下肢肿胀、疼痛等，伴发下肢动脉缺血时可出现下肢疼痛、皮肤温度变凉、皮肤颜色变化、足背动脉减弱或消失等。②皮肤过敏：表现为皮肤发红、瘙痒、皮疹、水泡，严重者可出现皮肤溃烂。③压力性损伤：GCS 引起的压力性损伤多见于长期卧床、自主活动受限、身材消瘦、周围组织灌注不良等状态及穿着大腿型 GCS 患者，也可由 GCS 尺寸过小、压力过高引起。常发生在足跟和踝部骨隆突处，主要表现为受压处皮肤红、肿、热、痛、麻木，若压力未及时解除，常有水疱形成，严重时可形成溃疡、坏死。

3. **下肢皮肤护理**　每次穿着前应修剪脚指甲、清除足部皮屑，摘除饰物。每天至少一次脱下弹力袜进行皮肤检查和护理，每次脱下时间不超过 30min。

4. **定期测量**　定期测量腿围，每天检测患者腿围的变化，并做好记录。测量值与前次测量值相比超过 3cm 时认定为肿胀，腿围增加 5cm 可使 GCS 对下肢施加的压力增加一倍。

5. **检查 GCS 的平整性和完整性**　GCS 穿着后应保持表面平整，尽量不要出现卷边和褶皱；为保证 GCS 压力的有效性，出现磨损或破损现象时应及时更换。

6. **操作者准备**　操作者（医护人员或患者本人）在操作时尽量修剪指甲、佩戴手套，以免刮伤袜身。

四、并发症的观察和护理

1. **下肢血液循环障碍**　①选择压力等级和尺寸合适的 GCS。②定期测量腿围，发现肢体肿胀时，在排除禁忌证后及时更换相应尺寸 GCS。③保持 GCS 穿着平整，不要翻折或下卷，膝下型 GCS 穿着期间应保持其上端处于膝盖下水平，不过度上拉至膝盖上。④评估末梢血运情况，一旦现下肢血液循环障碍，应立即脱去 GCS，根据病情再次判断是否适合继续 GCS 治疗。

2. 皮肤过敏　①在穿着前询问有无 GCS 材质过敏史，穿着后评估有无皮肤过敏反应；穿着期间定期做好皮肤清洁护理，每天 2～3 次。②出现过敏反应时，及时查看过敏部位和严重程度，过敏部位发生于大腿型 GCS 防滑硅胶区域接触皮肤，可翻折该区域或反穿 GCS。对 GCS 材料严重过敏者应立即脱去 GCS，用其他机械预防方式替代治疗；必要时遵医嘱予抗过敏药物等治疗。

3. 压力性损伤　①选择压力等级和尺寸合适的 GCS；每天脱下 GCS 检查皮肤情况；遵医嘱予以营养不良患者饮食指导，加强营养；穿着期间注意有无下肢疼痛等不适。②出现压力性损伤时，应及时脱去 GCS，可寻找其他替代治疗方法。

五、健康指导

1. 操作前向患者解释　告知 GCS 治疗的目的、意义，操作要点及配合事项，并签署知情同意书；操作后观察 GCS 穿着的不良反应。GCS 用于 VTE 预防时需要向患者及家属说明，尽管采取了预防措施，VTE 的风险会显著降低，但也不能完全避免。

2. 指导患者 GCS 的穿着时机和时长　用于 VTE 预防时，于入院时开始穿戴，白天和夜间均穿着，直至活动量不再减少或恢复至疾病前活动水平；用于 VTE 治疗、静脉曲张的预防、下肢慢性静脉功能不全的治疗时，白天穿着，晚上脱下，夜间抬高下肢。

3. 指导患者 GCS 的清洗和保养方法　GCS 无须每天清洗，可表面有明显污渍时或出现异味时，采用中性洗涤剂于温水中轻柔清洗；清洗完毕，用手挤去或用干毛巾蘸吸多余水分后平放在通风处晾干，晾干后不要熨烫，切勿暴晒或用吹风机加热，以免影响压力值和弹力。GCS 在连续使用 6 个月或水洗 90 次后建议更换。

4. 其他　指导患者穿着期间出现不适情况，如肢体疼痛或肿胀加剧、呼吸急促、胸痛或背痛、咳嗽或咯血等及时就诊。

第十一节 · 肠内营养护理

肠内营养（enteral nutrition，EN）是指在患者饮食不能获取或摄入不足的情况下，通过经鼻喂养管或胃造瘘/空肠造瘘管等途径补充或提供维持人体必需的营养素。肠内营养是针对营养风险和（或）营养不良，且胃肠道有功能并可安全使用时首选的营养干预方法，目的是维持身体氮平衡，维持细胞、组织器官功能，促进患者康复。

一、适应证和禁忌证

1. 适应证

（1）口腔、咽峡部或食管肿瘤术后不能经口进食、摄食不足或有摄食禁忌者。

（2）胃肠道功能正常，且因意识障碍或昏迷等引起吞咽和咀嚼困难不能经口进食者。

（3）消化道瘘、短肠综合征、放射性肠炎、克罗恩病等肠功能不良患者。

（4）食管炎症、化学性损伤、食管狭窄梗阻、食管癌、幽门梗阻、胃瘫等上消化管梗阻或手术患者。

（5）严重创伤、大面积烧伤、严重感染等引起的高代谢状态患者。

2. 禁忌证

（1）严重应激状态、上消化道出血、顽固性呕吐、严重腹泻或腹膜炎。

（2）完全性肠梗阻及严重胃肠动力障碍。

（3）血流动力学不稳定。

二、操作流程

1. 核对　核对医嘱、床号、姓名、手腕带信息等。

2. 评估

（1）患者评估　①评估患者病情、生命体征及合作程度，有无胃肠道反应，如恶心、呕吐、腹泻等；有无腹膜炎体征，如压痛、反跳痛、肌紧张；肠鸣音及肠蠕动情况。②营养评估：使用 NRS 2002 营养风险筛查工具，根据体重指数（BMI）、体重、食物摄入、慢性病史等进行营养筛查。关注患者肌肉质量、营养摄入量、血清白蛋白、血脂水平等。③评估患者目前肠内营养支持的途径、喂养管位置及喂养管路通畅情况。

（2）环境评估　环境清洁、光线充足，有隔帘，室温适宜。

3. 准备

（1）用物准备　适合患者病情的肠内营养液、生理盐水或温开水；治疗盘、无菌巾、弯盘、棉签、20mL 注射器、无菌手套、速干手消毒液、营养泵及泵管、输液架、标识牌。

（2）自身准备　护士着装整齐、规范，无长指甲，洗手，戴口罩。

4. 操作步骤

（1）配置肠内营养液

① 制剂分为非要素型和要素型两类，有粉剂及溶液 2 种。选择时需综合考虑患者的年龄、病种类别、喂养途径、胃肠功能及耐受力等，必要时调整配方。a. 非要素型制剂：以整蛋白为主，口感较好，渗透压接近等渗，口服或管饲均可，适用于胃肠道功能较好的患者。b. 要素型制剂：以蛋白水解产物为主，口感较差，渗透压

较高，不含乳糖和膳食纤维，基本不需要消化即可吸收，适用于胃肠道、吸收功能部分受损的患者。

② 营养液温度以 37～40℃为宜，输注过程使用加温输液仪器加温。

（2）身份识别、操作告知　用物备齐，治疗车推至患者床旁，核对患者床号、姓名、腕带，向患者或其家属讲解肠内营养的目的、配合要求等。

（3）体位　协助患者取平卧位，胃内喂养患者抬高床头 30°～45°。

（4）铺无菌巾于喂养管下方，洗手，戴无菌手套。

（5）用 20mL 注射器　注入温开水 20～30mL 冲洗喂养管，必要时评估胃残留量。

（6）输注肠内营养液　①间歇推注法：20mL 注射器缓慢注入喂养管，根据营养液总量分次喂养，每次≤200mL 左右，30min 内完成，间隔 2～3h，每天 6～8 次。②间歇重力滴注法：将肠内营养制剂置于输液架或专用营养液输注袋中，泵管放入营养泵卡槽中，排气，连接肠内营养喂养管，通过重力滴注方法进行分次喂养，每次 250～500mL，2～3h 内滴完，间隔 2～3h，每天 4～6 次。③持续营养泵输注：可在间歇重力滴注的基础上，使用肠内营养泵持续 12～24h 输注，肠内营养输注管排气，安装入肠内营养泵，连接肠内营养喂养管。输注速度由慢到快，先调至 20～50mL/h，根据患者耐受情况逐渐增加。

（7）输注过程中，每天评估患者肠内营养耐受性情况，观察患者有无腹胀、腹痛、恶心、呕吐、腹泻等肠内营养不耐受表现（表 7-11-1），根据肠内营养耐受程度调节营养方案。

表 7-11-1　肠内营养耐受性评估

项目	0 分	1 分	2 分	5 分
腹痛/腹胀	无	轻度	感觉明显，会自行缓解或腹内压 15～20mmHg	严重腹胀/腹痛感，无法自行 缓解或腹内压>20mmHg
恶心/呕吐	无	有轻微恶心，无呕吐	恶心呕吐，但不需要胃肠减压或胃残余量>250mL	呕吐，需要胃肠减压或残留量>500mL
腹泻	无	3～5 次稀便/天，量<500mL	稀便>5 次/天，且量 500～1500mL	稀便 5 次/天，且量>1500mL

注：0～2 分，应继续肠内营养，维持原速度，对症治疗。3～4 分，应继续肠内营养，减慢速度，2h 后重新评估。≥5 分，应暂停肠内营养，重新评估或更换输入途径。

（8）输注完毕，用 20～30mL 温开水脉冲式冲洗喂养管；封闭喂养管，并妥善固定。

（9）胃内喂养结束后保持半坐卧位 30～60min。

（10）撤去无菌巾，脱手套，洗手。

（11）整理床单位。向患者或其家属交代注意事项：告知患者喂养通路，肠内营养液的名称、剂量、输注速度，目前肠内营养耐受情况，叮嘱若有不适应及时告知医护人员。

（12）整理用物，洗手、记录。

三、护理要点

1. 评估胃残余量　对于高误吸高风险患者，每次喂养前、持续输注每 4～6h 采用床旁超声监测或胃管抽吸法评估患者胃残余量。如果胃残余量超过 200mL，应减慢输注速度或暂停肠内营养液输注，必要时遵医嘱使用促胃动力药，或更换喂养途径，以防胃潴留导致反流和误吸。

2. 加强管道护理

（1）经鼻喂养管　①宜采用弹性胶布固定喂养管。②每天检查管道外露长度及其固定装置是否完好，管道是否通畅，喂养管固定处皮肤和黏膜受压情况。③长期置管时，应每隔 4～6 周 更换胃管至另一侧鼻腔。

（2）胃造瘘/空肠造瘘管　①应对造瘘周围皮肤定期进行消毒和更换敷料，保持周围皮肤清洁干燥。②置管后 48h，每天轻柔旋转导管 90°，逐步旋转增加 180°～360°再回位。③外固定装置与腹壁皮肤保持 0.5cm 间距。

3. 选择合适的肠内营养的输注方式　间歇推注法适用于长期家庭肠内营养的胃造瘘患者及胃功能良好者；间歇重力滴注适用于能下床活动的患者；经泵输注适用于病情危重、胃肠功能和耐受性较差、经肠造瘘管管饲的患者。可预设输注速度，利于监控管理。

4. 肠内营养液的保存　肠内营养液现配现用，常温使用，确保新鲜。已配置的肠内营养液常温保存不超过 4h，超过 4h 应置于冰箱冷藏，24h 内未用完应丢弃；成品肠内营养制剂应根据产品说明保存；肠内营养液保存时应与其他药物分开存放；输注管 24h 更换。

5. 调控输注速度　输注应循序渐进，一般从低浓度、低剂量、低速度开始：速度从 20～30mL/h 开始，逐步加快，最快 100～125mL/h；浓度从低到高；一般经胃管 3～4 天、经肠管 5～7 天达到目标输入量；输注后均需 30～40℃温开水 20mL 脉冲式冲管。

四、并发症的观察和护理

1. 血糖异常、电解质紊乱　当血糖＞10mmol/L 时，需使用胰岛素控制血糖，警惕高渗性非酮性昏迷；对于出现低磷血症的患者，48h 内需严格限制能量摄入，随后再逐步增加。

2. 腹泻　①记录腹泻频次，观察排便的量、颜色、性状，及时与医师沟通。②对于营养液输注过快引起的腹泻，应减慢输注速度，可使用输注泵控制输注速度。③对于营养液温度过低引起的低温型腹泻，可使用加温器加温。④肠道菌群失调者，可遵医嘱补充益生菌。

3. 便秘　改用含有不可溶性膳食纤维的营养配方；遵医嘱使用通便药物；必

要时低压灌肠或给予其他促排便措施。

4. **误吸** ①立即暂停喂养，清理呼吸道。②鼓励患者咳嗽，取半坐位，昏迷患者头偏一侧。③若患者出现气道梗阻或窒息症状，立即负压吸引。④观察患者的生命体征，遵医嘱用药。

5. **喂养管堵塞** 不建议实施导丝疏通。推荐用 20mL 注射器抽吸生理盐水或碳酸氢钠溶液反复冲洗。如仍不通畅，可通过调整管道位置或 X 线检查进一步查找原因。

6. **再喂养综合征** 早期可适当限制热量（500kcal/d 或＜50%目标量），避免加重代谢紊乱。严密监测患者电解质变化，适当补充钾、镁、磷及维生素 B_1 等。

7. **胃潴留** ①评估胃残留量：胃残留量是胃内未排空的内容物体积，其成分包括唾液、胃液、十二指肠反流液和肠内营养液，是评估患者胃肠功能障碍的指标之一。胃潴留是指自上次喂养后 2h，胃内容物有 100mL 或 1h 后有约 50%喂养液残留在胃内。在中国，目前比较认可的诊断标准是呕吐出 4～6h 前的食物，或空腹 8h以上，胃内残留食物量仍＞200mL 者，均提示出现了胃潴留。②若患者出现恶心呕吐、腹胀、肠鸣音异常等不适，应减慢或暂停喂养，遵医嘱调整喂养方案或使用促胃肠动力药物。

五、健康指导

（1）告知患者及家属肠内营养的目的与意义。

（2）保持喂养管位置在位。

（3）告知患者及家属翻身、活动时喂养管避免受压、折叠、扭曲、移位，防止引流管脱出，并指导患者及家属掌握意外拔管的紧急处理。

（4）患者如出现恶心呕吐、腹胀、腹痛等，应及时呼叫医务人员。

（5）告知患者及家属，胃内喂养输注结束后保持半坐卧位 30min，以减少营养液反流，预防误吸的发生。

（6）告知患者及家属不可擅自调节输注速度，以免输注过快发生腹胀、腹痛、腹泻等肠内营养不耐受现象。

（7）日常生活 带管期间可以下床活动，注意保持引流管通畅、有效引流，发现引流管堵塞、引流液异常、管道脱落等意外情况及时报告。

（8）定期监测营养状况，严密监测患者电解质变化、体重指数、血常规、肝肾功能等，动态调整营养方案。

参考文献

[1] 吴欣娟，李庆印，童素. 心血管专科护理[M]. 北京：人民卫生出版社，2022.
[2] 黄健，张旭. 中国泌尿外科和男科疾病诊断治疗指南[M]. 北京：科学出版社，2022.
[3] 李小寒，尚少梅. 基础护理学[M]. 北京：人民卫生出版社，2022.
[4] 尤黎明，吴瑛. 内科护理学[M]. 7版. 北京：人民卫生出版社，2022.
[5] 梁萍，冉海涛. 医学超声影像学[M]. 3版. 北京：人民卫生出版社，2022.
[6] 中国营养学会. 中国居民膳食指南[M]. 北京：人民卫生出版社，2022.
[7] 邵志敏，沈镇宙，徐兵河. 乳腺肿瘤学[M]. 3版. 上海：复旦大学出版社，2022.
[8] 李乐之，路潜. 外科护理学[M]. 7版. 北京：人民卫生出版社，2021.
[9] 孙玉梅，张立力，张彩虹. 健康评估[M]. 5版. 北京：人民卫生出版社，2021.
[10] 郭震华，那彦群. 实用泌尿外科学[M]. 2版. 北京：人民卫生出版社，2018.
[11] 陈孝平，汪建平，赵继宗. 外科学[M]. 10版. 北京：人民卫生出版社，2024.
[12] 葛均波，徐永健，王辰. 内科学[M]. 10版. 北京：人民卫生出版社，2024.
[13] 徐克，龚启勇，韩萍. 医学影像学[M]. 8版. 北京：人民卫生出版社，2018.
[14] 万学红，卢雪峰. 诊断学[M]. 10版. 北京：人民卫生出版社，2024.
[15] 罗自强，管又飞. 生理学[M]. 10版. 北京：人民卫生出版社，2024.
[16] 丁文龙，刘学政. 系统解剖学[M]. 9版. 北京：人民卫生出版社，2018.
[17] 卞修武，李一雷. 病理学[M]. 10版. 北京：人民卫生出版社，2024.
[18] 陆信武，蒋米尔. 临床血管外科学[M]. 5版. 北京：科学出版社，2018.
[19] 张红，黄伦芳. 外科护理查房[M]. 北京：化学工业出版社，2021.
[20] 吴欣娟，李映兰，岳丽青，等. 外科护理工作标准流程图标[M]. 长沙：湖南科学技术
    出版社，2018.
[21] 李青峰. 外科学整形外科分册[M]. 2版. 北京：人民卫生出版社，2022.
[22] 杨晔琴，张京慧. 老年护理学[M]. 长沙：中南大学出版社，2022.
[23] 王淑君，周体. 304烧伤外科新护士临床护理手册[M]. 北京：科技技术文献出版社，2021.
[24] 王颖，谢艳平. 烧伤外科护理健康教育[M]. 北京：科学出版社，2018.
[25] 王炜. 中国整形外科学[M]. 杭州：浙江科学技术出版社，2019.
[26] 邓军. 瘢痕疙瘩基础与临床[M]. 北京：科学出版社，2022.
[27] 李森恺. 中华医学百科全书·整形美容外科学[M]. 北京：中国协和医科大学出版社，2020.
[28] 田文，孙辉，贺青卿. 超声引导下甲状腺结节细针穿刺活检专家共识及操作指南（2018
    版）[J]. 中国实用外科杂志，2018，38（03）：241-244.
[29] 曹晖，陈亚静，顾小萍，等. 中国加速康复外科临床实践指南（2021版）[J]. 中国实
    用外科杂志，2021，41（9）：961-992.
[30] 中华人民共和国国家卫生健康委员会医政医管局. 食管癌诊疗指南（2022年版）[J]. 中
    华消化外科杂志，2022，21（10）：1247-1268.
[31] 葛明华，徐栋，杨安奎，等. 甲状腺良性结节、微小癌及颈部转移性淋巴结热消融治疗
    专家共识（2018版）[J]. 中国肿瘤，2018，27（10）：768-773.
[32] 高明，葛明华. 甲状腺外科ERAS中国专家共识（2018版）[J]. 中国肿瘤，2019，28
    （01）：26-38.
[33] 丁勇，马庆杰，王任飞，等. 分化型甲状腺癌术后碘131治疗前评估专家共识[J]. 中
    国癌症杂志，2019，29（10）：832-840.
[34] 田文，张浩. 分化型甲状腺癌术后管理中国专家共识（2020版）[J]. 中国实用外科杂

志，2020，40（09）：1021-1028.

[35] 李新营，郑向前，姜可伟. 甲状腺日间手术中国专家共识（2021 版）[J]. 中国普通外科杂志，2021，30（05）：499-509.

[36] 中华医学会老年医学分会老年内分泌代谢疾病学组,中华医学会内分泌学分会甲状腺学组. 中国老年人甲状腺疾病诊疗专家共识（2021）[J]. 中华内分泌代谢杂志，2021，37（5）：399-418.

[37] 中国抗癌协会甲状腺癌专业委员会，中华医学会肿瘤学分会甲状腺肿瘤专业委员会，中国研究型医院学会甲状腺疾病专业委员会，等. 无充气腋窝入路腔镜甲状腺手术专家共识（2022 版）[J]. 中华内分泌外科杂志，2021，15（6）：557-563.

[38] 中国临床肿瘤学会核医学专家委员会，中国临床肿瘤学会甲状腺癌专业委员会，中国医疗保健国际交流促进会甲状腺疾病专业委员会，等. 儿童及青少年分化型甲状腺癌核医学诊治中国专家共识（2022 年版）[J]. 中国癌症杂志，2022，32（5）：451-468.

[39] 贺青卿，田文，朱精强，等. 甲状腺颈淋巴结清扫术后乳糜漏防治中国专家共识（2022 版）[J]. 中国实用外科杂志，2022，42（6）：616-620.

[40] 赵静，王欣，徐晓霞，等. 甲状腺癌加速康复外科围术期护理专家共识[J]. 护理研究，2022，36（1）：1-7.

[41] 卢秀波，田文，姜可伟，等. 甲状腺功能亢进症外科治疗中国专家共识（2020 版）[J]. 中国实用外科杂志，2020，40（11）：1229-1233.

[42] 中华人民共和国国家卫生健康委员会. 原发性肝癌诊疗指南（2024 年版）[J]. 肿瘤防治研究，2024，51（6）：495-526.

[43] 陈敏山. 中国肿瘤整合诊治指南-肝癌（2022 精简版）[J]. 中国肿瘤临床，2022，49（17）：865-873.

[44] 中国抗癌协会肝癌专业委员会. 肝动脉灌注化疗治疗肝细胞癌中国专家共识（2021 版）[J]. 中华消化外科杂志，2021，20（7）：754-759.

[45] 中国医师协会肝癌专业委员会. 肝细胞癌分子靶向药物临床应用中国专家共识（2022 版）[J]. 中华医学杂志，2022，102（34）：2655-2668.

[46] 黑龙江省医学会放射学分会，黑龙江省医促会放射诊断委员会，姜慧杰. 基于人工智能的影像会辅助肝细胞癌精准介入治疗的中国专家共识[J]. 中国医学影像学杂志，2023，31（7）：677-681.

[47] 湖北省医学会介入医学分会护理学组，中国医师协会介入医师分会介入围手术学组. 肝细胞癌经动脉化疗栓塞治疗围术期护理策略专家共识[J]. 临床放射学杂志，2022，41（2）：212-216.

[48] 中华医学会外科学分会胆道外科学组，中国医师协会外科医师分会胆道外科医师委员会. 胆道镜在肝胆管结石病诊断与治疗中的应用专家共识（2019 版）[J]. 中华消化外科杂志，2019，18（7）：611-615.

[49] 柴宁莉，汤小伟，李惠凯，等. 中国胆瘘消化内镜诊治专家共识（2020，北京）[J]. 中华胃肠内镜电子杂志，2020，7（3）：108-116.

[50] 胡脉涛，陈晨，刘刚，等. 肝胆管结石病综合诊疗湖南专家共识（2024 版）[J]. 中国普通外科杂志，2024，33（2）：153-167.

[51] 胃癌中西医结合诊疗指南标准化项目组. 胃癌中西医结合诊疗指南（2023 年）[J]. 中国中西医结合杂志，2024，44（3）：261-272.

[52] 李伟，所剑. 日本《大肠癌治疗指南（2022 年版）》解读[J]. 中国实用外科杂志，2022，42（8）：863-878.

[53] 中华人民共和国国家卫生健康委员会. 中国结直肠癌诊疗规范（2023 版）[J]. 中华消

化外科杂志，2023，22（6）：667-698.

[54] 中华医学会外科学分会胰腺外科学组. 中国胰腺癌诊治指南（2021）[J]. 中华外科杂志，2021，59（7）：561-577.

[55] 国家卫生健康委办公厅. 胰腺癌诊疗指南（2022 年版）[J]. 临床肝胆病杂志，2022，38（05）：1006-1030.

[56] 王国兴，肖红丽，任恩峰. 急性胰腺炎急诊诊断及治疗专家共识[J]. 临床肝胆病杂志，2021，37（5）：1034-1041.

[57] 柴宁莉，杜晨，翟亚奇，等. 中国胰瘘消化内镜诊治专家共识（2020，北京）[J]. 中华胃肠内镜电子杂志，2020，7（3）：97-107.

[58] 中国医疗保健国际交流促进会急诊医学分会脓毒症预防与阻断联盟. 重症急性胰腺炎预防与阻断急诊专家共识[J]. 临床急诊杂志，2022，23（7）：451-462.

[59] 中华医学会外科学分会疝与腹壁外科学组，中国医师协会外科医师分会疝和腹壁外科医师委员会，唐健雄，等. 腹壁切口疝诊断和治疗指南（2018 年版）[J]. 中华胃肠外科杂志，2018，21（7）：725-728.

[60] 中国医师协会外科医师分会，大中华腔镜疝外科学院，邹振玉，等. 成人腹股沟疝患者教育中国专家共识[J]. 中华疝和腹壁外科杂志：（电子版），2022，16（6）：619-623.

[61] 中华医学会外科学分会，中国研究型医院学会感染性疾病循证与转化专业委员会，中华外科杂志编辑部. 外科常见腹腔感染多学科诊治专家共识[J]. 中华外科杂志，2021，59（3）：161-178.

[62] 中华医学会外科学分会血管外科学组. 深静脉血栓形成的诊断和治疗指南（第三版）[J]. 中华普通外科杂志，2017，32（9）：807-812.

[63] 顾建平，徐克，滕皋军. 下肢深静脉血栓形成介入治疗规范的专家共识（第2版）[J]. 介入放射学杂志，2019，28（1）：1-10.

[64] 李燕，郑雯，葛静萍. 下肢深静脉血栓形成介入治疗护理规范专家共识[J]. 介入放射学杂志，2020，29（6）：531-540.

[65] 中国健康促进基金会血栓与血管专项基金专家委员会. 静脉血栓栓塞症机械预防中国专家共识[J]. 中华医学杂志，2020，100（7）：484-492.

[66] 国际血管联盟中国分部护理专业委员会，中国医师协会腔内血管学专业委员会. 梯度压力袜用于静脉血栓栓塞症防治专家共识[J]. 介入放射学杂志，2019，28（9）：811-818.

[67] 中国静脉介入联盟，中国医师协会介入医师分会外周血管介入专业委员会，国际血管联盟中国分部护理专业委员会. 下腔静脉滤器置入术及取出术护理规范专家共识[J]. 中华现代护理杂志，2021，27（35）：4761-4769.

[68] 中国微循环学会周围血管疾病专业委员会压力学组. 血管压力治疗中国专家共识（2021版）[J]. 中华医学杂志，2021，101（17）：1214-1225.

[69] 袁丁，赵纪春，王铁皓，等. 下肢动脉硬化闭塞症最新指南解读及意义[J]. 中国普外基础与临床杂志，2018，25（1）：25-31.

[70] 周文斌. 射频或微波消融治疗乳腺纤维腺瘤中国专家共识（2022 版）[J]. 中国实用外科杂志，2022，42（11）：1201-1203.

[71] 中国胸外科静脉血栓栓塞症研究组. 中国胸部恶性肿瘤围手术期静脉血栓栓塞症预防与管理指南（2022 版）[J]. 中华外科杂志，2020，60（8）：721-731.

[72] 中华人民共和国国家卫生健康委员会. 原发性肺癌诊疗指南（2022 年版）[J]. 中国合理用药探索，2022，19（9）：1-28.

[73] 中华医学会肿瘤学分会，中华医学会杂志社. 中华医学会肺癌临床诊疗指南（2023 版）

[J]. 中华肿瘤杂志，2023，45（7）：539-574.

[74] 中华人民共和国国家卫生健康委员会. 原发性肺癌诊疗规范（2018年版）[J]. 肿瘤综合治疗电子杂志，2019，5（3）：100-120.

[75] 中国医师协会医学机器人医师分会胸外科专业委员会. 机器人辅助肺癌术中国临床专家共识[J]. 中国胸心血管外科临床杂志，2020，27（10）：1119-1126.

[76] 刘伦旭，高树庚，何建行，等. 非小细胞肺癌术后随访中国胸外科专家共识[J]. 中国胸心血管外科临床杂志，2021，21（1）：4-10.

[77] 朱蕾，陈荣昌. 成人肺功能诊断规范中国专家共识（2022版）[J]. 临床肺科杂志，2022，27（7）：973-981.

[78] 赫捷，陈万清，李兆申，等. 中国食管癌筛查与早诊早治指南（2022，北京）[J]. 中华肿瘤杂志，2022，44（6）：491-522.

[79] 国家消化系疾病临床医学研究中心（上海），中华医学会消化内镜学分会，中国医师协会内镜医师分会消化内镜专业委员会，等. 中国食管鳞癌癌前状态及癌前病变诊治策略专家共识[J]. 中华消化内镜杂志，2020，37（12）：853-867.

[80] 中华医学会肿瘤学分会早诊早治学组. 中国食管癌早诊早治专家共识[J]. 中华肿瘤杂志，2022，44（10）：1066-1075.

[81] 国家卫生健康委员会国家心血管病中心结构性心脏病介入质量控制中心，中华医学会心血管病学分会，先心病经皮介入治疗指南工作组，等. 常见先天性心脏病经皮介入治疗指南（2021版）[J]. 中华医学杂志，2021，101（38）：3054-3076.

[82] 陈寄梅，李守军. 先天性心脏病外科治疗中国专家共识（六）完全型房室间隔缺损[J]. 中国胸心血管外科临床杂志，2020，27（7）：725-731.

[83] 中国老年学和老年医学学会. 老年冠心病慢病管理指南[J]. 中西医结合研究，2023，15（1）：30-42.

[84] 中华医学会心血管病学分会，中国医师协会心血管内科医师分会. 女性冠状动脉性心脏病诊治的中国专家共识[J]. 中华心血管病杂志，2023，51（2）：125-135.

[85] 中国医师协会放射医师分会. 冠心病CT检查和诊断中国专家共识[J]. 中华放射学杂志，2024，58（2）：135-149.

[86] 张倩，王墨扬，吴永健. 2021 ESC/EACTS心脏瓣膜病管理指南解读[J]. 中华心血管病杂志，2021，49（12）：1256-1260.

[87] 北京营养师协会，海峡两岸医药卫生交流协会老年病学专业委员会. 中国高龄患者心脏围术期营养评估专家共识[J]. 中华老年心脑血管病杂志，2023，25（4）：361-367.

[88] 马岳峰，张国强. 急诊胸痛心血管标志物联合检测专家共识[J]. 实用休克杂志（中英文），2022，6（2）：103-112.

[89] 中华医学会放射学分会介入学组. 中国Stanford B型主动脉夹层影像诊断和介入治疗临床指南[J]. 中华放射学杂志，2023，57（5）：457-473.

[90] 国际血管联盟中国分部护理专业委员会. Stanford B型主动脉夹层腔内治疗围术期护理规范专家共识[J]. 介入放射学杂志，2023，32（9）：833-840.

[91] 中华医学会外科学分会血管外科学组. Stanford B型主动脉夹层诊断和治疗中国专家共识（2022版）[J]. 中国血管外科杂志：电子版，2022，14（2）：119-130.

[92] 杜雨，张海涛. 低心排血量综合征中国专家共识解读[J]. 中国循环杂志，2018，33（zl）：84-88.

[93] 中国医师协会呼吸医师分会肺栓塞与肺血管病工作组，中华医学会呼吸病学分会肺栓塞与肺血管病学组，全国肺动脉高压标准化体系建设项目专家组，等. 右心漂浮导管检查操作流程专家共识[J]. 中华结核和呼吸杂志，2022，45（9）：855-864.

[94] 国家心血管病专家委员会微创心血管外科专业委员会. 中国经导管主动脉瓣置入术（TAVI）多学科专家共识[J]. 中华胸心血管外科杂志，2018，34（12）：705-712.

[95] 中国医师协会心血管内科医师分会结构性心脏病专业委员会. 经导管主动脉瓣置换术中国专家共识（2020更新版）[J]. 中国介入心脏病学杂志，2020，28（6）：301-309.

[96] 中华医学会小儿外科学分会心胸外科学组，广东省医师协会胸外科分会. 漏斗胸外科治疗中国专家共识[J]. 中华小儿外科杂志，2020，41（1）：7-12.

[97] 中国医疗保健国际交流促进会心脏重症分会. 心脏及大血管术后谵妄的防治中国专家共识[J]. 中华医学杂志，2023，103（45）：3635-3644.

[98] 曹钰，柴艳芬，邓颖，等. 中国脓毒症/脓毒性休克急诊治疗指南（2018）[J]. 中国急救医学，2018，38（9）：741-756.

[99] 林家豪，宋鲁杰，傅强. 2020 EAU 膀胱损伤诊断治疗指南（附解读）[J]. 现代泌尿外科杂志，2020，25（12）：1128-1130+1146.

[100] 杨运运，胡锦波，宋鲁杰，等. 2020 年 EAU 肾损伤诊断治疗指南（附解读）[J]. 现代泌尿外科杂志，2021，26（2）：161-165.

[101] 中华医学会男科学分会，良性前列腺增生诊疗及健康管理指南编写组，王忠，等. 良性前列腺增生诊疗及健康管理指南[J]. 中华男科学杂志，2022，28（4）：356-365.

[102] 中华医学会小儿外科学分会泌尿学组，张潍平. 尿道下裂专家共识[J]. 中华小儿外科杂志，2018，39（12）：883-888.

[103] 王庭俊，谢良地. 《嗜铬细胞瘤和副神经节瘤诊断治疗专家共识（2020版）》解读[J]. 中华高血压杂志，2021，29（8）：708-714.

[104] 陶舒敏，张龙江，吴献华. 《欧洲泌尿生殖放射学会对比剂安全委员会 2018 年指南》对比剂使用后急性肾损伤部分的解读[J]. 国际医学放射学杂志，2019，42（5）：593-597.

[105] 公益性行业科研专项项目组，中华医学会整形外科学分会外耳整形再造专业学组（筹备组）. 中国半侧颜面短小畸形·先天性小耳畸形临床诊疗指南[J]. 中华整形外科学杂志，2018，34（3）：161-165.

[106] 中华医学会整形外科分会血管瘤和脉管畸形学组. 血管瘤和脉管畸形的诊断及治疗指南（2019 版）[J]. 组织工程与重建外科杂志，2019，15（5）：277-317.

[107] 王杞章. 口服普萘洛尔治疗婴幼儿增殖期血管瘤：英国儿科皮肤病学会共识及临床指南[J]. 中国口腔颌面外科杂志，2020，18（6）：548-552.

[108] 中华医学会病理学分会，中华医学会病理学分会皮肤病理学组. 黑色素瘤病理诊断临床实践指南（2021 版）[J]. 中华病理学杂志，2021，50（6）：572-582.

[109] 中华医学会烧伤外科学分会，海峡两岸医药卫生交流协会暨烧创伤组织修复专委会. Ⅱ度烧伤创面治疗专家共识（2024 版）Ⅰ：院前急救和非手术治疗[J]. 中华烧伤与创面修复杂志，2024，40（1）：1-18.

[110] 中华医学会烧伤外科学分会，海峡两岸医药卫生交流协会暨烧创伤组织修复专委会. Ⅱ度烧伤创面治疗专家共识（2024 版）Ⅱ：手术治疗和感染防治[J]. 中华烧伤与创面修复杂志，2024，40（2）：101-118.

[111] 中国老年医学学会烧创伤分会. 烧伤后关节功能障碍的预防与康复治疗专家共识（2021版）[J]. 中华损伤与修复杂志（电子版），2021，16（4）：277-282.

[112] 中国老年医学学会烧创伤分会. 烧伤休克防治全国专家共识（2020 版）[J]. 中华烧伤杂志，2020，36（9）：786-792.

[113] 夏照帆，吕开阳. 中国临床瘢痕防治专家共识[J]. 中华损伤与修复杂志（电子版），2017，12（6）：401-408.

[114] 徐小元，丁惠国，李文刚，等. 肝硬化肝性脑病诊疗指南[J]. 西南医科大学学报，2018，41（6）：477-490.

[115] 石炳毅，袁铭. 中国肾移植受者免疫抑制治疗指南（2016 版）[J]. 器官移植，2016，7（5）：327-331.

[116] 中华医学会器官移植学分会. 肝移植护理技术操作规范[J]. 实用器官移植电子杂志，2019，7（5）：331-333.

[117] 陈栋，陈知水. 中国肝移植供肝获取技术规范（2019 版）[J]. 临床肝胆病杂志，2019，35（12）：2700-2702.

[118] 陈栋. 中国肝移植受者选择与术前评估技术规范（2019 版）[J]. 临床肝胆病杂志，2020，36（1）：40-43.

[119] 戚熠，谭艳，李旭英，等. 成人肝移植患者围手术期营养管理证据总结[J]. 中国护理管理，2024，24（2）：218-223.

[120] 张洪涛，李霄，陶开山. 中国肝移植免疫抑制治疗与排斥反应诊疗规范（2019 版）[J]. 器官移植，2021，12（1）：8-14+28.

[121] 田普训，敖建华，李宁，等. 器官移植免疫抑制剂临床应用技术规范（2019 版）[J]. 器官移植，2019，10（03）：213-226.

[122] 申晶，肖建中，李宁，等. 实体器官移植后糖尿病患者降糖药物应用专家共识（2024版）[J]. 器官移植，2024，15（3）：333-351.

[123] 徐湘，季立津. 成人实体器官移植后糖尿病管理专家共识[J]. 器官移植，2023，14（5）：623-642.

[124] 刘锋，朱有华. 肾移植操作技术规范（2019 版）——适应证、禁忌证、术前检查和准备[J]. 器官移植，2019，10（5）：469-472+482.

[125] 肖漓，郑瑾，肖露露. 肾移植组织配型及免疫监测技术操作规范（2019 版）[J]. 器官移植，2019，10（5）：513-520.

[126] 李杨，薛武军. 肾移植围手术期处理操作规范（2019 版）[J]. 器官移植，2019，10（5）：489-493.

[127] 项和立，薛武军. 肾移植尸体供者的选择和评估操作规范（2019 版）[J]. 器官移植，2019，10（5）：478-482.

[128] 石炳毅，李宁. 肾移植排斥反应临床诊疗技术规范（2019 版）[J]. 器官移植，2019，10（5）：505-512.

[129] 石炳毅，陈莉萍，李宁. 肾移植术后移植物功能延迟恢复诊疗技术规范（2019 版）[J]. 器官移植，2019，10（5）：521-525.

[130] 付迎欣. 肾移植术后随访规范（2019 版）[J]. 器官移植，2019，10（6）：667-671.

[131] 郭振宇，邓荣海. 肾移植术后外科并发症处理技术操作规范（2019 版）[J]. 器官移植，2019，10（6）：653-660.

[132] 吴建永，雷文华. 中国肾移植围手术期加速康复管理专家共识（2018 版）[J]. 中华移植杂志（电子版），2018，12（4）：151-156.

[133] 中华医学会肠外肠内营养学分会. 中国成人患者肠外肠内营养临床应用指南（2023 版）[J]. 中华医学杂志，2023，103（13）：946-974.

[134] 张新超，魏捷，于学忠，等. 中心静脉压急诊临床应用中国专家共识（2020）[J]. 中国急救医学，2020，40（5）：369-376.

[135] 王裕新，潘凯枫，李文庆. 2022 全球癌症统计报告解读[J]. 肿瘤综合治疗电子杂志，2024，10（03）：1-16.